中药采制与炮制技术传承集要

第一集 毒性中药篇

主　审　王孝涛

主　编　林　华　曹　晖　钟燕珠

编　委　（按姓氏笔画排序）

马志国（暨南大学药学院 / 暨南大学岭南传统
　　　　中药研究中心）

许海青（康美药业股份有限公司）

吴孟华（暨南大学药学院 / 暨南大学岭南传统
　　　　中药研究中心）

张　英（暨南大学药学院 / 暨南大学岭南传统
　　　　中药研究中心）

张洪坤（亳州市沪谯药业有限公司）

林　华（广东省中医院）

孟　江（广东药科大学）

钟燕珠（广东省中医院）

郭长达（亳州市沪谯药业有限公司）

黄玉瑶（亳州市沪谯药业有限公司）

曹　晖（暨南大学药学院 / 暨南大学岭南传统
　　　　中药研究中心）

龚又明（广东省中医院）

康志英（广州市香雪制药股份有限公司）

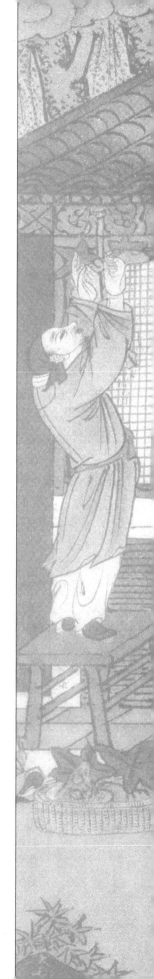

人民卫生出版社

·北　京·

图书在版编目（CIP）数据

中药采制与炮制技术传承集要 . 第一集，毒性中药篇 / 林华，曹晖，钟燕珠主编 . —北京：人民卫生出版社，2022.7

ISBN 978-7-117-29694-6

Ⅰ . ①中… Ⅱ . ①林…②曹…③钟… Ⅲ . ①中药材 – 采集②中药炮制学 Ⅳ . ①R282.4②R283

中国版本图书馆 CIP 数据核字（2020）第 110028 号

| 人卫智网 | www.ipmph.com | 医学教育、学术、考试、健康，购书智慧智能综合服务平台 |
| 人卫官网 | www.pmph.com | 人卫官方资讯发布平台 |

中药采制与炮制技术传承集要
第一集　毒性中药篇
Zhongyao Caizhi yu Paozhi Jishu Chuancheng Jiyao
Diyiji Duxingzhongyaopian

主　　编：林　华　曹　晖　钟燕珠
出版发行：人民卫生出版社（中继线 010-59780011）
地　　址：北京市朝阳区潘家园南里 19 号
邮　　编：100021
E - mail：pmph @ pmph.com
购书热线：010-59787592　010-59787584　010-65264830
印　　刷：中农印务有限公司
经　　销：新华书店
开　　本：787 × 1092　1/16　印张：26
字　　数：633 千字
版　　次：2022 年 7 月第 1 版
印　　次：2022 年 7 月第 1 次印刷
标准书号：ISBN 978-7-117-29694-6
定　　价：99.00 元

打击盗版举报电话：**010-59787491**　E-mail：WQ @ pmph.com
质量问题联系电话：**010-59787234**　E-mail：zhiliang @ pmph.com
数字融合服务电话：**4001118166**　E-mail：zengzhi @ pmph.com

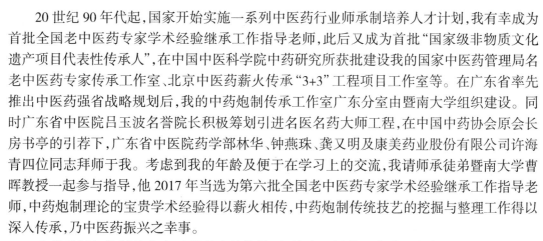

　　20世纪90年代起，国家开始实施一系列中医药行业师承制培养人才计划，我有幸成为首批全国老中医药专家学术经验继承工作指导老师，此后又成为首批"国家级非物质文化遗产项目代表性传承人"，在中国中医科学院中药研究所获批建设我的国家中医药管理局名老中医药专家传承工作室、北京中医药薪火传承"3+3"工程项目工作室等。在广东省率先推出中医药强省战略规划后，我的中药炮制传承工作室广东分室由暨南大学组织建设。同时广东省中医院吕玉波名誉院长积极筹划引进名医名药大师工程，在中国中药协会原会长房书亭的引荐下，广东省中医院药学部林华、钟燕珠、龚又明及康美药业股份有限公司许海青四位同志拜师于我。考虑到我的年龄及便于在学习上的交流，我请师承徒弟暨南大学曹晖教授一起参与指导，他2017年当选为第六批全国老中医药专家学术经验继承工作指导老师，中药炮制理论的宝贵学术经验得以薪火相传，中药炮制传统技艺的挖掘与整理工作得以深入传承，乃中医药振兴之幸事。

　　中药采制与炮制是在中医药理论的指导下，按中医用药要求将原料加工成中药材和再加工成中药饮片的传统方法和技术，是中药传统制药技术的集中体现和核心，承载着中国几千年传统文化的结晶，同时又蕴藏着丰富的非物质文化内涵。早在2000年我与徒弟曹晖教授就整理出版过《中药采制与炮制技术》，如今林华、曹晖、钟燕珠、龚又明、许海青等我在广东省的十余位徒弟，进一步从中药特色采制与炮制的挖掘、整理、传承与创新着手，编写了《中药采制与炮制技术传承集要　第一集　毒性中药篇》，从分散的本草医药历史资料中整理出极具代表性的毒性中药采制与炮制技术，还原中医独具减毒增效特色的饮片历史全貌。

　　该书付梓之际，作为主审，有感而发，援为序。

国家级非物质文化遗产项目代表性传承人
中国中医科学院中药研究所资深研究员

王孝涛

2022年1月

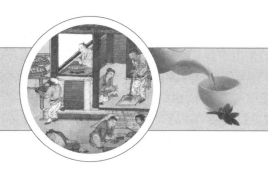

前言

中药采制与炮制学是根据中医药基础理论，按照医疗、调剂、制剂的不同要求，以及药物自身性质，对中药进行各种加工处理的一门学科，也是一门理论与实践密切结合的学科。其任务是在继承中药传统采制与炮制理论及技术的同时，应用现代科学技术对其进行研究、整理，逐步搞清采制原理，改进中药材采制和产地加工、炮制工艺，制定质量标准，提高饮片质量，提高中医临床治疗效果。

历代本草对中药的采制与炮制要求和方法均有记载，在汉代，有关药物炮制方法的记载更多散见于处方的脚注，并且已由净制、切制处理向药性改变处理方面发展。汉代以后，随着中医药学的不断发展，人们对药物的性能、炮制有了许多新的认识，《雷公炮炙论》应时代的需求，总结了当时炮制学的成就，成为我国最早的中药炮制学专著，其记述了净选、粉碎、切制、干燥、水制、火制、加辅料制等法，对净选药材的特殊要求亦有详细论述。唐代各行各业发展迅速，中药炮制也得到了发展，《新修本草》中收载了许多方法，除了煨、煅、燔、炒、蒸、煮等外，还有作糵、作曲、作豉、作大豆黄卷、芒硝提净等方法。到了宋代，一方面是工农业生产的发展，另一方面是政府对药学事业的重视，促使药物加工炮制得到飞跃性的发展，不仅炮制方法有很大的改进，炮制的目的也多样化，开始注重中药成方制剂饮片的炮制。《太平惠民和剂局方》就是一部中成药生产的汇集文献，收录了民间常用的有效中药方剂，记述了其主治、配伍及具体修制法，并附有180种中药饮片的炮制通则。金、元、明时期，名医辈出，流派分明，各有专长，医药学家结合临床应用，阐述炮制理论，使炮制不断发展和提高，特别是"金元四大家"的学说，对炮制理论影响巨大。明代医药学进步超过以往任何时期，国家对药学的研究投入了大量的人力和时间，使得中药炮制技术有了较显著的进步，炮制理论也不断丰富，如徐彦纯编撰的《本草发挥》、陈嘉谟的《本草蒙筌》、李时珍的《本草纲目》、李中立纂辑的《本草原始》等，都反映了当时的炮制技术水平。缪希雍撰的《炮炙大法》是继《雷公炮炙论》之后另一部炮制学专著，收载了四百余味中药的炮制方法。清代多在明代基础上增加炮制的品种，医药文献多有专项记载炮制方法和作用，同时也对某些炮制方法和作用有不同的认识与见解，是炮制品种和技术进一步扩大应用的时期。张叡所著的《修事指南》为清代的炮制学专著，该书主要参考了雷敩的《雷公炮炙论》并广泛吸取了各家本草著作中有关炮制的文献资料，记载了232种药物具体的炮制方法。

现代炮制经验基本沿用明、清时期的理论和方法，由于地域宽广，流传有异，遵循不同，经验各异，各地方法不甚统一。经过国家和医药工作者的努力，在多年的科研和生产实践指导下，炮制方法逐步趋向统一和完善。中华人民共和国成立后，在继承方面，各省各地对散在本地区的具有悠久历史的炮制经验进行了整理，制定了各省市中药炮制规范，并且在科研和应用实践中不断修订。《中华人民共和国药典》收载了炮制内容,随后相继涌现一些炮制学专著,1963年由卫生部中医研究院中药研究所等单位根据全国当时的炮制经验汇集出版了《中药炮炙经验集成》,共收载常用中药501味的现用炮制方法,反映出当时全国炮制方法的面貌,基本沿用明、清的理论方法。为了进一步继承发扬这一制药学遗产,提高中药饮片质量,自1982年起,中国中医研究院受卫生行政管理部门委托,由中药研究所牵头组织有关单位成立编委会和编写组,编订《全国中药炮制规范》(1988年版)。它作为我国第一部全国性的中药饮片生产和质量的规范与技术标准,对加强中药饮片质量控制和完善中药质量管理具有重大意义,为中药饮片成为法定药品提供了技术支撑。为了让后人更方便地掌握中药炮制的古代和现代文献记载内容,王孝涛等根据前期编写的《历代中药炮制资料辑要》,编撰了《历代中药炮制法汇典(古代部分)》,并藉编写《全国中药炮制规范》一书之际,整理编撰了《历代中药炮制法汇典(现代部分)》。教学方面,全国各中医药院校中药专业相继开设中药炮制学课程,培养了大量的炮制专业人员。科研方面,无论是高校、生产企业还是研究所,都组建了研究团队,逐渐发展成有一定力量的科研队伍,攻克了饮片炮制方向的多个课题,搞清了一些药物的炮制原理,改进了炮制工艺,制定了更为合理、科学的质量标准。生产方面,为适应中医中药的飞速发展,不仅各地先后建立起规模不等的中药饮片厂,生产工具和生产设备也不断改进,从手工作坊转向现代化的工业生产,大大降低了劳动强度,提高了生产效率。特别是一些新设备、新方法的应用,使中药饮片的炮制工艺趋向自动化。中药的炮制理论和炮制技术也有了进一步的拓展和提高。

我国著名的中药炮制大家,国家级非物质文化遗产项目代表性传承人,中国中医科学院王孝涛研究员,在整理文献过程中,结合工作实践以及中药炮制的自身特点,提出多个观点,形成其学术思想。

第一,炮制是原创性的学科,是来源于临床的。中药炮制是中医用药的一大特色和优势,说明中药炮制不仅要满足色、香、味俱全的外观要求,更重要的是服务于临床,对临床有更好的疗效。从侧面很好地反驳了中医中药要"医药分家"的观点。传统炮制方法和理论都是历代医家根据临床实践总结而来的,反过来,这些炮制理论又用来指导临床用药。由于传统炮制理论是以临床实践为基础的,不同炮制品各具所长,临床用途各有侧重或不同,对炮制前后药性改变和不同临床应用,前人是根据中药的药性理论进行解释的,一味药物炮制工艺是否合理,其唯一标准是临床应用是否安全、有效,离开了临床疗效而言及其他,就成为了无本之木。

第二,中药饮片是中医的处方用药,饮片的使用是中医用药的特色所在。中医治病的"武器"是中药饮片,而不是中药材,因为中药材存在大量的质量问题,如有无净制、有无切制、有无依法炮制等,均很大程度影响中药临床的疗效和中成药质量。梁代《本草经集注》曰"察病之源,以为其制耳",说明中药制药的原料药材经炮制合格后方可配料,这也促使《中华人民共和国药典》(以下简称《中国药典》)自2010年版开始就明确了中医临床配方和中成药投料所用的均为饮片,并将中成药处方全部改用饮片名表述,保证中药临床用药和中成药制剂的质量和疗效。

第三,提出中药采制控质论,包括"药出州土""采造时月""药藏"三方面理论。认为要保证中药有最佳的疗效,不外乎产地道地、采收季节适宜、贮藏保管得当。"药出州土"论表述了道地药材与非道地药材相比,其内在的物质是有差异的。当然,随着历史车轮的滚动,道地产区是会发生变迁的。"采造时月"论,表述了中药的采收时期与其所含药效成分相关,适宜的采收时期不仅保证了中药材的产量,还保证其质量。"三月茵陈四月蒿,五月六月当柴烧。"古代劳动人民用朴实易懂的语言生动地描述采收季节适宜的重要性,现代科研工作者采用中药成分动态分析方法,已经验证了多种中药传统采收时期的科学性。"药藏论"表述了药物不同的干燥方法、贮藏方法对其所含药效成分的保留有着重要影响,干燥方法不当,药效成分则或挥散或变异;贮藏方法不当,药效成分则下降。有些中药不宜贮藏太久;有些中药久贮更佳,如六大陈药,"凡狼毒、枳实、橘皮、半夏、麻黄、吴茱萸,皆须陈久者良";有些中药贮藏不当,易生虫、发霉、变质。

第四,提出中药炮制制毒增效论。其理论基础来源于三方面,包括总结前人的中药"生熟论""制毒论"和"增效论"。如明代《审视瑶函·用药生熟各宜论》中指出:"药之生熟,补泻在焉,剂之补泻,利害存焉。盖生者性悍而味重,其攻也急,其性也刚,主乎泻;熟者性淳而味轻,其攻也缓,其性也柔,主乎补……如补药之用制熟者,欲得其醇厚,所以成其资助之功。泻药制熟者,欲去其悍烈,所以成其攻伐之力。用生用熟,各有其宜。"表述了中药功效"生、熟"有别之说,中药饮片的生品和炮制品具有不同性能和治疗作用,通过炮制可使中药改变其药性,使其在临证中发挥最大作用,实现更佳的疗效。《神农本草经》对中药也有"生、熟"和对毒药有"宜制"的基本法则:"若有毒宜制,可用相畏、相杀者,不尔,勿合用也。"中药有偏性,广义的中药毒性就是指药物的偏性,通过炮制手段纠正药物的偏性,在保证治疗作用的前提下,又能严格控制其毒副作用对人体的危害,以达到安全用药的目的。炮制对狭义的中药毒性意义更显著,近年来,对毒性中药乌头(附子)、草乌、半夏、马钱子、巴豆、甘遂、芫花、雄黄等几种药材进行研究,也证实了中药炮制"制毒"论。元代《用药心法》中指出:中药经酒制、煨制、姜制、蜜制等处理后可改变药性作用,说明了中药炮制的"增效论"也是中药传统制药技术的理论精华所在。对延胡索、槐米、大黄、何首乌、天南星及其炮制品的研究充分表明,通过恰当的炮制方法,可增加药效成分在汤剂中的煎出率;破坏共存酶的活性,保持药效成分含量;消除或破坏与治疗无关的成分,充分发挥药效成分作用,实现增效的目的。

第五,辅料作用论。中药炮制辅料是指对中药饮片具有辅助作用的物料,辅料是中药炮制的重要组成部分。中药经辅料炮制后,其性味、功效、归经和毒副作用都会发生变化。陈嘉谟在《本草蒙筌》中指出:"酒制升提,姜制发散。入盐走肾脏,仍使软坚;用醋注肝经,且资住痛。童便制,除劣性降下;米泔制,去燥性和中。乳制滋润回枯,助生阴血;蜜制甘缓难化,增益元阳……"中药炮制辅料可改变或缓和药性而增强疗效;降低或消除药物毒性或副作用;改变药物的理化性质、矫味矫臭等。中药炮制辅料的重要性也引起了中药炮制界的关注,开展了对中药炮制辅料的作用、药用标准、寻找新辅料等方面的研究。

第六,中药饮片产地加工与炮制一体化,即鲜药炮制。大部分中药材经过采收、简单加工、干燥后储藏,需要时要重新洗润、进一步炮制成为中药饮片。在这个过程中,一方面中药材如果没有经过前期鲜药的洗净过程,干燥成干品后就很难清洁干净,这也是中药材不洁净的原因。另一方面,干品中药材再次洗、润、切等,有效成分会大大流失。王孝涛借鉴清半夏、法半夏的科研思路,结合浙江乌药、吉林人参、四川附子等产地直接加工炮制的实践经验,首次提出"中药饮片产地加工与炮制一体化"学术观点,设想实施中药材一次性制成中药饮片(鲜药炮制),即在建立比较集中的中药材生产质量管理规范基地的基础上,进行中药饮片工业化、集约化、现代化生产,为中医临床提供优质、高效、稳定的商品饮片。中药饮片产地加工与炮制生产一体化产业优势包括大幅度降低成本、集约化生产省时省工、提高资源综合利用效率、调整农业产业结构、创造农民就业机会和增加药农收入、与市场终端（医院、药店）互动促进饮片商业发展、结合GAP基地建设确保优质道地原料供应等。当然还需要相应的科研、临床验证。

为贯彻落实《医药卫生中长期人才发展规划（2011—2020年）》《中医药事业发展"十二五"规划》和《广东省推进中医药强省建设行动纲要（2014—2018年）》，广东省中医院开展了全国范围内寻找名医药学专家，选拔院内优秀人才以师带徒的方式向名医药学专家拜师学艺的活动。率先寻找了中药炮制、中药鉴定方向的专家，通过中国中药协会原会长房书亭的介绍，广东省中医院药学部的林华主任中药师、钟燕珠主任中药师、龚又明主管中药师及康美药业股份有限公司许海青有幸跟随王孝涛老师学习中药采制与炮制的理论和技术，并由王孝涛老师指定其弟子暨南大学曹晖教授、南方医科大学于留荣教授现场指导。随后，暨南大学张英、马志国、吴孟华，广东药科大学孟江以及广州市香雪制药股份有限公司康志英、亳州市沪谯药业有限公司郭长达、张洪坤、黄玉瑶也加入学习并传承王老采制与炮制技艺的行列，并成立王孝涛传承工作室广东分部。以上学者在王孝涛老师及其弟子曹晖教授、于留荣教授的带领下，拜读王老的有关著作和论文，整理王老采制与炮制相关理论和学术思想，进一步查阅有关采制与炮制的古代和现代文献，将理论学习和生产实践相结合，总结完成了《中药采制与炮制技术传承集要　第一集　毒性中药篇》一书。

本书对毒性中药采制与炮制这个博大精深的中医药瑰宝历史资料和现代研究内容如毒理学、炮制机制、炮制工艺资料等进行了精心整理，具有专论性质，使读者掌握毒性中药研究的状况和水平，为进一步开展相关研究提供线索依据，同时保留中药饮片的性味与功效以及使用注意等内容，可指导临床用药。

在编写过程中，本书参考了不少学者的研究成果和国内外文献，在此谨向有关作者、出版社、杂志社表示衷心的感谢！同时也要感谢广东省中医院为培养人才的不遗余力。

本书难免有不当或错漏之处，恳请同行提出宝贵意见。

编者

2022年1月

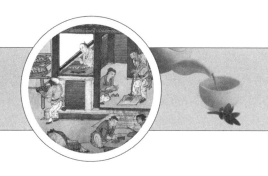

编写说明

全书分总论和各论两篇。总论收载中药采制与中药饮片炮制各类法则的变化发展历史脉络以及炮制用辅料的品种、法则。各论收载的品种来源于中华人民共和国国务院颁布的《医疗用毒性药品管理办法》中的毒性中药,《中国药典》(2020年版)标注了大毒、中毒和小毒的中药,以及现代的毒性中药,按药用部位和制备工艺分为11大类。每味中药在品名之下分别按采制沿革、炮制规范两大部分编写。采制沿革包括来源、采制、品质、贮藏四大内容;炮制规范基本包括古代炮制法则、现代炮制经验、现代炮制规范、饮片性状、性味与功效、使用注意、现代毒理学研究、现代炮制机制和炮制工艺研究及参考文献。

一、品名 按《中国药典》(2020年版)正名收载,下注汉语拼音、药材拉丁名称。非新版《中国药典》收载的品种,用旧版有收载的正名或参考各省炮制规范收载的正名。

二、来源 动、植、矿物类中药按《中国药典》(2020年版)名称收载。药材来源标明是野生品还是栽培品。

三、采制 收载了古代和现代中药采制方法,包括道地产区、采收时间、加工方法。

四、品质 从药材商品的角度评价其品质。

五、贮藏 以药材特性确定其贮藏条件。

六、炮制规范 古代炮制法则按净制、切制、炮炙工序记述,主要参考王孝涛《历代中药炮制法汇典(古代部分)》内容,分列于生品和炮制品中。为了便于读者理解古代炮制法则,更好地传承古代炮制经验,本书作者做了一定的归纳和整理。

现代炮制经验主要依据王孝涛《中药炮炙经验集成》内容整理并标明地方出处。王孝涛先生在20世纪50—60年代,深入各地调查学习中药饮片炮制经验,深入全国各中药饮片厂调查学习炮制生产技术。当时全国各地中药炮制技术并无严格规范,沿袭了各地传承下来的炮制方法,同时受历史条件影响,炮制工人多使用"斤""两""厘""分"等单位进行计量,甚至还有少部分单位团体采用古代计量单位。到20世纪70—80年代,受中医药的传统性、文化性特征影响,中药炮制行业仍然有相当一部分单位采用此类单位计量。一方面,这种方式制约了中药炮制技术的现代化、国际化进程;另一方面,也让很多特色炮制技术在小范围内得以留存和发扬。本书现代炮制经验内容,对于在各地调查中药炮制经验时收集到的方法,仍然按照当时调查情况如实记录,特此说明,部分单位与国际单位制的换算方法如下:质量单位1钱≈3.74g;1两=50g;1斤=500g。长度单位1厘即1公厘=1mm;1分≈3.33mm;1寸≈3.33cm。

现代炮制规范主要参考《中华人民共和国药典》《全国中药炮制经验与规范集成》《全国中药饮片炮制规范辑要》及各省的炮制规范,为节约篇幅,避免大面积重复,特别对规范名称进行了简化处理。如"药典 2020"指《中华人民共和国药典》(2020 年版),"山西 1984"指 1984 年山西省的中药炮制规范,依此类推。

七、饮片性状　根据《中国药典》及各省的炮制规范的法定描述,按形态、气味分别记述。

八、性味与功效　根据《中国药典》及各省的炮制规范的法定描述,按性味、有毒无毒、功效、炮制作用分别记述。

九、现代毒理学、炮制机制和炮制工艺研究　主要收集 20 世纪 90 年代以来的关于毒理学、炮制机制和炮制工艺的研究资料,参考文献列于每味中药之后。

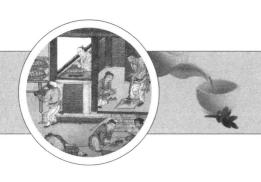

目 录

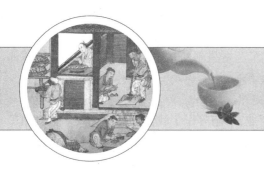

总论

第一章 中药采制各类法则

中药采制的历史非常悠久,传统的采制技术随着自然科学的发展而发展。古代农耕、栽种技术的进步,农副产品采集、加工技术的提高为中药采制提供了技术基础和条件,早期文献称之为"采造""采治""采药""收采""采取"等,现代文献一般称为采收、加工。本书中则用"采制"一词表述中药材生产,包括采集、收获、加工、干燥、包装、贮藏等技术的统称。

一、中药采制的概念

中药采制是我国制备商品中药材的一门独特的传统技术,是在中医药理论指导下,对天然来源的动、植、矿物(除人工制品和鲜药外)通过采捕收集、加工干燥、包装贮藏等几大工序制成一定规格的中药材,以适应中药饮片炮制、中药成药制剂和保证满足中医临床用药品质优良的要求。

二、中药采制的基本内容

1. **道地产区** 野生或引种、养殖资源丰富的药材,应选择道地产区品质优良者进行采收。对于栽培、养殖的药材尤其需要研究其优良品种选育、生态环境习性、栽培养殖技术,创造特定的药材生产条件,以保证和提高药材原有的性能功效。

2. **采捕收集** 选择适当的采集、捕捉季节,生长年限,尽量选择药效成分积累较多、产量较大时期进行采捕,采用适当的技术方法如挖、摘、剥、捕等,以期得到品质优良、符合医疗需求的药材。

3. **加工干燥** 根据入药的品质要求,选择适当的加工技术如切、洗、煮、蒸、分档等进行产地加工与干燥,以保证商品药材的规格、形状、干燥状态及上乘品质。

4. **贮藏养护** 选择适宜的包装、仓储条件和技术、贮藏期限进行贮藏、养护、贮运,防害虫、防潮、防变质,以保证中药材质量的稳定。

三、中药采制的各类方法和技术

中药材传统采制技术各类方法和技术是由我国历代本草、医方书籍所记述或由"师徒相传,口传心授"继承下来的。随着中医药的发展,中药采制逐渐形成成熟的理论和技术。

1. **秦汉时期** 《范子计然》据传是春秋时代范蠡所著,里面收载了86种药材(矿物药15种,动物药6种,植物药含真菌类65种),39种记有优质品的质量标准(包括产地、形状、粗细、色泽、质地、气味、采收季节等),是最早的中药材商品学记录,被《神农本草经》《经史证类备急本草》及《本草纲目》所引用。如细辛"出华阴,色白者善"、附子"出蜀武都中,白色者善"。

我国最早的药学专著《神农本草经》中就记述了药材采制的基本法则,在"序列"中要求"……阴干、曝干,采造时月,生熟,土地所出,真伪新陈,并各有法",同时出现了中药采制专著《桐君采药录》等。

2. 魏晋隋唐时期 《本草经集注》对药物的产地、采制等作了较为详尽的论述。云:"案诸药所生,皆有境界……多出近道,气势理,不及本邦,"陶弘景谓:"本草采药时月……其根物多以二月、八月采者,谓春初津润始萌,未冲枝叶,势力淳浓故也。至秋则枝叶就枯,又归流于下。今即事验之,春宁宜早,秋宁宜晚,其华、实、茎、叶乃各随其成熟耳。"

《千金翼方》中出现了"采药时节""药出州土"的专论内容,共记载了238种中药的采集时间和干燥方法(阴干、暴干、火干、日干等)。"夫药采取不知时节,不以阴干、暴干,虽有药名,终无药实。故不依时采取,与朽木不殊,虚废人功,卒无裨益,其法虽具大经,学者寻览造次难得,是以甄别,即日可知耳。""按本草所出郡县皆是古名,今之学者卒寻而难晓。自圣唐开辟,四海无外,州县名目,事事惟新,所以须甄明即因土地名号,后之学者,容易即知。其出药土地,凡一百三十三州,合五百一十九种,其余州土皆有,不堪进御,故不繁录耳。"

《备急千金要方》中有"药藏"专论内容:"……右件药依时收采以贮藏之,虫豸之药不收采也……凡药皆不欲数数晒暴,多见风日,气力即薄歇,宜熟知之……诸药未即用者……则土湿之气不中也。"

3. 宋元明清时期 宋代《太平圣惠方》《太平惠民和剂局方》明确指出中药采制应"甄别新陈,辨明州土"。

明代《本草蒙筌》记载:"凡诸草木、昆虫,各有相宜地产。气味功力,自异寻常。谚云:一方风土养万民,是亦一方地土出方药也。"地黄"江浙种者(多种肥壤),受南方阳气,质虽光润力微,怀庆生者,禀北方纯阴,皮有疙瘩力大"。谓"茎叶花实,四季随宜。采未老枝茎,汁正充溢;摘将开花蕊,气尚包藏。实收已熟味纯;叶采新生力倍。""凡药藏贮,宜常提防。倘阴干、曝干、烘干未尽去湿,则蛀蚀、霉垢、朽烂不免为殃"。书中还记载了许多药材特殊的药物对抗贮藏方法,如"人参须和细辛,牡丹皮与泽泻同贮"。《本草品汇精要》主要是取材于《神农本草经》《名医别录》《本草拾遗》以及唐、宋本草,分项记载了药物的产地、采集等内容。

清代徐大椿《医学源流论·药性变迁论》云:"当时初用之始,必有所产之地,此乃其本生之土,故气厚而力全……"

4. 民国时期 由广东南海人陈仁山编写的《药物出产辨》,共记载763种药物,当中以广东药材居多,每药主述产地。同时以发展的眼光论述药物的产地变迁,"药无古今,地道有变。昔时此地出产最良,今则不良,或无出产者有之;此地向无出产,今则有出产,且最良者有之。"

5. 中华人民共和国成立以后 国家也开始重视传统采制技术的继承和创新工作。20世纪50年代开始,在学习和交流传统采制技术的基础上,着手对中药采制的经验作了整理。同时在医疗和生产实践过程中认识到要提高药品质量,改进药材产地加工技术是极其重要的环节。

1959年,《中药材手册》《中药志》《药材学》等对传统采制技术的基本内容和方法进行了整理,收载有品种、产地、产季、加工方法、贮藏等内容,肯定了中药采制的合理部分,指出中药采制与临床疗效密切相关,应当很好地继承下来并加以提高和发扬。随后各地区的传统采制经验亦开始整理和交流,认为中药采制是中医择优而立,用药经验的一大发展。各地《药材志》在药材下均列有主产区域、采集加工、贮藏保管等内容,并出版了许多中药材采集、贮藏、保管、养护的著作,如《常见中药采集法》(上、下册)、《采药参考手册》《中药材丰产栽培经验介绍》(第一辑)、《中药材生产技术》《中药材收购手册》《中药材贮藏保管知识》《中药材保管技术》《中药材养护知识》《中药材商品养护》《药物贮藏法》等。

20世纪80年代出版了《中国药用植物栽培学》《中国道地药材》《中药采集收购鉴别手册》等,对中药采制技术进行了较系统的总结。

20世纪90年代出版的《中药药理与临床应用》(1~3册)、《中药现代研究与应用》(全六卷)、《中国药材学》(上、下册)等均收集了国内外有关产地、采收等方面的研究进展。由王孝涛、曹晖等主编的《中药采制与炮制技术》明确提出"中药采制控质论"。

最近十多年,关于中药材采收、产地、加工、贮藏、保管的书籍也层出不穷,中药采制逐渐成为了新的学科。

第二章 中药炮制各类法则

中药炮制的历史同样悠久,它是在中医辨证用药的基础上发展而成的。早期文献上又称"炮炙""修治""修事""修合""合药""合和""制药"等。现今中药饮片生产中多采用"炮制"一词,包括净制、切制、炮炙技术。

一、中药炮制的概念

中药炮制是我国制备中药饮片的又一门独特的传统技术。它是指在中医药基础理论指导下,将商品药材通过净选、切制和炮炙三大工序,制成一定规格的薄片(或粗粒),以适应处方调配、成药配制以及中医临床诊疗的需要,保证中医用药的安全和有效。

二、中药炮制的基本内容

中药炮制包括净制、切制和炮炙三大工序。

1. **净制** 经净选后的药材称为"净药材"。药材在切制、炮炙或调配时均应使用净药材。净选药材可根据其具体情况,分别选用挑选、风选、水选、筛选、剪切、刮削、剔除、刷擦、碾串及泡洗等方法,以达到规定净度的质量标准。

2. **切制** 净药材切制时,除鲜切、干切外,都须经水浸润软化,软化时应掌握"少泡多润""药透水尽"的原则,以防药效成分流失。软化前须将药材按大小、粗细、软硬程度等分档处理,并需注意掌握气温、水量、时间等条件,以达到润透的软化标准。切制常用方法有切、剪、刨、镑、劈、捣、制绒等。切制时要求一定规格的厚薄度和粒度,切制成饮片应及时加以干燥,保证质量。

3. **炮炙** 取用经净制或切制的净药材、净片,根据中医理论制定的炮制法则,采用一定的炮制工艺进行制作。有经过加热处理的如炒制、烫制、煅制、制炭、蒸制、煮制、煨制等,或加入特定辅料再经加热处理的如酒制、醋制、盐制、姜制、蜜制、药汁制等,此外,还有采用制霜、水飞等工艺,以保证符合用药的质量标准。

三、中药炮制的各类方法和技术

1. 依方炮制　传统中药饮片炮制的要求最早是出现在中医药方的注脚中,有文字记载的可追溯到秦汉时期,《五十二病方》《黄帝内经》就有炮制品的记载,"依方炮制"成为当时药物炮制的法则。如东汉末年著名的医学家张仲景《伤寒论》中的113方,桂枝汤"桂枝(三两,去皮)　芍药(三两)　甘草(二两,炙)　生姜(三两,切)　大枣(十二枚,擘)"。古代的医学家本身就是药学家、制药学家。

2. 古法炮制　到南北朝时期,雷敩集前人之方法,并借上古雷公之名,编著中药炮制技术著作,第一部炮制专论《雷公炮炙论》出现了。在此基础上,中药炮制发展成专门论述制药技术的学科。宋代,将"炮制"列为法定的制药技术,特制定出185种中药炮制技术标准,附载在当时颁布的规范性成药方典《太平惠民和剂局方》中,成为了"依法炮制"的鼻祖。明清时期,《炮炙大法》和《修事指南》等专书先后刊出。我们往往把按古方炮制的方法称"古法炮制"。

3. 依法炮制　20世纪50—70年代,我国中药界从继承入手,对历代中药传统炮制经验进行了一次较全面的文字整理,卫生部中医研究院中药研究所编写了《中药炮炙经验集成》《历代中药炮制资料辑要》,王孝涛主编了《历代中药炮制法汇典》。此外,同时期创立了中药炮制学科和中药炮制研究室,出版《中药炮制学》教材。

1963年,《中国药典》首次收载"中药饮片","中药材炮制通则"正式列为法定的技术标准;同年中药炮制大家王孝涛等整理出版《中药炮炙经验集成》,中药炮制从一门传统经验型技术上升成为炮制工程科学。由于《中国药典》收载的品种有限,特别是对炮制的论述比较笼统,20世纪80—90年代,为配合《中华人民共和国药品管理法》的实施,各地药政管理部门组织编写了地方炮制规范,各地中药炮制规范相继出台,如《天津市中药材炮制规范》《广东省中药材炮制规范》《河南省中药材炮制规范》《北京市中药材炮制规范》等;卫生部药政局组织编写《全国中药炮制规范》。各地炮制规范反映了中医中药的地域性和用药习惯,《全国中药炮制规范》集中反映药政管理部门统一中药饮片炮制标准的愿望,但由于难以统一,最后《全国中药炮制规范》成了试行版。目前形成了由《中国药典》《全国中药炮制规范》和地方中药材炮制规范共同组成的"三级标准"局面。

(1)药典标准:1949年11月卫生部召集在京有关医药专家研讨编纂《中国药典》问题。第1版《中国药典》(1953年版)由卫生部编印发行。1953年版《中国药典》共收载药品531种,其中化学药215种,植物药与油脂类65种,动物药13种,抗生素2种,生物制品25种,各类制剂211种。然而第1版《中国药典》收载的品种非常少,没有收载广大人民群众习用的中药,这是个很大的缺陷。

1965年1月26日,卫生部公布《中国药典》1963年版,并发出通知和施行办法。1963年版《中国药典》共收载药品1 310种,分一、二两部,各有凡例和有关的附录。一部收载中医常用的中药材446种和中药成方制剂197种;二部收载化学药品667种。此外,一部记载药品的"功能与主治",二部增加了药品的"作用与用途"。

1979年10月4日,卫生部颁布了《中国药典》1977年版,自1980年1月1日起执行。

1977年版《中国药典》共收载药品1 925种。一部收载中药材(包括少数民族药材)、中药提取物、植物油脂以及一些单味药材制剂等882种,成方制剂(包括少数民族药成方)270种,共1 152种;二部收载化学药品、生物制品等773种。

《中国药典》1985年版于1985年9月出版,1986年4月1日起执行。该版《中国药典》共收载药品1 489种。一部收载中药材、植物油脂及单味制剂506种,中药成方制剂207种,共713种;二部收载化学药品、生物制品等776种。

1985年7月1日,《中华人民共和国药品管理法》正式执行。该法规定"药品必须符合国家药品标准或者省、自治区、直辖市药品标准",明确"国务院卫生行政部门颁布的《中华人民共和国药典》和药品标准为国家药品标准"。"国务院卫生行政部门的药典委员会,负责组织国家药品标准的制定和修订"。进一步确定了药品标准的法定性质和药典委员会的任务。1987年11月出版了《中国药典》1985年版增补本,新增品种23种,修订品种172种,附录21项。1988年10月,第一部英文版《中国药典》1985年版正式出版。同年还出版了《中国药典》二部注释选编。

1990年12月3日,卫生部颁布《中国药典》1990年版,自1991年7月1日起执行。这版《中国药典》分一、二两部,共收载品种1 751种。一部收载784种,其中中药材、植物油脂等509种,中药成方及单味制剂275种;二部收载化学药品、生物制品等967种。与1985年版《中国药典》收载品种相比,一部新增80种,二部新增213种(含1985年版《中国药典》一部移入5种);删去25种(一部3种,二部22种);对药品名称,根据实际情况作了适当修订。《中国药典》二部品种项下规定的"作用与用途"和"用法与用量",分别改为"类别"和"剂量",另组织编著《中华人民共和国药典临床用药须知》一书,以指导临床用药。有关品种的红外光吸收图谱,收入《药品红外光谱集》另行出版,该版《中国药典》附录内不再刊印。1992年、1993年先后编制出版《中国药典》1990年版第一、第二增补本,二部注释和一部注释选编,《中药彩色图集》和《中药薄层色谱彩色图集》以及《中国药品通用名称》等标准方面的配套丛书。《中国药典》1990年版英文版亦于1993年7月出版发行。

卫生部批准颁布《中国药典》1995年版,自1996年4月1日起执行。这版《中国药典》收载品种共计2 375种。一部收载920种,其中中药材、植物油脂等522种,中药成方及单味制剂398种;二部收载1 455种,包括化学药、抗生素、生化药、放射性药品、生物制品及辅料等。一部新增品种142种,二部新增品种4种。二部药品外文名称改用英文名,取消拉丁名;中文名称只收载药品法定通用名称,不再列副名。编制出版《药品红外光谱集》第一卷(1995年版)。《中华人民共和国药典临床用药须知》一书经修订,随《中国药典》1995年版同时出版,经卫生部批准,其中的"适应证"和"剂量"部分作为药政和生产部门宣传使用和管理药品的依据。还先后编制出版了《中国药典》1995年版1997年增补本、1998年增补本,《中国药品通用名称》(1998年增补本)及《药品红外光谱集》(第二卷),《中华人民共和国药典临床用药须知》(第3版)。1997年完成了《中国药典》1995年版英文版。

《中国药典》2000年版于1999年12月经第七届国家药典委员会常务委员会议审议通过,报请国家药品监督管理局批准颁布,于2000年1月出版发行,2000年7月1日起正式执行。2000年版《中国药典》共收载药品2 691种,其中一部收载992种,二部收载1 699种。一、二两部共新增品种399种,修订品种562种。这版《中国药典》的附录有了较大幅度的改进和提高,一部新增附录10个,修订附录31个;二部新增附录27个,修订附录32个。二部附录中首次收载了药品标准分析方法验证要求等六项指导原则,对统一、规范药品标准试验方法起到指导作用。现代分析技术在 2000 年版《中国药典》中得到进一步应用。为加强国际合作与交流,《中国药典》2000 年版英文版与中文版同步出版。以往几版《中国药典》中的"剂量""注意"项内容,由于过于简单、不能准确反映临床用药的实际情况,根据"《中国药典》2000 年版设计方案"的提议,这版《中国药典》二部取消了这两项,其有关内容移至《中国药典》2000 年版《中华人民共和国药典临床用药须知》一书中。

2005 年版《中国药典》于 2005 年 1 月出版发行,2005 年 7 月 1 日起正式执行。本版《中国药典》收载的品种有较大幅度的增加。共收载 3 214 种,其中新增 525 种。《中国药典》一部收载品种 1 146 种,其中新增 154 种、修订 453 种;二部收载 1 967 种,其中新增 327 种、修订 522 种;三部收载 101 种,其中新增 44 种、修订 57 种。《中国药典》2000 年版收载而本版《中国药典》未收载的品种共有 9 种。2000 年版《中国生物制品规程》及 2002 年增补本收载而未收载入 2005 年版《中国药典》的品种共有 123 种。本版《中国药典》收载的附录,一部为 98 个,其中新增 12 个、修订 48 个,删除 1 个;二部为 137 个,其中新增 13 个、修订 6 个、删除 1 个;三部为 140 个,其中新增 62 个、修订 78 个,删除 1 个。一、二、三部共同采用的附录分别在各部中予以收载,并进行了协调统一。2005 年版《中国药典》对药品的安全性问题更加重视。本版《中国药典》一部采用原子吸收和电感耦合等离子体质谱法增加了有害元素(铅、镉、砷、汞、铜)测定法,并规定了有害元素的限度;一部还增加了中药注射剂安全性检查法应用指导原则。二部有 126 个静脉注射剂增订了不溶性微粒检查,增、修订细菌内毒素检查的品种达 112 种;残留溶剂测定法中引入国际已协调统一的有关残留溶剂的限度要求,并有 24 种原料药增订了残留溶剂检查;二部还增加了药品杂质分析指导原则、正电子类和锝[^{99m}Tc]放射性药品质量控制指导原则。三部增订了逆转录酶活性检查法、人血白蛋白铝残留量测定法等,牛血清白蛋白残留量及 CHO 细胞蛋白残留量等检测方法也得到改进。2005 年版《中国药典》结合我国医药工业的现状和临床用药的实际情况,将由卫生部颁布的《澄明度检查细则和判断标准》修订为"可见异物检查法",以加强注射剂等药品的用药安全。2005 年版《中国药典》坚持注重环保的一贯性原则,在品种中对苯等有害溶剂,尽可能采用其他溶剂替代。2005 年版《中国药典》根据中医辨证施治的理论,对收载的中成药标准项下的【功能与主治】进行了科学规范,为准确理解中成药的功能主治及合理用药提供了保证,促进中医药在新时期的健康发展。2005 年版《中国药典》三部源于《中国生物制品规程》。2005 年,完成了《中国药典》2005 年版英文版。

国家食品药品监督管理局于 2009 年 10 月 10 日宣布 2010 年版《中国药典》已经编制完成,并于 2010 年 7 月 1 日起正式实施。2010 年版《中国药典》收载品种 4 600 余种,其中新增 1 300 余种,基本覆盖国家基本药物目录品种和国家医疗保险目录品种。2010 年版《中国药典》加强了药品安全性检查总体要求,大幅度增加或完善了安全性检查项目,提高了对高风险品种的标准要求,加强了对重金属或有害元素、杂质、残留溶剂等的控制,使药品安全性得到进一步保障。此外,2010 年版《中国药典》中药收载品种数量大幅度提高,中药品种分别增加和完善了安全性质量控制指标,解决了中药饮片标准问题,并大幅增加了符合中药特点的专属性鉴定。现代分析技术,如离子色谱法、磁共振波谱法等成熟新技术方法的收载和新技术的应用也是 2010 年版《中国药典》的另一特点。

2015 年 6 月 18 日,国家食品药品监督管理总局发布 2015 年版《中国药典》,于 2015 年

12月1日起正式实施。2015年版《中国药典》是中华人民共和国成立以来的第10版药典。2015年版《中国药典》收载品种总数达到5 608个,比2010年版《中国药典》新增108个,修订品种75个。2015年版《中国药典》的一个重要变化是将一部、二部、三部的附录进行了整合,增设为《中国药典》第四部,使得《中国药典》分类更加清晰明确。附录(通则)、辅料构成《中国药典》四部的主要内容。药用辅料品种收载数量显著增加,达270种,但中药炮制辅料依旧没有收载。

2020年4月9日,第十一届国家药典委员会执行委员会审议通过了《中国药典》2020年版(草案)。经国家药品监督管理局会同国家卫生健康委员会批准颁布后施行。

2020年版《中国药典》进一步扩大药品品种和药用辅料标准的收载,持续完善了以凡例为基本要求、通则为总体规定、指导原则为技术引导、品种正文为具体要求的药典架构,不断健全以《中国药典》为核心的国家药品标准体系。贯彻药品全生命周期的管理理念,强化药品研发、生产、流通、使用等全过程质量控制。紧跟国际先进标准发展的趋势,密切结合我国药品生产实际,不断提升保证药品安全性和有效性的检测技术要求,充分发挥《中国药典》对促进药品质量提升、指导药品研发和推动产业高质量发展的导向作用。

(2)部颁标准——《全国中药炮制规范》:中药炮制是在中医辨证用药基础上发展形成的一门传统制药技术。为继承发扬这一制药学遗产,提高中药饮片质量,自1982年以来,中国中医科学院受卫生部委托,由中药研究所牵头组织有关单位成立编委会和编写组,编订《全国中药炮制规范》。

《全国中药炮制规范》是由编写组在调查、研究、搜索整理全国各省、自治区、直辖市卫生厅(局)所颁行的《中药饮片炮制规范》的基础上分工进行编写,然后经省、自治区、直辖市卫生行政部门组织审议,并收集意见,最后由《全国中药炮制规范》编委会审定,是一部部级的中药饮片炮制标准。本规范共收载常用中药554种及其不同规格的炮制品(饮片)。凡属少数地区沿用的炮制品和随方炮制品不收载,仍可按地方规范执行,但其炮制品及炮制要点均列入本规范附录中。

我国历史悠久,传统炮制方法极其丰富,各地区所沿用的炮制方法及用具、热源以及具体操作步骤等各有差异,各地炮制帮派文化根深蒂固,而《全国中药炮制规范》所规定的炮制工艺力求统一,在执行时遇到很多困难,最终成为了试行版。2012年国家药典委员会牵头展开《全国中药炮制规范》的研究和编写工作,目前公示了《全国中药饮片炮制规范》(一)共92个品种。

(3)地方标准——各省、自治区、直辖市中药材炮制规范:除我国青海省与西藏自治区使用藏药标准,台湾省与香港特别行政区、澳门特别行政区无炮制规范,海南省炮制规范正在制定中外,其他全国各地区均有本地区制定的中药炮制规范,而这些地区的中药炮制规范出版时间大相径庭。各部炮制规范是根据当时使用的《中国药典》编写,收载的品种大多为各地的道地药材及各种常用中药品种(表2-1)。

《中国药典》共经历了11个版本的改进,而各地区炮制规范涵盖了其中6个版本,涵盖范围广,矛盾突出;另外各地区炮制规范出版年代相差久远,从2000年开始,全国大部分地区为了适应当地中药饮片生产、经营、使用与检验工作的需要,对原炮制规范进行了重新修订。

表 2-1　各地中药炮制规范基本情况表

省、自治区、直辖市	规范版本	依据《中国药典》版本	省、自治区、直辖市	规范版本	依据《中国药典》版本
北京	2008 年版	2005 年版	吉林	1986 年版	1985 年版
重庆	2006 年版	2005 年版	黑龙江	2012 年版	2010 年版
上海	2008 年版	2005 年版	云南	1986 年版	1985 年版
天津	2018 年版	2015 年版	贵州	2005 年版	2005 年版
新疆	2010 年版	2010 年版	福建	2012 年版	2010 年版
宁夏	1986 年版	1985 年版	广东	2011 年版	2010 年版
广西	2007 年版	2005 年版	四川	2015 年版	2010 年版
河北	2003 年版	2000 年版	湖北	2018 年版	2015 年版
河南	2005 年版	2000 年版	湖南	2010 年版	2010 年版
陕西	2012 年版	2010 年版	江西	2008 年版	2005 年版
山西	1984 年版	1977 年版	安徽	2019 年版	2015 年版
山东	2012 年版	2010 年版	江苏	2002 年版	2000 年版
甘肃	2009 年版	2005 年版	浙江	2015 年版	2015 年版
辽宁	1986 年版	1985 年版	内蒙古	1977 年版	1963 年版
青海	2010 年版	2010 年版	西藏	2008 年版	2005 年版

　　安徽省、宁夏回族自治区也启动了中药炮制规范的修订工作。但这三级标准都不甚完善。《中国药典》2000 年版中收录的中药材中,有 379 种需要切制或炮制后方可入药,对于这些品种均应制定饮片质量标准,但实际上仅有 20 种有质量标准单列;《中国药典》2005 年版仅新增和修订了 13 个饮片品种的质量标准;《中国药典》2010 年版收载 616 种中药材,中药饮片质量标准 809 种;《中国药典》2015 年版中收录 618 种中药材,有质量标准的中药饮片没有增幅,而当前在市场上流通的中药饮片有 2 000 多种,标准与实际情况有很大的差距。同时,部颁标准以及某些地方标准年代已久,内容过于陈旧。

　　实际生产中,绝大部分中药饮片炮制又是以地方规范为依据,而各地规范对原药、名称、设备、工艺、制法的描述常常存在差异,使得各地中药饮片质量标准尺度不一,难以实现质量的统一控制。而《中国药典》中介绍的饮片炮制方法又比较笼统,操作起来有较大的不确定性。特别是一些中小型饮片加工企业,炮制多以经验为主,随意性较强。如中药炮制工艺中常有"文火""中火""武火""炒炭存性"等模糊提法,这些操作会随药工的技术水平、经验而有较大的差异;又如浸润工艺,一般炮制规范规定是水尽药透,但事实上浸润时间的长短与温度、季节、药材个头大小等都有着密切的关系,浸润时间长则药物有效成分损失大,浸润时间短则加工工效低;"炒黄""炒焦""炒炭"等操作没有科学的技术参数,完全看药工的眼力。由此可见,即使是同一味中药用同一种方法炮制,若具体操作方法不同,其化学成分变化也会有所差异。

中药炮制工艺研究很多,但成熟的不多,而且主要以成分变化研究为主,立足临床疗效的少,各地炮制规范还是不敢突破传统方法,建立科学统一的炮制方法。"一药数法"和"各地各法"的现象比较普遍。比如同是熟地黄,北方炮制采用酒炙法,南方采用干蒸法,西南则是加砂仁炮制;又如蜜炙甘草,《中国药典》2015年版规定采用25%的炼蜜炒制,而有些地方则习惯用30%的炼蜜拌炒。针对这种情况,许多医家学者指出,各地应以中医药传统理论为指导,结合地方特色,制定出符合生产实际、具有可操作性的炮制方法,敢于创新和突破。如川、草乌的炮制,过去有的加碎甘草、金银花共制,有的与甘草、黑豆共煮,目的是为了去毒。其实,对川、草乌进行的加热、加水、加压处理就是去毒的过程,因此,川、草乌的炮制可改为不加辅料的清水煮法。

中药饮片的炮制标准要力求做到传统工艺和现代科学检测方法相结合,为有效控制中药饮片质量提供可靠依据,使中药饮片真正达到"安全、有效、稳定、可控"的要求。

第三章　中药炮制辅料规范

对中药饮片进行规范化管理的同时,也要对炮制饮片的辅料进行规范化管理。炮制辅料是指具有辅助作用的附加物料,它对主药起到增强疗效或降低毒性,或影响主药理化性质等作用。在漫长的应用发展过程中,辅料逐渐成为传统中药的组成部分,并逐渐形成了自身理论,如:酒制升提引药上行,可增强温补肝肾、活血通络作用;醋制入肝,增强活血祛瘀、理气止痛作用;蜜制后可明显增强润肺止咳的作用。

酒、醋、盐、姜、蜜等是中药炮制最常用的辅料,应用历史悠久。迄今,需加辅料进行炮制的中药饮片在200种以上,同一饮片根据其不同的临床应用又有不同炮制方法,常用中药饮片中以酒制的40种以上,醋制的40种以上,盐制的约30种,蜜制的约30种。

但是自古至今,全国各地炮制辅料一直缺乏明确、统一的品种、规格及药用质量标准要求。中药饮片炮制辅料也没有科学可控的检测手段,都是靠感官、经验把握其质量。进货渠道没有具体要求,货源不清,无法追溯。中药饮片厂可以从任何地方购买任何等级的辅料。为节省经费,不乏个别饮片企业购买劣质、低价的辅料,应用情况比较混乱。由于中药炮制辅料既不在药品管理范畴,又不在食品管理范畴,主管部门也无法依据法律进行加强管理。

一、中药炮制常用辅料

常用的辅料分为两大类:液体辅料和固体辅料。液体辅料主要包括酒、醋、盐水、姜汁、蜂蜜、甘草汁、黑豆汁、米泔水、吴茱萸制汁、羊脂油、麻油、胆汁等。固体辅料主要包括稻米、麦麸、白矾、豆腐、土、蛤粉、河砂、滑石等。

1. **酒**　有黄酒、白酒之分。黄酒含乙醇15%~20%,相对密度约0.98,尚含糖类、酯类、氨基酸、矿物质等。白酒含乙醇50%~70%,相对密度0.82~0.92,尚含酸类、酯类、醛类等成分。酒性大热,味甘、辛。能活血通络,祛风散寒,行药势,矫味矫臭。如生物碱及盐类、苷类、鞣质、苦味质、有机酸、挥发油、树脂、糖类及部分色素(叶绿素、叶黄素)等均易溶于酒中。药物经酒制后,有助于有效成分的溶出,从而增强疗效。炙药用黄酒,浸药多用白酒。

2. **醋** 古时称酢、醯、苦酒。醋存放时间较久者称"陈醋"。醋的主要成分为乙酸,占4%~6%,尚含有维生素、灰分、琥珀酸、草酸等。醋性味酸、苦温。具有引药入肝、理气、止血、行水、消肿、解毒、散瘀止痛、矫味矫臭的作用。醋中所含乙酸能使药物中所含的游离生物碱等成分结合成盐,增加溶解度而易煎出有效成分,提高疗效,如醋制延胡索等。

3. **盐水** 主含氯化钠,尚含少量的氯化镁、硫酸镁、硫酸钙等。食盐性味咸寒,具有引药入肾,强筋骨,软坚散结,清热凉血,解毒,防腐,并能矫味。如盐炙知母,可引药下行,增强知母滋阴降火的作用。

4. **姜汁** 生姜主要成分为挥发油、姜辣素,还含有多种氨基酸、淀粉等。生姜性味辛、温,升腾发散而走表,能发表散寒、温中止呕、开痰、解毒。干姜性味辛、热,温中逐寒,回阳通脉。药物经姜汁制后能抑制其寒性,增强疗效,降低毒性。如姜炙黄连,可制黄连过于苦寒之性,免伤脾阳,并增强止呕作用。姜炙竹茹则可增强降逆止呕的功效。姜炙厚朴可缓和其刺激性,并增强温中化湿、除胀的功效。

5. **蜂蜜** 主要成分为果糖、葡萄糖,两者约占蜂蜜的70%。尚含有少量蔗糖、麦芽糖、矿物质、含氧化合物、氨基酸等。蜂蜜生则性凉,熟则性温,故能补中。中药炮制常用的是炼蜜,用炼蜜炮制药物,能和药物起协同作用,增强药物疗效,或具解毒、缓和药性、矫味矫臭等作用。蜂蜜的相对密度应在1.349以上,水分不得超过25%,蔗糖不得超过8%,还原糖不得少于64.0%。如蜜炙黄芪可增强其补中益气的作用,蜜炙款冬花可增强其润肺止咳的作用。

6. **麻油** 为胡麻科植物麻的干燥成熟种子经冷压或热压所得的油脂,主要成分为亚油酸甘油酯、芝麻素等。麻油味甘,性微寒。能清热,润燥,生肌。因沸点较高,常用于炮制质地坚硬或有毒的药物,使之酥脆,降低毒性。如麻油炙鹿骨、麻油炙虎骨等。

7. **羊脂油** 羊脂油来源于牛科动物山羊或绵羊的脂肪油,羊脂油中含16种脂肪酸成分,包括不饱和脂肪酸9种,占54.48%,主要为油酸(34.45%)、反式9-十八碳烯酸(10.16%),还有少量的亚油酸(1.37%);饱和脂肪酸有7种,占40.13%,主要为棕榈酸(21.59%)、硬脂酸(13.49%),肉豆蔻酸(2.15%)。甘、温,具有补虚、润燥、祛风、解毒的作用,也可以用来美容和食用。如羊脂油炙淫羊藿,可增强淫羊藿温阳壮阳的作用。

8. **米泔水** 即淘洗食米的水,含丰富的维生素和蛋白质。性味甘、寒,炮制药物,主要用它来吸药材中所含的油脂,减弱药物的辛燥气味和滑肠作用,调理脾胃,增进饮食。如米泔水浸炒苍术,可缓和其燥烈之性,增强其健脾作用。

9. **黑豆汁** 黑豆汁性味甘、平,能活血利水,滋补肝肾,养血祛风,解毒,药物经黑豆汁制后能增强药物的疗效,降低药物毒性或副作用等。如黑豆汁炙何首乌,可增强其补肾养血的作用。

10. **稻米** 稻米甘、平,能补中益气,健脾和胃,除烦止渴,止泻痢,能增强药物补中益气、和胃健脾的作用,如米炒党参;炮制有毒药物能减缓其毒性,如米炒斑蝥。

11. **麦麸** 麦麸甘淡,能和中益脾,与药物共制能缓和药物的燥性,矫味,增强疗效,一般健脾理气药多用其炮制,如麸炒枳实、麸炒白术等。

12. **土** 土原指灶心土,味甘,性温,能温中和胃,止泻止呕,收敛润肠,与药物共制后可降低药物的刺激性,如土炒山药、土炒当归。由于灶心土难求,现多用赤石脂代替。也有称土原指伏龙肝,也就是说灶心土与伏龙肝是同一物,有研究认为伏龙肝与灶心土非一物,伏龙肝是建土灶时把猪肝放在灶内用土封藏好,经过长时间的火烧烟熏而形成的。

13. **河砂** 筛取中等粗细的河砂,淘尽泥土。除尽杂质,晒干备用,用砂作中间体,取其温度高,受热均匀,可使质坚硬的药物经砂炒后,质变松软,易于粉碎和煎出有效成分,还可破坏药物的毒性,易于除去非药用部分。如砂烫狗脊。

二、中药炮制辅料的规范

1.《中国药典》2020 年版四部是收载药用辅料的,但中药炮制辅料依然未被收载。

2.《全国中药炮制规范》1988 年版收载中药炮制辅料只提到炮制用水、酒和醋,并无质量标准。

3.《陕西省中药饮片标准》2012 年版中制定了 4 种辅料,即黄酒、食盐、食醋、麸皮的质量标准。

4.《四川省中药饮片炮制规范》2015 年版规定了面粉、米、麦麸、米糠皮、盐、河砂、石灰、豆腐、酒曲、炼蜜、羊油脂、酒、醋、姜汁、甘草汁、黑豆汁、猪胆汁、牛胆汁、米泔水、吴茱萸汁、梨汁、胆巴等辅料的技术要求。

三、中药炮制辅料的研究

目前国家非常重视中药饮片炮制规范化研究,“中药炮制辅料——醋的规范化示范性研究”被列入了“十五”国家科技攻关课题立项资助。几年来,关于中药炮制辅料的规范化研究硕果累累。

1. **中药炮制辅料醋的质量研究** 我国通过对全国 20 多个省市 30 多家有代表性的中药饮片厂以及醋厂的走访调查,基本搞清楚了目前炮制辅料生产情况及全国主要饮片企业炮制辅料应用情况,提出品牌食醋企业若拥有完整的酿造食醋工艺、设备、操作规范,能够大批量生产,具较高质量要求,可作为向国家推荐生产中药炮制辅料醋的首选企业。

有学者建立高效液相色谱法(HPLC)测定醋中的乳酸含量。以此可鉴别是否为粮食发酵醋。

有学者建立醋中乳酸及糖的薄层鉴别方法。该方法可对 33 种不同品牌的食醋进行定性鉴别,方法简便、准确,重现性好。

此外,有学者建立炮制辅料醋的全套药用质量标准。该标准包括国家标准规定需要强制执行的标准、推荐执行的 8 个标准及另外 10 项指标。具体有感官特性、总酸、盐、还原糖、氨基态氮、盐、不挥发酸、可溶性无盐固形物、18 种游离氨基酸的含量、乳酸含量、糖的薄层鉴别、酸的薄层鉴别、灰分、pH、重金属、农药残留、游离矿酸、乙醇残留量、卫生学指标共 19 项指标的测定。

2. **中药炮制辅料酒的质量研究** 通过对全国 20 多个省市 30 多家有代表性的中药饮片厂以及酒厂的走访调查,初步搞清楚了中药饮片炮制辅料酒尚无药用标准,作为药用辅料应用,以黄酒为主,少数地区用白酒,如广州。对于黄酒生产的厂家,质量控制依照食品标准执行。黄酒种类依据含糖量的多少,分为干型、半干型、半甜型、甜型。

参照食品国家标准,对 26 个酒样进行含糖量、酒精度、相对密度、重金属、卫生学检测等指标进行系统的测试,发现不同企业的产品质量差异较大。采用GC-MS结合顶空进样技术,鉴定出酒的 17 种挥发性香气成分,其成分和含量因其制造工艺之不同而差异较大。

3. 中药炮制辅料姜汁的质量研究 《全国中药炮制规范》1988 年版收载榨生姜汁、煮生姜汁、煮干姜汁均可作为中药炮制的辅料。研究结果表明以榨生姜汁和煮干姜汁比较合适,炮制药物后刺激性降低最为明显,而煮生姜汁炮制药物后刺激性较明显。同时确定榨生姜汁、煮干姜汁的最佳制备工艺。榨生姜汁的最佳制备工艺:取生姜,洗净,切块,每次加水10%,反复压榨 2~3 次,合并汁液,过滤,所得姜汁约为 1ml/g 生姜。煮干姜汁最佳制备工艺为:取干姜,捣碎,加水煎煮 3 次,每次煎煮 1 小时,加水量均为 5 倍,合并煎煮汁液,过滤,浓缩至约 1ml/g 生姜。起草炮制用姜汁的质量标准草案。

4. 中药炮制辅料羊脂油的质量研究 羊脂油为常用的食用油脂,食品国家标准和动植物油脂进出口标准等行业标准中收载了多项针对动植物油脂通用指标的质量判定或质量分析方法,包括外观性状、理化指标、限量检查或含量分析、重金属及农药残留量以及卫生学检查等。

羊脂油作为一种常用的中药炮制辅料,目前尚无制定统一的药用质量标准,仅在食品标准中对羊脂油的外观性状等制订了一些理化指标限度要求:羊脂油为黄白色或淡黄色,富滑腻感,气特异,有特殊的羊膻臭气,在 40℃时融熔为澄明液体;另外还包括水分及挥发物、皂化值、羟值、酸值、过氧化值及丙二醛检验等指标,并规定羊脂油中酸值即 KOH 的含量不超过 2.5mg/g,羊脂油的过氧化值应不超过 0.20g/100g,丙二醛在羊脂油中的含量不得超过0.25mg/100g。

杨永生采用气相色谱-质谱联用技术对甲酯化后的羊脂油脂肪酸类成分进行了分析,并用面积归一化法测定了各成分的相对含量。结果显示羊脂油含有脂肪酸 16 种,其中不饱和脂肪酸 9 种:油酸、反式 9-十八碳烯酸、Z-11-十八碳烯酸甲酯、棕榈油酸、7,10-十八碳二烯酸、亚油酸、2-己基环丙烷酸、10-十九烯酸、Z-11-十四碳烯酸甲酯;饱和脂肪酸 7 种:棕榈酸、硬脂酸、肉豆蔻酸、十七烷酸、十五烷酸、14-甲基棕榈酸、15-甲基棕榈酸。明确羊脂油的化学成分有助于对其进行真假辨别和质量优劣评价,也可为日后药用标准的制定提供可靠的数据来源。

5. 中药炮制辅料甘草水的质量研究 甘草汁系甘草药材水煎煮所得的煎液,用于炮制饮片(吴茱萸、远志、半夏等)所用。目前甘草汁制备方法多样,在加入水量、煎煮时间和煎煮次数等环节,文献报道不尽相同,制成品亦缺乏质量标准。研究表明,建议炮制辅料甘草汁中可溶性固形物含量不低于下限的 90%,即不低于 13g/L;总灰分和酸不溶性灰分不高于上限的 105%,即总灰分不高于 1.7g/L 酸不溶性灰分不高于 0.1g/L;甘草酸和甘草苷的含量不低于均值的 80%,即甘草酸含量不低于 1.1g/L,甘草苷含量不低于 0.49g/L。

6. 中药炮制辅料黑豆汁的质量研究 《中国药典》2020 年版中规定其制法为"取黑豆10kg,加水适量,煮约 4 小时,熬汁约 15kg,豆渣再加水煮约 3 小时,熬汁约 10kg,合并得黑豆汁约 25kg"。以黑豆中大豆异黄酮类成分染料木苷(genistin)为对照品,用 HPLC 法测定比较了黑豆汁中 genistin 的含量。Genistin 的含量测定线性范围为 0.043 99~0.395 91μg(R^2=0.999 3,n=5),平均回收率为 101.2%(RSD=1.82,n=5)。该方法准确,重现性好,可以作为黑豆汁的质量控制方法之一。

7. 中药炮制辅料蜂蜜的质量研究 蜂蜜是一种营养价值较高的天然保健佳品,经常食用能提高人体的消化功能,止咳润肺,增强机体免疫能力。蜜蜂的品种非常多,天然产品质量就有差异。由于利益的驱动,人为造假等,市售产品蜂蜜质量更加混乱。因此国家出台的蜂蜜强制标准(GB18796—2005)要求蜂蜜中葡萄糖、果糖总糖量应达到60%以上,蔗糖含量要求在5%左右。作为中成药、中药炮制辅料应用,历来要用炼后的蜂蜜,内在质量未见有规定,致使目前炮制辅料蜂蜜的质量不一,同时又由于炼蜜工艺的不统一、不规范,导致炼蜜中有害成分增加,葡萄糖、果糖等营养成分遭到破坏,影响中药的质量。有研究采用高效液相-蒸发光散射检测方法对收集的32种商品蜂蜜,9家中药饮片厂炼制的蜂蜜及自己设计在不同温度、时间下炼制的蜂蜜,进行葡萄糖、果糖、蔗糖含量测定,目的在于为中药炮制辅料蜂蜜的质量标准制定提供依据。

有研究主要根据食品国家标准、《中国药典》等方法,对中药炮制辅料炼蜜中水分、酸度、密度、淀粉酶活性等进行测定及鉴别。结果表明炼制蜂蜜的温度、时间等对以上成分影响较大,炼制时间越长,温度越高,炼制后的蜂蜜酸度呈上升趋势,其中在132℃炼20分钟,酸度几乎接近40ml/kg,因此炼蜜要控制一定温度,推荐炼蜜在80℃炼10分钟以下为佳,并且要避免直火加热。成熟而纯正优质的蜂蜜含自然水分不高于17.4%,国家标准(GB18796—2005)中规定除荔枝蜂蜜、龙眼蜂蜜、柑橘蜂蜜、鹅掌柴蜂蜜、乌桕蜂蜜水分不高于26%外,其他蜂蜜含水量不得高于24%。

8. 中药炮制辅料吴茱萸汁的质量研究　以吴茱萸内酯、吴茱萸碱和吴茱萸次碱为指标,吴茱萸汁的最佳制备工艺为煎煮3次,首次煎煮加水量为12倍,浸泡30分钟后煎煮45分钟;第2次煎煮加水量8倍,煎煮20分钟;第3次煎煮加水量6倍,煎煮20分钟。

9. 中药炮制辅料胆汁的质量研究　牛胆汁不但是常用的中药,而且是炮制胆南星所用的辅料。牛胆汁所含主要化学成分为胆汁酸类,其中主要包括胆酸、去氧胆酸、鹅去氧胆酸及微量的石胆酸等。目前作为中药炮制辅料用牛胆汁,还没有具体药用标准。有研究以胆酸为对照品,对牛胆汁总胆酸进行了含量测定研究,以期为制定中药炮制辅料牛胆汁的质量标准打下基础。另有研究采用高效液相色谱检测法进行猪胆汁中猪去氧胆酸和胆红素的含量测定,为有效控制猪胆汁质量,建立完整的中药炮制辅料质量标准提供依据。

10. 中药炮制辅料麦麸的质量研究　中药炮制辅料麦麸全国产地较多,研究表明用于辅料的麦麸最好采用粗粉,重金属盐检测说明10个产地样品重金属含量都低于10μg/g,其中辽宁产地重金属含量范围在5~10μg/g。暂定辅料麦麸的质量标准为:含水量应低于13.84%,总灰分含量低于3.16%,酸不溶性灰分含量低于0.52%,总黄酮含量不低于0.31%。

11. 中药炮制辅料稻糠的质量研究　我国南方人的主食——大米,是稻谷加工后的产品。一般100kg稻谷可出米72kg,砻糠22kg,米皮糠6kg。砻糠就是人们常说的谷壳(粉碎);米皮糠是去掉谷壳后的糙米经过精制后产生的种皮、外胚乳和糊粉层的混合物;统糠就是米皮糠与砻糠不同比例的混合物,也有的是由脱脂后的米糠饼粉碎后与砻糠按不同比例混合而成。按不同的比例又分为一九糠、二八糠、三七糠和四六糠(即一份米皮糠加九份砻糠,二份米皮糠加八份砻糠,余依次类推)。除此以外,在农村还有一种直出糠,含有谷壳、米皮糠和一部分碎米。除米皮糠、四六糠和直出糠的消化能在4.18兆焦以上,一九糠、二八糠、三九糠的消化能均低于4.18兆焦粗纤维反而高。砻糠的粗纤维达44.5%,其中木质素21.4%。稻糠的研究主要集中在作为畜牧饲料,作为中药炮制辅料的研究未见有报道。

基于中药辅料的重要性及其科研成果,由毛淑杰、王智民、李先端主编,2013年出版的

《中药炮制辅料研究》收载了10种炮制辅料的本草考证,实地调研;参照食品国家标准,对醋、酒、蜂蜜、羊脂油、麦麸等进行系统的指标测试;对姜汁、甘草汁、吴茱萸汁、黑豆汁等工艺制备进行筛选;采用GC-MS结合顶空进样技术,鉴定出了醋的35种和酒的17种挥发性香气成分,其成分和含量因其制造工艺之不同而差异较大,从而揭示了醋、酒的感官特性的物质基础,为其质量评价和鉴定提供了科学依据;通过化学、药理学等研究,初步诠释了"醋制入肝"等传统理论的科学内涵,证明了传统炮制是科学的;通过综合评价,并以之开展了芫花、延胡索、黄芩等药的模拟研究,通过多化学指标和药理指标的综合评价,制定了适宜于炮制用的辅料质量标准,形成《10种中药炮制辅料标准》草案及起草说明。本书的内容填补了我国在中药炮制辅料标准化方面的空白,为中药炮制辅料的系统研究方法提供借鉴;通过化学、药理学、毒理学、炮制学等多学科结合,揭示了辅料炮制的科学内涵,丰富和发展了炮制理论。

参 考 文 献

[1] 毛淑杰,戴明辉.中药炮制辅料醋应用情况调查[J].中国中药杂志,2005,30(17):1385-1388.

[2] 毛淑杰,李先端,顾雪竹,等.中药炮制辅料——醋的规范化示范性研究[J].中国中药杂志,2006,31(22):1916-1918.

[3] 陈琳,吴皓,王媚,等.中药炮制辅料醋中总酸和乳酸的含量测定[J].中国中医药信息杂志,2010,17(9):52-53.

[4] 张丽.中药炮制辅料姜汁的质量标准研究[D].郑州:河南中医药大学,2008.

[5] 黄兰岚,李娆娆,原思通,等.中药炮制辅料羊脂油质量标准研究进展[C]//中华中医药学会四大怀药与地道药材研究论坛暨中药炮制分会第二届第五次学术会议与第三届会员代表大会论文集,焦作:中华中医药学会中药炮制分会,2007:350-353.

[6] 中华人民共和国国家卫生和计划生育委员会.食品安全国家标准 食用动物油脂:GB 10146—2015[S].中华人民共和国国家标准,2005.

[7] 杨永生.辅料羊脂油对淫羊藿炮制品的影响[D].咸阳:陕西中医药大学,2010.

[8] 钮正睿,毛淑杰,顾雪竹,等.中药炮制辅料甘草汁的质量标准研究[J].中国实验方剂学杂志,2011,17(21):100-104.

[9] 杨健,宋建芳,李鹏跃.中药炮制辅料黑豆汁的质量标准研究[C]//中华中医药学会中药炮制分会2008年学术研讨会论文集,2008:281-283.

[10] 李先端,钟银燕,顾雪竹,等.中药炮制辅料蜂蜜中葡萄糖、果糖、蔗糖的含量测定[J].中成药,2008,30(6):885-888.

[11] 李先端,钟银燕,毛淑杰,等.中药炮制辅料炼蜜中成分测定及鉴别[J].时珍国医国药,2011,22(9):2255-2258.

[12] 韩旭阳,边宝林,李娆娆,等.正交设计优选吴茱萸汁的制备工艺[J].中国中药杂志,2009,34(23):3025-3029.

[13] 李先端,钟银燕,游修琪,等.中药炮制辅料牛胆汁中总胆酸含量测定[J].中药材,2008,31(5):654-656.

[14] 李先端,钟银燕,游修琪,等.HPLC法测定中药炮制辅料猪胆汁中猪去氧胆酸含量[J].中国中药杂志,2008,33(12):1492-1494.

[15] 李先端,游修琪,代婉莹,等.HPLC法测定中药炮制辅料猪胆汁中胆红素的含量[J].药物分析杂志,2009,29(5):714-716.

[16] 侯影,张旭,贾天柱.辅料麦麸质量标准研究[J].中华中医药学刊,2011,29(6):1258-1260.

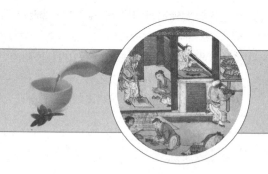

各论

第四章　根及根茎类

1. 广防己
Guangfangji
ARISTOLOCHIAE FANGCHI RADIX

◆ 采制沿革 ◆

【来源】为马兜铃科植物广防己 *Aristolochia fangchi* Y.C.Wu ex L.D.Chou et S.M.Hwang 的干燥根。

【采制】

1. **道地产区**　广防己古本草尚无记载,直至清代才始载于广东各县志,《阳春县志》记载有木防己,《恩平县志》记载有防己,《药物出产辨》记载广东清远、罗定等地有防己,都指广防己而言。

广防己商品主要来源野生品。主产于广东肇庆、阳江、阳春、恩平、清远;广西合浦、钦州;四川广元;重庆巫山;陕西镇巴、佛坪、南郑、西乡;甘肃徽县、礼县等地。由于历代防己的用药历史很复杂,广防己在广东地区当作防己使用始于清代,当时因未曾认识到其毒性,认为疗效好、质量佳而广销于其他地区。

2. **采制方法**　《本草图经》记述:"二月、八月采,阴干用。"现多秋、冬季采挖,洗净、切段,粗根纵切两瓣,晒干。以秋季采者质量较好。挖取根部,刮去或不刮去粗皮,切成长12~26cm 的长段,根粗者,再纵切为二,晒干;若天气不好,则用硫黄熏之,再晒干。

【品质】以块大,粗细均匀,粉性大者为佳。

【贮藏】置干燥处,防霉,防蛀。

◆ 炮制规范 ◆

一、广防己

【现代炮制经验】

1. **浸泡**　取原药材洗净,加水浸透①,切半至 1 分厚片,晒干(黑龙江、山西、广东)。
注:①浸 1 天(山西);3~5 天(黑龙江)。

2. **浸闷** 取原药材加水浸泡[①],闷透[②],切半至1分或2分厚片,晒干。

注:[①]夏季用温水,冬季用热水浸2小时(贵州);0.5~6小时(苏州、成都、重庆、浙江、镇江、湖北、辽宁、南京、上海、福州);8~12小时(内蒙古、北京);12~24小时(云南、山东、大连);1~2天(长沙)。

[②]闷12小时(福州);1~2天(重庆、成都、云南、贵州、浙江、苏州);2~5天(上海)。

【现代炮制规范】

1. 取原药材,除去杂质及粗皮,稍浸、洗净、润透,切1~2mm薄片,干燥。(山西1984)

2. 除去粗皮,洗净泥土,用水浸泡至七成透时,捞出,润透,切3mm片,晒干或烘干。(吉林1986)

3. 取原药材,除去杂质及粗皮,大小分档,洗净,浸泡2~3小时,捞起,中途淋水,闷润至透,切厚片,干燥。(江苏2002)

4. 除去杂质,大小分档,洗净后浸泡,粗大者浸泡1天,细条者浸3~4小时,捞出闷润,待润透后切中片,干燥,筛去灰屑。(广西2007)

5. 除去杂质及粗皮,稍浸,洗净,润透,切厚片,干燥。(四川2015)

6. 取原药材,除去杂质及粗皮,稍浸,洗净,润透,切厚片,干燥。(宁夏1997)

【饮片性状】本品呈圆形片状。表面灰棕色,栓皮厚,粗糙。多纵皱纹,弯曲处有深横沟,刮去外皮露出灰黄色皮部;剖开面导管束易成刺片剥下。质坚硬,横切面略粉性,可见细密的放射状纹理。味苦。

【性味与功效】苦、辛,寒。祛风止痛,清热利水。

【使用注意】广防己含有马兜铃酸(aristolochic acid,AA),对肾脏有较强的毒性,可损害肾小管功能,导致肾衰竭。中毒主要原因为过量服用和久服。所以必须严格按规定的用量用法使用。

【现代毒理学研究】广防己含马兜铃酸,马兜铃酸B、C,马兜铃内酰胺(aristololactam)、木兰碱(magnoflorine)、尿囊素(allantoin)及β-谷甾醇(β-sitosterol)。广防己的毒副作用,多数认为主要与其所含的化学成分马兜铃酸有关。有学者认为服用广防己的积累量与慢性肾间质纤维化向晚期肾衰竭发展直接相关。有人认为泌尿系统癌症与服用广防己有关。有研究采用代谢组学方法研究大鼠予广防己灌胃后尿液代谢产物的改变情况,发现10倍《中国药典》剂量的广防己给药2周可造成肾功能损害,随给药时间延长,损伤加重,停药后有一定恢复。广防己可能还具有一定的肝毒性作用。有研究以小鼠灌胃给药,比较4种防己的急性毒性,马兜铃科的汉中防己和广防己的LD_{50}分别为(258.0 ± 20)g/kg和(25.1 ± 6.4)g/kg;防己科木防己和粉防己的LD_{50}分别为(79.2 ± 3.8)g/kg和(81.9 ± 8.2)g/kg,说明LD_{50}与马兜铃酸含量高低不相关。

二、制广防己

【现代炮制经验】

1. **单炒** 取防己片,用文火炒至微焦为度(苏州)。

2. **蜜麸炒** 取蜜水和麦麸用文火烘干,加入防己,炒至黄色,筛去麦麸即可(镇江)。

【现代炮制规范】由于广防己含有马兜铃酸,对肾脏有较强的毒性,可以损害肾小管功能,导致肾衰竭,故目前很多标准均不收集,国家也于2004年取消其用药标准。现代炮制研究主要是从降低马兜铃酸的含量出发的。

【性味与功效】 苦、辛,寒。祛风止痛,清热利水。炮制后可降低广防己的寒性。

【使用注意】 炮制后广防己依然含有马兜铃酸,对肾脏有较强的毒性,可以损害肾小管功能,导致肾衰竭。中毒主要原因为过量服用和久服。所以必须严格按规定的用量用法使用。

【现代炮制机制和炮制工艺研究】 广防己临床多生用,炮制工艺研究甚少,多是与复方配伍使用减毒的研究,如滋阴补肾丸对广防己的减毒研究、黄连炮制广防己等。

参 考 文 献

[1] 徐礼燊,沙世炎.中草药有效成分分析法(下册)[M].北京:人民卫生出版社,1984:58.

[2] 马红梅,张伯礼.防己肾毒性概述[J].中草药,1999,30(4):318.

[3] 梁琦,倪诚,谢鸣,等.广防己的肾毒性及代谢组学研究[J].中西医结合学报,2009,7(8):746-752.

[4] 胡世林,彭俊生,苏惠英,等.四种防己的急性毒性比较[J].中国医药学报,2003,18(10):601-602,639.

[5] 孙芸,冯高平,毛晓春,等.滋阴补肾丸对广防己减毒作用的初步研究[J].中国中医药信息杂志,2008,15(4):49-50.

[6] 吴建红,张智华,吕银娟,等.黄连配伍降低马兜铃酸A含量的研究[J].湖北中医药大学学报,2012,14(6):39-42.

2. 三颗针

Sankezhen

BERBERIDIS RADIX

✤ 采制沿革 ✤

【来源】 为小檗科植物拟獴猪刺 *Berberis soulieana* Schneid.、小黄连刺 *Berberis wilsonae* Hemsl.、细叶小檗 *Berberis poirelii* Schneid. 或匙叶小檗 *Berberis vernae* Schneid. 等同属数种植物的干燥根。药材商品以野生为主,现有地区开展栽培种植研究。

【采制】

1. **道地产区** 三颗针始载于清代《分类草药性》,来源品种近200种,资源非常丰富,以西南地区为道地产区。

主产于四川、云南、贵州、青海、西藏、湖北等地。

2. **采制方法** 根皮全年可采。茎皮春、秋季采收,取茎枝刮去外皮,剥取深黄色的内皮,晒干。2020年版《中国药典》记载:春、秋二季采挖,除去泥沙和须根,晒干或切片晒干。

【品质】 以色黄、苦味浓者为佳。

【贮藏】 置干燥处。

炮制规范

【**古代炮制法则**】切制　切片(清·《分类草药性》)。

【**现代炮制规范**】

1. 除去杂质;未切片者,喷淋清水,润透,切片,干燥。(药典2020)

2. 取原药材,除去杂质,筛去碎屑。(北京2008)

3. 取原药材,除去杂质,洗净,切厚片,干燥。(浙江2005)

4. 除去杂质,或未切片者,喷淋清水,润透,切片(斜薄片),干燥。(江西2008)

5. 除去杂质,切片,干燥。(河南2005)

6. 除去须根,洗净,润透,切厚片,干燥。(湖北2009)

7. 取原药材,除去杂质,浸泡,润透,切薄片,干燥,筛去灰屑。(湖南2010)

8. 除去杂质,洗净,浸泡,润透,切厚片或段,晒干。(重庆2006)

9. 除去杂质,洗净,浸泡,润透,切薄片,晒干。(四川2015)

10. 取原药材,除去杂质,润透,切丝,干燥,筛去灰屑。(甘肃2009)

【**饮片性状**】本品为不规则的圆片状。外皮灰棕色,有细皱纹,易剥落。质坚硬,不易折断,切面不平坦,鲜黄色,切片近圆形或长圆形,稍显放射状纹理,髓部棕黄色。气微,味苦。

【**性味与功效**】苦,寒;有毒。清热燥湿,泻火解毒。用于湿热泻痢,黄疸,湿疹,咽痛目赤,聤耳流脓,痈肿疮毒。

【**使用注意**】本品苦寒,脾胃虚寒者慎用。

【**现代毒理学研究**】三颗针中含有小檗碱、小檗胺、掌叶防己碱、药根碱、异粉防己碱、加伦碱、黄树皮碱、小檗红碱、木兰花碱、尖刺碱等生物碱。三颗针毒性较小,即使剂量较大,一般也不出现明显毒性反应。肾性高血压犬每天灌服针仙合剂(三颗针代替黄檗加入二仙合剂,俗称针仙合剂)生药15g/kg,共15日,第16~20日剂量增为30g/kg,血压、心电图、肝肾功能均未见显著改变。停药2周后,又给流浸膏10g/kg,每天1次,共2周,同样未见变化。三颗针中生物碱提取物给猫灌服100mg/kg,大鼠每天灌服400mg/kg,共1个月,正常人口服400~600mg,均未有毒性反应。仅小鼠腹腔注射三颗针流浸膏,半数致死量为3.1g/kg,如果按成人体重60kg计算,相当成人服三颗针186g,为《中国药典》中规定三颗针剂量(9~15g)的12~20倍。

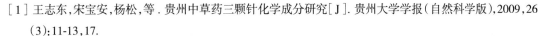
参考文献

[1] 王志东,宋宝安,杨松,等.贵州中草药三颗针化学成分研究[J].贵州大学学报(自然科学版),2009,26(3):11-13,17.

[2] 朱巧贞,方圣鼎,陈维洲,等.三颗针降低血压的作用[J].药学学报,1962,9(5):281-286.

[3] 李建红.三棵针的临床应用及质量控制方法[J].中国中医药现代远程教育,2013,11(4):117-119.

3. 红大戟_{附：京大戟}
Hongdaji
KNOXIAE RADIX

✦ 采制沿革 ✦

【来源】为茜草科植物红大戟 *Knoxia valerianoides* Thorel et Pitard 的干燥根。红大戟药材商品主要以野生为主，栽培少量。

【采制】

1. **道地产区** 《药物出产辨》云："红牙大戟产广西南宁。"

现主产于广西邕宁、上思、隆安、扶绥、平乐、永福、贺州、恭城；云南弥勒、文山、个旧；广东阳江、电白、阳春等地。

2. **采制方法** 8—10月地上部分枯萎后至早春萌芽前，挖掘地下根，除去残茎及须根，洗净，段或切片，晒干或烘干，或用开水烫过后晒干。2020年版《中国药典》记载："秋、冬二季采挖，除去须根，洗净，置沸水中略烫，干燥。"

【品质】以根条粗长、质坚实、断面皮部红褐色者为佳。

【贮藏】置通风干燥处，防蛀。

✦ 炮制规范 ✦

一、红大戟

【古代炮制法则】红大戟始见于民国时期出版的《药物出产辨》，无古文献记载炮制法则。

【现代炮制经验】取原药材洗净，闷润12小时，切5~10厘厚的片，晒干（西安、苏州、上海、浙江、重庆）。

【现代炮制规范】

1. 除去杂质，洗净，润透，切厚片，干燥。（药典2020，四川2015，河南2005，重庆2006，天津2012，江西2008）

2. 除去杂质，洗净，润透，切2~4mm厚片，干燥。（山西1984）

3. 除去杂质，洗净，润透，切厚片或段，干燥，筛去碎屑。（湖北2009）

4. 除去杂质，洗净，润透，切厚片或段，干燥，筛去灰屑。（广西2007）

5. 取原药材，除去残茎等杂质，洗净，润软，切厚片，干燥。（浙江2005）

6. 取原药材，除去杂质，洗净，润透，切厚片，干燥。（江苏2002）

7. 取原药材，除去杂质，洗净，润透，切厚片，干燥，筛去灰屑。（安徽2005，湖南2010）

8. 取原药材，除去杂质，洗净，润透，切厚片干燥，或洗净，干燥，用时捣碎。（宁夏1997）

9. 取原药材，除去杂质，洗净泥土，捞出，润透，切5mm段，晒干。（吉林1986）

10. 取原药材，除去杂质，洗净，干燥，即得。（黑龙江2012）

11. 取药材红大戟,除去须根,洗净,润透,切厚片,干燥。(陕西 2007)

12. 生红大戟,取原药材,除去杂质及残茎,洗净,润透,切厚片,干燥。(甘肃 2009)

13. 生用,取原药拣净杂质,洗净泥土,晒干即成。(云南 1986)

14. 将原药除去杂质,洗净,润透,切厚片,干燥,筛去灰屑。(上海 2008)

【饮片性状】红大戟略呈类圆形厚片或纺锤形短段,表面红褐色或红棕色,粗糙,有扭曲的纵皱纹。上端常有细小的茎痕。质坚实,断面皮部红褐色,木部棕黄色。气微,味甘、微辛。

【性味与功效】苦,寒;有毒。泻水逐饮,消肿散结。用于水肿胀满,胸腹积水,痰饮积聚,气逆咳喘,二便不利,痈肿疮毒,瘰疬痰核。红大戟消肿散结之功为好。

【使用注意】生大戟有毒,泻下力猛,多外用。孕妇禁用,不宜与甘草同用。

【现代毒理学研究】有研究以急性毒性试验和亚急性毒性试验,对红大戟的动物整体毒性进行了评估,结果显示红大戟没有表现出明显的急性毒性和亚急性毒性。另外,还采用 MTT 法对红大戟中主要化合物的细胞毒性进行了研究,结果显示红大戟中主要的蒽醌类化合物对人正常肝细胞(L-02)没有明显的毒性,而对人肝癌细胞(Hep3B)、人乳腺癌细胞(MDA-MB-231)和人胃癌细胞(AGS)的增殖有一定的抑制作用,提示红大戟对肿瘤细胞具有一定的细胞毒性。

二、醋红大戟

【现代炮制经验】

1. **醋炒** 红大戟 红大戟 10 斤。醋:1 斤 4 两(西安);2 斤(大连、山西)。

(1)取原药材,加醋水浸闷后切片,再微炒即可(山西、云南)。

(2)取红大戟片,用微火炒热,加醋拌匀,炒至微黄色即可(重庆)。

2. **醋煮** 红大戟 红大戟 10 斤。醋:1~2 斤(保定);5 斤(北京、山东)。

取红大戟加醋,用微火煮至醋被吸尽,晒干。

【现代炮制规范】

1. 取大戟段与醋共置适宜容器中,加适量水,用文火隔水炖,不断翻动,炖至醋尽时,取出,晒干。每 100kg 红大戟,用米醋 50kg。(吉林 1986)

2. 取红大戟,与醋拌匀,稍闷,炒至表面棕褐色时,取出,摊凉。每 100kg 红大戟,用醋 20kg。(浙江 2015)

3. 取净红大戟加入米醋和适量水,浸润 1~2 小时,置锅内,用文火煮至醋液被吸尽,取出,晾至六七成干时,切厚片,干燥。每 100kg 红大戟,用醋 20kg。(江苏 2002)

4. 取净红大戟,照醋煮法煮至药透醋尽,晾至六七成干时,切厚片,干燥。或取净红大戟片,照醋炙法(炮制通则)炒干。每 100kg 红大戟,用米醋 20~36kg。(河南 2005)

5. 取净红大戟片,照醋炙法炒干。每 100kg 红大戟,用醋 20kg。(湖南 2010)

6. 醋红大戟:取净红大戟片,照醋炙法①炒干。每 100kg 红大戟,用醋 20kg。(安徽 2005)

7. 取净红大戟片,照醋炙法炒干。每 100kg 红大戟,用醋 25kg。(四川 2002)

8. 取净红大戟片,置锅内,用米醋拌匀,闷至醋被吸尽,用文火加热,炒至略带黄色,取出,晾凉。每 100kg 红大戟,用米醋 30kg。(山西 1984)

9. 取净红大戟片或段,置锅内,加醋与水适量,搅匀,以文火同煮至干,取出,干燥;未切

片者,晒至八成干,切片,干燥。每100kg红大戟,用米醋20kg。(湖北 2009)

10. 取净红大戟片置锅内,用醋拌匀,闷至醋被吸尽,用文火加热炒干,取出,摊开,晾凉。或取净红大戟置锅内,加入米醋和适量水,浸润1~2小时,用文火加热,煮至醋液被吸尽,取出,晾至六七成干时,切厚片,干燥。每100kg红大戟,用米醋20~30kg。(宁夏 1997)

11. 取净生红大戟,加米醋,拌匀,闷润,待醋吸尽后,置锅内,用文火加热,炒干,出锅,放凉。每100kg净生红大戟,用米醋30kg。(甘肃 2009)

12. 取药材红大戟,除去须根,洗净,加入醋和水适量,浸润1~2小时,照煮法煮至醋液被吸尽,取出,晾至六七成干时,切厚片,干燥;或取饮片红大戟,照醋炙法炒干。每100kg红大戟,用醋20kg。(陕西 2011)

13. 取原药材,置锅内,加醋后用文火煮至醋液吸尽,取出,晾至七八成干,切厚片,干燥。每100kg净红大戟,用醋50kg。(天津 2012)

14. 醋炙红大戟 取净红大戟片,照醋炙法炒干。每100kg红大戟,用醋25kg。(重庆 2006)

15. 醋煮 取原药拣净杂质,放入锅内,每50kg用醋10kg兑水适量,用文火煮至醋吸尽(约2小时),取出稍晾,切成厚约3.3mm的圆片,晒干即可。(云南 1986)

16. 取生红大戟(未切片)与醋拌匀,稍闷,置锅内煮至药材透心、醋被吸尽为度,取出切厚片,干燥。每100kg生红大戟用醋30kg。(广西 2007)

17. 取净红大戟,照醋炙法炒至醋吸尽。每100kg红大戟,用醋30kg。(江西 2008)

18. 取净红大戟个或片,置锅内,加米醋和适量清水,文火加热共煮至透,醋液被吸尽时,取出,干燥;或取出,晾凉后,再闷润至软硬适中,切厚片,干燥。(山东 2012)

【饮片性状】本品形如红大戟片,表面色泽加深,微有醋香气。

【性味与功效】苦,寒。有毒。泻水逐饮,消肿散结。用于水肿胀满,胸腹积水,痰饮积聚,气逆咳喘,二便不利,痈肿疮毒,瘰疬痰核。醋制能缓和其峻泻作用。

【使用注意】孕妇禁用,不宜与甘草同用。

【现代炮制机制和炮制工艺研究】红大戟始见于民国时期出版的《药物出产辨》,虽然药用历史不长,但其作为中药"大戟"一种新的药用来源,现在已经成为主流品种,较之历代本草记载的大戟科植物大戟,即今之"京大戟",市场更为多见,临床也更加常用。对于红大戟是否应醋制后使用一直存在争议,历版《中国药典》和各地的炮制规范也存在分歧。至于醋制的炮制要求,也就在红大戟替代京大戟的同时,从京大戟逐渐移植了过来。目前缺少临床检验和实验的支持,没有开展炮制机制和炮制工艺方面的研究。

三、煨红大戟

【古代炮制法则】煨(明·《普济方》)。

【现代炮制经验】取面粉加水,做成面皮,将大戟包好,置炉火旁煨至面皮呈焦黄色,剥去面皮,趁热切4~10厘厚的片。红芽大戟1斤,面粉1斤(山东)。

【现代炮制规范】取面粉,加水适量,制成适宜的面团,然后将红大戟逐个包裹,置炉火旁煨至面皮焦黄色,取出,剥去面皮,趁热切片,放凉。每100kg红大戟,用面粉50kg。(河南 2005)

【饮片性状】本品形如红大戟片,表面色泽加深,质硬。

【性味与功效】苦,寒。有毒。泻水逐饮,消肿散结。用于水肿胀满,胸腹积水,痰饮积聚,气逆咳喘,二便不利,痈肿疮毒,瘰疬痰核。煨制能缓和其峻泻作用。

【使用注意】孕妇禁用,不宜与甘草同用。

　　附:京大戟

京大戟
Jingdaji
EUPHORBIAE PEKINENSIS RADIX

◆ 采制沿革 ◆

【来源】为大戟科植物大戟(京大戟)*Euphorbia pekinensis* Rupr. 的干燥根。京大戟药材商品主要以野生为主,栽培少量。

【采制】

1. **道地产区**　《名医别录》云"生常山"。《经史证类备急本草》记载产于并州、河中府、信州、滁州。《本草品汇精要》"道地:汝宁府信阳州、滁州、河中府、广信府"。《药物出产辨》"产禹州府"。京大戟药材的主产区为江苏南京、扬州等地,故江苏南京、山西太原、安徽滁州、江西信州应当是京大戟的道地产区。

现主产于江苏南京、扬州、邳州等地。四川、福建、江西、湖北、湖南等地亦产。

2. **采制方法**　《名医别录》云"十二月采根,阴干"。宋代《嘉祐本草》转载韩保昇《蜀本草》云"五月采苗,二月、八月采根用"。《经史证类备急本草》引《本草图经》云:"春生红芽,渐长作丛,高一尺以来;叶似初生杨柳,小团;三月、四月开黄紫花,团圆似杏花,又似芫荑;根似细苦参,皮黄黑,肉黄白色,秋冬采根阴干。"

现一般8—10月地上部分枯萎后至早春萌芽前,挖掘地下根,除去残茎及须根,洗净,切段或切片,晒干或烘干,或用开水烫过后晒干。2020年版《中国药典》记载:秋、冬二季采挖,洗净,晒干。

【品质】京大戟以根条粗壮、均匀、肥嫩、质软无须、断面色白者为佳。

【贮藏】置通风干燥处,防蛀。

◆ 炮制规范 ◆

一、京大戟

【古代炮制法则】

1. **净制**　去心(宋·《博济方》)。刮去皮(宋·《小儿卫生总微论方》)。去芦(元·《瑞竹堂经验方》)。去芦根,洗极净焙干(明·《寿世保元》)。

2. **切制**　细剉(宋·《雷公炮炙论》)。咬咀(唐·《外台秘要》)。剉大块(宋·《类编朱氏集验医方》)。切片(唐·《经效产宝》、元·《瑞竹堂经验方》)。

【现代炮制经验】取原药材洗净,闷润12小时,切5~10厘厚的片,晒干(西安、苏州、上海、浙江、重庆)。

【现代炮制规范】

1. 除去杂质,洗净,润透,切厚片,干燥。(药典2015)

2. 取原药材,除去杂质,洗净,润透,切厚片,干燥,筛去灰屑。(安徽2005)

【饮片性状】京大戟呈不规则的厚片。表面呈棕褐色,具明显暗色皱纹;质坚硬,不易折断,断面呈白色或淡黄色,纤维性,味微苦涩。

【性味与功效】苦,寒;有毒。泻水逐饮,消肿散结。用于水肿胀满,胸腹积水,痰饮积聚,气逆咳喘,二便不利,痈肿疮毒,瘰疬痰核。京大戟泻水逐饮的功能较强。

【使用注意】生大戟有毒,泻下力猛,多外用。孕妇禁用,不宜与甘草同用。

【现代毒理学研究】有报道说三萜类化学成分大戟苷是京大戟中主要的毒性成分,其在体内有类似巴豆油或斑蝥素的作用,对消化道有较强烈的刺激作用,可引起剧烈的腹泻、腹痛、便血。分析其作用机制可能是由于大戟苷溶解红细胞而使局部细胞坏死,内服腐蚀消化道出血所致。其中所含的二萜酯类是其毒性作用的成分,主要表现为对黏膜、皮肤和胃肠道强烈的刺激性。有研究者从京大戟提取物中分离得到casbane烷型二萜类化合物京大戟素,并证明其有较强的细胞毒性,可以抑制人体的KB细胞。有研究表明京大戟主要的毒效成分为萜类成分,京大戟的乙酸乙酯部位既是其毒性部位,又是其药效学部位。也有研究认为其主要毒性部位为石油醚部位,通过成分分离及炮制前后成分变化比较,发现毒性的降低可能与石油醚部位的二萜类成分含量下降相关。

有研究比较京大戟和红大戟的急性毒性和刺激性,京大戟醇提物单次灌胃给药对小鼠的LD_{50}为36.91g/kg,95%置信区间为33.80~40.31g/kg。京大戟醇提物对家兔眼和破损皮肤有强烈刺激性,水提物有轻度刺激性,而红大戟的醇提物和水提物均无刺激性。表明京大戟具有一定的急性毒性和刺激性,而红大戟的急性毒性和刺激性均不明显,两者的安全性存在差异。

二、醋京大戟

【古代炮制法则】醋浸煮,焙干用(金·《儒门事亲》)。醋浸炒(明·《景岳全书》)。醋炒(明·《医学纲目》)。

【现代炮制规范】

1. 取净京大戟,照醋煮法煮至醋吸尽。每100kg京大戟,用醋30kg。(药典2020)

2. 取净京大戟片,加醋拌匀,待吸尽醋,用文火炒干,取出,放凉。或取净原药材,照煮法,煮至醋吸尽,内无白心时,取出,晾至六七成干时,切厚片,干燥,筛去碎屑。每100kg京大戟,用米醋30kg。(安徽2005)

3. 取净京大戟个或块置锅内,加入米醋和适量的水,文火加热共煮至透,醋液被吸尽时,取出干燥,或取出晾晒后,再闷润至软硬适中,切厚片、干燥。或取净大戟片用米醋拌匀,闷润至米醋被吸尽,置锅内,文火炒至表面色泽加深时,取出,放凉。每100kg京大戟,用醋30kg。(山东2012)

4. 取大戟片,加醋拌匀,闷润,置锅内用文火炒干,取出,放凉。每100kg大戟,用米醋30kg。(辽宁1986)

【饮片性状】本品形如京大戟片，表面黄色至棕黄色，有的可见焦斑。微有醋香气，微苦涩。

【性味与功效】苦，寒；有毒。泻水逐饮，消肿散结。用于水肿胀满，胸腹积水，痰饮积聚，气逆咳喘，二便不利，痈肿疮毒，瘰疬痰核。醋制后能降低毒烈性，助其行水之作用。

【使用注意】孕妇禁用，不宜与甘草同用。

【现代炮制机制研究】目前仅对月腺大戟的醋制减毒机制进行了初步研究，其毒性成分和有效成分还不明确，更不清楚炮制过程中二者之间的变化规律。

有研究以月腺大戟的专属成分狼毒乙素、狼毒丙素为指标，对月腺大戟醋制前后两者的含量进行了比较，结果醋制后狼毒乙素含量增加，狼毒丙素含量降低，同时，醋制后多糖含量减少。分析原因可能是加入辅料醋及加热炮制促进了丙素苷键断裂，转化为乙素，同时加热炮制过程中糖苷键断裂，生成单糖而使多糖含量减少。另有研究应用 GC-MS 对月腺大戟炮制前后脂肪油中的化学成分进行了分析比较，生品脂肪油共分出 34 个组分，鉴定出 29 个组分，占全部脂肪油含量的 96.42%；制品分离出 30 个组分，鉴定 25 个化合物，占 90.78%。其所含化合物为植物中常见的正构烷烃类及烯烃类化合物，脂肪酸类化合物，氯代烷烃脂肪油及萜类等物质成分。可见，炮制过程对月腺大戟脂溶性成分的组成及其含量的影响较大。但是醋制品化学成分的变化是否与月腺大戟减毒增效的炮制原理相关，仍需进一步实验证实。

【现代炮制工艺研究】有研究以用醋量、醋水比例、煮制火候作为考察因素，以大戟二烯醇含量、醇浸出物、水浸出物、饮片外观、断面性状多指标综合加权评分为指标，优选出京大戟的最佳炮制工艺为每 100g 药材加入醋 30g 和水 270g 的醋水混合液，拌匀，闷润，文火煮至醋水被吸尽，取出，晾至六七成干，切厚片。

参考文献

[1] 杨璇．红大戟毒性研究及小驳骨活性成分与质量标准研究[D]．上海：上海中医药大学，2013.

[2] 何霖，王家葵，范春燕．大戟、京大戟的本草考证[J]．中药材，2009，32(5)：816-818.

[3] 宗倩倩，唐于平，沈祥春，等．大戟科中药材的毒性作用研究进展[J]．南京中医药大学学报(自然科学版)，2008，24(4)：283-285.

[4] 严亨波，肖新月，马双成，等．大戟科 5 种有毒中药材的活性成分及质量标准研究进展[J]．中国药师，2007，10(6)：544-547.

[5] 梁侨丽，戴传超，吴啟南，等．京大戟的化学成分研究[J]．中草药，2008，39(12)：1779-1781.

[6] 张乐林，葛秀允，孙立立，等．醋制对京大戟毒性和药效的影响[J]．中国实验方剂学杂志，2013，19(19)：276-279.

[7] 王奎龙，郁红礼，吴皓，等．京大戟毒性部位及其醋制前后成分变化研究[J]．中国中药杂志，2015，40(23)：4603-4608.

[8] 李兴华，钟丽娟，王晶晶．京大戟与红大戟的急性毒性和刺激性比较研究[J]．中国药房，2013，24(3)：208-210.

[9] 张宁，李俊松，蔡宝昌．中药狼毒生品与炮制品脂肪油成分 GC-MS 分析[J]．中成药，2010，32(1)：91-93.

［10］张宁.狼毒（月腺大戟）炮制机理研究［D］.南京:南京中医药大学,2010.

［11］孙立立,张乐林,石典花.多指标正交试验法优选京大戟醋制工艺［J］.中国中药杂志,2012,37（11）:1575-1578.

4. 山豆根 附:北豆根

Shandougen

SOPHORAE TONKINENSIS RADIX ET RHIZOMA

✦ 采制沿革 ✦

【来源】为豆科植物越南槐 *Sophora tonkinensis* Gagnep. 的干燥根和根茎。山豆根药材商品来源多为野生,近几年开始栽培。

习用品:

（1）苏木蓝:为豆科植物苏木蓝 *Indigofera carlesii* Craib 及其同属多种植物的干燥根及根茎。主产于四川、江苏、湖北、河南、陕西等地。（湖北 2009）

（2）滇豆根:为毛茛科植物铁破锣 *Beesia Calthaefolia*（Maxim.）Ulbr 的根茎。主产于云南、四川、陕西、甘肃、湖北等地,仅局限于云南部分地区使用。（云南标准 2005）

【采制】

1. **道地产区** 《本草图经》云:“山豆根生剑南山谷,今广西亦有,以忠州、万州者佳,苗蔓如豆根,以此为名。”《本草品汇精要》云“道地宜州、果州,以忠、万州者佳”。据其所记载的“今广西亦有,以忠州……者佳……广南者如小槐,高尺余”。所指可能就是现今作广豆根用的越南槐,而果州山豆根可能是木蓝属的植物。《本草蒙筌》云“各处山谷俱有,广西出者独佳”。《植物名实图考》云“以产广西者良”。故山豆根以广西、广东为道地产区。

现主产于我国广西、广东、江西、贵州、云南、四川等地区。

2. **采制方法** 《本草图经》云:“叶青,经冬不调,八月采根用。”

现在一般秋季采挖,除去地上的茎叶,洗净泥土,干燥。栽培者一般种植 4~5 年后,于秋季采挖,除去茎、叶及须根,洗净,切片晒干即可。2020 年版《中国药典》记载:秋季采挖,除去杂质,洗净,干燥。

【品质】以条粗壮、质坚硬、色棕褐色、味苦者为佳。

【贮藏】置干燥处。

✦ 炮制规范 ✦

【古代炮制法则】刮去皮锉用(明·《本草品汇精要》)。

【现代炮制经验】

1. **浸泡** 取原药材洗净,加水浸泡①,切半至 1 分厚片,或 2~4 分长段,晒干即可。

注:①半小时(山东);1~2 天(山西);3~4 天(内蒙古、西安、辽宁);4~5 天,去苗,将根头切成 2~4 块,再泡 4~5 天至透(北京);浸透(广东)。

2. **浸闷** 取原药材,加水浸泡①,闷透②,去苗,切 3 厘 ~1 分厚片,晒干即可。

注:①1~6小时(湖北、镇江、苏州、重庆、长沙、上海、浙江);12~15小时(黑龙江、大连);用温水浸一昼夜(贵州);7天(河南)。

②稍润(山西);12~14小时(黑龙江、贵州);二昼夜,每天淋水1次(浙江);2~5天(上海)。

【现代炮制规范】

1. 除去残茎和杂质,按大小粗细分开,浸泡至五成透,洗净,捞出,润透,切薄片,干燥,筛除灰屑。(辽宁1986)

2. 除去残茎及杂质,浸泡,洗净,润透,切厚片,干燥。(药典2020,广西2007,天津2012)

3. 除去残茎及杂质,浸泡,洗净,润透,切厚片,晒干。(河南2005,重庆2006)

4. 除去残茎及杂质,浸泡,洗净,润透,切厚片或斜薄片,干燥。(江西2008)

5. 除去残茎及杂质,用清水浸泡六七成透,洗净,捞出,闷润至透,切片,干燥。宁夏1997)

6. 除去杂质,洗净,置水中浸4~6小时,取出,沥干,润透后切斜片,细者切段,干燥。(湖北2009)

7. 除去杂质,洗净泥土,用水浸泡至约八成透时,捞出,润透,切1.5mm片,晒干。(吉林1986)

8. 除去杂质,须根,洗净,润透,切薄片,干燥或洗净,干燥。用时捣碎。(四川2015)

9. 将原药材除去残茎等杂质,分档,洗净,润软,切厚片,干燥,筛去灰屑。(上海2008)

10. 取原药,除去杂质,水浸2~3小时,洗净,润软,切厚片,干燥。(浙江2015)

11. 取原药材,除去残茎及杂质,大小分开,用清水浸泡至六七成透,洗净,捞出,润至软硬适宜,内外湿度一致,切1~2mm薄片,干燥。(山西1984)

12. 取原药材,除去杂质、残茎,大小分档,洗净,浸泡至六七成透时,取出,润透,切薄片,干燥,筛去碎屑。(安徽2005)

13. 取原药材,除去杂质及残茎,大小分档,洗净,浸泡至六七成透时,捞出,润透,切厚片,干燥。(江苏2002)

14. 取原药材,除去杂质及残茎,洗净,润透,切厚片,晒干。(贵州2005)

15. 生用:拣净杂质即可。(云南1986)

16. 取原药材,除去杂质及残茎,大小分开,洗净,浸泡8~12小时,至约七成透时,取出,闷润8~12小时,至内外湿度一致,切厚片,干燥,筛去碎屑。若为产地片,除去杂质。(北京2008)

17. 取原药材,除去杂质及残茎,浸泡,洗净,润透,切薄片,干燥,筛去灰屑。(湖南2010)

【饮片性状】本品呈不规则的类圆形厚片。外表皮棕色至棕褐色。切面皮部浅棕色,木部淡黄色。有豆腥气,味极苦。

【性味与功效】苦,寒;有毒。归肺、胃经。清热解毒,消肿利咽。用于火毒蕴结,乳蛾喉痹,咽喉肿痛,牙龈肿痛,口舌生疮。

【使用注意】本品苦寒,虚火喉痹及脾胃虚寒泄泻者禁服。用量不宜过大。山豆根不宜入煎剂,以研末冲服,入丸剂服,水、醋磨汁服,鲜品含汁为宜。若入煎剂宜后下,以免毒性增加,外用宜研末调涂。

【现代毒理学研究】有报道山豆根毒性成分主要为苦参碱和金雀花碱,苦参碱能麻痹呼吸中枢运动神经末梢,引起呼吸衰竭;金雀花碱能反射性兴奋呼吸中枢和血管运动中枢,使呼吸急促、心跳加快、血压升高。主要累及神经系统、消化系统和呼吸系统,呼吸衰竭是其直接致死原因。王晓平等在山豆根神经毒性研究中,采用山豆根熬成汤剂,用灌胃针灌服大鼠,每日1次,7~10天后,发现大鼠有行为学改变,如动作减少、明显温顺、逃避能力下降。进行海马神经电生理研究,结果发现山豆根能降低或相对降低长时程电位,由于长时程电位是兴奋性突触后点位复极化的一部分,是突触可塑性标准之一,与学习记忆密切相关,推测山豆根水煎剂中毒影响到认知过程,可能对人的神经系统有毒性作用。

有研究以山豆根水提物、70%乙醇提物及总生物碱,分别一次性灌胃予昆明种小鼠测定山豆根的急性毒性,结果山豆根水提物 LD_{50} 为 31.66g(原生药)/kg,醇提物的 LD_{50} 为 79.58g(原生药)/kg,生物碱的 LD_{50} 为 52.45g(原生药)/kg。

【现代炮制机制研究】 山豆根多生用,无现代炮制减毒机制研究资料。

【现代炮制工艺研究】 有研究认为山豆根炮制以浸润法为宜,浸泡法炮制时有效成分流失大,造成药材的浪费,且浸泡时间过长易长霉。浸润法炮制有效成分流失少,且不易长霉。另有研究以山豆根主要成分苦参碱、氧化苦参碱总生物碱含量为指标,采用 $L_9(3_4)$ 正交表,选择泡洗水温度、浸泡程度、泡洗水量、饮片厚度4个因素,每个因素选择3个水平,将山豆根各自进行加工切制,干燥后,再入恒温箱低温(60℃,4~6小时)烘至恒重,结果表明山豆根饮片加工工艺为:加入药材量6倍量自来水(常温),洗净捞出闷润至透,切2~3mm薄片,干燥。

附:北豆根

北豆根
Beidougen
MENISPERMI RHIZOMA

◆ 采制沿革 ◆

【来源】 为防己科植物蝙蝠葛 *Menispermum dauricum* DC. 的干燥根茎。商品以野生为主,北豆根已从过去传统的汤剂用药和各种中成药的原料药发展到用北豆根根茎提取总生物碱,用生物碱制作针剂、片剂、胶囊剂等新型中药,致使市场对北豆根需求量逐年增加,野生资源逐年减少,现开展人工种植北豆根。

【采制】

1. 道地产区 蝙蝠葛曾以"蝙蝠藤"之名收载于《本草纲目拾遗》,其根茎作为山豆根使用是新近发展而来的。

主产于东北、河北、山东、山西等地。

2. 采制方法 2020年版《中国药典》收载:春、秋二季采挖,除去须根和泥沙,干燥。据研究,以春季采收的药材中生物碱含量最高。也有研究认为栽培者宜4年以上,最佳采收时间为10月初至封冻前。

【品质】 以条粗壮,除去须根,色棕褐色,味苦者为佳。

【贮藏】 置干燥处。

◆ 炮制规范 ◆

【古代炮制法则】古文献未记载其炮制方法。

【现代炮制经验】

1. **浸泡**　取原药材洗净,加水浸泡①,切半至 1 分厚片,或 2~4 分长段,晒干即可。

注:①半小时(山东);1~2 天(山西);3~4 天(内蒙古、西安、辽宁);4~5 天,去苗,将根头切成 2~4 块,再泡 4~5 天至透(北京);浸透(广东)。

2. **浸闷**　取原药材,加水浸泡①,闷透②,去苗,切 3 厘 ~1 分厚片,晒干即可。

注:①1~6 小时(湖北、镇江、苏州、重庆、长沙、上海、浙江);12~15 小时(黑龙江、大连);用温水浸一昼夜(贵州);7 天(河南)。

②稍润(山西);12~14 小时(黑龙江、贵州);二昼夜,每天淋水 1 次(浙江);2~5 天(上海)。

【现代炮制规范】

1. 除去杂质,洗净,润透,切厚片,干燥。(药典 2020)

2. 取原药材,除去残茎、杂质,大小分档,浸泡至六七成透时,取出,润透,切厚片,干燥,筛去碎屑。(安徽 2005)

3. 取原药材,除去杂质和残茎,大小分开,洗净,取出,闷润 8~16 小时,至内、外湿度一致,切小段,干燥,筛去碎屑。(北京 2008)

【饮片性状】为不规则的圆形厚片或小段。表面淡黄色至棕褐色,木部淡黄色,呈放射状排列,纤维性,中心有髓,白色。气微,味苦。

【性味与功效】苦,寒;有小毒。归肺、胃、大肠经。清热解毒,祛风止痛。用于咽喉肿痛,热毒泻痢,风湿痹痛。

【使用注意】本品苦寒,虚火喉痹及脾胃虚寒泄泻者禁服。用量不宜过大。

【现代毒理学研究】现代研究已证实北豆根总生物碱是其主要药效成分,也是其主要毒性成分。在急性毒性研究中发现北豆根醇提组分的毒性最大,全组分的毒性最小,说明北豆根的毒性成分主要存在醇溶性部位,水溶性部位也有少量成分致毒。长期毒性研究也证实北豆根的醇提组分是主要毒性成分,毒性变化呈现一定的时间和剂量相关性,随给药剂量增大和给药时间延长,毒性变化程度加重。目前毒性特点和毒性机制不明确。

有研究以小鼠灌胃北豆根片 1 次后观察 7 天,计算 LD_{50} 为 5.96g/kg,其 95% 置信区间为 5.24~6.79g/kg。

【现代炮制机制和炮制工艺研究】北豆根净制始载于 1985 年版《中国药典》,同时记载有切制方法。以后在《全国中药炮制规范》中也有收载。目前没有开展北豆根现代炮制机制和炮制工艺的相关研究。

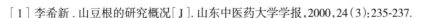

参考文献

［1］李希新 . 山豆根的研究概况［J］. 山东中医药大学学报,2000,24(3):235-237.

［2］张丕逊,曾嵘,党雁华,等 . 山豆根过量引起神经毒性反应一例报告［J］. 中华神经科杂志,1999,32(1):62.

[3] 王三梅,韩冬梅,熊晖,等.中药山豆根中毒致亚急性基底节坏死性脑病一例[J].中华儿科杂志,2007,45(8):638-639.

[4] 王晓平,陈聚涛,肖倩,等.中药山豆根的神经毒性:从人到动物[J].自然杂志,2002,24(5):286-289.

[5] 向丽华,陈燕萍,张智,等.24味有毒中药长期毒性实验研究对大鼠脏器指数的影响[J].中国中医基础医学杂志,2006,12(1):35-36,52.

[6] 谷建俐.山豆根毒效规律及靶器官毒性机制研究[D].泸州:泸州医学院,2010.

[7] 张涛.山豆根炮制方法初探(简报)[J].中国中药杂志,1989,14(3):26.

[8] 蒋纪洋,孙兴海,徐敏友.初探山豆根饮片炮制工艺[J].时珍国药研究,1997,8(3):254-255.

[9] 杨倩,罗栋,赵燕,等.北豆根不同组分对小鼠急性毒性的影响[J].中国药物警戒,2010,7(2):70-72.

[10] 张丽美,杨倩,钱晓路,等.北豆根不同组分大鼠长期毒性实验研究[J].中国药物警戒,2011,8(3):129-134.

[11] 胡丽萍,张惠颖,赵秀萍,等.北豆根片的毒理学研究[J].中药药理与临床,2001,17(3):32-34.

5. 川乌
Chuanwu
ACONITI RADIX

采制沿革

【来源】 为毛茛科植物乌头 *Aconitum carmichaelii* Debx. 的干燥母根(陕西产川乌为干燥子根)。川乌药材商品为栽培品。

【采制】

1. **道地产区** 《名医别录》"生犍为山谷及广汉"。陶弘景:"(天雄、附子、川乌)分生三处,当各有所宜故也。方云:少室天雄,朗陵乌头,皆称本土,今则无别矣。少室山连嵩高,朗陵县属豫州汝南郡,今在北国。"《新修本草》:"天雄、附子、乌头等,并以蜀道绵州、龙州者佳。……江南来者,全不堪用。……当阳以下,江左及山南嵩高、济鲁间……襄州以上,剑南所出者。"苏颂:"(天雄、附子、侧子、乌头等)今并出蜀土,然四品都是一种所产,其种出于龙州。……绵州彰明县多种之。惟赤水一乡者最佳。"《本草品汇精要》"道地:出蜀土及赤水、邵州、成州、晋州、江宁府者佳"。李时珍《本草纲目》:"出彰明者即附子之母,今人谓之川乌头是也。……彰明领乡二十,惟赤水、廉水、昌明、会昌四乡产附子,而赤水为多,……取种于龙安、龙州、齐归、木门、青堆、小坪诸处。"《药物出产辨》云"产四川龙安府江油县"。由此可见,川乌一直以四川为道地产区。

中华人民共和国成立后,四川安州、布拖、美姑;重庆城口;陕西南郑、汉中、兴平;河北晋州、元氏;湖北竹山、竹溪;云南丽江、巍山;山东菏泽、潍坊等地亦产。目前集中在四川绵阳(江油、安县为主)、陕西汉中(城固、南郑为主),栽培于四川凉山和云南大理、丽江的川乌因采收季节晚,空心率高,基本未作为药材流通。

2. **采制方法** 《本草品汇精要》记述:三月取根,晒干。现在一般于夏至、小暑间采收,挖出后,将附子与主根分开,洗净泥土,晒干即可。或放缸里,用热水泡12小时后捞出,拌上草木灰,白天摊晒,夜里堆放,反复多次,直至晒干即为成品。

【品质】川乌个货以身干、个匀、肥满坚实、无空心者为佳;片货以厚薄均匀、内粉质洁白者为佳。

【贮藏】置通风干燥处,防蛀。

✦ 炮制规范 ✦

一、生川乌

【古代炮制法则】

1. **净制**　削去皮(梁·《本草经集注》)。去黑皮并脐尖(宋·《博济方》)。去皮尖,焙干(元·《世医得效方》)。去皮脐(明·《证治准绳》清·《良朋汇集》)。

2. **切制**　削去皮,……直理破作八片(梁·《本草经集注》)。薄切,晒干(宋·《太平圣惠方》、宋·《普济本事方》)。以竹刀切破,每个作四片(宋·《经史证类备急本草》)。刮去黑皮,锉作片子(宋·《圣济总录》)。去皮,切作骰子块(宋·《太平惠民和剂局方》)。切作小块如豆大(明·《普济方》)。去皮脐,到如麦豆大(明·《普济方》)。

【现代炮制经验】

取原药材,加水浸泡[①],每天换水 2~5 次,取出后再行炮炙。

注:[①]泡 1 天(长沙、广东);1~4 天(重庆);3~7 天(上海、浙江、云南);9 天(保定);7~14 天(苏州、内蒙古);10~15 天(山东、北京、辽宁);20~30 天(天津)。

【现代炮制规范】

1. 除去杂质,用时捣碎。(药典 2020,辽宁 1986,河南 2005,江西 2008,天津 2012)

2. 除去杂质,剪去残茎,洗净,干燥,用时捣碎。(广西 2007)

3. 除去杂质,筛去灰屑。(湖北 2009)

4. 除去杂质,洗净,干燥,或润透,切厚片,干燥。(重庆 2006)

5. 除去杂质,洗净,干燥,或润透,切厚片干燥。(四川 2015)

6. 除去杂质,洗净,捞出,晒干。(宁夏 1997)

7. 将原药除去杂质,筛去灰屑。(上海 2008)

8. 取原药材,除去杂质,用时捣碎。(浙江 2015)

9. 取原药材,除去杂质,洗净,干燥,筛去碎屑,用时捣碎。(湖南 2010)

10. 取原药材,除去杂质,洗净,干燥,用时捣碎。(安徽 2005)

11. 取原药材,除去杂质,洗净,干燥。(北京 2008)

12. 取原药材,除去杂质,洗净,捞出,干燥,用时捣碎。(甘肃 2009)

13. 取原药材,除去杂质,洗净灰屑,捞出,晒干,用时捣碎。(山西 1984)

14. 取原药材,除去杂质,用时捣碎。(贵州 2005)

15. 取原药材,除去杂质,洗净,干燥,用时捣碎。(江苏 2002)

16. 除去杂质,洗净泥土,晒干,用时捣碎。(吉林 1986)

17. 取药材川乌,除去杂质,洗净,干燥。(陕西 2008)

【饮片性状】本品呈不规则的圆锥形或纵切片。表面棕褐色或灰棕色,皱缩,有小瘤状侧根及子根脱离后的痕迹。质坚实,断面类白色或浅灰黄色,形成层环纹呈多角形。气微,味辛辣、麻舌。

【性味与功效】辛、苦,热;有大毒。归心、肝、肾、脾经。祛风除湿,温经止痛。用于风寒湿痹,关节疼痛,心腹冷痛,寒疝作痛及麻醉止痛。

【使用注意】①本品不宜与川贝母、浙贝母、伊贝母、半夏、白及、白蔹、天花粉、瓜蒌同用。②生川乌系毒性中药,应遵照《医疗用毒性药品管理办法》的有关规定使用。③孕妇忌服;生品多作外用,内服宜慎。

【现代毒理学研究】川乌的主要药效和毒性成分为乌头碱,其中以酯型生物碱的毒性较大。有研究从4种川乌提取物(制川乌水煮物、制川乌醇提物、生川乌水煮物、生川乌醇提物)中筛选出最具有代表性的生川乌醇提物进行急性毒性试验及长期毒性试验。分别给予SD大鼠最大可给药剂量的4种提取物,结果显示:生川乌、制川乌醇提物的毒性大于相应的水煮物毒性,生川乌醇提物的毒性大于制川乌醇提物的毒性。4种提取物中,生川乌醇提物的毒性最大,主要靶器官为神经系统。根据解剖结果,推测川乌急性毒性致动物死亡的主要原因可能是心力衰竭与呼吸抑制。遗传毒性试验主要作用靶器官为心脏和神经系统,TK基因突变试验显示川乌的主要毒性成分乌头碱不具有遗传毒性。其中毒机制是通过先兴奋后抑制神经系统起作用,其毒性主要是对心脏和神经的损害。乌头类生物碱首先是引起感觉横纹肌、心肌、神经末梢及中枢神经系统兴奋,继而发生对上述各部分的抑制,进而产生麻痹而发生毒性作用。

有研究以生川乌单行及生川乌配伍全瓜蒌水浸剂分别给小鼠灌胃,给予不同剂量的受试药物(以乌头剂量计算):4.7g/kg、6.7g/kg、9.6g/kg、13.7g/kg、19.6g/kg和28.0g/kg,给药后观察14天,记录小鼠的中毒潜伏期、症状及死亡时间、恢复期及死亡数量,用改进寇氏公式计算LD_{50},结果生川乌与全瓜蒌配伍后的中毒潜伏期、死亡时间较单行相应剂量组缩短,中毒恢复期延长($P<0.05$)。生川乌单行LD_{50}为9.26g/kg,95%置信区间为7.70~11.15g/kg;生川乌配伍全瓜蒌LD_{50}为7.48g/kg,95%置信区间为6.40~8.74g/kg。

二、制川乌

【古代炮制法则】

1. 水浸制 用东流河水浸二七日,每日三度换水,日满取出,(去)黑皮并脐尖(宋·《博济方》)。去皮脐,冷水浸七日后,薄切,暴干(宋·《普济本事方》)。

2. 醋制 不见火,切作片子,醋煮(唐·《仙授理伤续断秘方》)。去皮尖,醋煮(清·《良朋汇集》)。为细末,隔年陈醋入砂锅内,慢火熬如酱色(清·《串雅内编》)。

3. 黑豆制(半斤) 用黑豆三升,水二斗,煮以黑豆烂熟为度,切作片子,暴干(宋·《太平圣惠方》)。(一斤)劈破,以冷水浸两宿,洗净,去脐不去皮,用新黑豆一升与乌头同煮,自早至夜,以豆烂为度,取乌头去皮,薄切,焙干(宋·《圣济总录》)。去皮尖,乌豆蒸三次(宋·《太平惠民和剂局方》)。端正者,捶破,以纸袋盛,用乌豆一斗藉覆蒸一日取出,去豆,不用皮尖(宋·《三因极一病证方论》)。

4. 姜制 姜汁浸出黑皮,切片(宋·《扁鹊心书》)。先切片子,以江水浸两日;同姜汁炒黄末为度(明·《普济方》)。

5. 童便甘草制 童便浸一日,去皮,切作四片,童便及浓甘草汤同煮汁尽为度,烘干(明·《医宗必读》)。入活络药,同甘草炮制(清·《得配本草》)。

【现代炮制经验】

1. **石灰水、生姜浸**　川乌 10 斤,石灰 1 斤,生姜 2 斤,水 10 斤(长沙)。

取石灰加水溶解,过滤,将泡过的川乌倒入滤液中,加水淹没川乌,浸泡 2 天,使川乌变成淡黄色时为度,倾出石灰水再换清水漂浸 2 天,至无石灰气味为止,捞出去芦,切 1 分厚的片,晒至八九成干(不能晒至全干,因本品富含淀粉,晒至全干则易碎烂),另取生姜加水捣汁,加入川乌片泡 1 天,用微火烘干。

2. **黑豆、食盐蒸**　川乌 100 斤,黑豆 10 斤,食盐 1 斤(云南)。

取泡过川乌加黑豆及水再泡 16 小时,至水被川乌吸干后,再加食盐水,用大火蒸 24 小时,至内心无白点,切 1 分厚的片,晒干。

3. **甘草、生姜制**

(1) 甘草、生姜蒸:川乌 10 斤,生姜 1 斤,甘草半斤(重庆、福州)。

取泡过川乌用生姜甘草水浸泡 1~4 天,放入蒸笼中,将原泡甘草、生姜水加少量清水作锅底水,蒸约 4 小时至无白心为度;晒半干,与浓缩的蒸出液拌匀,切薄片晒干(重庆)。

(2) 甘草、生姜煮:川乌 100 斤。甘草、生姜各 2 斤半(山东);或甘草 5 斤,生姜 10 斤(湖北)。

取甘草、生姜先煮,再将泡过川乌投入锅内,煮至切开断面无显明粉白色为度,晒半干,闷透,切 3~4 厘厚的片(山东)。

取川乌用米泔水漂 5 天,再用清水漂 3 天,以宽汤煮 2 次后,加甘草、生姜同煮,以煮干为度;冷后切 3~5 分厚的片(湖北)。

4. **甘草、生姜、明矾蒸**　川乌 100 斤,甘草 3 斤,生姜 7 斤,明矾 10 斤(厦门)。

取生川乌用童便浸 4~5 天,加清水漂浸 3~4 天(每天换水),再放一层川乌、一层生姜片和明矾粉,至八成满加清水浸 2 周,取出,加甘草蒸至熟透,放通风处 2 天,切片即可。

5. **甘草、生姜、黑豆蒸**　川乌 100 斤,甘草 5 斤,生姜 10 斤,黑豆 5 斤(重庆)。

取泡过川乌略晒至半干,用甘草、生姜、黑豆同煎得的浓汁浸泡搅拌均匀,蒸 4 小时使透,至内无白心取出,略晒至半干,另将锅中蒸出液和剩余的生姜、甘草、黑豆汁合并浓缩,拌入川乌中,润透使尽,切片晒干。

6. **甘草、皂角煮**　川乌 10 斤,甘草半斤,皂角 1 斤(西安)。

取川乌加甘草、皂角,水浸泡 3~5 天(每天换水 2 次),切成两半,再加甘草、皂角煮至无白心,晒干,闷至里外水分均匀,皮较硬时,再切半分厚的片晒干。

7. **甘草、银花煮**　川乌 100 斤。甘草 2 斤半,金银花 2 斤半(山东);或甘草 5 斤,金银花 2 斤(北京)。

先将甘草、金银花熬汤去渣,再将泡过川乌倒入,用大火煮至内无白心,晾六成干,闷 2~3 天至透,去芦,切 3~6 厘厚的片,晒干。

8. **甘草、黑豆煮**　川乌 100 斤,甘草 5 斤,黑豆 10 斤(内蒙古)。

取泡过川乌与甘草、黑豆共煮透至内无白心为止,取出,除去甘草、黑豆,晾六成干,闷润后切片,晒干。

9. **甘草、醋煮**　川乌 1 斤,甘草 5 两,醋、水适量(河南)。

取生川乌加水与甘草共浸泡 4~6 天(每天换水 1~3 次),取出放于醋水混合液中煮至吸尽,切片晒干。

10. 生姜、黑醋煮　川乌 10 斤,生姜 2 斤半,黑醋 2 斤半(广东)。

取泡过川乌,加生姜汁,黑醋浸透,煮熟切片,晒干。

11. 生姜、豆腐煮　川乌 10 斤,生姜 1 斤 4 两,豆腐 20 块(约 3 斤 12 两,苏州)。

取川乌与生姜、豆腐加水煮 3 小时,闷 12 小时,取出,拣去豆腐及生姜,晒 2 小时,切半分厚的片,晒干。

12. 生姜、甘草、皂角煮　川乌 10 斤,生姜、甘草、皂角各 10 两(成都)。

取川乌洗净泡透,将生姜、甘草、皂角打绒,连同川乌及原浸液倒入锅内,微火煮干至无白心为度,取出,除去辅料,切 3 分厚斜片,晒干。

13. 生姜、甘草、皂角、麻黄、桂枝煮　川乌 10 斤,生姜 1 斤,甘草、皂角各 8 两,麻黄、桂枝各 4 两(贵州)。

取漂过的川乌,加水煮 1 小时 30 分钟,加冷水漂 1 昼夜,再加清水与以上药料同煮 1 小时,取出晒半干,切 1 分厚的片,晒干。

14. 川乌 10 斤,蜂蜜 2 斤(重庆)。

将蜂蜜化开,滤去杂质,炼至起小泡为度;另将川乌用微火炒热后,倾入蜜中,拌至蜜尽色黄时即可。

15. ①取泡过川乌入锅加热,糊透(或在糊时加甘草、白矾),稍晾切片晒干(辽宁)。②取泡过的川乌,放入锅中加水煮至大部分水渗入药内,取出,用木柴灰盖上,吸收药内水分,再勤换木柴灰,以药内水分吸尽为度;再用热水浸之,洗净,闷至内外滋润即可(保定)。

16. 川乌 10 斤,醋 2 斤(山东)。

取泡过的川乌,加醋煮至醋完全渗入药内为度。

17. 川乌 10 斤,黑豆 1 斤(天津)。

先将黑豆煮至膨胀,再将泡透的川乌倒入锅内同煮至熟透为度。

18. 川乌 10 斤,豆腐 2 斤半(上海、浙江)。

①取泡过的川乌放铜锅内,用沸水煮半小时,倾去液汁,加豆腐与清水盖过药面,煮沸 2 小时,晒 1 小时,使表面水分干燥,继续晾至半干,再闷至内外潮润一致,切 3~4 厘厚的片,晒干(浙江)。②先将豆腐放在铜锅内,加大量水烧至水沸,加入川乌煮 1 小时,至无白心为度;晾半干,再阴干,切片时再用开水略浸闷透,切半分厚的片,晒干(上海)。

19. 川乌 10 斤,甘草 1 斤(山西)。

取泡过的川乌加甘草及水同煮 10 余小时至内外发软,闷润 1 天,切薄片,晒干。

【现代炮制规范】

1. 取川乌,大小个分开,用水浸泡至内无干心,取出,加水煮沸 4~6 小时(或蒸 6~8 小时)至取大个及实心者切开内无白心,口尝微有麻舌感时,取出,凉至六成干,切片,干燥。(药典 2020,湖北 2009)

2. ①取净川乌,大小分开,用水浸泡至内无干心,取出,加水煮沸 4~6 小时(或蒸 6~8 小时)至取大个及实心者切开内无白心,口尝微有麻舌感时,取出晾至六成干,切厚片,干燥。②取净川乌片,加捣碎的生姜、皂角、甘草同泡(水淹过药面)至透心,连同辅料和浸液共煮至浸液吸干,内无白心微带麻味时取出,除去辅料,切厚片,干燥。③取净川乌,泡 1~2 天(每天换水 1 次),取出,切厚片。另取生姜、皂角、甘草捣绒煎汁过滤,滤液拌浸川乌 2~3 天,置容器内蒸 4~8 小时,至无白心微具麻味为度。取出干燥。每 100kg 川乌,用生姜 6.24kg、皂

角 6.24kg、甘草 6.24kg。（重庆 2006）

3. ①取净川乌，大小个分开，用水浸泡至内无干心，取出，加水煮沸 4~6 小时（或蒸 6~8 小时）至取大个及实心者切开内无白心，口尝微有麻舌感时，取出，晾至六成干，切片，干燥。②将生川乌大小个分开，用水浸泡，夏秋季泡 10 天左右，每日换水 3 次；春冬季泡 15 天左右，每日换水 2 次，泡至口尝微有麻辣感为度，捞出，移至锅内，加生姜、甘草、黑豆、白矾同煮，煮透为度，取出，除去黑豆、甘草、生姜，晾至半干，切顺刀片，干燥。每 100kg 川乌，用黑豆 12kg，甘草和生姜各 3kg。③将生川乌大小个分开，与甘草同置水中浸泡，夏秋季泡 10 天左右，每日换水 3 次；春冬季泡 15 天左右，每日换水 2 次。泡至口尝微有麻辣感为度，捞出，移至锅内，加醋与水适量同煮，煮至中央无白心为度，取出，晾至半干，切顺刀片，干燥。每 100kg 川乌，用甘草 6kg，醋 18kg。（河南 2005）

4. ①取净川乌，大小个分开，用水浸泡至内无干心，取出，加水煮沸 4~6 小时（或蒸 6~8 小时）至取大个及实心者切开内无白心，口尝微有麻舌感时，取出晾至六成干，切厚片，干燥。②取净川乌片，加捣绒的生姜、皂角、甘草同泡（水淹过药面）至透心，连同辅料和浸液共煮至浸液吸干，内无白心微带麻味时取出，除去辅料，切厚片，干燥。③取净川乌，泡 1~2 天（每天换水一次），取出切厚片。另取生姜、皂角、甘草捣绒煎汁过滤，滤液拌浸川乌 2~3 天，置容器内蒸 4~8 小时，至无白心微具麻味为度，取出干燥。每 100kg 川乌，用生姜 6.24kg、皂角 6.24kg、甘草 6.24kg。（四川 2015）

5. ①取净生川乌，按大小个分开，用清水浸泡（以淹没药材为度），约 10 天。每天换水 2 次，倒缸或搅动 2~3 次，避免日晒，至稍有麻舌感时为止。另取捣碎的黑豆和甘草片加水煮至黑豆烂时，将黑豆、甘草捞去。将上述泡好的川乌倒入汤内，用武火煮至内无白心，微有麻舌感时，取出，晒至六七成干，再置缸内闷软，切厚片，晒干。每净生川乌 100kg，用黑豆 10kg，甘草 5kg。②取净生川乌，按大小个分开，用清水浸泡至内无干心。加黑豆共同煮至内无白心、口尝微有麻舌感时，取出，除去黑豆，切厚片，晒干。每净生川乌 100kg，用黑豆 10kg。③取净生川乌，按大小个分开，用水浸泡至内无干心，取出，加水煮沸 4~6 小时（或蒸 6~8 小时），至切开内无白心，口尝微有麻舌感时，取出，晾至六成干，切厚片，晒干。（甘肃 2009）

6. ①取生川乌，大小分开，用水或饱和的生石灰水浸泡至内无干心，取出，加水煮沸 4~6 小时，至取大个及实心者切开内无白心，口尝微有麻舌感时，取出，晾至六成干或闷润后切薄片，干燥。②取生川乌，大小分开，用水浸泡 4~14 天，每天换水 2~3 次，浸至透心，口尝微有麻舌感时，取出；另取生姜、甘草（或加皂角）煮熬取汁，将漂过的川乌共置锅中煮 4~6 小时，至内无白心熟透为度，取出，晒至六七成干，切成薄片，干燥。每 100kg 川乌用生姜 10kg、甘草 10kg 或皂角 2kg。（广西 2007）

7. ①取生川乌，大小分档，水漂 3~7 天，待内无干心，洗净，与豆腐加水共煮 3~4 小时，至口尝微有麻舌感时，取出，晾至六七成干，切片，干燥。每生川乌 100kg，用豆腐 25kg。②取生川乌，大小分档，水漂至内无干心，取出，加水煮沸 4~6 小时（或蒸 6~8 小时）至取大个及实心者切开内无白心，口尝微有麻舌感时，取出，晾至六成干，切片，干燥。（浙江 2015）

8. 将生川乌分档，用水浸漂至内无干心，洗净，置沸水锅内，宽汤煮或蒸至内无白心，口尝几无麻舌或仅微有麻舌感，晒或晾至外干内润，切薄片，干燥，筛去灰屑。（上海 2008）

9. 取净川乌，按大、小个分开，分别放入水中浸泡。春秋约 7 天，每天换水两次；夏季浸泡时间可适当缩短（防晒），每天换水 3 次；冬季浸泡时间可适当延长（防冻），每天换水 1 次，浸泡至内无干心时,捞出。另取鲜姜、甘草共置锅中,加适量水熬汁、去渣。放入浸泡好的川乌,先用武火煮沸后,改用文火加热保持沸腾,并不断翻动。煮至大个及实心者切开内无白心。口尝微有麻舌感时,取出。晒至六成干,回润透,切1.5mm片,晒干。每100kg川乌,用甘草5kg,鲜姜2kg。(吉林1986)

10. 取净川乌,大小分开,用水浸泡,春冬3~4日,夏秋2~3日,每日换水1次至内无干心,取出(或加生姜、皂角、甘草按规定重量捣碎入锅),加水煮沸4~6小时(或蒸6~8小时)至取个大及实心者切开内无白心,口尝微有麻舌感时,取出,除去辅料,晾至六成干,切片,干燥。每100kg川乌,用生姜10kg,甘草5kg,皂角3kg。(湖南2010)

11. 取净川乌,大小个分开,用水浸泡至内无干心,取出,置锅内,煮沸4~6小时或置笼内蒸6~8小时,至取大个及实心者切开内无白心,口尝微有麻辣感时,取出,晾至六成干,切厚片,干燥。(宁夏1997)

12. 取净川乌,大小个分开,用水浸泡至内无干心,取出,加水煮沸4~6小时(或蒸6~8小时)至取大个及实心者切开内无白心,口尝微有麻舌感时,取出,晾至六成干,切薄片,干燥。(江苏2002)

13. 取净川乌,大小个分开,用水浸泡至内无干心,取出加水煮沸4~6小时(或蒸6~8小时)至取大个及实心者切开内无白心,口尝微有麻舌感时,取出,晾至六成干后切片,干燥。(辽宁1986)

14. 取净川乌,大小个分开,用水浸泡至内无干心,取出,另取净甘草加水煎煮二次,将两次煎煮液合并,与浸好的川乌共煮至内无生心,口尝微有麻舌感时,取出,晾至软硬适宜时,切薄片,干燥。每100kg川乌,用甘草6.25kg。(天津2012)

15. 取净川乌,大小个分开。用水或饱和的石灰水浸泡至内无干心,取出,加水煮沸4~6小时或蒸6~8小时,取大个及实心者切开内无白心、口尝微有麻舌感为度,取出,晾至六成干或闷润后切1~2mm厚的薄片,阴干或低温干燥。本品口尝微有麻舌感,照《中国药典》1977年版一部川乌炮制项下方法试验,应符合规定。(山西1984)

16. 取净川乌,用水浸泡至内无干心,取出,加水煮沸4~6小时(或蒸6~8小时)至取大个及实心者切开内无白心,口尝微有麻舌感时,取出,晾至六成干,切片,干燥。(贵州2005)

17. 取净生川乌,大小分档,用水浸泡至内无干心,取出,加水煮沸4~6小时,或蒸6~8小时,至取个大及实心者切开无白心,口尝稍有麻舌感时,取出晾至六成干,切厚片,干燥。(安徽2005)

18. 取原药材,除去杂质,大小分开,浸泡10~12天,每日换水2次,每3天倒缸1次,泡至口尝无麻辣感为度,洗净,取出,加甘草银花水,用武火煮3~4小时,随时翻动,至内无白心为度,取出,晒四五成干,切厚片,干燥,筛去碎屑。每100kg川乌,用甘草5kg,金银花2kg。甘草金银花水制法:取串碎的甘草5kg、金银花2kg,加水适量,煎煮二次,第一次2小时、第二次1小时,合并煎液,滤过,取滤液(约50L)。(北京2008)

19. ①取原药拣净杂质,淘洗泥土,浸泡3日,每日换水1次,捞出,每50kg用甘草2.5kg(打碎,加水10kg煮取汁,余渣再加水反复煮取汁),黑豆5kg(用水泡6小时后煮取汁5kg)。2种药汁混合同川乌共煮,用文武火煮4~6小时,以汁收干为度,取出放入甑内再用武火蒸4~6小时,蒸至用刀试切,片心无白点(口尝知有强烈麻舌感,继续再蒸3~4小时),取出切成约2mm厚的顺片,晒或烘干,筛净灰碎杂质即可。②取原药材拣净杂质,淘洗泥土,浸泡3

日,浸泡时每天换水一次,捞出,每50kg加甘草2.5kg(打碎)、皂角1.5kg、白矾1kg及清水(以淹没为度)共煮沸约4小时,取出,再放入甑内用武火蒸4~6小时,蒸至透心(用刀试切片心无白点,口尝无强烈麻舌感为度),取出稍晒,拣去辅料残渣,切成厚约2mm的直片,晒或烘干,筛去灰碎杂质即可。(云南1986)

20. 取饮片生川乌,大小个分开,用水浸泡至内无干心,取出,加水煮沸4~6小时(或蒸6~8小时)至取大个及实心者切开内无白心,口尝微有麻舌感时,取出,晾至六成干,切片,干燥。(陕西2008)

21. ①将生川乌大小分档,用清水漂1~2周,每天换水2次,至内无干心,取出,加入甘草、皂角、生姜,用宽水煮3~5小时,切开内无白心,再换水煮1~2小时,口尝微有麻舌感时,取出,晾至六成干,切片,干燥。每100kg生川乌,用生姜2kg、皂角1kg、甘草5kg。②取生川乌,大小个分开,洗净,用清水漂7~10天,每日换水2~3次,取出,晾干;加入生姜汁,待吸尽后,蒸6~8小时,取大个及实心者切开内无白心,口尝微有麻舌感时,取出,晾至六成干,切或刨薄片。每100kg生川乌,用生姜25kg。(江西2008)

【饮片性状】本品为不规则或长三角形的片。表面黑褐色或黄褐色,有灰棕色形成层环纹。体轻,质脆,断面有光泽。气微,微有麻舌感。

【性味与功效】辛、苦,热;有大毒。归心、肝、肾、脾经。祛风除湿,温经止痛。用于风寒湿痹,关节疼痛,心腹冷痛,寒疝作痛及麻醉止痛。炮制后降低其毒性,可供内服。

【使用注意】入汤剂宜大火久煎。孕妇禁用;不宜与半夏、瓜蒌、瓜蒌子、瓜蒌皮、天花粉、川贝母、浙贝母、平贝母、伊贝母、湖北贝母、白蔹、白及同用。

【现代炮制机制研究】川乌的毒性成分主要是双酯型二萜类生物碱,该类化合物性质不稳定,易发生水解,其C_8位上的乙酰基水解时失去1分子乙酸,得到相应的苯甲酰单酯碱,若继续水解,苯甲酰基失去1分子苯甲酸,生成了乌头原碱,水解产物苯甲酰单酯碱和乌头原碱的毒性较小,从而达到"解毒"的目的。在炮制工艺中,加水、加热处理(包括干热法、湿热法),或蒸法,或煮法都能促进水解反应,使剧毒的双酯型乌头碱分解而"去毒"。

有研究者全面考察了附子、川乌、草乌的不同炮制品中生物碱种类及含量的变化情况,研究了不同炮制条件对药材中化学成分的影响,阐明了乌头属中药炮制减毒的机制是双酯型生物碱由于化学性质不稳定而在炮制过程中流失,因而含量降低或加热过程中发生水解和热解反应,生成毒性更小的单酯型生物碱,而单酯型生物碱在水煮和加热过程中进一步发生酯化反应和加成反应,生成毒性较小的脂型生物碱;此外,双酯型生物碱也可直接发生置换反应生成脂型生物碱,从而降低毒性。

【现代炮制工艺研究】有研究采用正交试验法考察蒸制时间、蒸制压力及处理方式等因素,以双酯型生物碱、总生物碱的含量及炮制品的外观评分为指标,综合优选川乌高压蒸制的最佳工艺。结果:川乌高压蒸制的最佳工艺为川乌润湿后,于$1.5kg/cm^2$压力下蒸制150分钟。

有研究采用HPLC测定川乌不同微波炮制品中6种生物碱和总生物碱的含量,并以其为指标与传统炮制工艺进行比较,全面评价川乌微波炮制工艺。结果:最佳的微波炮制工艺为川乌经润透法处理后,于60%微波火力下炮制18~20分钟,与传统炮制法比较,其总生物碱含量较高,且6种单、双酯型生物碱的含量均符合2010年版《中国药典》的要求。

有研究以HPLC和滴定法测定炮制品中6种生物碱和总生物碱的含量,并以此为指标,选取烘制时间、烘制温度及软化方式等为考察因素,采用正交试验法综合评价其高温烘制工艺。结果:川乌高温烘制的最佳工艺为川乌经润透法处理,110℃烘制8小时。

有研究以川乌中6种生物碱类成分的含量为指标,采用单因素试验考察川乌炮制时的浸泡条件、干燥条件及蒸制条件。结果:制川乌的最佳炮制工艺参数为40℃水浸泡24小时,111℃加压蒸制1小时,60℃烘干,所得样品中双酯型和单酯型生物碱含量均达到2010年版《中国药典》要求。

也有研究以川乌生物碱类含量为检测标准,分别优化川乌炮制过程中的浸泡方法、干燥方法以及蒸制条件。结果:制川乌最佳浸泡方法为40℃浸泡25~26小时;最佳烘干方法为常温60℃烘干;最佳蒸制条件为111℃（50kPa）蒸制1小时。

参考文献

[1] 王志琪,曾嵘,谭志荣,等.附子与甘草配伍前后乌头碱和甘草次酸在大鼠体内的药动学比较[J].中成药,2012,34(12):2305-2309.

[2] 郭建恩,樊金铭,刘丹丹,等.生川乌配伍全瓜蒌对小鼠急性毒性的影响[J].承德医学院学报,2012,29(4):349-352.

[3] 越皓.乌头属植物炮制配伍的化学物质基础研究[D].长春:中国科学院长春应用化学研究所,2007.

[4] 邓广海,林华.川乌高压蒸制工艺优选[J].中国实验方剂学杂志,2011,17(2):21-24.

[5] 区炳雄,龚又明,林华,等.川乌微波炮制工艺优选[J].中国实验方剂学杂志,2012,18(1):39-42.

[6] 林华,方莉,邓广海,等.川乌高温烘制工艺优选[J].中国实验方剂学杂志,2012,18(15):51-54.

[7] 涂瑶生,全智慧,孙冬梅,等.川乌炮制工艺优化[J].中国实验方剂学杂志,2013,19(5):13-16.

[8] 龚潮池,聂志华.川乌炮制工艺优化研究[J].辽宁中医杂志,2014,41(3):532-533.

6. 天南星 附:虎掌南星
Tiannanxing
ARISAEMATIS RHIZOMA

✤ 采制沿革 ✤

【来源】为植物天南星科天南星 *Arisaema erubescens* (Wall.) Schott、异叶天南星 *Arisaema heterophyllum* Bl. 或东北天南星 *Arisaema amurense* Maxim. 的干燥块茎。商品药材来源于野生和栽培品。

注:1. 本品为天南星科植物天南星 *Arisaema erubescens* (Wall.) Schott、异叶天南星 *Arisaema heterophyllum* Bl.、东北天南星 *Arisaema amurense* Maxim. 或掌叶半夏(虎掌) *Pinellia pedatisecta* Schott 的干燥块茎。(浙江 2015)

2. 本品为天南星科植物天南星 *Arisaema erubescens* (Wall.) Schott、异叶天南星 *Arisaema heterophyllum* Bl.、东北天南星 *Arisaema amurense* Maxim. 或虎掌 *Pinellia pedatisecta* Schott 的干燥块茎。(江苏 2002)

3. 本品为天南星科植物天南星 *Arisaema erubescens* (Wall.) Schott、异叶天南星 *Arisaema heterophyllum* Bl.、东北天南星 *Arisaema amurense* Maxim. 或禹南星 *Pinellia pedatisecta* Schott 的干燥块茎。(辽宁 1986)

【采制】

1. **道地产区** 天南星药材商品来源于栽培或野生。《本草拾遗》"生安东山谷"。《本草品汇精要》"道地:江宁府、滁州"。《药物出产辨》"产自湖北"。现以四川为道地产区,家种质量好。

主产于山东济宁、泰安地区,湖北恩施、宜昌地区;此外,四川、辽宁、吉林、河北、山西、江苏、广西、云南、贵州、福建等地有产。

2. **采制方法** 《本草品汇精要》记述:二月、八月取根,暴干。

一般秋、冬两季茎叶枯萎时采挖,四川则于春、秋两季采收。采挖后,除去茎苗及须根,洗净,然后去皮干燥。去皮方法各地不同,有的用竹刀刮皮,有的用麻袋或箩筐撞去外皮,有的堆放 2~3 天时常翻动,至有液体溢出,再搓去外皮。去皮后晒或烘至半干时,用硫黄熏1 次,再晒或烘至足干。四川则是煮后烘干。江苏镇江地区加工办法有两种:一是放置石灰内,使其去掉一部分水汽,再用清水洗,然后去皮晒干;二是用明矾水浸泡,泡至色白晒干。2020 年版《中国药典》记载:秋、冬二季茎叶枯萎时采挖,除去须根及外皮,干燥。

【品质】 以个大均匀、体坚实、色白、粉性足为佳。

【贮藏】 置通风干燥处,防霉、防蛀。

◆ 炮制规范 ◆

一、天南星

【古代炮制法则】

1. **净制** 去皮,脐(宋·《小儿药证直诀》)。浸洗(宋·《太平惠民和剂局方》)。洗(宋·《传信适用方》)。去皮尖(宋·《妇人大全良方》)。削去皮(宋·《类编朱氏集验医方》)。水洗三次(宋·《女科百问》)。切作十片,汤浸七次(明·《普济方》)。河水浸三日,去皮膜(明·《普济方》)。水浸,春秋五日,冬七日,夏三日(明·《婴童百问》)。

2. **切制** 锉如豆大(宋·《太平圣惠方》、宋·《经史证类备急本草》)。……取出切,曝干(宋·《太平圣惠方》)。捣为末(宋·《苏沈良方》、宋·《经史证类备急本草》)。水浸七日,逐日换水,薄切,曝干,为末(宋·《圣济总录》)。锉如骰子大(宋·《圣济总录》)。水浸洗切焙(宋·《圣济总录》)。切片(宋·《普济本事方》)。切碎。研为末(宋·《小儿卫生总微论方》)。汤浸,薄切片子(宋·《小儿卫生总微论方》、明·《普济方》)。捶破(明·《普济方》)。取心,为末(明·《医学纲目》)。水煮软切片(明·《六科证治准绳》)。

【现代炮制经验】

取原药材,加水浸泡[①],每天换水 2~4 次后,供炮炙用。

注:[①]泡 1~4 天或再去皮(贵州、重庆、上海、河南、广东、浙江、江西);泡 6~10 天(天津、山东、辽宁、黑龙江、山西、福州、云南);泡 14~21 天至无麻辣味[北京、江西(赣州)、内蒙古];泡 2~3 天后,若皮松软,则加白矾少许(天津)。

【现代炮制规范】

1. 除去杂质,洗净,干燥。(药典 2020,天津 2012)

2. 取原药材,除去杂质,洗净,干燥。(宁夏 1997)

3. 除去杂质,筛去灰土。(湖北 2009)

4. 除去杂质,洗净,干燥。(广西 2007,河南 2005,江西 2008,四川 2015)

5. 除去杂质,洗净泥土,晒干。(吉林 1986)

6. 拣净杂质,大小分开用清水洗净,捞出,晒干,用时捣碎。(山西 1984)

7. 将原药除去杂质,洗净,干燥,筛去灰屑;或润透,切厚片,干燥,筛取灰屑。(上海 2008)

8. 取药材天南星,除去杂质,洗净,干燥。(陕西 2009)

9. 取原药,除去杂质,洗净,润软,切厚片,干燥。(浙江 2005)

10. 取原药材,除去杂质,洗净,干燥。(北京 2008)

11. 取原药材,除去杂质,洗净,干燥。(安徽 2005,贵州 2005,江苏 2002)

12. 取原药材,除去杂质及变质发黑者,洗净,干燥。用时砸碎。(甘肃 2009)

13. 除去杂质,洗净,干燥。(重庆 2006)

14. 除去杂质,洗净,干燥,用时捣破。(辽宁 1986)

15. 取原药材,除去杂质,洗净,干燥,筛去碎屑,用时捣碎。(湖南 2010)

【饮片性状】本品呈扁球形或横切厚片。表面类白色或淡棕色,较光滑,顶端有凹陷的茎痕,周围有麻点状根痕,有的块茎周边有小扁球状侧芽。质坚硬,不易破碎,断面不平坦,白色,粉性。气微辛,味麻辣。

【性味与功效】苦、辛,温;有毒。燥湿化痰,祛风止痉,消肿散结。生品有毒,消肿散结为主,多作外用,治痈肿,蛇虫咬伤。

【使用注意】孕妇慎用。生品内服宜慎。

【现代毒理学研究】天南星的毒性反应主要表现为对口腔、咽喉及皮肤黏膜有很强的刺激性。有学者认为生物碱或苷类成分为天南星麻辣刺激性的主要成分;也有人认为草酸钙针晶为其主要刺激性成分,产生刺激性毒性的机制与其特殊的针形晶型、针上所附蛋白酶类物质及植物中的黏液细胞有关,并且通过对天南星炮制前后及炮制过程中草酸钙针晶的显微及超微动态变化进行定性和定量观察,并结合同批样品刺激反应的时效及量效数据的定量分析,进一步证实了草酸钙针晶是天南星科部分具有刺激性毒性作用中药的主要刺激性成分。

另有研究发现,天南星针晶的超微结构显示其针晶的结构特点为细长,两端尖锐,表面不光滑,有许多突起物(倒刺),并且针体中央有一棱槽,这种特殊结构有利于其刺入组织并释放化学刺激物。

在天南星毒性试验研究中发现天南星醇提物毒性明显,毒性作用主要靶器官为心脏、肺和肾。通过小鼠腹腔注射来比较天南星生品、炮制品、针晶的毒性,天南星针晶组 LD_{50} 为 42.53mg/kg,生天南星粉末组 LD_{50} 为 1 062mg/kg,天南星炮制品粉末组 LD_{50} 为 2 788mg/kg。

二、制天南星

【古代炮制法则】

1. **生姜白矾制** 有用生姜汁白矾煮至中心无白点亦好(明·《医学入门》)。炮去皮,用白矾水浸一宿,再出晒干,再用生姜水浸一宿,晒干再炒(明·《寿世保元》)。

2. **甘草生姜蒸** 炮裂熟,切片,以姜汁小半盏同泡了,甘草叁钱锉,浸两宿,焙,再焙,姜汁尽为度(宋·《类编朱氏集验医方》)。

3. **生姜、皂角、白矾煮** 姜汁浸透过或白矾、皂荚煮去其毒并晒干用(明·《本草品汇精要》)

4. **姜制** 生姜汁拌炒令黄(宋·《太平圣惠方》)。切片,用浆水姜汁煮,略存性(宋·《普济本事方》)。天南星浸洗,生姜自然汁煮软,切,焙干,炒黄(宋·《太平惠民和剂局方》)。

5. **白矾制** 天南星以白矾汤泡去毒水五七次,焙干为末(明·《普济方》)。南星矾炮(明·《寿世保元》)。

【现代炮制经验】

1. **石灰、生姜水浸泡** 天南星100斤,石灰10斤(以水100斤溶解),生姜20斤(加水60斤捣汁)(长沙)。

取原药材,以清水泡1天,再用石灰水泡2天,至呈淡黄色,再加水漂2天(每天换水1~2次),至无石灰味,切1分厚的片,晒至八成干[1],加姜汁浸1天,浸透后晒干,或烘干。

注:[1]本品富含淀粉,不可日晒,以免碎烂。

2. **甘草、生姜蒸** 天南星100斤,甘草1斤4两,生姜片6斤(江西南城)。

取泡过天南星,加甘草水浸1天后,与姜片逐层相隔,蒸6小时,至无白心,晾干,润透,切片晒干。

3. **甘草、矾制**

(1) 甘草、矾蒸:天南星100斤,甘草、白矾各12斤半(山西)。

取泡过的天南星,加入白矾,倒入热甘草汤中[1],浸7~10天后,蒸8小时,至无白心,晾至皮冷,闷1~2天,切片晒干。

注:[1]加甘草去毒,加明矾便于切片。

(2) 甘草、矾煮:天南星1斤,甘草4两,白矾1两(河南)。

取泡过的天南星,加甘草浸后,加矾水煮透为度,晒至外皮微干,闷1~2天,再晾,如此反复闷晾10余天,切片晒干。

4. **甘草、矾、姜制**

(1) 甘草、矾、姜蒸:天南星100斤,甘草3斤,生姜片7斤,白矾粉10斤(厦门)。

取泡过的天南星,与明矾、姜片逐层相隔,铺到八层满,加水浸2周[1],放去矾水洗净,加甘草,用大火蒸至熟透为度,晾干,切片晒干。

注:[1]夏季注意换水,以免腐烂。

(2) 甘草、矾、姜煮:天南星100斤,生姜10斤,甘草5斤,白矾6斤(重庆)。

取生姜(打碎)、白矾、甘草煎汤与泡过的天南星同煮4小时,阴晾至半干,加入剩余的生姜、白矾、甘草水润透,切薄片,阴干[1]。

注:[1]忌高温,以免片子变形。

(3) 甘草、矾、姜煮蒸:鲜天南星100斤,生姜片10斤,矾半斤,甘草3斤(加水15斤)。或干天南星100斤,生姜片20斤,矾1斤,甘草5斤(加水15斤)(云南)。

取鲜天南星[1],加姜、矾拌匀,用大火煮4小时,晾干,切半分厚的片,晒八成干,再加甘草水泡2天,至吸尽后,蒸2~3小时,至无白心,晒干。

注:[1]干天南星应先加水泡7天。

(4) 甘草、矾、姜蒸炒:天南星100斤,甘草3斤2两,生姜2斤半,明矾1斤4两(广东)。

(5) 取泡好的天南星,切片,加水浸5天(夏季用明矾水浸5天),甘草水浸1昼夜,蒸透,晒九成干,加姜汁浸 1 昼夜,再蒸 5 小时,晒干,以砂炒熟即可。

5. **白矾、生姜煮**　天南星 100 斤。白矾、姜各 12 斤半(天津);或白矾、姜各 25 斤(上海)。

(1)取泡过的天南星,加姜、矾水煮至水分大部浸入,晒半干,闷软,切 3 厘厚的片,晒干。(保定)

(2)取天南星,加矾水浸 3 天,洗净,加姜水煮 4 小时,至姜水煮干,切片,晒干或烘干。(重庆)

(3)取泡过的天南星,加姜、矾拌匀,加水超过药面 5 寸,将明矾粉撒入,腌 49 天,洗净,加水漂 5~7 天后(每天换水 2 次),加沸水煮 1 小时,稍晒后阴干,略润,闷 1 天至透,切 3 厘厚的片,晾干(上海)。

(4)缸底先铺姜片,再放一层泡过的天南星,一层明矾粉,如此层层铺匀,盖紧缸口,腌 4 周,加水漂 3 天(每天换水 3 次),去姜片,加水缓煮至不麻舌时,晒干(天津)。

6. **豆腐、生姜煮**　天南星 1 斤,豆腐约 6 两,生姜 2 两(苏州)。

取泡过的天南星,加豆腐与姜①,同煮 2~3 小时,至无白心,晒 2 小时,晾至七八成干,用水洗 1 次,闷 2~3 天,切半分厚的片,晒干。

注:①加姜以解麻性。

7. **石灰、生姜、甘草煮**　天南星 100 斤,生姜、甘草各 10 斤,石灰适量(贵州)。

取泡好的天南星,再加石灰水浸 1 天、水浸 1 天后,加生姜、甘草(或其中的一种)煮 4 小时,加水再漂 3 天(早晚换水),至无麻辣味时晒干。

8. **白矾、豆腐、生姜煮**　天南星 100 斤,白矾 25 斤,豆腐 37 斤半,鲜姜片 19 斤(浙江)。

取泡过的天南星,与矾、姜拌匀,加水浸泡 1 个月后,加豆腐煮 4 小时,晒 2 小时,再阴干①,加水浸 1~2 小时,闷 2~3 天,切 3 厘厚的片,晒干。

注:①不可日晒,冬季不可在逆风中吹,以防裂纹。

9. **甘草、白矾、皂角煮**　配料(1):天南星 100 斤,甘草 10 斤,皂角 5 斤。

配料(2):天南星 100 斤,甘草 10 斤,皂角、生姜各 5 斤,白矾 10 斤(西安)。

取天南星先以配料(1)加水浸 3~5 天(每天换水 2 次,配料不换),至水清味薄时,加入配料(2),再加水同煮至无白心,不麻舌时,晾至四五成干,闷 1 天,切半分厚的片,晒干。

10. **生姜、皂角、白矾煮**　天南星块 10 斤,生姜、皂角、白矾各 1 斤(捣碎)(成都)。

取天南星块,先以米泔水漂 3 天,再以清水漂 2 天,每天换水,至外皮软时,去粗皮,加生姜、皂角、白矾浓汤泡 2 天,切片,去药渣,加浸汁蒸透,晒干。

11. **甘草、皂角制**　天南星 100 斤,甘草 5 斤,皂角 2 斤半(江西赣州)。

取泡过的天南星,加甘草、皂角煮 3~4 小时,至无白心,拣去甘草、皂角,滤去水再煮 2~3 小时,晒至八成干,闷 2 夜,蒸至上大气时,再闷 1 天,切片晒干。

12. **姜南星**

(1)姜蒸:天南星 100 斤,生姜片 10 斤(福州)。

取泡过的天南星,与姜片逐层相隔,用大火蒸至无白心,晾干,闷透,切片晒干。

(2)姜煮:天南星 100 斤。姜:12 斤半(南京);25 斤(镇江)。

取泡过的天南星,加姜煮 4~6 小时,阴干,或煮透晾至八成干,润 1~2 天,切片,晒干。

13. **矾制南星**　天南星 100 斤。白矾:10 斤(黑龙江),20 斤(辽宁、山东)。

(1)取泡过的天南星,加矾、水,在铜锅或铁锅中煮至无白心,晾至六成干,或晾干,闷

1~4 天,切 3~5 厘厚的片,晒干。

（2）取泡过的天南星,加矾水（10 斤白矾）,浸 3~7 天,再加水浸 3~7 天,至无麻辣味时,加矾水（10 斤白矾）煮至无白心,晒至二三成干①,闷 8~10 小时,再晒至二三成干,再闷,切 3 厘厚的片,晒干（山东）。

注:①晒全干则切片时易碎。本品含水多易发霉,最好在春、秋季炮制。

【现代炮制规范】

1. 取净天南星,按大小分别用水浸泡,每日换水 2~3 次,如起白沫时,换水加白矾（每 100kg 天南星,加白矾 2kg）,泡一日后,再进行换水,至切开口尝微有麻舌感时取出。将生姜片、白矾置锅内加适量水煮沸后,倒入天南星共煮至无干心时取出,除去姜片,晾至四至六成干,切薄片,干燥。每 100kg 天南星,用生姜、白矾各 12.5kg。（药典 2020）

2. （1）取净天南星,按大小分别用水浸泡,每日换水 2~3 次,如起白沫,换水后加白矾（每 100kg 天南星,加白矾 2kg）,泡一日后,再进行换水,至切开口尝微有麻舌感时取出,将生姜片、白矾置锅内加适量水煮沸后,倒入天南星共煮至无干心时取出,除去姜片,晾至四至六成干,切薄片,干燥。每 100kg 天南星,用生姜、白矾各 12.5kg。

（2）取净天南星,用清水漂 3 周,每日换水 2~3 次;再加入甘草、皂角及少量明矾,漂 10~20 天（冬季约 20 天,夏季约 10 天）,每日换水 2~3 次,至切开口尝微有麻舌感时取出;再加生姜、甘草在宽水中煮透,捞出,换清水煮约 1 小时,干燥至七八成干,闷润后,切薄片,干燥。每 100kg 天南星,用甘草 5kg、皂角 2.5kg、白矾适量。

（3）取净天南星,大小分开,洗净,用清水漂 7~10 天,每日换水 2~3 次,在漂的过程中,将大个和中个切开,小个不切,使大小均匀,分两次用明矾粉（天南星 100kg,明矾 5kg）拌匀,腌 24 小时,然后再入清水中继续漂至规定时间,取出,干燥;用生姜汁和白矾粉（天南星 100kg,生姜 25kg 捣碎洗汁,明矾 5kg）拌匀,润透,蒸 6~8 小时至透心,取出,反复晾润至六成干后,切或刨薄片,干燥。每 100kg 天南星,用生姜 25kg、白矾 10kg。（江西 2008）

3. （1）取净天南星,按大小个分开,分别用清水浸泡 15 天左右（以水淹没药面 10~12cm 为度）,每天换水并倒缸,并搅动 2~3 次,避免日晒,至口尝稍有麻舌感时捞出。再用白矾化水浸泡 7 天左右（以淹没药面 3~6cm 为度）,每天搅动 2~3 次。另取生姜捣碎,加水煮沸后,投入上述泡过的天南星（以淹没药面为度）共煎,随时搅动,煮至天南星内无白心时,捞出。晒至七八成干,投入缸内,盖严闷润,俟内外软硬一致,出现白霜时,取出,清水洗净,切薄片,晾干。每净生天南星 100kg,用生姜 20kg,白矾 12.5kg。

（2）取净生天南星,按大小个分开,分别用清水浸泡,每日换水 2~3 次,数日后发现水面起白沫时,换水后加白矾粉（每 100kg 生天南星加白矾 2kg）,泡一日后再换水,漂至切开口尝微有麻舌感时捞出。与白矾及生姜片层层均匀铺入容器内,加水淹没药面,过 3~4 周,置锅中共煮至内无白心为度,添水至沸,捞出,除去姜片,晾至六七成干,切薄片,晒干。每净生天南星 100kg,用白矾 12.5kg,生姜 12.5kg。（甘肃 2009）

4. 取净生天南星,按大、小个分开,分别用水浸漂。春、秋季约 7 天,每天换水两次;夏季浸泡时间可适当缩短（防晒）,每天换水 3 次;冬季浸泡时间可适当延长（防冻）,每天换水 1 次,浸泡时如发现起白沫,可放入适量白矾（每 100kg 天南星加白矾约 2kg）。浸泡至切开口尝微有麻舌感时,取出。另取生姜片、白矾置锅内加适量水,煮沸后,投入浸泡好的天南星,共煮至片无白心时取出,除去姜片,晾至五六成干,切 2mm 片,干燥。每 100kg 天南星,

用生姜、白矾各 12.5kg。（吉林 1986）

5. 取净生天南星，大小分档，用水浸漂，每日换水 2~3 次，如起白沫，换水后加白矾（每100kg 天南星，加白矾 2kg）；泡一日后，再换水，泡至切开口尝微有麻舌感时，取出，将生姜片、白矾置锅内加适量水煮沸后，倒入天南星共煮至无干心时取出，除去姜片，晾至四至六成干，切薄片，干燥，筛去碎屑。每 100kg 天南星，用生姜片、白矾各 12.5kg。（安徽 2005）

6. 取净生天南星，大小分开，用水浸泡，每日换水 2~3 次；如起白沫，换水后加白矾（每100kg 天南星，加白矾 2kg）泡 1 日，再进行换水，至切开口尝微有麻舌感时取出。将生姜片、甘草加适量水煮沸，倒入天南星共煮，至无白心，取出，晾至半干，切薄片，干燥。每 100kg 净天南星，用白矾 12.5kg、生姜 5kg、甘草 5kg。（贵州 2005）

7. 取净天南星，按大小分别用水浸泡，每日换水 2~3 次，如起白沫时，换水后加白矾（每100kg 天南星，加白矾 2kg），泡一日后，再进行换水，至切开口尝微有麻舌感时取出。将生姜片、白矾置锅内加适量水煮沸后，倒入天南星共煮至无干心时取出，除去姜片，晾至四至六成干，切薄片，干燥。每 100kg 天南星，用生姜、白矾各 12.5kg。（河南 2005）

8. 取净天南星，按大小个分开，用清水浸漂，每天换水 2~3 次。如起白沫，换水后加白矾（每 100kg 天南星加白矾粉 2kg），泡一天后再换清水，直至口尝微有麻舌感时，取出，与生姜片、白矾倒入锅内煮至内无白心，取出，除去姜片，晾至五六成干，润透后切成 1~2mm 薄片，晒干。每天南星 100kg，用生姜片、白矾各 12.5kg。（山西 1984）

9. 取净天南星，大小分开，用水浸泡，每日换水 2~3 次，如起白沫时，换水后加白矾（每100kg 天南星，加白矾 2kg），泡一日后再换水，至切开口尝微有麻舌感时取出，将生姜片、白矾置锅内加适量水煮沸后，倒入天南星共煮至无干心时取出，除去姜片，晾至四至六成干，切薄片，干燥。每 100kg 天南星，用生姜片、白矾各 12.5kg。（重庆 2006）

10. 取净天南星，大小分开，用水浸泡，每日换水 2~3 次，如起白沫时，换水后加白矾（每100kg 天南星，加白矾 2kg），泡一日后再换水，至切开口尝微有麻舌感时取出。将生姜片、白矾置锅内加适量水煮沸后，倒入天南星共煮至无白心时取出，除去姜片，稍晾，切薄片，干燥。每 100kg 天南星，用生姜片、白矾各 12.5kg。（四川 2015）

11. 取净天南星，大小个分开，用水浸泡，每日换水 2~3 次，如起白沫时，换水后加白矾（每100kg 天南星，加白矾 2kg），泡一日后，再进行换水，至切开口尝微有麻舌感时取出。将生姜片、白矾置锅内加适量水煮沸后，倒入天南星共煮至无干心时取出，除去姜片，晾至四至六成干，切薄片，干燥。每 100kg 天南星，用生姜、白矾各 12.5kg（两次用量合计）。（宁夏 1997）

12. 取净天南星，按大小个分别用清水浸泡，每日换水 2~3 次，至无干心为度。取鲜姜（或干姜）加水熬煮二次，合并煎煮液。取泡好的天南星与白矾粉层层铺匀，加入姜液淹泡七日，取出，用清水浸泡一日，置沸水中煮至无生心，口尝稍有麻舌感时取出，稍晾，切薄片，干燥。每 100kg 天南星，用白矾 10kg，鲜姜 12.5kg（或干姜 4.2kg）。（天津 2012）

13. 取生天南星，按大小分别用水浸泡，每日换水 2~3 次，如起白沫时，换水后加白矾（每 100kg 天南星加白矾 2kg），泡一日后，再进行换水，至切开口尝微有麻舌感时取出。将生姜片、白矾置锅内加适量水煮沸后，倒入天南星共煮至无干心时取出，除去姜片，晾至四至六成干，切薄片，干燥。每 100kg 天南星用生姜、白矾各 12.5kg。（广西 2007）

14. 取饮片生天南星，按大小分别用水浸泡，每日换水 2~3 次，如起白沫时，换水后加白矾（每 100kg 天南星，加白矾 2kg），泡一日后，再进行换水，至切开口尝微有麻舌感时取出。

将生姜片、白矾置锅内加适量水煮沸后,倒入天南星共煮至无干心时取出,除去姜片,晾至四至六成干,切薄片,干燥。每100kg天南星,用生姜、白矾各12.5kg。(陕西2009)

15. 一法:取净天南星,大小分档,分别放入水中漂3~7天(冬天5~7天,夏秋3~5天),每日换水1~2次,倾去水,再加入明矾及水适量搅拌,浸泡3~5天(每天搅拌1~2次),取出,置锅中,加生姜片(或姜汁)及水适量,使水高出药面3~6cm,煮沸2~4小时,至内无白心,口尝微有麻舌感时取出,冷后除去生姜片,晾至八成干,装缸内闷润至透,切片,干燥。每100kg天南星,用明矾、生姜各12.5kg。二法:取净天南星,大小分档,分别放入水中漂12~24小时,待内无白心,取出,沥干,切片,加生姜汁拌匀,吸尽后再加入明矾末,充分拌匀,置缸内,上面加盖,腌渍72小时后,沿缸边缓缓加水,不使明矾被水冲沉缸底,至水量高出药面9~12cm,续淹4~6天,至口尝5分钟内无麻舌感为度(如仍有麻舌感者,继续腌渍),加水,洗去明矾末,取出天南星片,沥干水分,干燥,筛去灰屑。每100kg天南星,用明矾末、生姜汁各12.5kg。(湖北2009)

16. 将原药除去杂质,分档,水浸至内无干心,沥干,切厚片,晒至七八成干(已为厚片者则略润)拌入姜汁,待全部渗入,再拌入明矾粉,边拌边翻,使之上下均匀后置缸内,加盖,腌3昼夜,随后沿缸边缓缓加水至超过药面20cm(为防止明矾粉被冲沉缸底,可先留出明矾粉20%,待水加完后撒于水面),继续腌4~6天,至口嚼5分钟无麻感(如仍有麻感,可延长腌制时间),取出,洗去明矾,干燥,筛去灰屑。(上海2008)

17. 取净南星,按大小分别浸泡,每日换水2~3次,漂至水面基本不见泡沫,初尝无麻辣味,久嚼稍有麻舌感时捞出,投入明矾液中,加热煮至水尽、天南星煮透不见白心为度,取出,晾至半干,切薄片,干燥。每100kg天南星用明矾20kg。(辽宁1986)

18. 取净天南星,按大小分别用清水浸泡,每日换水2~3次,如水面起白沫,换水后加白矾(每100kg天南星,加白矾粉2kg),泡1日后,再换水漂至口尝微有麻舌感时,取出。另取白矾、生姜片,置锅内加适量水煮沸后,倒入天南星共煮至无干心时取出,除去姜片,晾至四至六成干,切厚片,干燥,筛去碎屑。每100kg天南星,用生姜25kg、白矾20kg。(湖南2010)

19. 取净天南星,大小分档,用水浸漂,每日换水2~3次,如起白沫,换水后加白矾(每100kg天南星加白矾2kg)泡一日,再进行换水,至切开口尝微有麻舌感时取出。将生姜片、白矾置锅内加适量水煮沸后,倒入天南星共煮至无干心时取出,除去姜片,晾至四至六成干,切薄片,干燥。每100kg天南星,用生姜、白矾各12.5kg。(江苏2002)

20. 取原药,大小分档,水漂(如起白沫,换水后每100kg原药,加白矾2kg,一日后换水),待口尝微有麻舌感时,取出。另取生姜片、白矾,置锅内,加水适量煮沸,投入天南星共煮,至内无干心时,取出,晾至半干,切厚片,干燥。每100kg原药,用生姜、白矾各12.5kg。(制南星,浙江2015)

21. 取饮片生天南星,按大小分开,与配料用水泡漂,每日换水2~3次,不换配料(一般夏5天,春秋6天,冬7天),至水清不起白沫时,捞出与配料共置锅内加水适量,煮至内无白心,嚼之微麻舌,取出,晒至四至六成干,闷润至内外湿度均匀,切薄片,干燥。每100kg天南星,泡时加皂角、甘草各5kg,煮时加生姜、白矾各5kg。(陕西2009)

22.(1)炙鲜南星:取鲜南星,洗净泥土,撞去外皮,大个的对剖两瓣,置锅中每50kg加辅料白矾2.5kg,生姜10kg(切片),加适量的水,用武火共煮4~5小时,取出晾干水分,切成厚1.7~2mm平片,晒至八成干后,用甘草2.5kg(打碎),加水10kg煮1~2小时,反复煮两次,共取汁10~12.5kg,放入南星片内拌匀,将药汁吸干后,放入甑内,用武火蒸约2小时,蒸至片心无白点时取出,晒或烘干,晒时勤翻动,至全部干燥即可。(2)炙干南星:取干南星拣净杂质,大小分开,大个浸泡 10~15 天,小个浸泡 8~10 天,每天换水 1 次,泡至不起白沫捞出,每 50kg 南星用白矾 2.5kg,生姜 7.5kg(切片),置锅中,放入清水煮沸后,再将南星放入同辅料共煮,煮至透心时取出,晾冷,切成 2mm 的平片或圆片,晒至八成干,再用甘草 2.5kg(打碎),加入适量清水,煮约 1 小时,滤渣取汁,残渣再加清水煮约半小时,滤渣取汁,两次共取汁 12.5~15kg,将南星片放入,同药汁拌匀,至药汁吸尽,取出,放入甑内,用武火蒸 4~5 小时(以透心为度)取出,晒或烘干即可。(3)炙生南星片:取生南星片拣净杂质,放入水中浸泡 1~3 日,每日换水 1 次,至不起白沫,捞出,晒至八成干(如已初制过的片不需浸泡)。每 50kg 加辅料甘草 2.5kg(打碎),生姜 10kg(切片),白矾 0.5kg,加水淹过药面,煮 1~2 小时,反复煮两次,过滤,两次共取药汁 20kg,放入南星片内吸 24 小时,吸润时经常翻动,将汁吸干。再放入甑内用武火蒸 2~4 小时,以透心为度,取出,晒或烘干即可。(云南 1986)

23. 取净天南星,大小分开,浸漂,每日换水 2~3 次,至起白沫时(约 7 天),换水后加白矾(每 100kg 天南星,加白矾 2kg),泡一日后,再进行换水,至切开口尝微有麻舌感时取出。将生姜片、白矾置锅内,加适量水煮沸后,加入天南星共煮至无干心时取出,除去姜片,晾至四至六成干,切薄片,干燥。每 100kg 净天南星,用生姜、白矾各 12.5kg。(北京 2008)

【饮片性状】本品呈类圆形或不规则形的薄片。黄色或淡棕色,质脆易碎,断面角质状。气微,味涩,微麻。

【性味与功效】苦、辛,温;有毒。燥湿化痰,祛风止痒,消肿散结。炮制后降低其毒性及麻舌感,增强燥湿化痰的作用。

【使用注意】孕妇慎用。本品较为温燥,对热痰、燥痰或有出血倾向,尤其是咳血,一般不宜使用或配伍使用。

【现代炮制机制研究】有研究通过电镜观察发现,天南星炮制前后饮片中的针晶超微结构发生了明显变化,经 $KAl(SO_4)_2 \cdot 12H_2O$、$AlCl_3$ 溶液浸泡 12 小时后,针晶尖端被破坏,而 Na_2SO_4、KCl 溶液浸泡后其形态基本没有太大改变,尖端依然存在。结论:天南星针晶是产生刺激性毒性的主要物质基础,天南星针晶的刺激毒性与其结构形态有关,明矾炮制减毒的机制可能是其 Al^{3+} 加速破坏了草酸钙针晶的形态。

【现代炮制工艺研究】据报道,以口尝麻辣味为指标,东北南星最佳炮制工艺为:生东北天南星 100kg,清水漂 8 天(每天换水 2~3 次),加入到适量水煮沸的生姜片和白矾的水液中(每 100kg 生品用生姜 12.5kg,白矾 6kg),煮 2 小时,取出,晾至四至六成干,切薄片,晾干。

附:虎掌南星

虎掌南星
Huzhangnanxing
PINELLIAE PEDATISECTAE RHIZOMA

◆ 采制沿革 ◆

【来源】为天南星科植物掌叶半夏 *Pinellia pedatisecta* Schott 的块茎。虎掌南星药材商品以栽培为主。

【采制】

1. **道地产区** 《名医别录》:"生汉中山谷及冤句。"苏颂:"今河北州郡亦有之。"《本草品汇精要》:"道地,冀州、江州。"《药物出产辨》:"产自湖北。"现以河南为道地产区,家种质量好。

现主产于河南禹州、长葛。2006 年 12 月 28 日国家质量监督检验检疫总局《关于批准对禹南星实施地理标志产品保护的公告(2006 年第 212 号)》发布。正式批准对河南省禹州市的古城镇、郭连乡、山货乡、褚河乡、火龙镇、顺店镇、花石乡、梁北镇、范坡乡、小吕乡、张得乡、方岗乡、鸿畅镇、朱阁乡、无梁镇、颍川街道、韩城街道、钧台街道、夏都街道等 19 个乡镇办现辖行政区域所产的禹南星进行地理标志产品保护。

2. **采制方法** 《本草品汇精要》记述:二月、八月、九月取根,阴干。

现一般秋季采挖,除去叶及须根,刮外皮,个大者切片,晒干或烘干。常晒至半干用硫黄熏,白天晒,晚上熏,直至全干。

【品质】以个大、匀整、无外皮、色白、粉性足者为佳。

【贮藏】置通风干燥处,防霉、防蛀。

✤ 炮制规范 ✤

一、生虎掌南星

【现代炮制规范】除去杂质,洗净,干燥。(河南 2005)

【饮片性状】呈扁球形。表面黄白色或灰黄色,较粗糙,顶端中心有一大凹陷茎痕,周围有麻点状的根痕,底部平圆。质坚硬,不易破碎;断面白色,粉性。气微,味麻辣刺喉。

【性味与功效】苦、辛,温;有毒。归肺、肝、脾经。祛风定惊,化痰散结。用于中风、口眼歪斜,半身不遂,癫痫,破伤风;生用外治痈肿。

【使用注意】孕妇慎用。

【现代毒理学研究】掌叶半夏的刺激性毒性与半夏相似,均表现出强烈的黏膜刺激,具有"戟人咽"的特性。如误食会出现口唇及咽喉肿痛、呼吸困难等症状。有研究掌叶半夏的针晶是其主要刺激性毒性成分,因其晶型特殊,可引起家兔眼结膜强烈水肿、小鼠腹腔毛细血管通透性增强、大鼠足跖肿胀等炎症反应的发生,被称为"毒针晶"。毒针晶呈针状,两头尖锐,表面具有明显的倒刺,这种晶体结构使其可刺入机体组织,从而引起一系列炎症反应。掌叶半夏毒针晶中凝集素蛋白具有致炎效应,毒针晶产生刺激性毒性的机制在于针晶刺入组织后,针晶上的凝集素蛋白随针晶进入组织,诱导中性粒细胞向刺入部位迁移而产生严重的炎症反应。

有研究采用小鼠腹腔注射比较天南星科 4 种有毒中药针晶的急性毒性,LD_{50} 分别为:半夏针晶 14.78mg/kg,虎掌南星针晶 14.11mg/kg,天南星针晶 16.02mg/kg,禹白附针晶 18.90mg/kg,而其相应生品的 LD_{50} 从半夏到禹白附均在 3 300mg/kg 以上,针晶的毒性是相应生品毒性的200 倍。

二、制虎掌南星

【现代炮制规范】取净虎掌南星,大小分开,用水浸泡。夏天浸泡 7 天左右,冬天浸泡

14天左右,每天换水 2~3 次,泡至切开口尝微有麻辣感时,取出,再与捣碎的生姜、白矾同入锅内,加水适量煮至内无白心,取出,晾至六成干,切薄片,干燥。(河南 2005)

【饮片性状】 为类圆形的薄片。表面淡黄褐色,半透明,光滑,质坚硬。微臭,味辛。

【性味与功效】 苦、辛,温;有毒。归肺、肝、脾经。祛风定惊,化痰散结。炮制后毒性降低。

【使用注意】 孕妇慎用。

【现代炮制机制研究】 毒针晶作为半夏、掌叶半夏主要的毒性成分,在矾制过程中,毒针晶上的草酸根会与白矾溶液中的铝离子形成单配位的配合物,会促进毒针晶中草酸的溶解,进而使毒针晶的刚性结构破坏,晶型和结构被破坏、断裂,两边的倒刺消失,针尖钝化;同时白矾可使针晶中凝集蛋白溶解或降解,经炮制后毒针晶上的凝集蛋白含量大大下降,促炎效应显著降低,在破坏其特殊的针晶晶型同时降低了化学刺激,毒性显著降低。

【现代炮制工艺研究】 有研究以传统的口尝麻辣感以及饮片外观为指标,采用正交试验设计,优选了鲜虎掌南星产地一次性加工炮制新工艺,即取鲜虎掌南星去除外皮及须根后,泡入 6% 的白矾水中加热至沸后浸泡 4 天,再加 6% 的生姜片共煮 6~8 小时,去姜皮后晾至四至六成干,切薄片,干燥。

参 考 文 献

[1] 毛维伦,陈曙,许腊英,等. 天南星饮片质量标准初探[J]. 中草药,1988,19(12):16-18.

[2] 钟凌云,吴皓. 天南星科植物中黏膜刺激性成分的研究现状与分析[J]. 中国中药杂志,2006,31(18):1561-1563.

[3] 赫炎,冯雪峰,孙洁,等. 天南星中草酸钙针晶形态炮制前后变化比较[J]. 中国中药杂志,2003,28(11):1015-1018.

[4] WU H,ZHONG L Y. Study on irritation of calcium oxalate crystal in Araceae Plants[J]. China journal of Chinese materia medica,2008,33(4):380-384.

[5] 董伟. 中药天南星的毒性研究[D]. 哈尔滨:黑龙江中医药大学,2011.

[6] 唐力英,吴宏伟,王祝举,等. 天南星炮制减毒机制探讨(Ⅱ)[J]. 中国实验方剂学杂志,2013,19(3):1-4.

[7] 唐力英,吴宏伟,王祝举,等. 天南星炮制减毒机制探讨(Ⅰ)[J]. 中国实验方剂学杂志,2012,18(24):28-31.

[8] 韦英杰,杨中林,杜慧,等. 正交设计优选东北南星炮制工艺[J]. 中成药,2002,24(11):846-848.

[9] 朱法根,郁红礼,吴皓,等. 半夏、掌叶半夏凝集素蛋白与毒针晶毒性的相关性研究[J]. 中国中药杂志,2012,37(7):1007-1011.

[10] 吴皓,郁红礼,史闰均,等. 凝集素:半夏及掌叶半夏毒针晶中的化学刺激性毒性成分[C]//2010 中药炮制技术、学术交流暨产业发展高峰论坛论文集. 成都:中华中医药学会,2010:161-173.

[11] 吴皓,葛秀允,郁红礼,等. 天南星科 4 种有毒中药针晶的晶型结构和其毒性的比较[J]. 中国中药杂志,2010,35(9):1152-1155.

[12] 朱法根. 半夏、掌叶半夏中凝集素蛋白促炎作用及矾制解毒机理研究[D]. 南京:南京中医药大学,2012.

[13] 王正益,张振凌,李军,等. 正交设计法研究禹南星加工炮制新工艺[J]. 中药材,1996,19(6):297-300.

7. 半夏附：水半夏

Banxia

PINELLIAE RHIZOMA

✦ 采制沿革 ✦

【来源】为天南星科植物半夏 *Pinellia ternata*（Thunb.）Breit. 的干燥块茎。半夏药材商品多来源栽培，少量野生。

附：1. 水半夏：同科鞭檐犁头尖 *Typhonium flagelliforme*（Lodd.）Blune 的干燥块茎。主产于广西南宁、柳州、玉林等地；广东湛江、茂名等地。在两广地区有作半夏使用。

2. 掌叶半夏：同科掌叶半夏 *Pinellia pedatisecta* Schott 的小个块茎作半夏用。河北、河南、山西等省个别地区使用。

【采制】

1. **道地产区**　《名医别录》："生槐里川谷。"陶弘景："槐里属扶风。今第一出青州，吴中亦有……"苏颂："今在处处有之，以齐州者为佳。"《本草品汇精要》："道地：齐州者为佳。"《药物出产辨》："产湖北荆州为最，其次湖南长德。"现以山东郓城、四川绵阳及云南昭通为道地产区，产量大，质量好。

主产于四川绵阳、遂宁、南充；重庆涪陵等地；云南昭通等地；湖北襄樊、江陵等地；河南汝南、南阳、信阳等地；安徽六安、安庆、阜阳、宁国等地；湖南湘阴、常德；浙江富阳、建德；贵州镇宁布依族苗族自治县；山东郓城、沂水、临沂。以湖北（江陵、京山、沙洋、潜江、天门、襄阳及周边）、山东（济南、章丘、济阳、禹城、齐河、临邑及周边）为道地产区。

2. **采制方法**　《本草品汇精要》记述：八月取根，暴干。

现在一般是于块茎或珠芽繁殖的当年或第二年采收，种子繁殖的第三年或第四年采收。6月、8月、10月倒苗后挖取地下块茎。洗净泥土，除去外皮及须根（将半夏块茎按大、中、小分级，分别装入编织袋或其他容器内，水洗后，脚穿胶靴踏踩或用手来回反复推搓10分钟，倒在筛子里用水漂去碎皮，未去净皮的拣出来再搓，直至全部去净为止。如果较大的块茎去皮后，"后腔门"仍有一小圆块透明的"茧子"时，量少可用手剥去，量多再装袋搓掉，直至半夏块茎全部呈白色为止；量大可用半夏脱皮机，晒干。若去皮后遇阴雨天气，可浸在饱和的矾水中，隔1~2天换白矾水1次，用于防腐；若晒至半干遇阴雨天，可用硫黄熏；亦可拌入石灰，使水分外渗。2020年版《中国药典》记载：夏、秋二季采挖，洗净，除去外皮和须根，晒干。

【品质】药材以粒大、圆、个匀、色白、质坚实、粉性足者为佳。

【贮藏】置通风干燥处，防蛀。

✦ 炮制规范 ✦

一、生半夏

【古代炮制法则】

1. **净制**　汤洗十数度，令水清滑尽（汉·《金匮要略方论》）。汤泡洗浸（宋·《类编朱氏集验医方》、宋·《女科百问》。去皮脐(明·《医学纲目》)。水浸去衣(清·《医门法律》)。腊月热水泡洗,置露天水过又泡,共七次,留久极妙(清·《本草述》)。

2. **切制** 破如枣核(汉·《伤寒论》)。破为细片(南齐·《刘涓子鬼遗方》)。切作片如纸薄(宋·《类编朱氏集验医方》)。捶碎(宋·《小儿卫生总微论方》)。

【现代炮制经验】拣去杂质,筛去灰屑即得。

【现代炮制规范】

1. 用时捣碎。(药典 2020,天津 2012)

2. 取原药材,除去杂质,洗净,干燥。(全国规范 1988)

3. 除去杂质。(辽宁 1986)

4. 除去杂质,用时捣碎。(河南 2005,重庆 2006,湖北 2009,江西 2008,四川 2002)

5. 将原药除去杂质,洗净,干燥;或润透,切厚片,干燥;筛去灰屑。(上海 2008)

6. 取原药,除去杂质,筛去灰屑。(浙江 2005)

7. 取原药材,除去杂质,洗净,干燥,筛去灰屑,用时捣碎。(广西 2007)

8. 取原药材,除去杂质,洗净,干燥,用时捣碎。(山西 1984,安徽 2005,甘肃 2009)

9. 取原药材,除去杂质,用时捣碎。(贵州 2005)

10. 取原药材,拣净杂质,洗净,干燥。(宁夏 1997)

11. 取原药材,除去杂质。(陕西 2007)

12. 取原药材,除去杂质,洗净,干燥,筛去灰屑,用时捣碎。(湖南 2010)

13. 取原药材,除去杂质。(北京 2008)

14. 除去杂质,筛去灰屑。(吉林 1986)

15. 取原药材,除去杂质,洗净,干燥,用时捣碎。(江苏 2002)

【饮片性状】呈类球形,有的稍偏斜,直径 1~1.5cm,表面白色或浅黄色,顶端有凹陷的茎痕,周围密布麻点状根痕;下面钝圆,较光滑。质坚实,断面洁白,富粉性。气微,味辛辣、麻舌而刺喉。

【性味与功效】辛,温;有毒。归脾、胃、肺经。燥湿化痰,降逆止呕,消痞散结。用于湿痰寒痰,咳喘痰多,痰饮眩悸,风痰眩晕,痰厥头痛,呕吐反胃,胸脘痞闷,梅核气;外治痈肿痰核。

【使用注意】生品内服宜慎。不宜与乌头、附子等配伍使用。本品温燥,阴虚有热、有出血倾向的忌用。

【现代毒理学研究】最早人们认为原儿茶醛、黑尿酸、苛性碱等物质是半夏辛辣刺激性物质。随着分离分析技术的提高,有研究认为半夏的毒性成分为半夏草酸钙和蛋白结合而成的草酸钙针晶,是引起半夏刺激性毒性的主要物质,进一步的研究发现半夏草酸钙针晶极细长,具针尖末端、倒刺及凹槽的特殊结构为针晶刺破黏膜细胞提供基础条件。

有研究采用急性毒性(LD_{50})测试半夏生品和草酸钙针晶的毒性。半夏草酸钙针晶腹腔注射的 LD_{50} 为 16.42mg/kg,半夏生品混悬液的 LD_{50} 为 3 450mg/kg,草酸钙针晶的毒性是半夏生品的 210 倍。

二、清半夏

【古代炮制法则】

1. **矾水浸** 白矾水浸七日,焙干(宋·《圣济总录》)。白矾水浸、去滑、炒黄(宋·《小儿卫生总微论方》)。

2. **矾水煮** 白矾水煮干为度(明·《证治准绳》)。

3. **矾、姜制** 用水浸透,内无白心为度,入明矾生姜水煮透,略干切片(宋·《卫济宝书》、清·《药品辨义》)。用滚水入明矾或皮硝同泡,泡之时勿得动,一时汤冷,又易滚汤泡之,泡五七次者为佳,切片,仍以生姜捣汁拌,微炒过用(明·《医宗粹言》)。

【现代炮制经验】

1. **矾制** 半夏 100 斤。矾:12 斤半(内蒙古、北京、天津、山东);夏季用 14 斤半(内蒙古)。

(1)取生半夏,用水浸泡①(每天换水 1~2 次),再加矾与水共煮②,至无白心,晾至六七成干,切片晒干。

注:①分开大小个,泡 7~8 天或 21 天(山东)。泡 21 天,泡至第 10 天后,如起白沫,则每百斤半夏加 2 斤白矾,泡 1 天后再换水(内蒙古)。泡两周后用白矾 8 斤化水,再浸 7 天洗净(北京)。

②煮 2~3 小时(内蒙古)。加白矾 4 斤半煮 3 小时(北京)。

(2)取生半夏,用水浸 2~3 天(每天换水 2 次,夏季 3~4 次),倒缸内撒适量白矾面,以防破烂,泡 7~10 天(夏季 3~5 天)至水面不浮黏沫、半夏无白心;另将白矾粉碎,铺缸底一层,再将泡过的半夏平铺于上,再撒白矾一层,层层铺匀,将缸口盖严,腌渍 4 周取出,用清水漂泡 3 天,再加水缓煮至切破后不麻舌为度,晒干(天津)。

2. **矾、姜制** 半夏 100 斤。白矾 12 斤半,生姜 2 斤半(山东);或白矾 20 斤,生姜 20 斤(大连)。

取生半夏,用清水泡①(每天换水 2~4 次),再入白矾和生姜水中煮至无白心②,整个晒干或切薄片。

注:①泡 5~7 天(辽宁)。泡 7~10 天(山东)。

②大火煮透(山东)。煮熟后闷至软(辽宁)。先用生姜加水煮透,再加明矾煮约半小时,晾至六七成干,闷润切薄片(大连)。

3. **矾、姜、甘草制** 半夏 100 斤。生姜 1 斤,甘草 2 斤,白矾 12 斤半(山西);或生姜 7 斤,甘草 3 斤,白矾 10 斤(厦门)。

(1)取生半夏,用水浸 7~10 天(每天换水 2 次),取出,放缸中,加白矾及热甘草水及生姜泡 7~10 天后,蒸约 8 小时,至无白心,晾冷,闷 1~2 天,切片(山西)。

(2)取生半夏,加水浸 10 天(换水 2~3 次),换缸,铺一层半夏,一层生姜、明矾,至缸将满时放入清水,一个月后倾出,换水洗 2 次,再将甘草破开,掺入半夏蒸透,倾出晾风,隔 2 天后,装入硫黄柜内熏 1 夜,稍去水汽,刨片(厦门)。

【现代炮制规范】

1. 取净半夏,大小分开,用 8% 白矾溶液浸泡或煮至内无干心,口尝微有麻舌感,取出,洗净,切厚片,干燥。每 100kg 净半夏,煮法用白矾 12.5kg,浸泡用白矾 20kg。(药典 2020)

2. 取净半夏,大小分开,用 8% 的白矾溶液浸泡,至内无干心,口尝微有麻舌感,取出,用清水洗净,切厚片,干燥。每 100kg 半夏,用白矾 20kg。(宁夏 1997)

3. 取净半夏,大小分开,用 8% 的白矾溶液浸泡至内无干心,口尝微有麻舌感,取出,洗净,切厚片,干燥。每 100kg 半夏,用白矾 20kg。(重庆 2006)

4. 取净半夏,大小分开,用白矾溶液(8:100)浸泡至内无干心,口尝微有麻舌感,取出,洗净,切 1~2mm 薄片,干燥。每 100kg 半夏,用白矾 20kg。(山西 1984)

5. 取净生半夏,大小分档,用8%的白矾溶液浸泡至内无干心,口尝微有麻舌感时,取出,用清水洗净,切厚片,干燥,筛去碎屑。每100kg半夏,用白矾20kg。(安徽2005)

6. 取净生半夏,大小分开,用8%白矾溶液浸泡至内无干心,口尝微有麻舌感,取出,洗净,切厚片,干燥。每100kg半夏,用白矾20kg。(湖北2009)

7. 取净生半夏,大小分开,用8%的白矾溶液浸泡至内无干心,口尝微有麻舌感,取出,洗净白矾,切厚片,干燥。每100kg净生半夏,用白矾20kg。(贵州2005)

8. 取生半夏,大小分档,投入8%的白矾溶液内,浸泡至内无干心,口尝微有麻舌感时,取出,漂净,切厚片,干燥。每100kg生半夏,用明矾20kg。(浙江2005)

9. 取生半夏,大小分开,分别用8%的白矾溶液浸泡至内无干心,口尝微有麻舌感,取出,洗净,切厚片,干燥。每100kg生半夏用白矾20kg。(广西2007)

10. 取生半夏,大小分开,用8%的白矾溶液浸泡至内无干心,口尝微有麻舌感,取出,洗净,干燥或切片干燥。每100kg半夏,用白矾20kg。(四川2015)

11. 将原药材除去杂质,分档,用8%白矾溶液浸泡至内无干心,口尝微有麻舌感,取出,洗净,切厚片,干燥,筛去灰屑。每100kg净半夏,用白矾20kg。(上海2008)

12. 取半夏,大小个分开,用白矾水溶液(6%)浸泡至内无干心,口尝微有麻舌感时,取出,用清水洗净,切厚片,干燥。每100kg半夏,用白矾15kg。(天津2012)

13. 取净半夏,按大、小个分开,分别用矾水浸泡(每100kg半夏,约加白矾末2kg),浸泡至内无干心时,捞出。另取定量白矾与浸泡好的半夏共置锅中,加入适量水。先用武火煮沸后,改用文火保持沸腾,并不断翻动。煮至切开内无白心,口尝微有麻舌感时,取出,晾至六成干,回润透,切1mm片,晒干(或干燥后打碎成颗粒)。每100kg半夏,用白矾12.5kg。(吉林1986)

14. 取净半夏,按大小分开,用白矾溶液(8∶100)浸泡,至内无干心,口尝微有麻舌感,取出,洗净,切厚片,干燥。每100kg半夏用白矾20kg。(辽宁1986)

15. 取净半夏,大小分档,用8%的白矾溶液浸泡至内无干心,口尝微有麻舌感,取出,洗净,切厚片,干燥。每100kg半夏,用白矾20kg。(湖南2010)

16. 取净半夏,大小分开,浸漂,每日换水2~3次,至起白沫时(约7天),换水后加白矾(每100kg净半夏,加白矾8kg)溶化,再泡7天,用水洗净,取出,取出置不锈钢锅内,加入剩余的白矾,先用武火,后用文火煮约3小时,以内无白心为度,加入少量水,取出,晾至七成干,再闷约3天,切薄片,阴干。每100kg净半夏,用白矾12.5kg。(北京2008)

17.(1)取净半夏,大小分开,用8%的白矾溶液浸泡至内无干心,口尝微有麻舌感,取出,洗净,切厚片,干燥。每100kg生半夏,用白矾20kg。

(2)取净半夏,大小分开,用清水浸泡。夏天泡7天左右,冬天泡14天左右。每日换水1~2次,泡至口尝稍有麻辣感时,移至锅内加白矾与水煮透;或再加面粉拌匀,取出,制成团,略晾后,切片,干燥(用时筛去粉末)。每100kg半夏,用白矾12~18kg,面粉适量。(河南2005)

18.(1)取净生半夏,按大小个分开,用清水浸漂7~10天(以水淹没药面10~12cm为度),每日倒缸或换水1~2次,待起白沫时,每100kg净生半夏,加白矾粉2kg,泡一日后,再换水,至口尝微有麻舌感时为度,捞出,置锅内,再加白矾与水,共煮,先用武火,后用文火,不断搅拌至内无白心时捞出,清水漂洗,晾至六成干,切薄片,干燥。每100kg净生半夏,用白矾12.5kg。

(2)取净生半夏,按大小个分开,用8%的白矾溶液浸泡至内无干心,口尝微有麻舌感时,捞出,洗净,切薄片,干燥。每100kg净生半夏,用白矾20kg。(甘肃2009)

19. 取饮片生半夏,大小个分开,用8%的白矾溶液浸泡至内无干心,口尝微有麻舌感,取出,洗净,切厚片,干燥。每100kg生半夏,用白矾20kg。(陕西2008)

20. 取净半夏,大小分开,用8%的白矾溶液浸泡至内无干心,口尝微有麻舌感,取出,用清水洗净,切厚片,干燥。每100kg半夏,用白矾20kg。(江苏2002)

21. 取净半夏,大小分开,用8%白矾溶液浸泡至内无干心,口尝微有麻舌感,取出,洗净,切厚片,干燥。每100kg半夏,用白矾20kg。(江西2008)

【饮片性状】呈类球形或破碎成不规则颗粒状。表面淡黄白色、黄色或棕黄色。质较松脆或硬脆,断面黄色或淡黄色,颗粒者质稍硬脆。气微,味淡略甘、微有麻舌感。

【性味与功效】辛,温。归脾、胃、肺经。燥湿化痰。用于湿痰咳嗽,胃脘痞满,痰涎凝聚,咯吐不出。炮制后毒性降低,长于燥湿化痰。

【使用注意】不宜与川乌、制川乌、草乌、制草乌、附子同用。

【现代炮制机制研究】有研究以HPLC法,对经过pH 1~14浸泡的半夏,市场流通的半夏炮制品种姜半夏和法半夏,以及按照2005年版《中国药典》方法炮制明矾及石灰水浸泡的半夏,分别测定各炮制样品中草酸钙针晶的含量。结果表明,强酸强碱液及明矾、石灰水浸泡的样品中草酸钙针晶含量明显下降,姜半夏和法半夏中的草酸钙针晶含量也明显减少;通过光学显微观察和扫描电镜研究,发现在强酸强碱或明矾、石灰水浸泡条件下,半夏的特殊草酸钙针晶被锈蚀或消解,而使针晶数量减少,即使残留的针晶也以断碎针晶为主,针晶细微结构均已被破坏,没有针尖状末端和凹槽、倒刺等特殊结构,不再具有刺激性作用;同时在强碱(pH 13~14)条件下,有部分针晶呈束状被凝固在黏液细胞当中,不能从黏液细胞中被释放出来,针晶内部被锈蚀成半透明状(即针晶的蛋白母核),使针晶完全丧失了应有的柔韧性和强度,从而不能发挥刺激性作用。而以明矾(pH 3.34)和石灰水(pH 12以上)炮制半夏,除可用酸碱理论解释外,根据沉淀平衡理论,由于明矾中含有硫酸根离子(SO_4^{2-}),在一定浓度下,可将草酸根离子($C_2O_4^-$)从不溶性草酸钙中置换出来,从而达到破坏针晶晶型的目的;而石灰水的强碱性亦可使针晶蛋白变性,同时[OH^-]在一定的浓度条件下也可以使得草酸钙溶解,不再具有刺激性作用;另外,两者成分本身也能使部分针晶凝固,不易被释放出来,而使刺激性降低。

【现代炮制工艺研究】据报道,选择白矾浓度、炮制时间、炮制温度3个因素研究,优选出清半夏炮制工艺:30℃左右,8%浓度的白矾溶液,浸泡24小时为最佳工艺。以浸出物、总有机酸含量为评价指标,优选出清半夏炮制工艺:蒸制温度130℃,时间60分钟,白矾用量6:1。实验表明,添加白矾及采用加热、加压方式对生半夏的毒性均有影响,均可使半夏的刺激性降低。有学者研究炮制过程加矾量及加热方式与炮制饮片质量、毒性的关系:结果表明半夏加热加压30分钟和经8%白矾溶液浸制均可使半夏的麻辣味消除,且水浸出物量随着热压时间、白矾浓度升高而增加。

三、姜半夏

【古代炮制法则】

1. **姜制**　汤洗七次,生姜汁浸半日,候干用(南齐·《刘涓子鬼遗方》、宋·《小儿卫生总微论方》)。汤洗七次,姜汁拌,炒黄(宋·《太平圣惠方》、宋·《小儿卫生总微论方》)。一两切生姜十片同水煮(宋·《圣济总录》)。姜洗七次焙干(金·《脾胃论》)。姜汤泡七次

(元·《瑞竹堂经验方》)。汤洗七次,姜汁水拌渗透(明·《明医杂录》)。

2. **姜、甘草制** 汤洗十次,炒沙令热,炮片切,用生姜汁半盏泡了,甘草三钱浸二三宿,焙,再浸,再焙(宋·《类编朱氏集验医方》)。

3. **矾、姜制** 用水浸透,内无白心为度,入明矾生姜水煮透,略干切片(宋·《卫济宝书》清·《药品辨义》)。用滚水入明矾或皮硝同泡,泡之时勿得动,一时汤冷,又易滚汤泡之,泡五七次者为佳,切片,仍以生姜捣汁拌,微炒过用(明·《医宗粹言》)。

4. **姜、矾、皂荚制** 姜矾、牙皂煎水炒(宋·《扁鹊心书》)。皂荚、白矾、姜汁同煮(明·《婴童百问》)。

5. **姜、矾、甘草、皂荚制** 用大半夏,汤洗七次,焙干再洗,如此七转,以浓米泔水浸一日夜,每一两用白矾一两半,温水化浸五日,焙干,以霜白一钱,温水化,又浸七日,以浆水慢火内煮沸,焙干收之(明·《本草纲目》)。浸七日,逐日换水,沥去其涎,同皂荚、白矾、姜汁、甘草递浸,以制其毒。次用皂荚水、白矾水、生姜水、甘草水各浸七日夜,即为法制(清·《本草汇纂》)。

【现代炮制经验】

1. **姜制** 半夏100斤。生姜:10斤(辽宁、南京);20斤(河南、福州);25斤(苏州);60斤(广东)。或清半夏(矾制)100斤,生姜10斤(辽宁)。

(1)姜炒:①取生姜捣汁,喷在干燥的半夏片上,拌匀晒干,以微火炒黄(河南)。②将矾制清半夏,捣成小粒,加姜汁微炒(辽宁)。

(2)姜煮:取生半夏,用水浸泡[①](每天换水2~3次),至水清无沫不麻舌为度,同姜片或姜汁共煮[②]至透,晒干打碎。

注:[①]泡3~5天(南京)。泡7~14天(辽宁)。

[②]煮4~6小时,煮时水不宜多,火不可过大,否则易糊汤,药既不透,又损耗药效,如发现有糊汤现象,可加入明矾3~4两,即可防止(南京)。

(3)姜蒸:取生半夏,用水浸泡[①](每天换水2~3次),加姜同蒸[②],至内无白心,晒干或打碎。

注:[①]浸3天去尽涎,加姜汤(老姜20斤捣烂煎汤),再浸1夜(广东)。水漂7天(福州)。夏秋泡5天,春季泡10天,冬季泡14天(苏州)。

[②]蒸后晒干打碎,以姜汁喷洒均匀(苏州)。与姜片同蒸(福州)。一层半夏一层姜,蒸4小时(镇江)。蒸后再用姜汁(老姜40斤捣烂煎汁)浸1夜,蒸熟(广东)。

2. **姜、甘草制** 半夏100斤,生姜30斤,甘草5斤(重庆)。

取生半夏,用水浸2天(每天换水2次),另用生姜与甘草煎汤浸3天,取出蒸约4小时(将浸半夏后的生姜、甘草水作蒸时锅中水用),至无白心为度,晒干切片或打碎即可。

3. **姜、矾制** 半夏100斤。姜12斤半,矾12斤半(天津、山东);或姜20斤,矾20斤(大连);或姜25斤,矾25斤(上海)。

(1)半夏加水泡7~8天或21天,加姜及矾,煮至无白心,切片晾干(内蒙古、山东)。

(2)半夏加水泡5~7天至沫净,用生姜加水煮透,加入白矾煮约半小时至无白心,晾至半干,切薄片晒干,再用微火炒黄(大连)。

(3)取生半夏用水浸2周(每天换水2次),至无麻辣味,每100斤半夏加矾和鲜生姜各8斤,再浸7天后,洗净,与矾4斤半,鲜生姜12斤共煮,先用大火,后用微火,煮约3小时,至无白心,加少量凉水出锅,晾至七成干,闷3~4天,切3厘厚的片,阴干(北京)。

(4)取生半夏,用水浸3天(每天换水1次),捞出加姜片、矾粉拌匀,加水淹过药面,密封,浸 1 个月,捞起,以清水洗 3 次后,入清水中浸 3 天(每天换水 1 次),以去矾质,入铜锅内(铁锅色易变黑),煮约 3 小时,煮至全熟,晒干(浙江)。

(5) 将半夏洗净后置缸内,加明矾粉 16 斤拌匀,加盖,放 12 小时后,倒入以鲜生姜 25 斤捣成的汁及渣拌匀,加水没过半夏 3~4 寸,再撒下剩余的矾粉于半夏上(防止发霉),盖紧,夏秋淹 30 天,春冬淹 40 天[①],淹完后,先撩去泡沫,捞出半夏及生姜,淘洗后,以清水漂[②],夏秋漂 5 天,春冬漂 7 天(每天换水 1~2 次),然后将此淹漂后的半夏连姜片一起,分批倒入沸水中,煮[③]约 1 小时(水宜多,火力宜均匀,不能中途停火),随时撩去泡沫,煮透后撩出晒干磨碎即可(上海)。

注:①冬季宜置室内温暖处淹漂,以防止冰冻。淹时不宜动摇,以防矾粉向下沉淀,并要注意水分不要露顶,否则容易发霉。若发霉,再加些矾粉。加水的时候,宜轻轻沿缸边加入。

②在漂的时候,应适当掌握水量,一般要超过半夏一半,如水少则麻性不易漂净,且易发生臭味。

③煮时火力宜匀,如火力过急,则易生焦;中途停火,则易成僵;时间过短,则成白心;时间过长则腐。同时,应待水沸后放入,否则易腐。

(6) 取大小均匀的半夏,加水浸 2~3 天(每天换水 2 次,夏季 4 次),当皮现松软欲烂时,加入白矾面少许。泡 7~10 天至水面不浮现黏沫,渗透无白心时,将姜片铺于缸底,按姜、半夏、矾面逐层铺好,严盖,淹渍约 4 周;淹后用清水漂 3 天(每天换水 2 次)入锅中,加清水缓煮至切破后不麻舌,捞出晒干(天津)。

4. 姜、矾、甘草、皂角制　半夏 100 斤,姜 5 斤,甘草、皂角各 2 斤半,白矾 10 斤(西安)。

取半夏以水浸泡,夏季 5 天、春季 7 天、冬季 10 天(每天换水 1~2 次),捞出,与姜、矾、甘草、皂角混匀,加水至全部淹没,煮至无白心,不麻舌,捞出,晾凉,闷透至表面析出一层白矾,淘净白矾,晾干,再闷至无白矾析出,切片晒干。

5. 姜、甘草、皂角制　半夏 100 斤。姜 5 斤,甘草 4 斤,皂角 1 斤(江西——南昌);或半夏 100 斤,姜 10 斤,甘草 5 斤,皂角 5 斤(成都)。

取半夏用水泡 3 天(每天换水 1~2 次),与姜、甘草、皂角共煮至无白心,捞出晒至七成干,闷 2~3 天(闷时以硫黄稍熏),取出切片,晒干(江西)。

【现代炮制规范】

1. 取净半夏,大小分开,用水浸泡至内无干心时,取出;另取生姜切片煎汤,加白矾与半夏共煮透,取出,晾干,或晾至半干,干燥;或切薄片,干燥。每 100kg 净半夏,用生姜 25kg、白矾 12.5kg。(药典 2020)

2. 取半夏,大小个分开;另取鲜姜,加水煎煮二次,合并煎液,取煎液加入白矾,制成 6% 的姜矾液,加入半夏,浸泡至无内干心,口尝微有麻舌感时,取出,洗净,干燥,打碎。每 100kg 半夏,用白矾 15kg,鲜姜 25kg。(天津 2012)

3. 取净半夏,按上法浸泡至切开内无干心时,捞出。另取生姜片煎汤去渣,加白矾与半夏共煮至口尝微有麻舌感时,捞出,晾至半干,回润透,切片,晒干(或干燥后打碎成颗粒)。每 100kg 半夏,用生姜片 25kg,白矾 12.5kg。(吉林 1986)

4. 取净半夏,大小分档,用水浸泡至内无干心,另取生姜切片煎汤,加白矾与半夏共煮至透心,取出,晾至半干,切厚片,干燥。每 100kg 半夏,用生姜 25kg,白矾 12.5kg。(湖南 2010)

5. 取净半夏,大小分开,浸漂,每日换水 2~3 次,至起白沫时(约 7 天),换水后加白矾(每 100kg 净半夏,加白矾 4kg)溶化,泡 3 天后,弃去矾水,再换水泡 7 天,每日轻轻搅拌换水 2

次,再加入串碎的白矾4kg溶化,加姜水(取鲜姜片8kg,加水煎煮2次,第一次2小时,第二次1小时,煎液合并,晾凉)至半夏中,矾姜水再泡7天后,用水洗净,切开口尝无麻辣感,取出置不锈钢锅内,加入剩余的白矾和鲜姜,先用武火后用文火煮约3小时,至内外无白心为度,加入少量水,取出,晾至七成干时,再闷3天,阴干。每100kg净半夏,用白矾12.5kg、鲜姜10kg。(北京2008)

6. 取净半夏,大小分开,用清水浸泡,如起白沫时加白矾适量,泡至内无干心时,另取生姜切片煎汤,加白矾与半夏共煮透,取出,晾至半干,切薄片,干燥。每100kg半夏,用生姜25kg,白矾12.5kg。(宁夏1997)

7. 取净半夏,大小分开,用水浸泡至内无干心时;另取生姜切片煎汤,加白矾与半夏共煮透,取出,晾至半干,切薄片,干燥。每100kg半夏,用生姜25kg、白矾12.5kg。(重庆2006)

8. 取净半夏,大小分开,用水浸泡至内无干心时,另取生姜切片煎汤,加白矾与半夏共煮透,取出,晾至半干,切1~2mm薄片,干燥。每100kg半夏,用生姜25kg,白矾12.5kg。(山西1984)

9. 取净半夏,大小分开,用水浸泡至内无干心时;另取生姜切片煎汤,加白矾与半夏共煮透,取出干燥,或晾至半干切片,干燥。每100kg半夏,用生姜25kg,白矾12.5kg。(四川2015)

10. 取净生半夏,按大小个分开,用水浸泡(水以淹没药面10~12cm为度)至内无干心时,取出,另取生姜切片煮汤,加白矾与经上述浸泡处理的半夏,共煮至透,捞出,晾至半干,切薄片,干燥。每100kg净生半夏,用生姜25kg、白矾12.5kg。(甘肃2009)

11. 取净生半夏,大小分档,用清水浸泡至内无干心时;另取生姜切片煎汤,加白矾与半夏共煮透,至口尝微有麻舌感时,取出,晾至半干,切薄片,干燥,筛去碎屑。每100kg半夏,用生姜25kg、白矾12.5kg。(安徽2005)

12. 取净生半夏,大小分开,用水浸泡至内无干心时;另取生姜切片煎汤,加白矾与半夏共煮透,取出,晾至半干,切薄片,干燥。每100kg半夏,用生姜25kg、白矾12.5kg。(湖北2009)

13. 取净生半夏小粒者,用水浸泡至内无干心;另取生姜切片煎汤,加入白矾溶解,再与半夏共煮至透,取出,洗净白矾,干燥。每100kg净生半夏,用生姜25kg、白矾12.5kg。(贵州2005)

14. 取生半夏,大小分开,用水浸泡至内无干心,取出;另取生姜切片煎汤,加白矾与半夏共煮透,取出,晾至半干,切薄片,干燥。每100kg生半夏,用生姜25kg,白矾12.5kg。(广西2007)

15. 取净半夏,按大小分开,用水浸泡至内无干心时,另取生姜切片煎汤,去渣,姜汤中加白矾与半夏共煮透,取出晾至半干,切片,干燥。每100kg半夏用生姜25kg、白矾12.5kg。(辽宁1986)

16. (1)取净半夏,大小分开,用水浸泡至内无干心时;另取生姜切片煎汤,加白矾与半夏共煮透,取出,晾至半干,切薄片,干燥。每100kg半夏,用生姜25kg、白矾12.5kg。

(2)取清半夏片,用生姜汁拌匀,稍润,置锅内用文火炒至黄色为度,取出,放凉。每100kg清半夏片,用生姜12kg。(河南2005)

17. 一法:取生半夏,水漂1~2天,至内无干心,取出,晾至半干,切厚片,加入白矾粉,拌匀,置缸口压实,加水超过药面2~3cm,腌6~10天,至口尝微有麻舌感时,取出,漂净,干燥,与姜汁拌匀，干燥。每100kg生半夏，用鲜生姜（压榨取汁）、白矾各20kg。二法：取生半夏，大小分开，用水浸泡至内无干心时，另取生姜切片煎汤，加白矾与半夏共煮透，取出，晾至半干，切薄片，干燥。每100kg生半夏，用鲜生姜25kg、白矾12.5kg。（浙江2005）

18. 取净半夏，大小个分开，浸泡，换水，加入白矾浸泡至内无干心，用生姜片隔层铺蒸至内无白心时，取出，干燥，捣碎。每100kg净半夏，用生姜25kg、白矾12.5kg。（福建2012）

19. 将原药除去杂质，分档，用8%的明矾水浸泡至口嚼5分钟微有麻舌感，洗去明矾水，取出，晾至半干，切薄片，干燥至七八成干，拌入姜汁，干燥，筛去灰屑。每100kg净半夏，用净鲜生姜18kg打汁，无鲜生姜时可用净干姜3kg煎汁。（上海2008）

20. 取净生半夏，大小分档，用清水浸泡至内无干心，取出，沥干，切厚片；另取姜汁适量，加入，搅匀至汁吸尽，再加入白矾粗粉搅拌使匀透（注意不要使白矾粉沉到容器底部），浸泡48小时，然后沿边缘加入清水至超过半夏平面约10cm，继续浸泡2~4日，至口尝微有麻辣感时，取出，洗净，干燥。每100kg半夏，用生姜18kg、白矾20kg。（安徽2005）

21. 取饮片生半夏，大小个分开，用水浸泡（如起泡沫时加白矾适量）至内无干心时；另取生姜切片煎汤，加白矾与半夏共煮透，取出，晾至半干，切薄片，干燥。（陕西2008）

22. 取饮片生半夏，大小个分开，用水泡漂5~10天（一般夏天5天、春秋7天、冬天10天），每天换水1~2次（夏天2次，其他季节1次），取出，与生姜、甘草、皂角、白矾加水煮至内无白心，口尝微有麻舌感，取出，晾凉，盖渥至表面析出层白矾，洗净，如此反复2~3次，切薄片，干燥。每100kg生半夏，用生姜、白矾各10kg，甘草、皂角各5kg。（陕西2008）

23. 取净半夏，大小分档，用清水浸泡至内无干心时，另取生姜切片煎汤，加白矾与半夏共煮透，至口尝微有麻舌感，取出，晾至半干，切薄片，干燥。每100kg半夏，用生姜25kg、白矾12.5kg。（江苏2002）

24.（1）取净半夏，大小分开，用水浸泡至内无干心时；另取生姜切片煎汤，加白矾与半夏共煮透，取出，晾至半干，切薄片，干燥。每100kg半夏，用生姜25kg、白矾12.5kg。

（2）取净半夏，用水漂3天，再加甘草、皂角，水漂7~10天，捞起，用生姜、皂角、甘草在宽水中煮约4小时，至内无白心，去辅料，加清水煮约2小时，取出，干燥至七八成干，切薄片，干燥。每100kg半夏，用生姜20kg、皂角8kg、甘草5kg。

（3）取净半夏，用水漂7~10天，每天换水2~3次，中途分两次沥干水，用白矾粉（半夏100kg：白矾5kg）拌匀，腌24小时后，加清水浸泡，至规定时间，捞出，干燥。入容器内，用生姜汁、白矾粉拌匀，腌24小时，至吸尽闷透，取出；蒸5~6小时，至透心、口尝微有麻舌感时，日摊夜闷至六成干后，切或刨薄片，晾干，筛去灰屑。每100kg半夏，用生姜25kg、白矾12.5kg。（江西2008）

【饮片性状】呈片状、不规则颗粒状或类球形。表面棕色至棕褐色。质硬脆，断面淡黄棕色，常具角质样光泽。气微香，味淡、微有麻舌感，嚼之略粘牙。

【性味与功效】辛，温。归脾、胃、肺经。温中化痰，降逆止呕。用于痰饮呕吐，胃脘痞满。炮制后降低毒性，长于温中化痰，降逆止呕。

【使用注意】不宜与川乌、制川乌、草乌、制草乌、附子同用。

【现代炮制机制研究】有研究表明，单纯以生姜汁浸泡半夏或毒针晶，对于半夏的毒性物质毒针晶的本身没有破坏作用，但对于半夏已经产生的毒性具有降低或消除作用；生姜汁及生姜中的姜辣素类成分可以明显抑制半夏毒性导致的炎症反应，抑制炎症因子COX-2、

PGE$_2$、TNF-α、NO 的合成与释放。

又有研究表明半夏毒针晶、凝集素蛋白对机体产生的严重刺激性毒性作用是通过刺激后激活并诱导巨噬细胞释放大量炎症因子,导致中性粒细胞向炎症部位聚集,造成严重的炎症反应,且半夏凝集素蛋白可协同毒针晶加重炎症反应程度。半夏凝集素蛋白刺激巨噬细胞导致炎症的机制是促使细胞质内静息 NF-κB 的二聚体 P65 转位至细胞核中,激活 NF-κB 信号通路,从而导致炎症的发生;抑制 Caspase 8 相关的细胞凋亡且同时激活 RIP3 相关的氧化应激反应,促使巨噬细胞释放大量 ROS 导致程序性坏死,加重炎症反应程度。分离获得的姜辣素、挥发油和药渣水提物 3 个部位中只有姜辣素部位可显著降低半夏毒针晶导致的巨噬细胞 TNF-α 释放增加,具有拮抗半夏致炎效应的作用。姜辣素可以显著拮抗半夏毒针晶、凝集素蛋白诱导巨噬细胞释放炎症因子 TNF-α、IL-1β 和 IL-6 的作用,并呈量效相关;姜辣素可抑制半夏毒针晶导致的细胞变形及吞噬异物的作用;抑制半夏凝集素蛋白导致的细胞肿胀和细胞膜破损作用,表明姜辣素可显著拮抗半夏毒针晶、凝集素蛋白激活巨噬细胞;姜辣素可显著抑制半夏毒针晶、凝集素蛋白刺激巨噬细胞所导致的中性粒细胞迁移及 ROS 的释放;抑制半夏凝集素蛋白刺激巨噬细胞导致的 NF-κB 的激活,同时可恢复 Caspase 8 的表达水平,降低 RIP3 的表达水平。故姜辣素拮抗半夏刺激性毒性的作用表现为抑制了半夏毒针晶、凝集素蛋白刺激巨噬细胞导致的炎症反应,抑制了包括巨噬细胞激活,炎症因子释放,中性粒细胞迁移聚集,抑制了 NF-κB 炎症通路和 RIP3 相关的程序性坏死通路的激活。通过上述研究,进一步证实了半夏的刺激性毒性作用是半夏毒针晶产生的机械刺激与半夏凝集素蛋白产生的化学刺激双重作用的结果。半夏中的毒性成分毒针晶可刺激巨噬细胞发生吞噬作用,同时毒针晶及凝集素蛋白均可诱导巨噬细胞释放大量炎症因子,并诱导中性粒细胞到达炎症部位,造成严重的炎症反应,且毒针晶与凝集素蛋白可协同作用而加重炎症反应程度。半夏凝集素蛋白刺激巨噬细胞导致炎症的机制是促使细胞质内静息 NF-κB 的二聚体 P65 转位至细胞核中,激活 NF-κB 信号通路,从而导致炎症的发生;抑制 Caspase 8 相关的细胞凋亡并激活 RIP3 相关的氧化应激反应通路,促使巨噬细胞释放大量 ROS 导致程序性坏死,加重炎症反应程度。生姜中拮抗半夏刺激性毒性的有效部位是姜辣素部位。姜辣素拮抗半夏刺激性毒性的机制是抑制了半夏毒针晶、凝集素蛋白刺激巨噬细胞导致的炎症反应,抑制了包括巨噬细胞激活,炎症因子释放,诱导中性粒细胞迁移聚集;抑制 RIP3 相关的氧化应激反应,抑制因巨噬细胞释放 ROS 导致的程序性坏死,进一步减轻凝集素蛋白引起的炎症反应。

【现代炮制工艺研究】 据报道,采用综合评分的方法对姜半夏炮制工艺进行了研究,结果表明每 100kg 半夏用姜汁 15kg,白矾 8kg,煮制 2~3 小时,汁被吸尽和采用 L$_9$(3^4) 正交试验法,以姜半夏中有机酸、生物碱和白矾残留量为考察指标,用综合加权评分法优选姜半夏炮制工艺,结果表明白矾用量为主要影响因素,每 100g 半夏用生姜 25g,白矾 12.5g,煮制 5 小时为最佳工艺。

又报道,采用姜矾蒸制法,其制品优于《中国药典》法炮制品,其获得率高,不粘锅。

四、法半夏

【古代炮制法则】 用大半夏,汤洗七次,焙干再洗,如此七转,以浓米泔水浸一日夜,每一两用白矾一两半,温水化浸五日,焙干,以霜白一钱,温水化,又浸七日,以浆水慢火内煮沸,焙干收之（明·《本草纲目》）。浸七日，逐日换水，沥去其涎，同皂荚、白矾、姜汁、甘草递浸，以制其毒。次用皂荚水、白矾水、生姜水、甘草水各浸七日夜，即为法制（清·《本草汇纂》）。

【现代炮制经验】

1. **姜、皂、甘草、矾、芒硝制**　半夏100斤，生姜、皂角、甘草各6斤，白矾冬季3斤、夏季6斤，芒硝夏季3斤、冬季6斤。除半夏外，混匀打碎（成都）。

将上药分为五份，先取一份用布包好，加水漂泡半夏，夏季3天，冬季4天，换水；再取另一份药物，如前法浸泡；至五份药物泡后，再用清水泡1天，取出切片，晒干即可。

2. **姜、皂、甘草、石灰制**　半夏100斤，姜10斤，甘草、皂角各5斤，石灰30斤（西安）。

取半夏加水浸，夏季5天，春秋7天，冬季10天（每天换水2次，冬季1次），捞出置缸内，以一层半夏，一层配料铺平，从上浇适量冷水，使石灰泛开，约1小时后加大水搅匀，放6小时，捞出，晒干，用麻袋撞去石灰，捣碎。

3. **石灰、皂、姜、玄明粉制**　半夏100斤，石灰4斤，皂角3~5斤，姜、玄明粉各5斤（南京）。

取半夏用水漂3~5天（每天换水），再加石灰泡2天，淘净，以清水泡，加皂角、生姜再泡10~15天，取出，洗净，以玄明粉水拌匀晒干，以色白起粉为佳。

4. **甘草、石灰、矾制**　半夏100斤，甘草16斤，石灰30斤，矾2斤（内蒙古、北京）。

取半夏用水泡，春秋泡21天（夏季少泡，勿日晒，每天换水3次，冬季多泡，每天换水1次），泡至10天后，如起白沫加少许矾泡1天后换水，至无麻辣味；另取甘草熬汤，放入石灰溶化，除去石灰渣，加入泡过的半夏，泡约5天，至颜色均匀，内心黄透，捞出阴干。

5. **姜、矾、石灰制**　半夏100斤。姜12斤半，白矾、石灰适量（镇江）；或姜25斤，白矾、石灰各5斤（重庆）。

（1）取半夏用水泡约15天后（每天换水），与捣碎的生姜、石灰、白矾拌匀，放水与药面平，日晒夜露约10天，淘净石灰，再用清水漂1周（每天换水）洗净，晒干（镇江）。

（2）取生半夏用水泡2天（每天换水2次）捞出，与姜汁拌匀，加清水同泡，至第5天，加白矾拌匀，再泡2天，取出，以澄清的石灰水淘洗1次，晒干（重庆）。

6. **姜、矾、甘草制**　鲜半夏100斤，生姜20斤，甘草3斤，白矾半斤（云南）。

先以生姜10斤切片，加白矾半斤与鲜半夏拌匀，煮2小时捞出，晾干，切5厘厚的片，晒至八成干，再用生姜10斤捣汁，将甘草3斤用20斤水泡2天，倒入半夏片以吸尽甘草水及姜汁，晾干水汽，用大火蒸2小时，取出，晒干（若用干半夏则先用清水泡5天，每天换水1次，然后依上法炮制）。

7. **甘草、姜、石灰制**　半夏100斤，甘草、生姜各5斤，石灰粉50~100斤（山东）。

取半夏用水泡7~10天（每天换水2次）至透，捞出，再入甘草、生姜水内泡2天，以石灰、半夏逐层相隔铺于缸内，盖严，闷2天，洗去石灰，晒干，呈淡黄色即可。

8. **石灰、朴硝、矾、姜、甘草制**　半夏100斤，朴硝、白矾、鲜姜各2斤，甘草16斤（北京）。

取半夏加水泡7天（每天换水2次），再用白灰水泡4天，每天搅拌，并倒缸，撤去灰水，清水泡6天（换水同上），再用朴硝、明矾水泡3天，每天搅拌倒缸，撤去硝、矾水后，用清水泡3天（换水同上），再用姜水泡2天，然后加入甘草水（将甘草轧酥，提前4天泡水），连原泡的姜水一起泡7天后，再用白灰水（15斤）泡4天，最后洗去白灰，阴干或晒干。

9. **石灰、朴硝、矾、甘草、姜黄制**　半夏100斤，石灰100斤，朴硝、白矾各25斤，甘草10斤，姜黄粉4两（山东）。

取较大的半夏加水泡 7 天(夏季每天换水 3 次,最好春秋季作),加石灰泡 7 天,再用清水泡 7 天(换水同上),加朴硝、白矾泡 7 天,最后用甘草、姜黄粉泡 35 天,以泡透为止,捞出阴干。

10. **白灰、甘草、皂角、姜、矾、广陈皮制** 半夏 100 斤,白灰 50 斤,甘草、皂角、鲜姜各 15 斤,白矾 12 斤,广陈皮 10 斤(天津)。

取半夏用水泡 7 天(每天换水 2 次),以皂角、鲜姜、广陈皮分别煎汤各泡 7 天(每天倒缸 2 次,不换水),再用白矾水泡 7 天(每天倒缸 1 次,不换水),以清水漂 7 天去矾(每天换水 1 次),晒干;以甘草煎汤泡 7 天(每天倒缸 1 次,不换水),将石灰化开后去渣,泡 2~3 天;待半夏内心呈深黄色,取出阴干。

11. **石灰、姜、皂、甘草、矾等药汁制** 半夏 100 斤,生石灰 10 斤,生姜 5 斤,生皂角 4 斤,甘草、明矾各 2 斤,紫苏叶、薄荷、陈皮、杏仁、白芥子各 1 斤(湖北)。

取生半夏以米泔水或清水漂 15 天(以春秋为宜,每天换水 1 次)捞出,以皂角煎水浸 3 天,捞出与生姜片同漂 3~5 天,再用紫苏叶、薄荷、陈皮、杏仁、白芥子合煎的汤浸 3 天,然后与甘草段合浸 3 天,捞出与生石灰块逐层相隔铺好,加水至与半夏平,烧 20 分钟后,用木棒搅匀(每天搅 1~2 次),3 天后起缸,用清水漂 3 天(每天换水 1 次),再捞出,以明矾泡 1 夜后,捞出晒干。

12. **石灰、皂、姜等药汁制** 生半夏 100 斤,生石灰块 5 斤,皂角、生姜各 2 斤,麻黄、桂枝各 1 斤,甘草 3 斤(贵州)。

取生半夏加水泡 7 天(每天换水 1~2 次),再加入石灰水中搅拌澄清,倾取上层清液保存,再加水搅匀,再取上层清液,反复数次,至清液能淹没半夏为度;泡 1 昼夜,换清水泡 7 天(冬季每天换水 1 次,夏季 2 次),再加入皂角、甘草、麻黄、桂枝、生姜的放冷煎液淹没半夏,泡 1~2 天,再用清水泡 5 天,至无麻辣味时取出晒干。

亦有将上法所制之法半夏在锅中炒焦,按每斤法半夏洒入姜汁 4 两拌炒均匀,至炒干为止。或先将姜汁润湿半夏后再炒干(姜炒的目的,是恐法半夏制得不好,毒未去尽,再用姜炒 1 次;如法半夏制得好,可以不用姜炒)。

13. **药汁制** 炙半夏 500 斤,配下列三方各药:

处方(1):枳壳 22 斤半,广陈皮 32 斤,甘草 25 斤,五味子、川芎、薄荷各 1 斤 14 两,青皮 3 斤 2 两。上药七种轧成粗末,混合煎汁。

处方(2):官桂 1 斤 14 两,砂仁 3 斤 2 两,广木香、檀香、丁香各 1 斤 14 两,豆蔻仁 15 两。上药六种共研细末。

处方(3):姜黄 10 斤单独轧成细粉(北京)。

制法:取生半夏加水浸 7 天(每天换水 2 次),以等量的石灰化水去渣,浸 7 天,去石灰水,用清水泡 7 天,晒干即为炙半夏。

取处方(1)枳壳等药,置大铜锅中加水煮沸约 2 小时,再加水煮 2 小时,共煮 4 次,后用压榨器将药渣轧榨取汁共得煎液 2 000 斤,混匀后分装于 6 个缸内(每缸约 330 斤),趁热每缸加入处方(3)的姜黄粉约 1 斤 10 两及炙半夏约 83 斤,搅拌。另将处方(2)官桂等药粉分装 6 个大布袋(每袋约 3 斤 5 两),每缸放 1 袋同浸约 35 天(每天倒缸 1 次,倒缸时将上层药移于另缸底,以驱散热气),以炙半夏内外黄透均匀为度,捞出阴干。

【现代炮制规范】

1. 取半夏,大小分开,用水浸泡至内无干心,取出;另取甘草适量,加水煎煮二次,合并煎液,倒入用适量水制成的石灰液中,搅匀,加入上述已浸透的半夏,浸泡,每日搅拌 1~2 次,并保持浸液 pH 12 以上,至剖面黄色均匀,口尝微有麻舌感时,取出,洗净,阴干或烘干,即得。每 100kg 净半夏,用甘草 15kg、生石灰 10kg。(药典 2020)

2. (1) 取净半夏,大小分开,用水浸泡至内无干心,取出;另取甘草适量,加水煎煮二次,合并煎液,倒入用适量水制成的石灰液中,搅匀,加入上述已浸透的半夏,浸泡,每日搅拌 1~2 次,并保持浸液 pH 12 以上,至剖面黄色均匀,口尝微有麻舌感时,取出,洗净,阴干或烘干,即得。每 100kg 净半夏,用甘草 15kg、生石灰 10kg。

(2) 照清半夏制法,将半夏浸泡至口尝稍有麻辣感时,再加白矾浸泡 1 日,取出。另取甘草碾碎,加水煎汁二次,合并滤液,用甘草汁泡生石灰,加水适量混合,除去石灰渣,倒入半夏缸中浸泡,每日搅拌,使其颜色均匀,内外均呈黄色,无白心为度,捞出,洗去石灰,阴干。每 100kg 半夏,用白矾 1.8kg,甘草 15kg、生石灰 39kg。(河南 2005)

3. (1) 取净半夏,大小分开,用水浸泡至内无干心,取出;另取甘草适量,加水煎煮二次,合并煎液,倒入用适量水制成的石灰液中,搅匀,加入上述已浸透的半夏,浸泡,每日搅拌 1~2 次,并保持浸液 pH 12 以上,至剖面黄色均匀,口尝微有麻舌感时,取出,洗净,阴干或烘干。每 100kg 净半夏,用甘草 15kg、生石灰 10kg。

(2) 取净半夏,大小分开,用水浸泡 3~10 天(每天换水)至内无干心,加捣碎的白矾水浸泡 3~4 天,取出,洗净,略晾,倒入甘草石灰液(取甘草加水煎汤,待药汁冷却至 50℃左右时,加入石灰,沉淀后,倾出上清液浸泡半夏),浸泡(药汁淹过药面),每天翻动,使其颜色均匀,内外均黄。口尝微有麻辣感时,取出,干燥。每 100kg 半夏,用白矾 2kg、甘草 16kg、石灰 5kg。

(3) 取净半夏,大小分开,用清水浸泡透心后,加入生姜果汁和白矾粉,拌匀,加适量的清水浸泡 10~20 天,至口尝微有麻辣感时,放去药汁,用清水漂净姜矾水,取出,干燥。每 100kg 半夏,用生姜 10kg、白矾 8kg。(重庆 2006)

4. 将原药除去杂质,分档,洗净,用水浸泡至内无干心,取出;另取甘草适量,加水煎煮二次,合并煎液,倒入用适量水制成的石灰液中,搅匀,加入上述已浸透的半夏,浸泡,每日搅拌 1~2 次,并保持浸液 pH 12 以上,至剖面黄色均匀,口尝微有麻舌感时,取出,洗净,阴干或烘干,即得。每 100kg 净半夏,用甘草 15kg、生石灰 10kg。(上海 2008)

5. 取半夏,大小个分开,用水浸泡至内无干心,取出;另取甘草适量,加水煎煮两次,合并煎液,倒入石灰液中,搅匀,加入已浸透的半夏,浸泡,每日搅拌 1~2 次,并保持浸液 pH 12 以上,至切面黄色均匀,口尝微有麻舌感时,取出洗净,干燥。每 100kg 半夏,用甘草 15kg,生石灰 15kg。(天津 2012)

6. 取净半夏,按上法浸泡至切开内无干心时,捞出。另取定量甘草片,加适量水煎煮两次,合并煎液,过滤去渣。再投入定量生石灰块于甘草汁中,充分搅拌后,静置片刻。取上清液,投入泡好的半夏,每日搅拌 1~2 次,至口尝微有麻舌感,切开,切面呈黄色,均匀(3~5 天),捞出,洗净,阴干(或烘干),用时捣碎。每 100kg 半夏,用甘草 16kg,生石灰块 30kg。(吉林 1986)

7. 取净半夏,大小分档,用水浸泡至内无干心,取出;另取甘草和生姜适量,加水煎煮 2 次,合并煎液,倒入适量的石灰液中,搅匀,加入上述已浸透的半夏,浸泡,每日搅拌 1~2 次,保持浸液 pH 12 以上,至切面黄色均匀,口尝微有麻舌感时,取出,洗净,切厚片,晒干或烘干。每 100kg 半夏,用甘草 15kg,生石灰 10kg,生姜 18kg 或干姜 5kg。(湖南 2010)

8. 取净半夏,大小分开,浸泡 10~12 天,每日轻轻搅拌换水 2 次,至无干心,再用白矾水浸泡3天,去白矾水,用水再泡2天,加甘草、石灰液(取甘草20kg,加水煎煮二次,合并煎液,倒入用适量水制成的石灰液中)浸泡,每日搅拌1~2次,并保持pH 12.0以上,至口尝微有麻舌感,切面呈均匀黄色为度,取出,洗净,阴干或低温烘干。每100kg净半夏,用甘草20kg、白矾2kg、生石灰30kg。(北京2008)

9. 取净半夏,大小分开,浸泡至内无干心,去水,加入甘草、石灰(取甘草加适量水煎2次,合并煎液,倒入加适量水制成的石灰液中,浸泡,每日搅拌1~2次,并保持pH 12以上,至口尝微有麻舌感,切面黄色均匀为度,取出,洗净,阴干或烘干。每100kg半夏,用甘草15kg,生石灰10kg。(山西1984)

10. 取净半夏,大小分开,用水浸泡至内无干心,取出,另取甘草适量,加水煎煮2次,合并煎液,倒入用适量水制成的石灰液中,搅匀,加入上述已浸透的半夏,浸泡,每日搅拌1~2次,并保持浸液pH 12以上,至剖面黄色均匀,口尝微有麻舌感时,取出,阴干或烘干。每100kg净半夏,用甘草15kg,生石灰10kg。(宁夏1997)

11. (1)取净半夏,大小分开,用水浸泡至内无干心。取出,另取甘草适量,加水煎煮二次,合并煎液,倒入用适量水制成的石灰液中,搅匀,加入上述已浸透的半夏,浸泡,每日搅拌1~2次,并保持浸液pH 12以上,至侧面黄色均匀,口尝微有麻舌感时,取出,洗净,阴干或烘干,即得。每100kg净半夏,用甘草15kg,生石灰10kg。

(2)取净半夏,大小分开,用水浸泡3~10天(每天换水)至内无干心,如捣碎的白矾水浸泡3~4天,取出,洗净,略晾,倒入甘草石灰液(取甘草加水煎汤,待药汁冷却至50℃左右时,加入石灰,沉淀后,倾出上清液浸泡半夏)浸泡(药汁淹过药面),每天翻动,使其颜色均匀,内外均黄。口尝微有麻辣感时,取出,干燥。每100kg半夏,用白矾2kg、甘草16kg、石灰5kg。

(3)取净半夏,大小分开,用清水浸泡透心后,加入生姜和白矾粉,拌匀,加适量的清水浸泡10~20天,至口尝微有麻辣感时,放去药汁,用清水漂净姜矾水,取出,干燥。每100kg半夏,用生姜10kg、白矾8kg。(四川2015)

12. 取净半夏按大小分开,浸泡至内无干心,取出沥去水,投入甘草-石灰液(取甘草加适量水煎煮2次,合并煎液,倒入加适量水及生石灰制成的石灰液内)中浸泡,每日搅拌1~2次,并保持pH 12以上,至口尝微有麻舌感,切面黄色均匀为度,取出,洗净,干燥。每100kg半夏用甘草15kg、生石灰10kg。(辽宁1986)

13. 取净生半夏,按大小个分开,用水浸泡(水以淹没药面10~12cm为度)至内无干心时捞出,略晾。另取甘草片,加水煎两次,滤过,去渣,合并滤液。滤液中投入定量石灰块,搅拌,待略沉淀后,滤去沉渣,再将经上述浸泡处理的半夏倒入甘草石灰液中浸泡,每日搅拌1~3次,并保持pH 12以上,至口尝微有麻舌感、新切断面呈均匀黄色时,捞出,洗净,晾干,用时捣碎。每100kg净生半夏,用甘草15kg,生石灰10kg。(甘肃2009)

14. 取净生半夏,大小分开,用水浸泡至内无干心,取出;另取甘草加适量,加水煎煮二次,合并煎液,倒入用适量水制成的石灰液中,搅匀,加入上述已浸透的半夏,浸泡,每日搅拌1~2次,并保持浸液pH 12以上,至剖面黄色均匀,口尝微有麻舌感时,取出,洗净,阴干或烘干,即得。每100kg半夏,用甘草15kg、生石灰10kg。(湖北2009)

15. 取净生半夏,大小分档,用清水浸泡至内无干心时,取出;另取甘草适量,加水煎煮2次,合并煎液,倒入用适量水制成的石灰液中,搅匀。加入上述已浸透的半夏,浸泡,每日搅拌1~2次,并保持浸液pH 12以上,至剖面黄色均匀,口尝微有麻舌感时,取出,洗净,干燥。

每 100kg 半夏,用甘草 15kg,生石灰 10kg。(安徽 2005)

16. 取生半夏,大小分档,用水浸泡至内无干心,取出,加入甘草-石灰液(取甘草加适量水煎煮两次,合并煎液,倒入加适量水制成的石灰液中)浸泡,每日搅拌 1~2 次,并保持 pH 12 以上,至口尝微有麻舌感,切面黄色均匀时,取出,洗净,阴干或烘干;或切厚片后干燥。每 100kg 生半夏,用甘草 15kg、生石灰 10kg。(浙江 2005)

17. 取生半夏,大小分开,分别用水浸泡至内无干心,取出;另取甘草适量加水煎煮 2 次,合并煎液,倒入用适量水制成的石灰液中,搅匀,加入上述已浸透的半夏,浸泡,每日搅拌 1~2 次,并保持 pH 12 以上,至剖面黄色均匀,口尝微有麻舌感时,取出,洗净,干燥,用时捣碎。每 100kg 生半夏用甘草 15kg,生石灰 10kg。(广西 2007)

18. 取半夏,大小分开,用水浸泡至内无干心;另取甘草与白矾共煮,制得甘草白矾混合液。将甘草白矾混合液倒入浸泡池内,把浸透的半夏取出,冲洗净,沥干后投入甘草白矾混合液中,煎液应高出半夏 5~10cm,泡至切面淡黄色,且色泽均匀,口尝微有麻舌感,取出,干燥,捣碎。每 100kg 净半夏,用甘草 15kg、白矾 15kg。(福建 2012)

19.(1)炙鲜法半夏:①炙鲜山珠半夏。取原药洗净泥土,撞净外皮,每 50kg 加生姜 7.5kg(切片)、甘草 1.5kg(打碎)、白矾 0.5kg 与半夏用武火合煮,煮约 1 小时,至透心为度。捞出,晒至半干,用刀切成约 3mm 的圆片,续晒至八成干时;每 50kg 半夏再用甘草 0.5kg(打碎),生姜 2.5kg(捣碎),反复合煮 2 次,共取药汁 15~17.5kg,将晒过的山珠半夏片,放入药汁内拌匀,吸至汁干透心(经常翻动),捞出,放入甑内用武火蒸 3~4 小时,至透心为度,取出晒干或烘干。②炙鲜地珠半夏。取原药洗净泥土,撞净外皮,每 50kg 用甘草 0.5kg(打碎)、生姜 5kg(捣碎)、白矾 0.25kg,与半夏用武火合煮 30 分钟至透心为度,捞出,晒至半干,用刀切成厚约 3mm 的圆片。续晒至八成干,每 50kg 再加甘草 0.5kg(打碎),生姜 2.5kg(捣碎),反复合煮 2 次,共取药汁 12.5~15kg。将晒过的地珠半夏放入药汁内拌匀,吸至汁干透心(经常翻动),捞出,放入甑内用武火蒸约 2 小时至透心为度,取出晒干或烘干。

(2)炙干法半夏:①炙干山珠半夏。取原药拣净,用水浸泡 8~10 天,每日换水一次,泡至透心为度,捞出,放入锅内。每 50kg 加鲜生姜 12.5kg(切片),甘草 1.5kg(打碎),白矾 1kg 与半夏用武火合煮 2~3 小时。其他晒、吸、蒸、切片方法同鲜山珠半夏。②炙干地珠半夏。取原药拣净杂质,用水浸泡 5~7 日,每日换水 1 次,泡至透心为度,放入锅内。每 50kg 加生姜 10kg(切片),甘草 1.5kg(打碎),白矾 1kg 与半夏同用武火合煮 1~2 小时,至透心为度。其他晒、吸、蒸切片方法同鲜半夏。③炙干半夏片。取原药材拣净杂质,每 50kg 加生姜 7.5kg(打碎),甘草 2.5kg(打碎)、白矾 0.25kg,加水适量,用武火煮 1~2 小时,反复煮 2 次,滤渣,取汁 20~25kg,放入半夏片内浸入药汁至干,取出,放入甑内用武火蒸 2~3 小时,取出,晒或烘干即可。(云南 1986)

20. 取饮片生半夏,大小分开,用水浸泡至内无干心,取出;另取甘草适量,加水煎煮二次,合并煎液,倒入用适量水制成的石灰液中,搅匀,加入上述已浸透的生半夏,浸泡,每日搅拌 1~2 次,并保持浸液 pH 12 以上,至剖面黄色均匀,口尝微有麻舌感时,取出,洗净,阴干或烘干,即得。每 100kg 生半夏,用甘草 15kg、生石灰 10kg。(陕西 2008)

21. 取饮片生半夏,大小分开,用水泡漂 7~14 天(一般夏天 7 天、春秋 10 天、冬天 14 天),取出,置容器内与辅料分层间隔平铺,从上面浇水淹没,使石灰块泛开,1 小时后,加大量水浸泡,每日搅拌一次至泡透,取出,洗净石灰,除去杂质,干燥。每 100kg 生半夏,用甘草和皂

角各 5kg、生姜 10kg、生石灰 30kg。(陕西 2008)

22. 取净半夏,大小分开,用清水浸泡至内无干心,取出;另取甘草适量,加水煎煮 2 次,合并煎液,倒入用适量水制成的石灰液中,搅匀,加入上述已浸透的半夏,浸泡,每日搅拌 1~2 次,并保持浸液 pH 12 以上,至剖面黄色均匀,口尝微有麻舌感时,取出,洗净,阴干或烘干,即得。每 100kg 净半夏,用甘草 15kg、生石灰 10kg。(江苏 2002)

23.(1)取生半夏,大小分开,用水浸泡至内无干心,取出;另取甘草适量,加水煎煮 2 次,合并煎液,倒入用适量水制成的石灰液中,搅匀,加入上述已浸透的半夏,浸泡,每日搅拌 1~2 次,并保持浸液 pH 12 以上,至剖面黄色均匀,口尝微有麻舌感时,取出,洗净,阴干或烘干,即得。每 100kg 净半夏,用甘草 15kg、生石灰 10kg。

(2)取生半夏,大小分开,加皂角、甘草漂 2~3 周,至内无干心、口尝麻辣味减至轻度时,取出;再加白矾粉,反复搅拌,腌 8 小时,然后加清水至没过药面约 10cm。注意不使白矾粉冲沉缸底,继续腌 2 天,至口尝无或微有麻舌感时,取出,洗净,切厚片,干燥,即得。每 100kg 净半夏,用皂角 5kg、甘草 6kg、白矾 1kg。

(3)取生半夏,大小分开,加清水浸泡 7~10 天,每天换水 2~3 次,中途分两次沥干水,用白矾粉(半夏 100kg:白矾 5kg)拌匀,腌 24 小时后,加清水浸泡至规定时间,捞出,干燥。再倒入容器内,用皂角、干姜、薄荷、陈皮、甘草、白矾和皮硝等药粉拌匀,加沸水冲泡搅拌,药汁超过药面约 15cm,密闭,放室内阴凉处浸泡 21 天,至口尝微有麻舌感时,取出,洗净,切厚片,干燥,即得。每 100kg 半夏,用皂角、干姜、薄荷、陈皮、甘草各 3kg,白矾 12.5kg,皮硝 5kg。(江西 2008)

【饮片性状】呈类球形或破碎成不规则颗粒状。表面淡黄白色、黄色或棕黄色。质较松脆或硬脆,断面黄色或淡黄色,颗粒者质稍硬脆。气微,味淡略甘、微有麻舌感。

【性味与功效】辛,温。归脾、胃、肺经。燥湿化痰。用于痰多咳喘,痰饮眩悸,风痰眩晕,痰厥头痛。法半夏多用于燥湿化痰。

【使用注意】不宜与川乌、制川乌、草乌、制草乌、附子同用。

【现代炮制机制研究】有文献认为,甘草减半夏的毒性机制主要有下列几点。①与毒物结合:甘草皂苷的水解成分葡糖醛酸可与很多分子中含有羟基或羰基或在体内生成羟基或羰基的毒性物质结合,生成不被人体吸收的结合型葡糖醛酸物质而减毒。②吸附作用:甘草皂苷有类似活性炭作用,能吸附毒物,且吸附作用随剂量增加而增大。③甘草次酸有肾上腺皮质激素样作用,能加强肝的解毒功能。

【现代炮制工艺研究】据报道,采用多指标综合加权评分方法,结果表明:温度 50℃,浸泡时间 48 小时,加辅料量 4 倍,压力 1.6×10^5Pa 为较佳工艺;在 30℃下,每 100g 半夏,用生石灰 10g,甘草 15g,浸泡 48 小时;每 100g 半夏,生石灰加水量 30g,甘草浓缩体积 200ml,浸泡 6 天,温度在 25℃左右和每 100g 半夏,以 15g 甘草煎煮 1 小时,浓缩成 180ml,浸泡 7 天为最佳炮制工艺。

(一)醋炒半夏

【古代炮制法则】醋浸一宿,银石器中,煮醋尽焙(宋·《圣济总录》)。醋炒(清·《本经逢原》)。

【现代炮制规范】取法半夏片拣净杂质,每 50kg 加醋 10kg。兑沸水适量,喷洒拌匀,吸约半小时,再放入锅内,用文火不断拌炒至醋干,表面呈淡褐色,铲出晾冷即可。(云南 1986)。

（二）胆炒半夏

【古代炮制法则】 猪胆汁炒（宋·《圣济总录》）。

【现代炮制规范】 取法半夏片拣净杂质，每50kg加醋1kg。兑沸水适量溶化，将胆水汁喷洒拌匀于半夏片吸约30分钟，再放入锅内用文火不断拌炒至胆汁干，表面淡黑黄色，铲出晾冷即可。（云南1986）

（三）砂炒半夏

【现代炮制规范】 先将河砂放入锅内炒热，倒入法半夏不断拌炒至半夏发泡成淡黄色时，取出，筛去砂即可（该法适用于中成药制剂）。（云南1986）

五、制半夏

【古代炮制法则】 用水浸透，内无白心为度，入明矾、生姜水煮透，略干，切片（宋·《卫济宝书》、宋·《本草衍义》）。

【现代炮制规范】 将原药除去杂质，分档，用8%的明矾水浸泡至口嚼5分钟微有麻舌感，洗去明矾水，取出，晾至半干，切薄片，干燥至七八成干，拌入姜汁，干燥，筛去灰屑。每100kg净半夏，用净鲜生姜18kg打汁，无鲜生姜时可用净干姜3kg煎汁。（上海2008）

【饮片性状】 本品呈薄片状或不规则碎片状，直径0.5~1.5cm。表面类白色至淡黄色，有的可见点状根痕。切面类白色，粉性。质硬脆，易碎。气微，味淡。

【性味与功效】 辛，温。归脾、胃、肺经。燥湿化痰，降逆止呕，消痞散结。制半夏长于降逆止呕。

【使用注意】 不宜与川乌、制川乌、草乌、制草乌、附子同用。

六、仙半夏

【古代炮制法则】 入盆内，泡二七日足，日晒夜露搅之。将药取出与半夏同白布包住，放在热炕，用器扣住，至三炷香时，药用大半夏一斤（石灰一斤，滚水七八碗入盆内，搅晾冷，澄清去滓，将半夏入盆内，手搅之，日晒夜露七日足，捞出，井花水洗净三四次，泡三日，每日换水三次，捞起控干。用白矾八两，皮硝一斤，滚水七八碗，将矾、硝共入盆内，搅晾温，将半夏入内浸七日，日晒夜露，日足取出，清水洗三四次，泡三日，每日换水三次，日足取出，控干入药），甘草四两，南薄荷四两，丁香五钱，白豆蔻三钱，沉香一钱，枳实三钱，木香三钱，川芎三钱，陈皮五钱，肉桂三钱，枳壳五钱，五味子五钱，青皮五钱，砂仁五钱，右共十四味，切片，滚水十五碗晾温，将半夏同药与半夏分开，半夏干收用（清·《本草纲目拾遗》）。

【现代炮制经验】

1. 半夏100斤，配下列各药：

处方（1）：石灰、矾各25斤，皮硝6斤4两（浙江甲）；或石灰100斤，矾50斤，皮硝100斤（镇江）。

处方（2）：甘草、薄荷各25斤，陈皮、青皮、砂仁、五味子、枳壳、丁香各3斤2两，枳实、肉桂、木香、豆蔻、川芎各1斤14两，沉香10两。上药混合煎汁（甘草切片煎；砂仁不能久煎，否则半夏发黑；薄荷不能久煎，否则半夏发青）（镇江、浙江乙）。

制法一：半夏以清水漂3天（每天换水2次），加明矾水浸1个月，去矾水，将石灰溶于水中，去渣倒出，澄清液加入皮硝，化开后倒入半夏缸中，浸2昼夜，除去皮硝水，用清水漂3~4

天,充分干燥后,再倒入处方(2)的浓药汁中,拌匀,每天上下翻动 2 次使吸尽,取出再日晒夜露 3~4 天至充分干燥(浙江甲:皮硝水淹时不能过久,否则半夏要发松。明矾能防腐制毒。石灰能去半夏之滑涎。皮硝水能制石灰之燥性,并有防腐作用)。

制法二:取半夏于石灰水(石灰溶于沸水,澄清去渣)中浸 7 天(每天搅 1 次),捞出,淘洗 2~3 次,以清水浸 3 天(每天换水 1 次),以明矾、皮硝溶于沸水中,去渣,倒入半夏,浸 7 天后,淘洗 3 次,再以清水浸漂 3 天(每天换水 2 次),取出晒干,浸入处方(2)的浓药汁中①,使充分吸收,日晒夜露至充分干燥(镇江、浙江乙)。

注:①将处方(2)的药料与半夏同入盆内用温开水搅泡,日晒夜露共 27 天,取出用白布包好,放入用火烧热的坑内,闷 3 小时后将半夏拣净,晒干即可(镇江)。

2. 半夏 100 斤,配下列各药:

处方(1):矾、姜各 25 斤(上海);或矾 25 斤,生姜 6 斤 4 两(内蒙古)。

处方(2):甘草、薄荷各 2 斤半,陈皮、五味子、青皮各 5 两,炒枳壳 4 两,炒枳实、川芎各 3 两。上药共煎浓汁(煎汁多少以能盖过 100 斤半夏药面为度)(内蒙古、上海)。

处方(3):丁香、木香、砂仁各 5 两,豆蔻、肉桂各 3 两,沉香 1 两。上药共研细粉(内蒙古、上海)。

制法:取半夏以处方(1)生姜、白矾拌匀,置缸内用水淹,夏秋淹 30 天,春冬淹 40 天,捞出淘净,再用清水漂,夏秋漂 5 天,春冬漂 7 天,每天换水 1 次,继将淹漂过的半夏切碎,日晒夜露 7 天后,与处方(2)的浓药汁拌匀,(药汁以盖过药面为度)令吸尽,再与处方(3)的药粉混合拌匀,晒干。

【现代炮制规范】将制半夏先用下列药汁拌入,使之均匀吸尽,再加下列粉料与制半夏拌匀,晒干。药汁:每 100kg 制半夏,用甘草 2.5kg、炒枳实 0.19kg、陈皮 0.31kg、五味子 0.31kg、炒枳壳 0.25kg、薄荷 2.5kg、川芎 0.19kg、小青皮 0.31kg,加水过药面,水煎两次,每次 1 小时,压榨后,去渣取汁。粉料:每 100kg 制半夏,用公丁香 0.31kg、木香 0.31kg、白豆蔻 0.19kg、沉香 0.06kg、肉桂 0.19kg、砂仁 0.31kg,各研取净粉,过 80 目筛,混合均匀。(上海 2008)

【饮片性状】表面淡棕黄色,切面淡黄色,附着有灰黄色粉末,气香,味微甜,有辛凉感,余同制半夏。

【性味与功效】辛,温。归脾、胃、肺经。化痰止呕,和胃燥湿。仙半夏长于化痰止呕,和胃燥湿。

【使用注意】不宜与川乌、制川乌、草乌、制草乌、附子同用。

七、京半夏

【古代炮制法则】大半夏 1 斤,石灰 1 斤,滚水 7~8 碗入盆内,搅晾冷,澄清去滓,将半夏入盆内,手搅之,日晒夜露 7 天足,捞出,井花水洗净 3~4 次,泡 3 日,每日换水 3 次,捞起控干。用白矾 8 两,皮硝 1 斤,滚水 7~8 碗,将矾、硝共入盆内,搅晾温,将半夏入内浸 7 日,日晒夜露,日足取出,清水洗 3~4 次,泡 3 日,每日换水 3 次,日足取出,控干入药(明·《增补万病回春》、明·《本草纲目》)。

【现代炮制经验】

1. 半夏 100 斤,甘草、石灰各 15 斤(江西南昌)。

取半夏加水浸泡,春冬泡 10 天,夏季泡 7 天(每天换水 1 次),再以甘草水泡 2 天,然后加石灰同泡 5~6 天（不换水），每天搅 1 次，至内心呈黄色，捞出，晒干，撞去外表石灰。

2. 半夏 100 斤，石灰 30 斤，甘草 10 斤，栀子仁 2 斤（云南）。

取半夏用河水浸泡 15 天（每天换水 1 次），石灰水泡 30 天（隔天搅 1 次），淘去石灰水，再用清水漂 10 天（每天换水），以漂尽石灰为度；以甘草、栀子仁煎汤浸半夏，待汁吸尽黄透，取出晒干，装入麻袋内撞滑即可。

3. 法半夏 100 斤，陈皮 3 斤，甘草 5 斤（湖北）。

取法半夏，用陈皮、甘草汤（先煎水去渣），漂至黄透，晒干。

【现代炮制规范】
1. 取半夏，除去杂质，大小分开，用水泡透心（每天换水一次），弃去水，将皂角、甘草 5kg、桂枝、麻黄、小茴香、南坪细辛共煎取浓汁，放冷，加入芒硝、白矾、干姜（粉），混匀，加入半夏中，泡至微有麻味（约 10 天），取出半夏；再将剩余的甘草煎取浓汁，与石灰混匀，放入半夏泡至黄色透心，无麻味（4 天左右），取出，洗去石灰水，干燥，或切片干燥。每 100kg 半夏，用芒硝 6kg、干姜（粉）2kg、麻黄 5kg、桂枝 1.5kg、小茴香 3kg、南坪细辛 1kg、石灰 15kg、甘草 25kg、皂角 6kg、白矾 6kg。（四川 2015）

2. 取半夏，除去杂质，大小分开，加白矾、芒硝各 8kg，加水浸泡至透心，弃去水，用水洗 1~2 次；将鲜生姜捣碎煎汁浸泡半夏至无麻味，取出，干燥；将桂枝、麻黄、南坪细辛、甘草 5kg、栀子 4.4kg 共煎取浓汁，加入白矾、芒硝各 3kg 搅匀后，将半夏放入浸泡 7 天；加入石灰粉，搅拌均匀，继续浸泡至内心呈黄色，取出，干燥。将剩余的甘草和栀子煎取浓汁，浸入半夏，拌匀，2~5 分钟后取出，干燥，或切片，干燥。每 100kg 半夏，用生姜 8kg、白矾 11kg、南坪细辛 0.5kg、芒硝 11kg、麻黄 1kg、桂枝 1kg、甘草 7kg、栀子 7kg、石灰粉 7~9kg。（四川 2015）

3. 取药材，挑选，浸泡 5 天，每天换水一次。取浸泡后的半夏，加石灰液，浸泡 10~15 天，每天搅拌一次，取出，淘洗净石灰，再用清水浸漂 3~5 天，每天换水一次，漂至石灰水排净，取出，晾干。加入混合辅料汁，浸吸约 4 天，每天搅拌一次，浸吸至透心，取出，干燥，即得。每 1 000g 净药材，用生石灰 300g、甘草 100g、栀子 20g。

石灰液：取生石灰 300g 加水适量使溶化，除去杂质，制成石灰液约 1 500g，即得。

混合辅料汁：取甘草（切片）100g、栀子（破碎）20g，水煎煮三次，第一次 2 小时，第二、三次各 1 小时，滤过，合并滤液，浓缩至约 1 500g，即得。（云南 2005）

【饮片性状】本品形同生半夏。外表黄色或金黄色，颗粒大小均匀，质脆，内心黄色。无麻味。

【性味与功效】辛，温。健脾化痰，解表止咳。京半夏偏于健胃化痰或增加解表、止咳作用，主要用于止呕及体虚者之多痰咳嗽。

【使用注意】不宜与川乌、制川乌、草乌、制草乌、附子同用。

（一）炙珠夏

【现代炮制规范】先将小粒干燥的地珠半夏（半夏的别名），筛净杂质，浸泡约 5 天，浸泡时每天换水一次，每 50kg 半夏加生石灰（矿子灰）15kg，盛于竹箩内再放入半夏缸内溶化后去净石块杂质，共浸泡 10~15 天，浸过药面 1~2 寸，每日搅拌 1 次，取出后淘洗净石灰，继续再用清水浸泡漂 5 天左右，每日换水 1 次，漂至灰水排净时，取出晒或烘干即成珠半夏。（云南 1986）

（二）炙京半夏

【现代炮制规范】挑选中个的干地珠半夏(加工过程、浸泡时间和石灰量同珠半夏)，至石灰水漂净时捞出，晾干水分，再放置于缸内，每50kg半夏加甘草5kg(打碎)，栀子仁1.5kg(打碎)，合并反复煎煮2~3次，滤渣取汁，药汁应将半夏淹没为度，浸吸4天，每日搅拌1次，浸吸至水干透心，半夏变黄色，取出晾干后，再放入麻袋或竹箩内，撞去外皮即可。(云南1986)

八、竹沥半夏

【古代炮制法则】姜汁竹沥或荆沥和之(明·《本草纲目》)。

【现代炮制经验】

1. 姜半夏100斤。竹沥：12斤半(镇江、上海)；25斤(苏州)。

(1) 将轧碎的姜半夏与竹沥拌匀，待竹沥被吸尽后，取出晾干(苏州、上海)。

(2) 取姜半夏与竹沥同炒即可(镇江)。

2. 半夏100斤，矾25斤，姜片18斤12两，姜汁18斤12两(以6斤2两生姜捣汁加水)，竹沥25斤(浙江)。

取半夏加水泡3天(每天换水1次)，加姜片、矾拌匀，注入清水使盖过药面，密封，浸渍30天，捞出，水淘3次，置缸内漂3天(每天换水1次)以去矾质，捞起，去姜片，日晒夜露3~4天，加竹沥、姜汁拌匀，使吸干，晒干后对劈成半即可。冬季不宜炮制，因夜露会冻裂，以深秋为宜。

【现代炮制规范】

1. 将制半夏用鲜竹沥拌匀，使之均匀吸尽，晾干。每100kg制半夏，用鲜竹沥12.5kg。(上海2008)

2. 取一法姜半夏，与竹沥拌匀，稍闷，干燥。每100kg姜半夏，用鲜竹沥25kg。(浙江2005)

3. 取姜半夏加竹沥拌匀，待吸尽，干燥。每100kg姜半夏，用竹沥12.5kg。(江苏2002)

【饮片性状】淡黄色至黄色，余同制半夏。

【性味与功效】辛，平。清热化痰止咳。竹沥半夏清热化痰止咳作用增强。宜用于胃热呕吐，或肺热咳痰、黄稠而黏，或痰热内闭、中风不语等证。

【使用注意】不宜与川乌、制川乌、草乌、制草乌、附子同用。

【现代炮制机制研究】有研究通过对小鼠生理生化指标的检测分析，探讨生半夏和竹沥半夏的寒热药性，发现与对照组比较，生半夏组、竹沥半夏组对小鼠的体重、进食量、肝脏系数的变化均无明显区别；生半夏组可使小鼠的饮水量、体温、耗氧量、Na^+,K^+-ATP酶活力、肝脏组织总蛋白含量增加；竹沥半夏组可使小鼠的饮水量、体温、耗氧量、Na^+,K^+-ATP酶活力、肝脏组织的蛋白含量降低。生半夏和竹沥半夏两者药性的差异可通过饮水量、体温、耗氧量、Na^+,K^+-ATP酶活力、肝脏组织总蛋白含量等生理生化指标得以反映，该结果与传统的"竹沥能转半夏之温热之性而为寒凉"的理论相一致。

九、苏半夏

【现代炮制经验】

1. 半夏100斤，矾1斤4两，生盐2两(指1次用量。广东)。

取半夏加水浸 2 天(每天换水 3 次),将矾、盐溶于开水中,浸半夏 4 天后,再换新鲜的矾、盐水浸 4 天,共 7 次为度。

2. 清半夏 5 斤,生姜、朴硝各 4 两,甘草 3 两 7 钱,大皂角 2 两,盐 5 两 7 钱,党参 2 两 6 钱,桔梗 1 两 7 钱,五味子 1 两,青蒿适量,川贝 7 两,西洋参 1 两 5 钱,肉桂 7 两,枇杷露 1 斤,梨膏 2 两(成都)。

取清半夏,加姜、朴硝、甘草(2 两),皂角与水漂泡 14 天,取出晒干,再加甘草(1 两 7 钱)、青盐、党参、桔梗、五味子的浓汁,煮至水干,倾入容器中,上盖青蒿一层,使其发酵约 1 天,至热度透底为度,取出将川贝、西洋参、肉桂末、梨膏、枇杷露混匀,撒于半夏上面,晒干透即可。

【性味与功效】辛,温。降气化痰平喘。苏半夏降气化痰平喘作用增强,适用于脾胃不和,夜卧不安,或小儿食滞痰阻、咳喘呕逆。

【使用注意】不宜与川乌、制川乌、草乌、制草乌、附子同用。

十、青盐半夏

【古代炮制法则】盐汤泡七次(清·《女科要旨》)。青盐炒(清·《类证治裁》)。

【现代炮制经验】半夏 100 斤。姜、矾各 25 斤,青盐 3 斤 2 两(化水 40 斤)(上海);或姜、矾备 25 斤,青盐 1 斤 14 两(苏州)。

(1) 取淹漂过的半夏,淹漂法参考前文"三、姜半夏【现代炮制经验】3. 姜、矾制(5)"上海的制法,切成约黄豆大,晒干,青盐溶于沸水后,倒入半夏中拌匀,使药汁吸尽晒干(上海)。

(2) 取半夏用清水漂,夏秋漂 2 天(每天换水 3 次),春冬漂 7 天(每天换水 1 次),缸底铺一层姜片,再把漂过的半夏与姜片逐层相隔铺好,最上层铺明矾粉加清水至高出半夏 3 寸,夏秋淹 30 天,春冬淹 40 天,然后用清水漂去矾,夏秋漂 5 天(每天换水 2 次),春冬漂 10 天(每天换水 1 次),以无麻性为度;取出日晒夜露 3 天,青盐化水拌匀,令吸尽,晒干捣碎(苏州)。

【现代炮制规范】将制半夏用青盐化水拌匀,使之均匀吸尽,晒干。每 100kg 制半夏,用青盐 3.1kg。(上海 2008)

【饮片性状】味咸,余同制半夏。

【性味与功效】辛、温;有毒。归脾、胃、肺经。燥湿化痰,降逆止呕,消痞散结。青盐半夏与姜半夏相似,其温燥之性稍减。

【使用注意】不宜与川乌、制川乌、草乌、制草乌、附子同用。

十一、宋半夏

【现代炮制规范】将制半夏用下列药汁拌入,使之均匀吸尽,干燥。药汁:每 100kg 制半夏,用陈皮 1.9kg、紫苏子 1.3kg、青礞石 1.3kg、五味子 0.6kg、天花粉 1.3kg、白前 0.6kg、枇杷叶 1.3kg,加水过药面,水煎两次,每次 1 小时,压榨后去渣取汁。(上海 2008)

【饮片性状】淡黄色至淡棕黄色,微具香气,余同制半夏。

【性味与功效】辛、温;有毒。归脾、胃、肺经。燥湿化痰,降逆止呕,消痞散结。宋半夏长于化痰,止咳,止呕。

【使用注意】不宜与川乌、制川乌、草乌、制草乌、附子同用。

附:水半夏

水半夏
Shuibanxia
TYPHONIUM FLAGELLIFORME RHIZOMA

 采制沿革

【来源】为天南星科植物鞭檐犁头尖 *Typhonium flagelliforme*（Lodd.）Blune 的干燥块茎。药材商品来源于野生和栽培,以栽培为主。

【采制】

1. 道地产区　水半夏古文献无记载,原为广西地区用药,20 世纪 60 年代初期将野生种引种栽培,以后由于半夏缺货,开始调运至全国大多数地区,作为半夏代用品。

主产于广西南宁、柳州、玉林等,广东湛江、茂名,江西赣州等地。

2. 采制方法　当年立冬前后,于叶片大部分枯黄时采收。采收的方法:放干田水,待田土晒至发白后,耕松土壤过筛或检取,也可在收获前灌水浸田,用耙来回耙松土壤使块茎浮在水面捞取。收回的鲜半夏,可用去皮机去皮;或放在石灰水中浸一昼夜,或用清水浸泡 15 天左右,用木棒在水池中来回搅动,使其互相摩擦去皮,去皮后晾干水分,用硫黄熏 1 天,晒干或烘干即可。

【品质】以质坚实、粉性足者为佳。

【贮藏】置通风干燥处。防霉,防蛀。

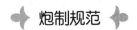 **炮制规范**

一、生水半夏

【现代炮制规范】取原药材,除去杂质,洗净,干燥,筛去灰屑,用时捣碎(广西 2000,甘肃 2009)。

【饮片性状】呈圆锥形、半圆形或椭圆形,直径 0.5~1.5cm,高 0.8~3cm,表面类白色至棕黄色,略有皱纹,残留的外皮为黄白色至棕黄色,并有多数隐约可见的细小根痕,上端类圆形,有凸起的叶痕或芽痕,呈棕黄色至棕色。有的下端略尖。质坚实,断面白色,粉性。气微,味辛辣,麻舌而刺喉。

【性味与功效】辛,温;有毒。归肺、脾经。燥湿化痰,止咳。用于咳嗽痰多,支气管炎。

【使用注意】反乌头。生水半夏有毒,供外用,按特殊管理药品管理。

【现代毒理学研究】水半夏中主要含有氨基酸、有机酸、生物碱、黄酮、萜类等成分。研究表明生水半夏所含的草酸钙针晶是其刺激性成分。

有研究以水半夏各种提取物给小鼠灌胃,观察其急性毒性。结果水半夏水提物急性毒性最大耐受量 LD_{50},水提物为生药 720g/kg,醇提物为生药 900g/kg,酯提物为生药 3 240g/kg。

二、清水半夏

【现代炮制规范】取净水半夏,大小分开,用8%的白矾水溶液浸泡至内无干心,口尝微有麻舌感,取出;用清水洗净,取出,切厚片,干燥,筛去碎屑。每100kg生半夏,用白矾20kg。(安徽2005,湖南2010,广西2007)

【饮片性状】形如水半夏。质脆,易折断,断面略呈角质样。气微,味微涩,微有麻舌感。

【性味与功效】辛,温。归肺、脾经。燥湿化痰,止咳。用于咳嗽痰多,支气管炎。炮制后毒性降低。

【使用注意】反乌头。

三、姜水半夏

【现代炮制规范】

1. 取净水半夏,大小分档,用水浸泡至内无白心,取出,投入姜汁、白矾水中煮透,取出,上锅蒸3小时,稍闷,取出干燥,用时打碎。也可选大粒的干燥至半干切厚片,干燥。每100kg水半夏,用生姜25kg、白矾12.5kg。(广东2011,河南2005,广西2007)

2. 净水半夏,大小分档,用水浸泡至内无白心,取出,投入姜汁、白矾水中煮透,取出,干燥或晾至半干,切薄片,干燥。每100kg水半夏,用生姜25kg、白矾12.5kg。(江西2008)

【饮片性状】形如水半夏或呈圆形、椭圆形薄片。表面黄白色或淡黄棕色,角质样,微有麻辣感。

【性味与功效】辛,温。归肺、脾经。燥湿化痰,止咳。用于咳嗽痰多,支气管炎。炮制后毒性降低。

【使用注意】反乌头。

四、法水半夏

【现代炮制规范】取净水半夏,大小分开,用清水浸泡至内无干心,去水,加甘草-石灰液(取甘草加适量水煎2次,合并煎液,倒入加适量水制成石灰液中)浸泡,每日搅拌1~2次,并保持pH 12以上,至口尝微有麻舌感,切面黄色均匀为度。洗净,阴干或烘干。每100kg水半夏,用甘草15kg、石灰10kg。(安徽2005,广西2007)

【饮片性状】形如水半夏或呈圆形、椭圆形的薄片。表面淡黄白色、黄色或棕黄色。质较松脆或硬脆,断面黄色或淡黄色,颗粒者质稍硬脆。气微,味淡略甘,微有麻舌感。

【性味与功效】辛,温。归肺、脾经。燥湿化痰,止咳。用于咳嗽痰多,支气管炎。炮制后毒性降低。

【使用注意】反乌头。

五、制水半夏

【现代炮制规范】取净水半夏,大小分档,用水浸泡至内无白心,取出,大个的切厚片,加姜汁拌至吸尽,再加白矾粗粉,反复搅拌至匀透,置缸内腌48小时,然后沿缸边加入清水至超过水半夏平面10cm,注意不要使白矾粉冲至缸底,继续腌2~4天,至口尝无麻辣感时,取出,洗去白矾粉,干燥。每100kg水半夏,用生姜18kg、白矾20kg。(河南2005,江西2008)

【饮片性状】形如水半夏。呈黄白色,角质样,微有麻舌感。

【性味与功效】辛,温。归肺、脾经。燥湿化痰,止咳。用于咳嗽痰多,支气管炎。炮制后毒性降低。

【使用注意】反乌头。

参考文献

[1] 钟凌云.半夏刺激性毒性成分、炮制减毒机理及工艺研究[D].南京:南京中医药大学,2007.

[2] 赵腾斐.半夏毒性作用机制及生姜解半夏毒的研究[D].南京:南京中医药大学,2013.

[3] 吴皓,钟凌云,张琳,等.半夏草酸钙针晶的毒性和针晶结合蛋白的研究[C]//中华中医药学会四大怀药与道地药材研究论坛暨中药炮制分会第二届第五次学术会议与第三届会员代表大会论文集.焦作:中华中医药学会中药炮制分会,2007:96-101.

[4] 张琳,吴皓,朱涛,等.多指标正交试验优化清半夏炮制工艺[J].中成药,2008,30(5):704-706.

[5] 汤华清,肖锦,王耀登,等.清半夏的炮制工艺研究[J].湖北中医药大学学报,2012,14(5):39-41.

[6] 王潮奎,慕文静.半夏炮制的实验探讨[J].河南中医药学刊,2001,16(4):12.

[7] 史闰均.生姜对半夏所致刺激性炎症反应的影响[D].南京:南京中医药大学,2011.

[8] 吴皓,叶定江,刁和芳,等.正交法优选姜半夏的最佳炮制工艺[J].中国中药杂志,1996,21(11):660-663,703.

[9] 席环环,钟凌云.正交试验法优选姜半夏炮制工艺[J].中国中医药信息杂志,2012,19(10):54-57.

[10] 王海华.姜半夏炮制工艺研究[J].亚太传统医药,2014,10(19):17-19.

[11] 李本俊,赵华.有毒中药炮制减毒的三类分类法[J].中国实用医药,2014,9(18):260-261.

[12] 胡昌江,李国民,马烈,等.法半夏炮制工艺改革的研究[J].中成药,1999,21(1):18-21.

[13] 张琳,吴皓,朱涛.多指标综合加权评分法优选法半夏炮制工艺[J].中药材,2008,31(1):20-23.

[14] 邓治国.正交设计法研究法半夏的炮制工艺[J].亚太传统医药,2012,8(1):43-44.

[15] 魏运姣,赵熠,宋红萍,等.正交设计法研究法半夏的炮制工艺[J].中国医院药学杂志,2013,33(2):134-136,150.

[16] 杨新杰,杨芳,刘琦,等.基于小鼠生理生化指标探讨生半夏和竹沥半夏的寒热药性[J].云南中医学院学报,2012,35(5):11-14,29.

[17] 吴皓,钟凌云.天南星科有毒中药刺激性作用比较研究[J].中国中药杂志,2008,33(4):380-384.

[18] 钟正贤,周桂芬,陈学芬,等.水半夏提取物的药理研究[J].中药材,2001,24(10):735-738.

8. 甘遂
Gansui
KANSUI RADIX

✤ 采制沿革 ✤

【来源】为大戟科植物甘遂 *Euphorbia kansui* T.N. Liou ex T.P.Wang 的干燥块根。药材商

品来源于野生和栽培品。

【采制】

1. **道地产区** 《名医别录》"生中山川谷"。陶弘景："中山在代郡。先第一本出泰山,江东以来用京口者,大不相似。"日华子《大明本草》："京西者上,汴、沧、吴者次。"苏颂"今陕西、江东亦有之。"《本草品汇精要》"道地:江宁府、京西"。《药物出产辨》"产陕西、山西"。

主产于陕西韩城、三原,河南灵宝,山西临汾、运城。此外,甘肃、湖北、宁夏也产。目前已由野生转为人工栽培,主产区在山西运城绛县。随后产地从绛县迁移到临汾市侯马,近年产地甘遂的产量和种植规模持续缩小。

2. **采制方法** 《本草品汇精要》记述:二月取根,阴干。

现代一般春、秋两季均能采收。春季于出苗到开花前采收,秋季则在地上部分枯萎之后采收,以秋季采收者为佳。挖出后将其放在筐内,置水中,加稻谷皮或石渣,用力撞击去外皮,以硫黄熏后晒干,即为成品。2020年版《中国药典》收载:春季开花前或秋末茎叶枯萎后采挖,撞去外皮,晒干。

【品质】 以个肥大饱满、色洁白、粉足者为佳;质坚、粉性小、黄皮者质次;未去外皮、折断筋大、无粉者不入药。

【贮藏】 置通风干燥处,防蛀。

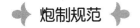

炮制规范

一、生甘遂

【古代炮制法则】

1. **净制** 去茎(宋·《雷公炮炙论》)。去心(宋·《三因极一病证方论》)。淘(清·《本草汇》)。

2. **切制** 细锉(宋·《雷公炮炙论》)。锤碎(宋·《博济方》)。薄切(宋·《苏沈良方》)。切片(宋·《普济本事方》)。捣碎为末(明·《普济方》)。捣碎(明·《普济方》)。

【现代炮制经验】 取原药材,加水浸泡[①],每天换水1~2次,洗净,晒干。

注:①浸1~2天(河南、浙江);泡3~5天(浙江);泡3~7天(苏州);以墨尽为度(大连);浸后,取中央之筋(江西)。

【现代炮制规范】

1. 除去杂质,洗净,干燥。(药典2020,广西2007,天津2012)
2. 将原药除去杂质,洗净,干燥,筛去灰屑。(上海2008)
3. 取药材甘遂,除去杂质,洗净,切长段,低温干燥。(陕西2008)
4. 取原药,除去杂质,洗净,干燥。(浙江2005)
5. 取原药材,除去杂质,洗净,干燥。(宁夏1997,江苏2002,安徽2005)
6. 取原药材,除去杂质,洗净,晒干。(贵州2005,重庆2006)
7. 除去杂质,洗净,干燥。(湖北2009)
8. 除去杂质,洗净,切段,干燥。(四川2015)
9. 取原药材,除去杂质,洗净,切中段片,干燥,筛去灰屑,或用时捣碎。(湖南2010)

10. 除去杂质,洗净泥土。(吉林 1986)

11. 除去杂质,抢水洗净,干燥。(江西 2008)

12. 除去杂质,洗净,晒干。(河南 2005)

【饮片性状】本品呈椭圆形、长圆柱形或连珠形,长 1~5cm,直径 0.5~2.5cm。表面类白色或黄白色,凹陷处有棕色外皮残留。质脆,易折断,断面粉性,白色,木部微显放射状纹理;长圆柱状者纤维性较强。气微,味微甘而辣。

【性味与功效】苦,寒;有毒。归肺、肾、大肠经。泻水逐饮,消肿散结。用于水肿胀满,胸腹积水,痰饮积聚,气逆咳喘,二便不利,风痰癫痫,痈肿疮毒。

【使用注意】①孕妇禁用。②不宜与甘草同用。③生甘遂调剂时按毒性中药管理规定执行。④甘遂的药效成分不溶于水,而溶于乙醇,乙醇提取后的残渣无泻下作用,故一般不入煎剂,宜入丸散,并从小剂量开始,视病情逐渐增加。

【现代毒理学研究】甘遂的毒性成分主要是两类二萜化合物:一类是四环二萜,以巨大戟烷型为结构母核的二萜醇酯类化合物;另一类为大环二萜,以假白榄酮型为结构母核的二萜醇酯类化合物。

毒理研究表明,甘遂具有类似巴豆酸和斑蝥素的作用,在体内的中毒潜伏期约 30 分钟至 2 小时。甘遂对肠道有刺激作用,能增加肠蠕动,并且对黏膜具有较强的刺激性,会导致炎症、充血及蠕动增加,并出现凝集、溶解红细胞及麻痹呼吸和血管运动中枢的作用。不仅如此,甘遂对口腔和皮肤也同样具备强烈的刺激性作用。有研究发现甘遂生品具有体外激活 AB 病毒早期抗原活性、皮肤刺激作用及促进肿瘤发生作用和峻泻作用。另外,甘遂能引起肝、肾组织的损伤作用。有研究以代谢组学为核心技术,辅以生化分析和组织病理学方法等传统的毒理学检验,从代谢应答-生化途径-组织损伤的角度来全面阐述甘遂水提取液引起大鼠肝脏和肾脏的毒性作用机制。

有研究比较了生甘遂和醋甘遂的急性毒性,结果生甘遂醇提取物的 LD_{50} 为(24.64 ± 6.57)mg/g,95% 置信区间为 18.07~31.21mg/g,醋甘遂醇提取物 LD_{50} 为(106.35 ± 15.88)mg/g,95% 置信区间为 90.47~122.23mg/g。

二、制甘遂

【古代炮制法则】水煮(元·《丹溪心法》)。长流水中浸半日,煮干晒(明·《医宗必读》)。每斤用甘草四两,煎汤浸三日,汤黑去汤,河水淘洗,取清水日淘日浸,每日换水数次,三日后去心再淘,浸四五日,取一撮入白瓷盆内隔一宿,次日盆中水无异色乃妥,再淘三四次,沥干,以面裹如团,入糠火煨,煨至面团四面皆黄,内药熟透,取出晒干,入锅炒透,磨粉(清·《外科证治全生集》)。

【现代炮制经验】

1. **豆腐煮** 甘遂 100 斤。豆腐:20 斤(浙江);50 斤(上海);200 块(苏州)。

取甘遂与豆腐共煮,或先将豆腐在铜锅①内煮沸,再加入甘遂,煮沸半小时,或 2~3 小时,拣去豆腐,沥干水分,切成黄豆大的碎块,晒干。

注:①如用铁锅则颜色变黑(苏州)。

2. **甘草蒸** 甘遂 1 斤,甘草 4 两(广东)。

先将甘草煎汤去渣,加入甘遂浸 1 夜,蒸 1 小时。

【现代炮制规范】

1. 将生甘遂漂 3~5 天,每天换水 2 次,至内无干心,洗净,取出置锅内,加水和豆腐同煮(水须超过药面),煮至内无白心,取出,除去豆腐,晒或晾至外干内润,切厚片,干燥,筛去灰屑。每 100kg 生甘遂,用豆腐 50kg。(上海 2008)

2. 取生甘遂,水漂 3~5 天,洗净,置适宜容器内,与豆腐及适量水共煮 2~3 小时,至内无干心,微具麻舌感时,取出甘遂,晾至半干,切厚片或薄片,干燥。每 100kg 生甘遂,用豆腐 50kg。(浙江 2005)

【饮片性状】本品形如甘遂,表面粉白色,角质样。

【性味与功效】苦,寒,有毒。归肺、肾、大肠经。泻水逐饮,消肿散结。用于水肿胀满,胸腹积水,痰饮积聚,气逆咳喘,二便不利,风痰癫痫,痈肿疮毒。炮制后减缓其毒性,降低其泻下作用。

【使用注意】孕妇禁用。不宜与甘草同用。

三、醋甘遂

【古代炮制法则】醋炒干(宋·《圣济总录》)。

【现代炮制经验】

1. **醋炒**　甘遂 100 斤。醋:18 斤(贵州);25 斤(西安、山东、重庆);100 斤(天津)。或醋 25 斤,滑石粉适量(山东)。

(1)取甘遂加醋拌匀稍晾,或闷 12 小时,用微火炒干,或略带火色时,放冷即可(天津、山西、西安)。

(2)先将甘遂用微火炒热,或炒黄后,加醋再炒干,或至老黄色,放冷即可。

(3)先将滑石粉炒热,加入经醋闷透的甘遂,炒至膨胀变黄时,筛去滑石粉即可(山东)。

2. **醋煮**　甘遂 10 斤,醋 5 斤(北京、山东)。

取甘遂,加醋与水煮,或浸 4 小时后煮,煮至醋尽,晒干。

【现代炮制规范】

1. 取净甘遂,照醋炙法炒干。每 100kg 甘遂,用醋 30kg。(药典 2020)

2. 取净甘遂,照醋炙法炒至微干。每 100kg 甘遂,用米醋 30kg。(湖南 2010)

3. 取净甘遂,照醋炙法炒干。每 100kg 甘遂,用醋 24kg。(河南 2005)

4. 取净甘遂段,照醋炙法炒干。每 100kg 甘遂,用醋 30kg。(四川 2015)

5. 取净甘遂与醋共置适宜容器中,用文火隔水炖,不断翻动,至汁尽时,取出,晒干。再用文火微炒至稍变色,晾凉。每 100kg 甘遂,用米醋 50kg。(吉林 1986)

6. 取净生甘遂,照醋炙法炒干。每 100kg 净生甘遂,用醋 30kg。(贵州 2005)

7. 取净生甘遂,照醋炙法①,炒干。每 100kg 甘遂,用米醋 30kg。(安徽 2005)

8. 取原药材,除去杂质,洗净,干燥,取净甘遂,加米醋和水适量,拌匀,浸泡约 4 小时,置热锅内煎煮,不断翻动,至米醋被吸尽时,取出,干燥。每 100kg 净甘遂,用米醋 50kg。(北京 2008)

9. 取制甘遂,与醋拌匀,待吸尽后,晾至半干,干燥。每制甘遂 100kg,用醋 20~30kg。(浙江 2005)

10.(1)取净甘遂,加醋拌匀,闷透,置锅内,用文火炒至微干,取出放凉,用时捣碎。

（2）取净甘遂,加醋拌匀,闷透,切厚片,炒干。每100kg甘遂,用醋30kg。（江苏2002）

11. 取甘遂,拣净杂质,加醋拌匀,稍闷,用文火炒至微干,取出晾干。用时捣碎。每100kg甘遂用米醋30~50kg。（辽宁1986）

12. 取净甘遂,加米醋拌匀,闷至醋吸尽,用文火炒至微黄,取出,晾干。每100kg甘遂,用米醋30kg。（宁夏1997）

13. 取净甘遂,用米醋拌匀,稍润,入锅,用文火微炒,至醋吸尽,呈黄色时取出,摊开晾凉。每100kg甘遂,用米醋40~50kg。（山西1984）

14.（1）取生甘遂,加醋拌匀,稍闷,置锅内用文火炒至微干,取出,晾至半干,切成厚片或短段,干燥。每100kg甘遂用醋30~50kg。

（2）取生甘遂,加醋和适量的水共置锅中,煮至醋液被甘遂吸尽,取出,晾至半干,切成厚片或短段,干燥。每100kg甘遂用醋50kg。（广西2007）

15. 取净甘遂,照醋炙法炒干。每100kg甘遂,用醋30kg。（重庆2006）

16. 取净生甘遂,用醋拌匀,待醋吸尽后,用文火炒至微干,取出,晾干。用时捣碎。每100kg甘遂,用醋30kg。（江西2008）

17. 取原药拣净杂质,每50kg用醋15kg,将醋洒入药内吸润1~2小时,放入锅内用文火炒至醋干,表面呈淡黄褐色为度。取出,晾干即可。（云南1986）

18. 取原药拣净杂质,每50kg用醋15kg,兑水适量,以淹没为度,共放入锅内用文火煮约2小时,煮时要勤翻动,以醋干为度。表面呈淡黄色,晒干即可。（云南1986）

19. 取饮片生甘遂,照醋炙法炒干。每100kg生甘遂,用醋30kg。（陕西2008）

20. 取净甘遂,照醋炙法,加入定量米醋拌匀,稍闷润,待醋被吸尽后,置炒制容器内,用文火加热,炒至微干,取出晾干。每100kg甘遂,用醋30kg。（湖北2009）

【饮片性状】本品形如甘遂,表面黄色至棕黄色,有的可见焦斑。微有醋香气,味微酸而辣。

【性味与功效】苦,寒;有毒。归肺、肾、大肠经。泻水逐饮,消肿散结。用于水肿胀满,胸腹积水,痰饮积聚,气逆咳喘,二便不利,风痰癫痫,痈肿疮毒。炮制后减缓其毒性,降低其泻下作用。

【使用注意】孕妇禁用。不宜与甘草同用。

【现代炮制机制研究】有研究发现,醋甘遂较甘遂的微量元素发生了变化,提示炮制前后的毒性变化可能与微量元素有关。有研究者认为,醋制加热过程中乙酸与甾醇缩水成酯,甾醇类物质含量降低甚至消失,故致峻泻作用减小。系列的研究结果显示,甘遂炮制后,大部分成分含量下降,成分的种类没有明显变化,但不同成分间的含量比例发生了改变;甘遂炮制前后指纹图谱有所变化,各成分含量升降不一,甘遂炮制增效、减毒的物质基础应与有毒成分的消失、转化或含量减少有关。进一步采用化学分离和毒性评价相结合的方法,初步推断出甘遂的炮制解毒机制可能是醋制后导致了其中二萜类毒性成分含量的整体减少,尤其是带有长链的巨大戟二萜醇类化合物。通过对甘遂生、醋炙品石油醚提取物、三氯甲烷提取物和乙酸乙酯提取物的泻下作用和急性毒性试验,发现3种提取物既是泻下作用的有效部位,又是毒性部位,甘遂醋炙品不同提取物的毒性作用均有所降低。

【现代炮制工艺研究】李征军等研究表明,在甘遂醋制过程中,醋润和加热两个过程起协同效果。王克周等发现,以甘遂质量30%的醋炮制可显著降低其毒性,缓和利尿作用,且祛痰效果较好。曹艳等报道,甘遂醋制工艺中的炮制火候以武火(280℃)炒制10分钟为佳。张丽以甘遂毒效成分之一的 3-O-($2'E$,$4'Z$-癸二烯酰基)-20-O-乙酰基巨大戟二萜醇为指标性化合物,利用 HPLC 法,以醋的用量、炒制温度和炒制时间为考察指标,采用正交试验法 $L_9(3^4)$ 优选出了醋甘遂饮片的最佳炮制工艺。结果:醋甘遂的炮制工艺,醋的用量为30%,炒制温度控制在260℃,炒制时间9分钟。

四、煨甘遂

【古代炮制法则】黄泥裹煨干,去土,锉(宋·《类编朱氏集验医方》)。湿纸煨透(元·《活幼心书》)。

【现代炮制经验】甘遂100斤。面粉:40~50斤(辽宁);100斤(山东);200斤(湖北);适量(大连、河南、江西、成都)。面粉适量,醋30斤(吉林)。

用面皮包好甘遂,煨至面呈黄色[1],去面即可。

注:[1]煨至面焦黄,甘遂不变色(山东);面皮外再加糠皮,免使面烘焦,以甘遂变色为度(江西赣州,江西抚州);用文火煨至老黄色(湖北);先加醋浸后,再裹面皮,用滑石粉炒至老黄色(吉林);用滑石粉烫(辽宁)。用2分厚面皮,煨至面焦黑色,或用面包好,晒半干,用热砂烫至面黑色,甘遂微黄色(成都)。

【现代炮制规范】

1. 取定量之面粉加水适量,作成适宜之团块,然后将甘遂逐个包裹,置热砂中同炒或置炉旁炕,至面皮呈焦黄色为度,取出,放凉,去面皮。每100kg甘遂,用面粉50kg。(河南2005)

2. 取净生甘遂,照面裹煨法,煨至面皮表面呈焦黄色。(安徽2005)

3. 取净生甘遂,用湿草纸裹,煨至纸变焦黄色,取出甘遂,用时捣碎。(江西2008)

【饮片性状】本品形如甘遂,表面焦黄色。微有焦香气。

【性味与功效】苦,寒;有毒。归肺、肾、大肠经。泻水逐饮,消肿散结。用于水肿胀满,胸腹积水,痰饮积聚,气逆咳喘,二便不利,风痰癫痫,痈肿疮毒。炮制后减缓其毒性,降低其泻下作用。

【使用注意】孕妇禁用。不宜与甘草同用。

五、炒甘遂

【古代炮制法则】

1. **炒制** 熬(唐·《外台秘要》)。捣碎,炒令黄色(宋·《博济方》)。用慢火炒焦黄色(宋·《小儿药证直诀》)。炒微黄(宋·《圣济总录》)。

2. **麸制** 麸炒(宋·《圣济总录》)。麸炒黄(元·《卫生宝鉴》)。麸炒,微烟生,复于地上候冷,出尽火毒(明·《普济方》)。用麸炒透黑褐色(明·《普济方》)。

3. **大麦制** 以大麦炒,候麦黄赤色,去麦不用,次以极慢火炒之(明·《普济方》)。

【现代炮制经验】

1. **土炒** 先将细黄土炒热,加入甘遂,用微火炒至膨胀发黄时,筛去黄土即可(西安)。

2. **米炒** 甘遂100斤,江米40~50斤(辽宁)。取甘遂加米,微火炒黄为度。

【现代炮制规范】照麸炒法,取麸皮置热锅内,加热至冒烟时,加入净甘遂,不断翻炒至

甘遂表面呈深黄色,取出,筛去麸皮。每100kg甘遂,用麸皮30kg。(湖北2009)

【饮片性状】本品形如甘遂,表面深黄色,微有焦斑。微有焦香气。

【性味与功效】苦,寒;有毒。归肺、肾、大肠经。泻水逐饮,消肿散结。用于水肿胀满,胸腹积水,痰饮积聚,气逆咳喘,二便不利,风痰癫痫,痈肿疮毒。炮制后减缓其毒性,降低其泻下作用。

【使用注意】孕妇禁用。不宜与甘草同用。

参 考 文 献

[1] 杨静,彭仁琇,于皆平.18α-甘草酸下调"胶原蛋白凝胶三明治"培养的大鼠肝细胞P450酶活性及mRNA表达[J].中国药理学与毒理学杂志,2001,15(2):155-158.

[2] 陈志周.急性中毒[M].2版.北京:人民卫生出版社,1989:605.

[3] 黄海燕,束晓云,丁安伟,等.甘遂和醋甘遂醇提物及不同极性部位的药效和毒性研究[J].中国药业,2008,17(17):3-4.

[4] 耿婷,黄海燕,丁安伟,等.甘遂炮制前后各部位刺激性和泻下作用研究[J].中南药学,2008,6(4):385-388.

[5] 聂淑琴,李泽琳,梁爱华,等.炮制对甘遂、牛膝、苦杏仁特殊毒性及药效的影响[J].中国中药杂志,1996,21(3):153-156.

[6] 韩向阳.甘遂的毒性研究[J].医学研究通讯,1980,5:8.

[7] 杨志军,邓毅,王昕,等.甘遂与甘草配伍对小鼠肝脏组织中MDA、GSH-PX影响的实验研究[J].中医研究,2006,19(7):15-16.

[8] 邓毅,杨志军,王昕,等.甘草与甘遂配伍对小鼠肾脏功能及组织形态影响的实验研究[C]//中华中医药学会中药基础理论分会首届临床中药学学术研讨会论文集.北京:中华中医药学会,2008:184-187.

[9] 唐冰雯.基于NMR的代谢组学对甘遂毒性机制的研究[D].广州:广东药学院,2012.

[10] 刁义平.生甘遂和醋甘遂提取物急性毒性和刺激性实验研究[J].药物不良反应杂志,2007,9(4):243-246.

[11] 李楷,王长荣,张荣.几种有毒中药炮制前后微量元素变化[J].佳木斯医学院学报,1995,18(1):64-65.

[12] 程顺峰,杨德斋,王建民.甘遂炮制的历史沿革及现代研究[J].内蒙古中医药,1995,14(S1):88-91.

[13] 修彦风,施贝,王海颖,等.甘遂炮制前后量变成分的初步研究[J].上海中医药大学学报,2009,23(1):67-70.

[14] 修彦风,吴弢,王海颖,等.HPLC-ELSD指纹谱法研究甘遂炮制前后成分差异[J].中成药,2009,31(2):249-252.

[15] 束晓云,丁安伟,张丽,等.内标法研究甘遂及其炮制品的指纹图谱[J].广东药学院学报,2007,23(6):638-640.

[16] 任树林,张楠楠,刘竹兰,等.甘遂炮制前后整体化学成分变化的研究[J].中药材,2007,30(6):639-640.

[17] 丁安伟,束晓云,张丽,等.甘遂饮片的毒效物质基础研究[C]//全国第8届天然药物资源学术研讨会论文集.贵阳:CSNR天然药物资源专业委员会、中国药材GAP研究促进会,2008:656-662.

[18] 夏艺.醋制甘遂降低毒性机理研究[D].武汉:湖北中医药大学,2010.

［19］李征军,李媛,高兰,等.甘遂不同炮制品中二萜类成分的变化研究［J］.中成药,2011,33（12）:2122-2125.

［20］王克周,车红军.醋制甘遂用醋量对其毒性及药效的影响［J］.山西中医,2005,21（5）:49-50.

［21］曹艳,巴赛,胡雪峰,等.醋炙火候对甘遂毒性的影响［J］.中国药师,2010,13（7）:922-924.

［22］张丽,束晓云,唐于平,等.醋甘遂饮片炮制工艺研究［J］.中国中药杂志,2009,34（6）:681-684.

9. 白附子 附：关白附
Baifuzi
TYPHONII RHIZOMA

✦ 采制沿革 ✦

【来源】 为天南星科植物独角莲 *Typhonium giganteum* Engl. 的干燥块茎。白附子的药材商品来源有野生和栽培。

【采制】

1. **道地产区** "独角莲"作为白附子入药在明代陈嘉谟《本草蒙筌》中有记载,李中立《本草原始》和倪朱谟《本草汇言》所载白附子为禹白附。明代以前古代医药文献所言白附子,应是毛茛科植物关白附。以"独角莲"之名入药,实为"禹白附",则首载于《中国药用植物志》。《药物出产辨》"产河南禹州"。今以河南禹县为道地产区,产量最大,品质佳。

现主产于河南禹州、长葛;湖北襄阳、恩施;山西平顺、壶关、垣曲;四川中江、金堂、乐山;甘肃天水、武都等地。此外,河北、陕西、湖南等地亦产。

2. **采制方法** 《本草品汇精要》记述:三月取根,阴干。

带根块茎作种的栽种当年可收获,不带根的要多种 1 年。一般春、秋两季采收,以秋季9—10 月采者质量较佳。挖起块茎,小的作种,大的加工入药。河南产的将块茎采挖后,先用水浸泡并混加砂石,撞去灰褐色外皮或用竹刀刮去外皮,洗净后晒干。湖北产的采挖后,去净泥土,堆放室内发汗,使外皮皱缩易脱,待 2~3 天后表皮皱缩,再装在箩筐里,放在流水里踩或用木棒绑上稻草擦洗去粗皮,再用硫黄熏后晒干或烘干。而四川产的不去粗皮,切成一分厚片,小的整个晒干。2020 年版《中国药典》记载:秋季采挖,除去须根和外皮,晒干。

【品质】 药材以个大肥壮、色白粉足、质坚实无外皮者为佳,个小身瘦色黄者次,未去粗皮色发灰者不合格。以河南禹州所产的"禹白附"为道地。

【贮藏】 置通风干燥处,防蛀。

✦ 炮制规范 ✦

一、生白附子

【古代炮制法则】

1. **净制** 汤洗去皮(宋·《博济方》)。刮(宋·《小儿药证直诀》)。洗净(元·《瑞竹堂经验方》)。去黑皮(明·《普济方》)。去皮脐(明·《医宗必读》)。

2. **切制** 切作片子。捣作粗末(宋·《圣济总录》)。冷浸少时锉(宋·《传信适用方》)。细切成片子(明·《普济方》)。

【现代炮制经验】拣净杂质,洗净,晒干即得。

【现代炮制规范】

1. 除去杂质。(药典 2020,辽宁 1986,河南 2005,广西 2007,江西 2008,湖北 2009,天津 2012)

2. 除去杂质、洗净,干燥。(四川 2015)

3. 取原药材,除去杂质,筛净灰屑,用时捣碎。(宁夏 1997)

4. 取原药材,除去杂质,洗净,干燥。(江苏 2002,安徽 2005)

5. 取原药材,除去杂质,洗净,晒干。(山西 1984)

6. 取原药材,除去杂质。(贵州 2005)

7. 除去杂质,洗净,干燥。(重庆 2006)

8. 除去杂质,洗净泥土,晒干。(吉林 1986)

9. 取药材白附子,除去杂质。(陕西 2009)

10. 取原药材,除去杂质,洗净,干燥,筛去灰屑。(湖南 2010)

11. 取原药材,除去杂质。(北京 2008)

12. 将原药除去杂质,或洗净,润透,切厚片,干燥,筛去灰屑。(上海 2008)

13. 除去杂质,用时粉碎。(浙江 2005)

【饮片性状】呈椭圆形或卵圆形片状,长 2~5cm,直径 1~3cm。表面白色至黄白色,略粗糙,有环纹及须根痕,顶端有茎痕或芽痕。质坚硬,断面白色,粉性。气微,味淡、麻辣刺舌。

【性味与功效】辛,温;有毒。归胃、肝经。祛风痰,定惊搐,解毒散结,止痛。用于中风痰壅,口眼喎斜,语言謇涩,惊风癫痫,破伤风,痰厥头痛,偏正头痛,瘰疬痰核,毒蛇咬伤。生品有毒多外用,治痈肿痰核,毒蛇咬伤。

【使用注意】孕妇慎用;生品内服宜慎;生白附子配方时按毒性中药管理规定执行。

【现代毒理学研究】白附子的毒性主要表现为对黏膜、结膜和皮肤的刺激作用。吴连英等报道的刺激实验表明白附子生品混悬液对兔眼结膜、家鸽胃黏膜具有明显的刺激作用,可引起兔眼结膜水肿,其冷浸液涂兔耳可引起耳壳明显肿胀。其毒性成分可能是白附子草酸钙和蛋白结合而成的草酸钙针晶。

二、制白附子

【古代炮制法则】

1. **姜制** 生捣为末,以生姜汁拌湿炒干,细研(宋·《太平圣惠方》)。生姜汁拌炒匀(明·《普济方》)。姜汁蒸(清·《增广验方新编》)。

2. **姜、草制** 炮十分裂,以姜汁同泡了,甘草叁钱浸贰宿焙,再焙(宋·《类编朱氏集验医方》)。

【现代炮制经验】

1. **石灰、生姜浸** 白附子 10 斤,石灰 1 斤,生姜 2 斤(长沙)。

取原药材,先用清水泡 1 天,再用石灰水泡 2 天,至呈淡黄色时,再加水漂泡 2 天[①],至无石灰气味,晾干,切1分厚的片,晒至八九成干②,再加姜汁浸1天至透,晒干,或用微火烘干③。

注:①夏秋季应注意换水。

②因本品富有淀粉,晒全干则易碎烂。

③不可烤得太燥,以免碎烂。

2. 姜、矾、甘草蒸　白附子100斤。生姜3斤,白矾10斤,甘草12斤(厦门);生姜30斤,白矾5斤,甘草5斤(重庆)。

(1) 取白附子加水浸泡2天(每天换水2次),去粗皮洗净后,加生姜、甘草,白矾水(先将生姜切碎与甘草熬水,然后加入白矾)浸泡5天,蒸4小时(将剩余生姜、甘草加水后作锅底水),至无白心时,阴至半干,加入蒸出液拌匀润透,切片阴干(重庆)。

(2) 取白附子用童便浸3天,再用水浸2天(每天换水2~3次),取出换缸,放一层白附子,一层甘草、生姜、明矾,浸7~10天,蒸至熟透,晾1天,切片即可(厦门)。

3. 姜制(宋·《太平圣惠方》)

(1) 姜汁炒:白附子1斤,鲜姜0.5~1两(山东)。

取白附子,加姜汁稍闷,至姜汁全部渗入药内,用微火炒至微黄色,晾干。

(2) 生姜煮:白附子100斤。生姜,5斤(山西);适量(镇江)。

1) 取白附子,加水浸泡4~5天后(每天换水),加生姜煮,用大火煮约半天,至煮透无硬心时,闷润4~5天,至内外硬度一致,切5厘厚的片,晒干(山西)。

2) 取白附子,加水漂洗3周后(每天换水),加生姜片煮透,除去生姜片,晒干,再加热水润透,切横片即可(镇江)。

4. 白矾煮　白附子100斤。白矾:12斤半(北京、天津);20斤(辽宁)。

(1) 取白附子,加水浸漂①,至口尝无麻辣味时,在铜锅内加白矾,用大火煮透,晾至七成干,闷润2天,至里外湿润一致,切3~6mm厚的片,晒干(辽宁、北京、山东)。

注:①浸7~10天,每天换水2~3次(辽宁、山东)。泡时发现外皮破裂时,应加白矾少许(北京)。

(2) 取白附子,分别大小,加水浸3~10天①,至无白心时取出。另将白矾粉碎,铺缸底,再铺一层泡好的白附子,一层白矾,如此层层铺匀,严盖缸口,淹渍4周后,加水漂泡3天,再加热缓煮,至切开口尝不麻时,切3~5厘厚的片,晒干(天津)。

注:①每天换水2次,夏季倒缸3~4次。泡时发现松软、破烂,可加白矾粉少许。

(3) 取白附子,加水浸泡7~8天①,加白矾水浸泡3天②,再加水浸泡2~3天后(每天换水2次),煮至无白心时,晒半干,置坛中闷透,切3厘厚的片,晒干(山东)。

注:①应勤换水,以防霉烂,并能达到去毒作用。必须泡透,否则不易煮透。

②白矾用量一般为10%,如白附子烂得较多,则用20%。

5. 生姜、明矾煮　白附子100斤,生姜20斤,明矾20斤(湖北)。

取白附子,以米泔水浸泡3天(每天换水),明矾水泡3天(不换水),清水漂3天,在铜锅内,以宽汤煮2次(每次换水),每次煮1小时,取出,入铜锅内加入生姜及水,水量与药面平,煮干以无麻味为度。晾半干,润透,切片晾干。

6. 甘草、白矾煮　白附子1斤,甘草4两,白矾1两(河南)。

取白附子,加甘草、白矾水浸泡4天(每天换水3次),至口尝无麻味时,加水煮透,晒至外皮微干,闷1~2天,晾冷,如此反复闷晾①10余天,切片即可。

注:①如外皮太干,可喷水再闷1次。

7. **生姜、皂角、甘草、白矾制** 白附子10斤,生姜1斤,皂角、甘草各半斤,白矾2两(成都)。
取白附子,加水浸透,加入诸药,用微火煮干,至无白心时,切1分厚的片,晒干。

8. **黑豆、皂矾、甘草制** 白附子100斤,黑豆10斤,皂矾1斤,甘草3斤(云南)。
取白附子,加水浸泡5天后(每天换水),加黑豆水(黑豆加水浸48小时)、皂矾煮4小时,至无白心时,晾干,切半分厚的片,晒至八成干,再加甘草水(加水20斤,泡48小时)浸透,晾干后,蒸2小时,晒干。

【现代炮制规范】

1. 取净白附子,分开大小个,浸泡,每日换水2~3次,数日后如起黏沫,换水后加白矾(每100kg白附子,用白矾2kg),泡1日后再进行换水,至口尝微有麻舌感为度,取出。将生姜片、白矾粉置锅内加适量水,煮沸后,倒入白附子共煮至无白心,捞出,除去生姜片,晾至六七成干,切厚片,干燥。每100kg白附子,用生姜、白矾各12.5kg。(药典2020,河南2005,湖北2009)

2.(1)取净白附子,分开大小个,浸泡,每日换水2~3次,数日后如起黏沫,换水后加白矾(每100kg白附子,用白矾2kg),泡1日后再进行换水,至口尝微有麻舌感为度,取出。将生姜片、白矾粉置锅内加适量水,煮沸后,倒入白附子共煮至无白心,捞出,除去生姜片,晾至六七成干,切薄片或厚片,干燥。每100kg白附子,用生姜、白矾各12.5kg。

(2)取净白附子,用清水漂3天(每日换水2~3次)后,加入甘草、皂角和白矾漂2~3周,至麻味轻度,再捞出,入宽水中煮至横切无白心,干燥至七成干,闷透心,切薄片或厚片,干燥。每100kg白附子,用皂角5kg、甘草6kg、白矾1kg。

(3)取净白附子,大小分开,加水浸泡(每日换水2~3次)数天后,如起黏沫,换水时加白矾,再泡1天后换水至口尝稍有麻舌感时,取出。加捣碎的生姜、白矾粉、水,煮透无白心取出,晾至六七成干,切薄片或厚片,干燥。每100kg白附子,用白矾2kg、生姜20kg。(江西2008)

3.(1)取净白附子,分开大小个,浸泡,每日换水2~3次,数日后,如起黏沫,换水后加入白矾(每100kg白附子,用白矾2kg),泡一日后再换水,至口尝微有麻舌感为度,取出,将生姜片、白矾粉置锅内加适量水,煮沸后,倒入白附子共煮,至无白心为度,捞出,除去生姜片,晾至六七成干,切1~2mm薄片干燥。每100kg白附子,用生姜、白矾各12.5kg。

(2)取净白附子,洗净,分开大小个,用清水浸泡,置阴凉处,每日换水2~3次,泡5~7日后捞出,加甘草、白矾共煮,煮至无白心时,取出稍晾,闷润,切1~2mm薄片,干燥。每100kg白附子,用甘草12.5kg、白矾2kg。(山西1984)

4. 拣净杂质,按大小分别浸漂,每日换水2~3次,漂至水面不见泡沫,初尝不麻舌,久嚼稍有麻舌感为度,取出,用矾水煮,以药材煮透、矾水基本吸尽为度,取出,晾至七成干,回润切片,干燥。每100kg白附子用白矾20kg。(辽宁1986)

5. 取净白附子,按大、小个分开,分别用水浸泡。春、秋季约10天,每天换水两次,夏季浸泡时间可以适当缩短(防晒),每天换水3次;冬季浸泡时间可适当延长(防冻),每天换水1次,浸泡时如发现起白沫,可放入适量白矾(每100kg白附子,加白矾末约2kg),浸泡至内无干心时,捞出。另取生姜、白矾置锅内,加适量水,煮沸后,投入泡好的白附子共煮至切开内无白心,口尝微有麻舌感时,取出,除去姜片,晾至半干,回润透,切1.5mm片,干燥。每100kg白附子,用生姜、白矾各12.5kg。(吉林1986)

6. 取净白附子,大小分档,用清水浸漂,每日换水2~3次,数日后如起黏沫,换水,加白矾(每100kg白附子,用白矾2kg),泡一日后再换水,至口尝微有麻舌感为度,取出。将生姜片及白矾粉置锅内加适量水,煮沸后,倒入白附子共煮至内无干心为度,捞出,除去生姜片,晾至六七成干,切厚片,干燥。每 100kg 白附子,用生姜、白矾各 12.5kg。(江苏 2002)

7. 取净白附子,大小分开,浸泡,每日换水 2~3 次,数日后如起黏沫,换水后加白矾(每100kg 白附子,用白矾粉 2kg),泡 1 日后再进行换水,至口尝微有麻舌感为度,取出。将生姜片、白矾粉置锅内加适量水,煮沸后,倒入白附子共煮至无白心,捞出,除去生姜片,晾至六七成干,切厚片,干燥。每 100kg 白附子,用生姜、白矾各 12.5kg。(湖南 2010)

8. 取净白附子,大小分开,浸泡 15~20 天,每日换水 2~3 次,泡至 7~9 天后起黏沫时,换水,加白矾(每 100kg 白附子,用白矾 5kg),泡 3 天后再进行换水,至口尝微有麻舌感为度,取出。将白矾粉 7.5kg、生姜片 12.5kg,置锅内,加适量水,煮沸后,倒入白附子共煮 3~4 小时至内无白心,捞出,除去生姜片,晾至六七成干,切厚片,干燥。每 100kg 净白附子,用生姜、白矾各 12.5kg。(北京 2008)

9. 取净白附子,大小分开,用清水浸泡,每日换水 2~3 次,数日后,如起黏沫,换水后加入白矾(每 100kg 白附子,用白矾 2kg),泡一日后再进行换水,至口尝微有麻舌感时取出,再将生姜片、白矾粉置锅内加适量的水煮沸后,倒入白附子共煮至无白心;或将生姜、白矾煎水与白附子浸泡至微有麻味时,置容器中蒸至透心,取出略晾,除去姜片,切厚片,干燥。每 100kg 白附子,用生姜 25kg,白矾 12.5kg。(四川 2015)

10. 取净白附子,大小个分开,用清水浸泡,每日换水 2~3 次,数日后,如起泡沫,换水后加白矾粉(每 100kg 白附子,用白矾 2kg),泡 1 日后再进行换水,至口尝微有麻辣感为度,取出。将生姜片及白矾粉置锅内,加适量水煮沸后,倒入白附子,共煮至内无白心为度,捞出,除去姜片,晾至六七成干,切厚片,干燥。每白附子 100kg,用生姜、白矾各 12.5kg。(宁夏 1997)

11. 取净白附子,分开大小个,浸泡,每日换水 2~3 次,数日后,如起黏沫,换水后加白矾(每 100kg 白附子,用白矾 2kg),泡一日后再换水,至口尝微有麻舌感为度,取出。将生姜片、白矾粉置锅内加适量水,煮沸后,倒入白附子共煮至无白心;或将生姜、白矾煎水与白附子浸泡至微有麻味时,置容器中蒸至透心,取出略晾,除去生姜片,晾至六七成干,切厚片,干燥。每 100kg 白附子,用生姜、白矾各 12.5kg。(重庆 2006)

12. 取净白附子,分开大小个,浸泡,每日换水 2~3 次,数日后如起黏沫,换水后加白矾(每 100kg 白附子,用白矾 2kg),泡 1 日后再进行换水,至口尝微有麻舌感为度,取出。将生姜片、白矾粉置锅内加适量水,煮沸后,倒入白附子共煮至无白心,捞出,除去生姜片,晾至六七成干,切厚片,干燥。每 100kg 白附子用生姜、白矾各 12.5kg。(广西 2007)

13. 取净白附子,大小分开,用水浸泡,每日换水 2~3 次,如起黏沫,换水后加白矾(每100kg 白附子,用白矾 2kg)泡 1 日,再进行换水,至切开口尝微有麻舌感时取出。将生姜片、白矾粉置锅内加适量水,煮沸后,倒入白附子共煮,至无白心,取出,除去生姜片,晾至六七成干,切厚片,干燥。每 100kg 净生白附子,用生姜、白矾各 12.5kg。(贵州 2005)

14. 取净生白附子,大小分档,用清水浸泡,每日换水 1~2 次,数日后,如起泡沫,换水后加白矾粉少许(每 100kg 白附子用白矾 2kg),浸泡 24 小时后,再换水,至口尝微有麻辣感时,取出。将生姜片、余下的白矾粉置锅内,加适量水,煮沸后,倒入白附子,加热共煮至内无白心时,取出,除去生姜片,晾至六七成干时,切厚片,干燥。每 100kg 白附子,用生姜 25kg,白矾 12.5kg。(安徽 2005)

15. 取饮片白附子,分开大小个,用清水浸泡,每日换水 2~3 次,数日后如起黏沫,换水后加白矾(每100kg白附子,用白矾2kg),泡1日后再进行换水,至口尝微有麻舌感为度,取出。将生姜片、白矾粉置锅内加适量水,煮沸后,倒入白附子共煮至无白心,捞出,除去生姜片,晾至六七成干,切厚片,干燥。每100kg白附子,用生姜、白矾各12.5kg。(陕西2009)

16. 取原药材,除去杂质,大小分开,用清水浸泡,每日换水1~2次,浸至无干心时,取出用白矾腌,数日后,去掉矾水,用清水浸泡,取出,置锅内加清水煮至无生心,口尝稍有麻辣感时,取出,晾至软硬适宜时,切厚片,干燥。每100kg白附子,用白矾10kg。(天津2012)

17. 将原个生禹白附,分档,浸泡,每日换水2~3次,数日后如起黏沫,换水后加明矾(每100kg生禹白附,加明矾粉2kg),浸泡一天左右,再换水浸泡,至内无干心,口尝微麻舌感为度。另取生姜片、明矾粉置锅内,加适量水煮沸后,放入原个生禹白附(水需高出药面)煮至内无白心,除去生姜片,晾至外干内润,切厚片,干燥,筛去灰屑。每100kg禹白附,用生姜、明矾各12.5kg。生姜洗净切碎,明矾研制过40目筛。(上海2008)

18. 取生禹白附,大小分档,浸泡,每日换水2~3次,数日后如起黏沫,换水后加白矾(每100kg禹白附,加白矾2kg),泡1日后再进行换水,至口尝微有麻舌感为度,取出。将生姜片、白矾粉置锅内加适量水,煮沸后,倒入禹白附共煮至无白心,捞出,除去生姜片,晾至六七成干,切厚片,干燥。每100kg禹白附,用生姜、白矾各12.5kg。(浙江2005)

19. 取原药拣净杂质,大、中、小分别浸泡;大个冬春泡约10天,夏秋浸泡约7天;中个冬春浸泡约7天,夏秋浸泡约5天;小个冬春浸泡约5天,夏秋浸泡约3天;每天换水一次。大个捞出后,顺切二瓣。每50kg原药加黑豆6kg,白矾1.5kg,放入泡好的小白附子内,加水淹过药面,浸泡24小时后,倒入锅内同煮4小时,以水煮干为度,取出晾干水分,去黑豆,切成厚约1.7mm的平片,晒至八成干。另将甘草1.5kg打碎,加水12.5kg,煮1小时取汁渣再加水约6kg,煮1小时取汁,两次取汁共约15kg,再用生姜10kg捣取汁,与甘草汁混合,洒入小白附子内,待吸尽,入甑,用武火蒸2~4小时(以上汽算起),至口尝无强烈麻舌感为度,取出晒干,即可。(云南1986)

【饮片性状】本品为类圆形或椭圆形厚片,外表皮淡棕色,切面黄色,角质。味淡,微有麻舌感。

【性味与功效】辛,温;有毒。归胃、肝经。祛风痰,定惊搐,解毒散结,止痛。用于中风痰壅,口眼㖞斜,语言謇涩,惊风癫痫,破伤风,痰厥头痛,偏正头痛,瘰疬痰核,毒蛇咬伤。炮制后,降低毒性,消除麻辣味,增强祛风痰的作用。

【使用注意】孕妇慎用;生品内服宜慎。

【现代炮制机制研究】有研究表明天南星科有毒中药采用白矾炮制解毒的共性机制为:白矾溶液中的Al^{3+}与毒针晶中草酸钙的草酸根形成络合物,促使草酸钙溶解,毒针晶特殊晶型的刚性结构被破坏,机械刺激破坏;同时白矾溶液浸泡使毒针晶上带有的凝集素蛋白溶解并降解,破坏了毒蛋白的结构,使致炎效应显著降低。双重作用导致天南星科有毒中药的毒性显著下降。

【现代炮制工艺研究】据报道,樟帮法连续2次煮,第1次煮至内无白心,第2次煮至口尝无麻辣感,通过2次煮毒性下降,而有效成分含量与《中国药典》炮制品基本一致。采用超微粉工艺,结果表明:白附子经超微粉碎后,其毒性、刺激性由强到弱为白附子生品 > 老工艺炮制品 > 新技术制品,药效作用与生品、老工艺制品基本一致。以新鲜白附子为原料直接加工,结果表明每100kg鲜白附子,加白矾6kg、生姜6kg,加热至沸腾30分钟后继续泡润48小时,再以120℃加压蒸煮30小时为最佳工艺。又有报道以白矾含量、饮片厚度、煎煮时间、加压温度为因素,选取不同水平,以浸出物含量结合药理实验为指标,通过正交试验优选白附子炮制工艺。结果表明6%白矾浸泡,115℃加压煎煮30分钟为最佳工艺。

三、砂炒白附子

【古代炮制法则】洗净略炒(宋·《传信适用方》、明·《普济方》)。碎去皮,用新水浸一宿,炒黄色(明·《普济方》)。切片微炒(清·《良朋汇集》)。

【现代炮制经验】先将细黄土炒至发泡时,加入白附子块,炒至黄色,筛净黄土(西安)。

【现代炮制规范】先将河砂放入锅内炒热,倒入炙小白附子,不断拌炒至小白附子发泡,呈黄色时,取出,筛去砂,即可(该法适用于中成药制剂)。(小白附子,云南1986)

【饮片性状】本品为类圆形或椭圆形厚片,表面黄色,角质发泡。味淡,有焦香气。

【性味与功效】辛,温;有毒。归胃、肝经。祛风痰,定惊搐,解毒散结,止痛。用于中风痰壅,口眼㖞斜,语言謇涩,惊风癫痫,破伤风,痰厥头痛,偏正头痛,瘰疬痰核,毒蛇咬伤。炮制后毒性降低,用于内服,长于祛风痰,定惊搐,解毒散结止痛。

【使用注意】孕妇慎用;生品内服宜慎。

附:关白附

关白附
Guanbaifu
ACONITI COREANI RADIX

❖ 采制沿革 ❖

【来源】为毛茛科植物黄花乌头 *Aconitum coreanum*（Lévl.）Rapaics［*A.koreanum* R.Raym.］的块根。关白附药材商品多为野生或半野生,少量栽培。

注:本品为毛茛科植物黄花乌头 *Aconitum coreanum*（Lévl.）Rapaics［*A.koreanum* R.Raym.］的子根及母根(浙江2005;广西2007;江苏2002;吉林1986;河南2005;辽宁1986;福建2012;湖南2010;黑龙江2012)。

【采制】

1. **道地产区**　《名医别录》"生蜀郡"。陶弘景:"此物乃言出芮,芮久绝,俗无复真者,今人乃作之献用。"《新修本草》:"此物本出高丽,今出凉州已西……"《神农本草经》"出蜀郡,今不复有"。《海药本草》"生东海,又新罗国"。日华子"新罗出者佳"。《本草品汇精要》"道地:生东海、新罗国"。《本草乘雅半偈》中云:"本出高丽……出凉州……形似天雄。"明以前古代医药文献所言白附子,应是毛茛科植物关白附。故以东北为道地产区。

现主产于辽宁铁岭、抚顺、本溪、辽阳、海城、盖州、凤城等地以及吉林省东部山区。

2. **采制方法**　野生或栽培宜选择生长4年以上株高达1.5m以上,于9月中下旬至10月中旬,地上部分枯萎,种子采收之后采收。采挖后,去掉泥土及杂质,除去残存茎基和已枯朽的母根,在阳光下晒干或阴干,有条件时可在50℃以下烘干。

【品质】药材子根以个大皮细、饱满充实、断面白色、粉性大者为佳;母根粉性小,质量次。

【**贮藏**】贮干燥容器内,密闭,置通风干燥处,防蛀。

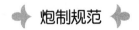 炮制规范

一、生关白附

【**古代炮制法则**】

1. **净制** 汤洗去皮(宋·《博济方》)。
2. **切制** 切作片子。捣作粗末(宋·《圣济总录》)。

【**现代炮制经验**】

1. 拣净杂质,洗净,切碎或捣碎,晒干即得。
2. 取原药材,加水浸泡 2~4 小时,切成方块,晒干或烘干(长沙)。
3. 取原药材,加水浸泡 10 分钟,闷 12 小时,切 3 分块,晒干(上海)。

【**现代炮制规范**】

1. 除去杂质,洗净,干燥。(河南 2005,辽宁 1986,福建 2012)
2. 将原药除去残茎、泥屑等杂质,洗净,取出,干燥。(上海 2008)
3. 取原药,除去杂质,洗净,干燥。(浙江 2005)
4. 除去杂质,洗净干燥,用时捣碎。(广西 2007)
5. 取原药材,除去杂质,洗净,干燥,筛去灰屑。(湖南 2010)
6. 取原药材,除去杂质,洗净,干燥。用时捣碎。(安徽 2005)
7. 除去杂质,洗净泥土,晾干。(吉林 1986)
8. 取原药材,除去杂质,洗净,干燥。(天津 2012)
9. 取原药材,除去杂质,洗净,干燥,即得。(黑龙江 2012)

【**饮片性状**】子根长卵形、卵形或长圆锥形片状,表面淡棕色,有细皱纹及侧根痕,有的有瘤状突起的侧根,顶端有芽痕,质较硬,不易折断,断面类白色,较平坦,富粉性。母根倒长圆锥形,略弯曲片状,顶端有时可见地上茎残基,表面暗棕色,有纵纹及突起的横长根痕或横列似节状;体轻,质松,断面有裂隙,粉性小。气极弱,味辛辣而麻舌。

【**性味与功效**】辛、甘,温;有毒。祛风痰,逐寒湿,定惊痫。用于中风痰壅,口眼㖞斜,偏正头风,风痰眩晕,痰厥头痛;外用疗癣风疮,阴下湿痒。生品多作外用。

【**使用注意**】孕妇、阴虚或热盛者忌服;生品内服宜慎;生关白附按毒性中药管理规定管理。

【**现代毒理学研究**】历代文献记载关白附的毒性为有毒、有大毒、有小毒、毒性很小等不同情况。有报道采用关、禹白附冷浸液给小鼠腹腔注射 15g/kg,均可引起半数以上小鼠死亡,关白附毒性反应比禹白附快。生物碱是关白附的毒性成分,也是其有效成分,毒性成分为双酯型或单酯型生物碱如乌头碱、乌头次碱等。

二、制关白附

【**古代炮制法则**】

1. **姜汁制炒** 生姜捣为末,生姜汁拌湿炒干,细研(宋·《太平圣惠方》)。

2. **姜、甘草制**　炮十分裂熟,以生姜汁同泡了,甘草三钱浸二宿,焙,再浸焙(宋·《类编朱氏集验医方》)。

3. **姜汁蒸制**　(清·《增广验方新编》)。

【**现代炮制经验**】

1. **豆腐煮**　白附子10斤,豆腐2斤半(上海、浙江)。

取白附子,加水浸5~7天(每天换水2次);另将豆腐在铜锅中加水煮沸后,加入白附子煮半小时[①]拣去豆腐,晾至外干,闷1天,再晾1~2天。如是晾闷2~3次后[②],加热开水,置阴凉处泡2~3分钟,闷1~2天至透,切半分厚的片,晒干。

注:①火力宜均,不能中间停火。

②不能晒干,晾闷法的优点在于使内不空豁,外不开裂。

2. **豆腐生姜煮**　白附子1斤,豆腐2块(约6两),生姜片2两(苏州)。

取白附子,加水浸泡7~14天(每天换水1~2次),至口尝无麻味,加豆腐、生姜片,用宽水煮3小时,至内无白心时,闷12小时,拣去豆腐、生姜,晒2小时,阴干至七八成,再以水洗1次,润48小时,切片晒干。

【**现代炮制规范**】

1. 将生关白附置缸内,加水超出药面约20cm,浸漂5~7天(夏、秋季须在阴凉处浸漂),每天换水2次,至内无干心,取出,置锅内,加水和豆腐同煮(水须一次加足,并保持超出药面),至只大质坚者对切开内无白心,口尝几无麻或微有麻舌感,取出,除去豆腐,晒或晾至外干内润,切薄片,干燥,筛去灰屑。每100kg生关白附,用豆腐25kg。(上海2008)

2. 取净生关白附,大小个分开,清水浸泡,每天换水1~3次,至口尝无麻辣感时取出,加白矾与水煮至内无白心,取出,洗净,晾至六七成干,切薄片,干燥。每100kg生关白附,用白矾15kg。(福建2012)

3. 取生关白附,水漂3~5天,洗净,置适宜容器内,与豆腐加水共煮至内无白心,口尝微有麻舌感时,取出,晾至七八成干,切厚片,干燥。每100kg关白附,用豆腐25kg。(浙江2005)

4. 取生关白附,用水浸漂,每天换水1~3次。如起泡沫,换水时每100kg关白附加白矾2kg,再泡一日后换水,至切开口尝无麻辣感时,取出,置锅内加白矾(或加白矾、生姜)与水适量,煮(或蒸)透,取出,晾至六七成干,闷透,切薄片,干燥。每100kg生关白附用白矾15kg。或每100kg生关白附用白矾12.5kg,生姜15~25kg。(广西2007)

5. 取净关白附,用水浸漂,每日换水1~3次。如起泡沫,换水时每100kg关白附加白矾2kg,防腐,再泡1日后换水,至切开口尝无麻辣感时,取出,置锅内加白矾、生姜与水适量,煮透,取出,晾至五六成干,闷润,切斜厚片,干燥,筛去灰屑。每100kg生关白附,用白矾12.5kg,生姜12.5kg。(湖南2010)

6. 取原药材,除去杂质,洗净,大小分档,用清水浸漂,每日换水1~3次,必要时换水后加白矾(每100kg关白附,用白矾2kg)泡一日后再换水,至口尝微有麻舌感为度,取出。将生姜片、白矾粉置锅内加适量水,煮沸后,倒入关白附共煮至内无白心,捞出,除去生姜片,晾至六七成干,切薄片,干燥。每100kg关白附,用生姜、白矾各12.5kg。(江苏2002)

7. 取净生关白附,大小分档,用清水浸漂,每日换水1~2次,春、冬约泡半个月,夏、秋约泡10天,如起泡,换水后加白矾(每100kg关白附,加白矾2kg)泡一日后再换水,漂至口尝微有麻舌感,取出,加捣碎的生姜、白矾和适量水,煮透,至内无干心,捞出,除去生姜,晾至半

干,切薄片,干燥,筛去碎屑。每 100kg 生关白附,用生姜、白矾各 12.5kg。(安徽 2005)

8. 取净关白附,按大、小个分开,分别放水中浸泡,春、秋季约 7 天,每天换水两次;夏季浸泡时间可适当缩短(防晒),每天换水 3 次,冬季浸泡时间可适当延长(防冻),每天换水 1 次,浸泡时发现起白沫,可放入适量白矾(每 100kg 关白附加白矾 2kg),泡至切开内无干心时,捞出。另取生姜、白矾置锅内,加适量水煮沸后投入泡好的关白附子,共煮至切开内无白心、口尝微有麻舌感时,除去姜片,晒至四至六成干,切 2mm 片,干燥。每 100kg 关白附,用生姜、白矾各 12.5kg。(吉林 1986)

9. 取净关白附,清水浸泡至透;取甘草置锅内煎煮两次,合并两次煎煮液,加热至沸,与泡好的关白附共煮,至内无生心,口尝无麻舌感时,取出,晾至七八成干,切厚片,干燥。每 100kg 关白附,用甘草 10kg。(天津 2012)

10. 取净关白附,用水浸泡,每天换水 1~3 次,至切开口尝无麻舌感时取出,置锅内加白矾与水适量,煮透,取出,晾至半干,切顺片,干燥。或取净关白附,大小个分开,浸泡,每日换水 2~3 次,数日后,如起泡沫,换水后加入白矾(100∶2),泡一日后再换水,至口尝微有麻舌感为度,取出,将生姜片及白矾粉置锅内,加适量水煮后,倒入关白附,共煮至无白心,捞出,除去生姜片,晾至六七成干,切厚片,干燥。每 100kg 关白附,用白矾 15kg 或每 100kg 关白附,用生姜、白矾各 12.5kg。(河南 2005)

11. 捞净杂质,用水浸漂,每日换水 1~3 次,浸至水面不见泡沫、初尝不麻舌,久嚼稍有麻舌感为度,取出,与明矾液共煮至透,取出,晾至半干,再稍润,切片,干燥。每 100kg 关白附用明矾 12.5kg。(辽宁 1986)

12. 取关白附饮片,按大小个分档,分别用清水浸漂,漂后切开,口尝稍有麻舌感为度。取白矾加适量水化开,加入漂好的关白附,用武火煮至内无白心,矾水吸尽为度,取出,晾至七成干,切薄片,干燥,即得。每 100kg 关白附饮片,用白矾 20kg。(黑龙江 2012)

13. 取净原药材,除去杂质,洗净,大小分档,用清水浸漂,每日换水 1~3 次,必要时换水后加白矾(每 100kg 关白附,用白矾 2kg),泡一日后再进行换水,至口尝微有麻舌感为度,取出,将生姜片置锅内加入适量水,煮沸后,倒入关白附,共煮至内无白心,捞出,除去生姜片,晾至六七成干,切薄片,干燥。每 100kg 关白附,用生姜 25kg。(广东 1977)

14. 取净原药材,除去杂质,洗净,大小分档,用清水浸漂,每日换水 1~3 次,必要时换水后加白矾(每 100kg 关白附,用白矾 2kg),泡一日后再进行换水,至口尝微有麻舌感为度,取出,将石灰置锅内加入适量水,倒入关白附,共煮至内无白心,捞出,除去石灰,晾至六七成干,切薄片,干燥。每 100kg 关白附,用石灰 10kg。(广东 1977)

【饮片性状】为类圆形或不规则形的厚片,表面类白色或黄白色,角质样,微具光泽,有的具裂隙,并可见不规则的形成层环。气微,味微苦、辛。微有麻舌感。

【性味与功效】辛、甘、温;有毒。祛风痰,逐寒湿,定惊痫。用于中风痰壅,口眼㖞斜,偏正头风,风痰眩晕,痰厥头痛;外用疗癣风疮,阴下湿痒。炮制后降低毒性,可内服,长于祛风湿,定惊痫。

【使用注意】孕妇、阴虚或热盛者忌服。

【现代炮制机制研究】次乌头碱是关白附中主要毒性成分,炮制可使关白附中次乌头碱含量降低,有研究表明炮制能降低关白附的毒性,其炮制品毒副作用均较生关白附为小。不同的炮制方法使其下降程度不同,有研究用高效液相色谱法测定关白附生品及不同炮制品中次乌头碱含量,结果表明,姜矾煮、豆腐煮后次乌头碱下降率分别为84%、98%,蒸4小时后次乌头碱下降率约为100%。

【现代炮制工艺研究】据报道,比较新工艺(蒸制法)小样试制品与老工艺制品(规范法)外观、断面、色泽、气味、收率等传统指标,鉴别,以及辅料加入对其影响,优选出蒸制法为最佳新工艺。通过对关白附不同炮制品有效成分总生物碱、关附甲素及有毒成分次乌头碱的含量测定,急性毒性试验,结合《中国药典》对关白附炮制品的法定标准要求(饮片表面特征、断面色泽、气味)及饮片收率等指标考查,确定关白附新工艺技术参数为清蒸4小时为佳。与老工艺比较,新工艺优点为浸泡时间比老工艺缩短2/3,炮制时间(煮与蒸比)缩短1/3,节省能源1/3,节省辅料100%,减少成品损耗36%左右。

参考文献

[1] 吴连英,仝燕,程丽萍,等.白附子不同炮制品毒性比较研究[J].中国医药学报,1992,7(1):13-15.

[2] 吴皓,郁红礼,葛秀允,等.天南星科有毒中药炮制减毒共性机理[C]//2014年全国中药炮制学术年会暨中药饮片创新发展论坛及协同创新联盟会议论文集.成都:成都中医药大学,2014:17-18.

[3] 余润民,龚千锋.白附子炮制工艺研究[J].江西中医学院学报,1998,10(4):188.

[4] 李先端,程立平,仝燕,等.祛除白附子麻辣刺激性新技术——超微粉碎[J].中国实验方剂学杂志,2008,14(9):26-29.

[5] 张振凌,刘博,李凡.白附子趁鲜加工炮制方法和工艺研究[J].中药材,2009,32(5):679-682.

[6] 赵素霞,张振凌,刘博,等.禹白附加压炮制工艺研究[J].中药材,2010,33(4):520-522.

[7] 吴连英,仝燕,程丽萍,等.关白附、禹白附抗炎及毒性比较研究[J].中国中药杂志,1991,16(10):595-597.

[8] 毛淑杰,程丽萍,吴连英.关白附生品、炮制品药效及安全性研究[J].中国中药杂志,1997,22(3):152-156.

[9] 傅梅红,章春宜,毛淑杰.炮制对关白附中有毒成分次乌头碱含量影响研究[J].中国中药杂志,1997,22(5):280-281.

[10] 毛淑杰.关白附饮片实验研究及新工艺推广应用前景[J].中国中医药信息杂志,1995,2(11):14-15.

[11] 李先端,毛淑杰,傅梅红,等.加辅料炮制对关白附已知成分的影响[J].中药材,1997,2(2):74-77.

[12] 毛淑杰,李先端,程丽萍,等.关白附新工艺最佳技术参数优选[J].中国中药杂志,1997,22(10):595-598.

[13] 毛淑杰,程丽萍,吴连英,等.制关白附新工艺中试及产品稳定性考察[J].中国中药杂志,1998,23(3):154-155.

10. 仙茅

Xianmao

CURCULIGINIS RHIZOMA

✦ 采制沿革 ✦

【来源】为石蒜科植物仙茅 *Curculigo orchioides* Gaertn. 的干燥根茎。仙茅药材商品来源于野生和栽培。

【采制】

1. **道地产区** 《本草图经》曰:"仙茅生西域及大庾岭,今蜀川、江湖、两浙诸州亦有之。"并认为戎州、江宁府为佳。《本草品汇精要》云"道地:徐州府、应天府、衡山"。《药物出产辨》"产清远、北江"。故以四川、江苏、广东等为道地产区。

现主产于广西桂林、柳州;四川宜宾、雅安;重庆涪陵;浙江温州;云南昭通及贵州等地。此外,湖南、湖北、广东等地亦产。目前国产量较少,大部分从缅甸等国家进口。

2. **采制方法** 《本草图经》曰"二月、八月采根,曝干用"。

野生品全年均可采挖,秋、冬季采挖为佳。除去根头和须根,洗净,干燥。采收时,将全株挖起(尽量勿伤其根状茎),剥除茎叶及部分须根,放入竹筛或竹箩内,置于流水处(或盛水的大木盆内)搓洗掉泥沙,捞出,倒入沸水锅内烫煮5分钟,待熟透时(折断面以无白色点为度)捞起,摊在竹席或水泥晒场上曝晒。期间经常翻动,夜间将其堆放,使内部水分往外渗出,如此曝晒2~3天。2020年版《中国药典》记载:秋、冬二季采挖,除去根头和须根,洗净,干燥。

【品质】 以身干、条粗匀、质坚、表面色黑者为佳。

【贮藏】 置干燥处,防霉,防蛀。

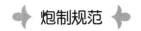 炮制规范

一、仙茅

【古代炮制法则】

1. **净制** 凡采得后,用清水洗令净,刮上皮(宋·《雷公炮炙论》)。去毛(清·《玉楸药解》)。

2. **切制** 于槐砧上用铜刀切豆许大(宋·《经史证类备急本草》和宋·《雷公炮炙论》)。以竹刀刮切(明·《本草纲目》)。

【现代炮制经验】 取原药材,拣去杂质或用水洗净,晒干。

【现代炮制规范】

1. 除去杂质,洗净,切段,干燥。(药典2020,河南2005,湖北2009,天津2012)

2. 除去杂质,洗净,切段,干燥。或用米泔水浸泡6~8小时,洗净,晒干,再润透,切段,干燥,筛去碎屑。(四川2015,重庆2006)

3. 除去杂质,洗净,润软,切段,干燥。(江西2008)

4. 除去杂质,洗净泥土,捞去,润软,切10mm段,晾干。(吉林1986)

5. 将原药材除去杂质,洗净,润透,切厚片,干燥,筛去灰屑。(上海2008)

6. 取药材仙茅,除去杂质,洗净,切段,干燥。(陕西2007)

7. 取原药材,除去杂质,抢水洗净,润软,切段,干燥。(浙江2005)

8. 取原药材,除去杂质,洗净,干燥。(北京2008)

9. 取原药材,除去杂质,洗净,切成10~15mm长的小段,干燥。(山西1984)

10. 取原药材,除去杂质,洗净,切段,干燥,筛去碎屑。(安徽2005)

11. 取原药材,除去杂质,洗净,切段,干燥。(江苏2002)

12. 取原药材,除去杂质,洗净,润透,切段,干燥;或用时捣碎。(宁夏1997)

13. 取原药材,除去杂质,洗净,稍润,切中段,干燥,筛去灰屑。(湖南2010)

14. 取原药材,除去杂质及须根,用淡盐水漂约 1 小时,沥干,蒸至上汽,取出,切段,干燥,或取原药材,除去杂质及须根,洗净,切段,干燥。每 100kg 净仙茅,用食盐 1kg。(贵州 2005)

15. 除去杂质,洗净,切段,干燥,筛去灰屑。(广西 2007)

【饮片性状】本品呈类圆形或不规则形的厚片或段,外表皮棕色至褐色,粗糙,有的可见纵横皱纹和细孔状的须根痕。切面灰白色至棕褐色,有多数棕色小点,中间有深色环纹。气微香,味微苦、辛。

【性味与功效】辛,热;有毒。补肾阳,强筋骨,祛寒湿。用于阳痿精冷,筋骨痿软,腰膝冷痛,阳虚冷泻。

【使用注意】凡阴虚火旺者忌服。

【现代毒理学研究】目前认为仙茅的毒性成分为仙茅苷及黄酮类成分,毒性反应主要表现为蓄积毒性。通过毒性试验研究,证实仙茅提取物的毒性较小,临床安全剂量范围较高,在运动状态下,服药后药动学的有效剂量也较高。急性毒性试验中,测定的各项指标差异性不显著,大鼠最大耐受量为 90g/kg。长期毒性试验中,大鼠体内的谷丙转氨酶、谷草转氨酶均出现显著性差异,说明长期服用仙茅提取物会对肝的生理生化功能造成一定的不良反应。另有研究仙茅水提取物最大浓度、最大容积小鼠灌胃给药未见死亡,最大给药量为(原生药)207.6g/kg,该剂量相当于《中国药典》推荐口服每日最高推荐剂量的 1 384 倍;仙茅乙醇提取物灌胃半数致死量 LD_{50} 为(原生药)215.9g/kg,为《中国药典》推荐口服剂量的 1 439 倍;急性毒性症状主要表现为自发活动减少、静伏、少动、死亡之前抽搐;仙茅乙醇提取物 120g/kg 长期反复给药,可能引起血清 BUN、CREA 及 GPT 升高,肝、肾、睾丸和卵巢系数增加,透射电镜可见睾丸和卵巢主要表现为线粒体肿胀,空泡变性等超微结构病理学改变。

二、酒仙茅

【古代炮制法则】酒浸(宋·《严氏济生方》)。酒浸细(明·《寿世保元》)。酒蒸(明·《景岳全书》)。酒浸焙干(清·《本经逢原》)。

【现代炮制经验】

1. 酒炒　仙茅 100 斤,干酒 20 斤(重庆)。取仙茅用干酒拌匀,微火焙干。

2. 酒蒸　仙茅 10 斤。黄酒:1 斤(云南);1 斤 4 两(广东);适量(大连)。取仙茅用酒润 12 小时或至润透,蒸 0.5~1 小时晒干。

【现代炮制规范】

1. 拣净杂质,洗净,用黄酒拌匀,闷润,蒸 1~2 小时,取出晒干,用时捣碎。每 100kg 仙茅用酒 20kg。(辽宁 1986)

2. 取净仙茅,照酒炙法炒至微干。(河南 2005)

3. 取净仙茅段,用黄酒拌匀,闷润 1~2 小时,置锅内,文火炒至表面带火色时,取出,放凉。每 100kg 仙茅段,用黄酒 10kg。(山东 2012)

4. 取净仙茅段,照酒炙法炒干。每 100kg 仙茅,用黄酒 10kg。(安徽 2005)

5. 取净仙茅段,照酒炙法炒干。每 100kg 仙茅,用黄酒 10kg。(湖南 2010)

6. 取净仙茅段,照酒炙法炒至干。每 100kg 仙茅,用黄酒 10kg。(四川 2015)

7. 取生仙茅,加酒拌匀,稍闷,置锅内用文火炒至褐色,取出,放凉。每 100kg 仙茅用酒 10~15kg。(广西 2007)

8. 取净仙茅段,照酒炙法用黄酒炒至干。(重庆 2006)

9. 取仙茅,用酒喷洒拌匀,用文火炒干,取出,放凉。每 100kg 仙茅,用酒 10kg。(江西 2008)

10. 取原药去净杂质,洗净泥土,除去须根,每 50kg 用酒 5kg 洒匀吸约 4 小时,吸透后,放入甑内蒸 4 小时,取出晒干即可。(云南 1986)

11. 取饮片仙茅,照酒炙法炒干。每 100kg 大黄,用黄酒 10kg。(陕西 2007)

【饮片性状】本品形如仙茅,煮法断面胶质。微有酒香气。

【性味与功效】辛,热;有毒。补肾阳,强筋骨,祛寒湿。用于阳痿精冷,筋骨痿软,腰膝冷痛,阳虚冷泻。根据"热者益热"的理论,仙茅酒炙后热性增强。

【使用注意】凡阴虚火旺者忌服。

【现代炮制机制研究】有研究以药效学指标比较仙茅与酒炙仙茅的热性,探索酒炙对仙茅"热者益热"的炮制机制,结果显示仙茅可以有效降低氢化可的松致肾阳虚寒证模型大鼠血清中 TG、cGMP 的量,提高大鼠血清中 Adr、NE、DA、5-HT、cAMP、cAMP/cGMP 值、T_3、T_4、TSH、Ts、Na^+、K^+-ATP 酶、Glu、TC、TP 14 种指标的量;酒炙仙茅较仙茅组在提高 Adr、NE、5-HT、cAMP、T_3、T_4、TSH、Ts、Na^+、K^+-ATP 酶、Glu、TC、TP 12 种指标含量方面效果更加显著,存在明显差异($P<0.05$、0.01)。

【现代炮制工艺研究】有研究对酒闷润后的仙茅进行烘干、微波、炒干、阴干干燥方法进行比较,结果仙茅经酒炙后仙茅苷的含量较高,因此确定仙茅的炮制方法为酒炙法。

另有研究以仙茅苷的含量为评价指标,选择加酒量、炒制温度及炒制时间为考察因素,采用正交设计 $L_9(3^4)$,优选仙茅的最佳炮制工艺为药材加 10% 的黄酒润透,锅底温度为 100℃,炒制 10 分钟。

又有研究以仙茅苷、苔黑酚葡萄糖苷、水溶性浸出物的含量为综合评价指标,选择黄酒比例、炒制温度、炒制时间为考察因素,采用 $L_9(3^4)$ 正交试验优选酒炙仙茅的炮制工艺。结果酒炙仙茅的最佳炮制工艺为每 100kg 仙茅加 10kg 黄酒,于 100~110℃炒制 10 分钟。

三、糯米蒸炙仙茅

【现代炮制规范】取鲜仙茅,淘洗净泥土,刮去皮,每 50kg 用糯米 10kg 混合蒸透心,断面无白点,取出除去糯米,晒干即可。(云南 1986)

【饮片性状】本品形如仙茅,表面灰白色,胶质样,微有米饭香气。

【性味与功效】辛,热;有毒。补肾阳,强筋骨,祛寒湿。用于阳痿精冷,筋骨痿软,腰膝冷痛,阳虚冷泻。米制仙茅用糯米也可降低仙茅的热性。

四、米泔水漂蒸炙仙茅

【古代炮制法则】以米泔浸去赤汁去毒后,无妨损(宋·《圣济总录》、明·《本草纲目》)。竹刀子刮去皮切为豆粒,米泔浸两宿阴干(宋·《圣济总录》)。米泔水浸去赤汁焙(宋·《圣济总录》)。糯米泔浸一二日,一日一换,取尽赤汁,日干(宋·《类编朱氏集验医方》)。彭祖单服法,以竹刀刮切,米泔水浸五日去赤汁,用铜刀剉,夏月止浸三日,阴干(明·《奇效良方》)。凡制用之法于八九月采得,用竹刀刮去黑皮,切如豆粒,糯米泔浸两宿,去赤汁,用酒拌蒸之,从巳至亥制之极熟自无毒矣,然后曝干(明·《景岳全书》)。泔水浸洗一宿,取出晒干（明·《医学纲目》）。

【现代炮制经验】 取原药材,用米泔水浸泡 1 夜,切成小块（大连）。

【现代炮制规范】 取鲜仙茅,淘洗净泥土,刮去皮,用淘米水浸 3 小时,捞出稍晾,甑蒸透心,取出晒干即成。（云南 1986）

【饮片性状】 本品形如仙茅,表面灰白色,胶质样,微有米饭香气。

【性味与功效】 辛,热;有毒。补肾阳,强筋骨,祛寒湿。用于阳痿精冷,筋骨痿软,腰膝冷痛,阳虚冷泻。泔制仙茅降低仙茅的热燥之性并助胃肠吸收。

参 考 文 献

［1］陈洪雷.仙茅提取物的毒性实验研究［D］.曲阜:曲阜师范大学,2011.

［2］鲍荟竹.补益中药仙茅的毒效学和靶器官毒作用规律研究［D］.成都:成都中医药大学,2011.

［3］周远征,徐钢,鞠成国,等.酒炙仙茅"热者益热"作用研究［J］.中草药,2014,45（10）:1434-1438.

［4］鲍荟竹,赵军宁,宋军,等.仙茅醇提取物大鼠长期毒性试验研究［J］.中药药理与临床,2011,27（3）:70-73.

［5］杜中梅,关复敏,贾天柱.正交法优选酒炙仙茅的最佳炮制工艺［J］.中成药,2008,30（6）:883-885.

［6］艾雪,鞠成国,贾坤静,等.酒仙茅炮制工艺的正交试验优选［J］.时珍国医国药,2016,27（4）:875-877.

11. 光慈菇
Guangcigu
BULBUS TULIPAE

采制沿革

【来源】 为百合科植物老鸦瓣 *Tulipa edulis*（Miq.）Baker 的干燥鳞茎。光慈菇药材来源以野生为主。

【采制】

1. **道地产区** 早期本草文献并无记载"光慈菇"之名,光慈菇之名始见于《嘉祐本草》,然陈藏器《拾遗》已有,历来一些地区一直作为山慈菇入药。近现代发现其抗肿瘤的作用显著,开始引种栽培。主要分布于我国辽宁安东（即如今丹东市）、山东、江苏、浙江、安徽、江西、湖北、湖南和陕西（太白山）,生山坡草地及路旁,朝鲜、日本也有分布。

现主产于我国安徽巢湖、阜阳、宿州等,江苏中西部,浙江与江西北部,河南,云南等地。

2. **采制方法** 《本草蒙筌》曰:"初春萌蘖,叶如韭叶长青,二月开花,状若灯笼色白。瓣有黑点,子结三棱。立夏才交,其苗即稿。"

光慈菇药材商品来源有野生和栽培。春、夏二季采挖,除去须根及外皮,洗净泥土,干燥。有研究认为综合考虑,兼顾光慈菇药材产量和品质,老鸦瓣应在枯萎期或休眠期初期采收为佳。50℃恒温干燥较为理想。

【品质】 以色白、体质饱满者为佳。

【贮藏】置干燥处。

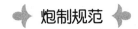 **炮制规范**

一、光慈菇

【古代炮制法则】

1. **净制** 去皮净(宋·《妇人大全良方》)。去心(宋·《疮疡经验全书》)。剥去毛絮(明·《本草品汇精要》)。刮去皮(明·《本草蒙筌》、明·《医学入门》)。洗去毛皮净(明·《寿世保元》、明·《外科正宗》)。去皮壳(明·《本草乘雅半偈》)。

2. **切制** 生捣(明·《本草蒙筌》)。打碎(清·《外科大成》)。研末(清·《本草纲目拾遗》)。

【现代炮制规范】

1. 取原药材,除去杂质,洗净,干燥。(全国规范 1988,江苏 2002,宁夏 1997)

2. 取原药材,除去杂质。(北京 2008,天津 2012)

3. 取原药材,除去杂质,洗净,晒干,用时打碎。(山西 1984)

4. 除去杂质,用时打碎。(内蒙古 1977)

5. 除去杂质,洗净泥沙,晒干。用时捣碎。(吉林 1986)

6. 取原药材,洗净,干燥,即得。(黑龙江 2012)

7. 取原药材,除去杂质,用时捣碎。(安徽 2005)

8. 除去杂质,用时打碎。(福建 2012)

9. 除去杂质,洗净,干燥。用时打碎。(江西 2008)

10. 除去杂质,洗净,晒干后打成颗粒。(河南 2005)

11. 除去杂质,筛净,用时打碎。(湖北 2009)

12. 取原药材,除去杂质,洗净,润透,大个切薄片,干燥,筛去灰屑,小个不切。干燥后捣碎用。(湖南 2010)

13. 除去杂质,洗净,晒干。用时捣碎。(重庆 2006,四川 2015)

14. 取药材光慈菇,除去杂质,洗净,低温干燥。(陕西 2007)

15. 取原药材,除去杂质及灰屑,洗净,晒干。用时捣碎。(甘肃 2009)

【饮片性状】本品呈类圆锥形或碎块。表面类白色或黄白色,光滑,顶端尖,基部圆平略凹陷,一侧有一条纵沟,自基部伸向顶端。质硬而脆,断面白色,富粉性,内有 1 圆锥形心芽。气微,味淡。

【性味与功效】辛、甘、寒;有小毒。解毒消肿,散结化瘀。治咽喉肿痛,瘰疬,痈疽,疮肿,产后瘀滞。

【使用注意】光慈菇毒性较大,临床上宜小量使用。

【现代毒理学研究】光慈菇含有秋水仙碱等多种生物碱,是抗癌的有效物质,也是其毒性成分。秋水仙碱在体内有蓄积作用,久服可引起胃肠道不适、多发性神经炎、白细胞减少以及中枢神经系统的抑制等,大剂量可引起死亡。

二、制光慈菇

【古代炮制法则】

1. **焙制** 焙干(明·《普济方》)。
2. **醋制** 醋拌(明·《医宗必读》)。
3. **童便制** 童便浸透(清·《本草纲目拾遗》)。

【现代炮制规范】现代多以生用。

参考文献

[1] 肖培根. 新编中药志[M]. 北京：化学工业出版社，2002：100.

12. 华山参

Huashanshen

PHYSOCHLAINAE RADIX

采制沿革

【来源】为茄科植物漏斗泡囊草 *Physochlaina infundibularis* Kuang 的干燥根。华山参药材商品多为野生，河南部分地区有引种栽培。

【采制】

1. **道地产区** 华山参始载于《本草纲目拾遗》，曰："煤参，出陕西西安等处，形如参，皮心俱青黑，故名。施柳南太守云：此参出陕西华山。食之多吐人，其性亦劣。味微苦甘，同人参，功力则薄耳。"《中药志》第一册记载："陕西华阴县（现划归渭南县）所产华山参为茄科植物华山参的根。"以西岳华山为道地。

现主产于陕西华山，秦岭山脉，山西中条山，河南沁阳等地。

2. **采制方法** 春季夏初麦收后茎叶萎黄时采挖，除去芦头及须根，洗净泥土、晒干或趁鲜用竹片刮去外皮。2020年版《中国药典》收载：春季采挖，除去须根，洗净，晒干。

【品质】以体充实，断面色白者为佳。

【贮藏】置通风干燥处，防蛀。

炮制规范

一、华山参

【古代炮制法则】文献记载华山参炮制方法较少。

【现代炮制经验】

1. **净选** 取原药材，倒入净选台上，除去杂质，筛去灰屑。

2. **洗润** 将净选好的华山参,以适宜量加入洗药机中,启动洗药机,待水变清澈,药材表面无泥沙后,取出,沥尽水,闷润 1.5~2 小时。切成厚片,干燥。

【现代炮制规范】

1. 用时捣碎。(药典 2020)

2. 取原药材,除去杂质,洗净,干燥。用时捣碎。(安徽 2005)

3. 除去杂质,洗净,晒干。用时捣碎。(河南 2005,重庆 2006,四川 2015,甘肃 2009)

4. 取原药材,除去杂质,洗净,润透,切段片,干燥,晒去碎屑。用时捣碎。(湖南 2010)

5. 取原药材,除去杂质,洗净,晒干。用时捣碎。(贵州 2005)

6. 取药材华山参,除去杂质,洗净,干燥。(陕西 2007)

【饮片性状】 本品呈长圆锥形或圆柱形。表面棕褐色,有黄白色横长皮孔样突起、须根痕及纵皱纹,上部有环纹。顶端常有 1 至数个根茎,其上有茎痕和疣状突起。切片呈不规则的厚片,质硬,断面类白色或黄白色,皮部狭窄,木部宽广,可见细密的放射状纹理。具烟草气,味微苦,稍麻舌。

【性味与功效】 甘、微苦,温;有毒。温肺祛痰,平喘止咳,安神镇惊。用于寒痰咳喘,惊悸失眠。

【使用注意】 不宜多服,以免中毒;青光眼患者禁服;孕妇及前列腺重度肥大者慎用。

【现代毒理学研究】 有报道华山参含阿托品、东莨菪碱、山莨菪碱等生物碱,含量约为0.26%。其毒性作用类似阿托品类药物,主要作用是累及神经系统为神经毒,有抑制和麻醉迷走神经等副交感神经的作用,表现为腺体分泌减少,出现声音嘶哑;使支配瞳孔括约肌的动眼神经麻痹而散瞳;由于睫状体肌弛缓,便对光反应或角膜反射迟钝或消失;心脏神经麻痹可致心率加快;由于汗腺分泌停止,故出现体温升高,还有兴奋高级神经中枢,下丘脑及延髓作用,特别是运动和语言功能。中枢神经先兴奋而后麻痹,表现为步行蹒跚,狂妄和不安,哭笑无常,刺激脊髓反射功能而发生抽搐及痉挛。由于血管中枢兴奋,使皮肤血管扩张出现皮肤潮红。据动物实验有明显的镇静作用,并能增强水合氯醛及硫喷妥钠的催眠、麻痹作用,并能抑制各种腺体的分泌,使动眼神经麻痹而散瞳。兴奋之后转为抑制,可因延髓麻痹而死亡。

有研究比较华山参及其炮制品的急性毒性,结果为:华山参炮制品水煎液小鼠腹腔注射的 LD_{50} 为 45.66g/kg,明显高于华山参生品水煎液的 36.5g/kg。

二、制华山参

【现代炮制经验】 调查华山参的炮制方法较多,有蒸法,煮法,麦冬、山栀子、黄连、冰糖、甘草共煮法等。

【现代炮制规范】 甘草、麦冬水煮:每 100 斤鲜华山参,用甘草 5 斤、麦冬 1 斤。先将甘草、麦冬加水煎煮两次,收集煎液约 10L;再将华山参倒入上药液中浸泡 1 小时,约 20 分钟搅拌一次,然后放入锅内共同煎煮 20 分钟左右,不停搅动,以手摸其质软为度。捞出华山参放冷、切片、晒干备用。或每 100 斤干华山参,用甘草 12.5 斤、麦冬 2.5 斤。甘草、麦冬加水煎煮收集煎液约 25L。取华山参洗净,加 10L 甘草、麦冬液浸泡 24 小时,注意翻动,再将剩余的药液与华山参共同煎煮,约 40 分钟,以手摸其质软如棉为度,捞出、晒干备用。(陕西 2007)

【饮片性状】 本品同华山参。断面角质状,黄白色。味甘。

【性味与功效】 甘、微苦,温;有毒。温肺祛痰,平喘止咳,安神镇惊。用于寒痰咳喘,惊悸失眠。炮制后降低其毒性,减少口干舌燥、语言障碍、平衡失调、瞳孔散大等副作用。

【使用注意】 不宜多服,以免中毒;青光眼患者禁服;孕妇及前列腺重度肥大者慎用。

【现代炮制机制和炮制工艺研究】 历来认为华山参毒性大小与去皮有关。李松武等对华山参粉末(带皮粉碎、去皮粉碎、根皮粉碎)中的生物碱含量进行测定,结果三者中总生物碱含量无显著差异。有研究采用甘草、麦冬水煮法炮制华山参。华山参经过炮制以后,降低了毒性,临床服用时不致产生口干舌燥、语言障碍、平衡失调、瞳孔散大等副作用。

参考文献

[1] 朱天忠.浅议华山参的毒性与中毒解救[J].陕西中医,1999,20(1):43.

[2] 李丹,雷国莲,颜永刚,等.华山参生品与炮制品急性毒性实验研究[C]//第一届全国中药商品学术大会论文集.青岛:中国商品学会,2008:336-339.

[3] 李松武,赵云荣,庆伟霞,等.华山参的研究进展[J].济源职业技术学院学报,2005,4(2):8-10.

[4] 马兴民,魏卫亚.华山参的加工炮制[J].陕西医学杂志,1976(1):69.

[5] 李丹.华山参毒理及质量标准的实验研究[D].咸阳:陕西中医药大学,2008.

13. 两头尖

Liangtoujian

ANEMONES RADDEANAE RHIZOMA

采制沿革

【来源】 为毛茛科植物多被银莲花 *Anemone raddeana* Regel 的干燥根茎。两头尖药材商品均为野生。

【采制】

1. 道地产区 《本草原始》"两头尖自辽东来货者甚多",以东北为道地产区。

现主产于黑龙江、吉林、辽宁、山东等地,以吉林、山东产量最大。

2. 采制方法 《本草品汇精要》记述:二月八月取根,暴干。

现一般于5—6月苗枯前采挖根茎,除去地上残茎及须根,洗净晒干,或用沸水烫过晒干。

【品质】 以条肥大、断面白色、粉性足、质坚实者为佳。

【贮藏】 置阴凉干燥处。

炮制规范

一、两头尖

【古代炮制法则】 捣碎入药用(明·《本草品汇精要》)。拣净两头圆(清·《吴鞠通医案》)。

【现代炮制经验】取原药材,清水洗净,润软,切厚片,干燥。或筛去灰屑,打成颗粒。

【现代炮制规范】

1. 取原药材,除去杂质,筛去灰屑。(全国规范 1988,北京 2008)

2. 取原药材,除去杂质。(天津 2012)

3. 取原药材,除去杂质,用时捣碎。(山西 1984)

4. 除去杂质,用时捣碎(竹节香附,内蒙古 1977)

5. 拣净杂质,洗净,干燥,用时捣碎。(辽宁 1986)

6. 除去杂质,洗净泥土,晒干。用时捣碎。(吉林 1986)

7. 取原药材,除去杂质,洗净,干燥,即得。(黑龙江 2012)

8. 取原药材,除去杂质,洗净,干燥。(江苏 2002)

9. 除去杂质,筛去灰屑。用时捣碎。(河南 2005)

10. 除去杂质,筛去灰屑。用时捣碎。(江西 2008)

11. 取原药材,除去杂质,洗净,干燥,筛去灰屑,用时捣碎。(湖南 2010)

12. 除去杂质。(重庆 2006,四川 2015)

13. 取原药材,除去杂质及须根,洗净,干燥。(贵州 2005)

14. 取原药材,除去杂质,筛去灰屑,或洗净,干燥,用时捣碎。(宁夏 1997)

【饮片性状】两头尖呈纺锤形,两头稍尖,表面黑色。切片表面类白色或灰褐色,周边棕褐色或棕黑色,类角质样。气微,味先淡苦而麻辣。

【性味与功效】辛,热;有毒。祛风湿,消痈肿。用于风寒湿痹,四肢拘挛,骨节疼痛,痈肿溃烂。外用适量。

【使用注意】孕妇禁用。

【现代毒理学研究】两头尖其含有多种三萜皂苷、内酯、挥发油、油脂、氨基酸、微量元素等成分,其主要毒性成分为白头翁素等,主要毒性靶器官为心脏等。有学者研究两头尖的毒性,结果两头尖水提物小鼠灌胃毒性试验 LD_{50} 及其 95% 置信区间分别为生药 104.50g/kg、生药 95.45~115.29g/kg。按照 Blachwell 法推算相当于 10.45g/ 人,说明在临床应用常用量为 1~3g 一般是安全的。按照中药毒性分级,两头尖介于"中毒"和"小毒"之间。石油醚、三氯甲烷和正丁醇萃取部位小鼠最大耐受量实验,灌胃给药生药 1 000g/kg,14 天后小鼠未出现明显中毒症状,小鼠体重也无明显改变,与对照组比较无统计学差异。解剖后,肉眼观察其主要脏器未发现明显异常,说明分别口服两头尖石油醚、三氯甲烷和正丁醇萃取物 1 000g/kg,对小鼠都无明显急性毒性作用。乙酸乙酯萃取部位的 LD_{50} 及 95% 置信区间分别为生药 604.81g/kg 和生药 537.99~673.57g/kg。

二、制两头尖

【古代炮制法则】火炮(明·《鲁府禁方》)。

【现代炮制规范】

1. **醋两头尖** 取净两头尖,加米醋拌匀,闷润 2~4 小时,至米醋被吸尽,置热锅内,用文火炒干,取出。每 100kg 净两头尖,用米醋 15kg。(北京 2008)

2. **酒两头尖** 取净两头尖打碎,与黄酒拌匀,稍闷,待酒被吸尽后,用文火炒至微干,取出,晾干。每 100kg 两头尖,用黄酒 10~20kg。

【饮片性状】本品呈类长纺锤形或类白色或灰白色碎粒状。表面棕黑色,断面棕色或棕红色。醋制者略有醋酸气,酒制者略有酒香气。

【性味与功效】辛,热;有毒。祛风湿,消痈肿。用于风寒湿痹,四肢拘挛,骨节疼痛,痈肿溃烂。

【使用注意】孕妇禁用。

【现代炮制工艺研究】以生用为主,无文献记载其炮制工艺研究。

参考文献

[1] 周鸿立,孙永旭,李勇,等.两头尖的化学成分及药理作用研究进展[J].时珍国医国药,2007,18(5):1239-1241.

[2] 赵振坤.中药两头尖的质量控制及其毒性研究[D].杭州:杭州师范大学,2013.

14. 两面针
Liangmianzhen
ZANTHOXYLI RADIX

采制沿革

【来源】为芸香科植物两面针 *Zanthoxylum nitidum*(Roxb.)DC. 的干燥根。两面针药材商品来源以野生为主。

【采制】

1. **道地产区**　两面针是以"蔓椒"之名见载于早期本草。《名医别录》云"生云中川谷及丘冢间"。陶隐居云"山野处处有"。《本草图经》"出闽中、江东"。"两面针"一名见载于《岭南采药录》。并以"入地金牛"之名见载于《本草求原》。以岭南一带为道地产区。

现主产于我国广西、福建、湖南、广东、云南及台湾等地。

2. **采制方法**　《本草品汇精要》记述:秋取子,不拘时取茎、根。

野生者全年均可采挖,栽培者一般栽培5~6年后采收,于冬季采挖,洗净泥沙,切片晒干即可。有研究认为两面针最佳采收期在栽培第3年的10—11月,也有研究认为人工栽培两面针5年后可采收,最佳使用部位为根部。2020年版《中国药典》记载:全年均可采挖,洗净,切片或段,晒干。

【品质】以皮厚、木部色黄、味辛辣麻舌者为佳。

【贮藏】置干燥处,防潮,防蛀。

炮制规范

【古代炮制法则】

1. **净制**　洗去土(明·《本草品汇精要》)。

2. **切制** 剉碎用(明·《本草品汇精要》)。

【现代炮制规范】

1. 将原药除去杂质,分档,浸洗,润透,切薄片。干燥,筛去灰屑。来货片子,除去杂质,筛去灰屑,如不符合规定,应改刀切制。(上海 2008)

2. 取原药材,除去杂质,洗净,稍润。切厚片或段,干燥,筛去碎屑。(安徽 2005)

3. 除去杂质,洗净,干燥。(河南 2005)

4. 除去杂质,洗净,切片,干燥。(湖北 2009)

5. 取原药材,除去杂质,洗净,润透,切厚片,干燥,筛去碎屑。(湖南 2010)

6. 除去杂质,洗净,稍润,切中片、厚片或短段,干燥,筛去灰屑。(广西 2007)

7. 除去杂质,洗净。切厚片或段,干燥。(重庆 2006)

8. 除去杂质。(四川 2015)

9. 取原药材,洗净,切厚片或段,晒干。(贵州 2005)

【饮片性状】本品为厚片,表面淡棕黄色或淡黄色,有鲜黄色或黄褐色类圆形皮孔样斑痕。切面较光滑,皮部淡棕色,木部淡黄色,可见同心性环纹和密集的小孔。质坚硬,气微香,味辛辣麻舌而苦。

【性味与功效】苦、辛,平;有小毒。活血化瘀,行气止痛,祛风通络,解毒消肿。用于跌扑损伤,胃痛,牙痛,风湿痹痛,毒蛇咬伤;外治烧烫伤。

【使用注意】不能过量服用;忌与酸味食物同服。

【现代毒理学研究】两面针根含生物碱,如光叶花椒碱酮、香叶木苷、苯骈菲啶型生物碱(两面针碱、氧化两面针碱、双氢两面针碱、6-甲氧基-5,6-双氢白屈菜红碱、6-乙氧基-5,6-双氢白屈菜红碱、氧化白屈菜红碱、N-去甲基白屈菜红碱、α-别隐品碱和茵芋碱)。此外还有香豆素、黄酮类、木脂类化合物结晶-8。两面针的毒性成分为苯骈菲啶型生物碱,可致周围神经系统和中枢神经系统损害。有两面针汤药内服中毒致头晕、眼花、呕吐的报道,当服药量过大时,导致中枢神经系统功能受损,呼吸心跳生命中枢受抑制,引起昏迷、抽搐、呼吸心跳骤停。两面针褐色油状物(N4)小鼠腹腔注射的 LD_{50} 为(166±15)mg/kg;两面针结晶-8 小鼠腹腔注射的 LD_{50} 为(68.04±8.36)mg/kg。犬灌胃给药 N4,大剂量(20 倍于临床)和小剂量(10 倍于临床)3 天,观察 7 天,见大剂量给药组犬较为安静。实验表明,氯化两面针碱和 N-甲硫酸两面针碱均无诱变性。氯化两面针碱在体外对人胚肾细胞 293 有一定的毒性作用,揭示氯化两面针碱可抑制人胚肾细胞 293 的增殖,对肾脏有一定的毒性。有研究发现氯化两面针碱能增加斑马鱼胚胎的死亡率和畸形率。

参 考 文 献

[1] 姚荣成,胡疆.两面针化学成分及其药理活性研究概况[J].药学实践杂志,2004,22(5):264-267.

[2] 韦敏,刘华钢,刘丽敏.氯化两面针碱的体外肾毒性研究[J].时珍国医国药,2009,20(9):2295-2296.

[3] 蒙怡,刘华钢,梁瑜,等.氯化两面针碱对斑马鱼胚胎毒性的研究[J].毒理学杂志,2012,26(5):368-371.

15. 何首乌
Heshouwu
POLYGONI MULTIFLORI RADIX

◆ **采制沿革** ◆

【**来源**】为蓼科植物何首乌 *Polygonum multiflorum* Thunb. 的干燥块根。野生品全国大部分地区有产,作为药材商品以栽培为主。

【**采制**】

1. 道地产区　苏颂:"本出顺州南河县,岭外、江南诸州亦有,今在处有之,以西洛、嵩山及南京柘城县者为胜。"其所引《何首乌传》云:"所出顺州南河县、韶州、恩州、贺州、广州四会、潘州,以上出处为上;邕州晋兴县、桂州、康州、春州、高州、勤州、循州,以上所出次之。"《本草品汇精要》"道地:怀庆府柘城县"。《药物出产辨》"产广东德庆为正"。今以河南、广东为道地产区。家种品产于广东德庆,该县栽培何首乌已有悠久历史,为广东道地药材之一。

现主产于河南嵩县、卢氏,广西南宁,湖北恩施。此外,江苏、安徽、云南、贵州、浙江、湖南、四川均有产。广东清远、英德有栽培,顺德、南海、番禺、增城、广州郊区曾有较大量种植。

2. 采制方法　《本草品汇精要》记述:春末、夏中、秋初,候晴明日取根,日干。

野生品全年均可采挖,以立秋后采挖为佳。栽培品于定植后 2~4 年采收,采收期在冬末春初。采收时先割去地上部分,后挖出块根。采挖后洗净,广东习惯按大、小个分档,用文火整个焙干,为首乌个;趁鲜时切成片状,为首乌片;首乌片加黑豆拌蒸,为首乌熟片。广西习惯按大、小个分档,用缓火焙干。河南、贵州、四川、湖北则是横切后晒干。云南是切成不规则片块晒干。《中国药典》收载:秋、冬二季叶枯萎时采挖,削去两端,洗净,个大的切成块,干燥。

【**品质**】一般以体重、质坚实、粉性足者为佳。广东省将家种何首乌熟片商品分为统货和级外两个规格。统货:干货,熟透,纵切或横切片,表面红褐色或棕褐色,断面褐色或黄褐色,粉性足,厚度不超过 5mm,中部横宽 20mm 以上,无根(梗),无虫蛀、霉变。级外:中部横宽 4mm 以上,其他标准同统货。

广东德庆地区首乌熟片等级标准如下。一等:片张厚度不超过 4mm,中部横宽 20mm 以上,无细根、碎末、虫蛀、霉变;二等:中部横宽 15mm 以上,其他标准同一等;三等:中部横宽 7mm 以上,其他标准同一等。

【**贮藏**】置干燥处,防蛀。

◆ **炮制规范** ◆

一、鲜何首乌

【**现代炮制规范**】

1. 用时将原药洗净,切厚片。(上海 2008)

2. 该品宜产地趁鲜时加工成小方块。(云南 1986)

二、何首乌

【古代炮制法则】

1. **净制** 采时,乘湿以布拭去土(宋·《经史证类备急本草》)。洗净,以竹刀刮去黑皮(宋·《圣济总录》)。去粗皮(元·《活幼心书》)。用竹刀刮去黑皮及两面浮沫,令净(明·《普济方》)。

2. **切制** 用竹刀子刮令碎(宋·《太平圣惠方》)。切厚半寸(宋·《苏沈良方》)。以苦竹刀切(宋·《经史证类备急本草》)。切作片子(金·《儒门事亲》)。竹刀切作薄片(明·《普济方》)。去皮,铜刀切薄片(明·《本草纲目》)。竹刀刮去粗皮,切片(明·《鲁府禁方》)。捶碎如枣核大(明·《寿世保元》)。

【现代炮制经验】

1. **洗切** 取鲜货或原药材,洗净,揩干,用钢刀[①],切 1~2 分厚片,晒干(苏州、浙江)。

注:[①]忌用铁刀,以免变黑。

2. **浸泡** 取原药材洗净,加水浸 15~25 天(每 3 天换水一次),切半分厚片,晒干(黑龙江)。

3. **闷润** 取原药材,洗净,润透,切 2 分厚片,晒干(内蒙古、保定、上海、江西)。

4. **浸闷** 取原药材,洗净,加水浸泡[①],闷透[②],切 2~5 厘,或 1~2 分厚片,晒干。

注:[①]浸 2~4 小时(重庆、南京);3~8 小时(苏州、湖北);2 天(上海);2~4 天(成都);6~8 成透(北京、内蒙古、河南、山东、西安)。[②]闷 1~2 天(河南、南京、重庆、苏州);5 天(上海)。

【现代炮制规范】

1. 除去杂质,洗净,稍浸,润透,切厚片或块,干燥。(药典 2020,河南 2005,重庆 2006,湖北 2009,天津 2012)

2. 除去杂质,按大小分别洗净,泡至八成透,取出,润透,切片,干燥,筛去灰屑。(辽宁 1986)

3. 除去杂质,洗净,稍浸,润透,切约 10mm 方丁块,干燥,筛去碎屑。(湖南 2010)

4. 除去杂质,洗净,用水稍浸(4~6 小时)捞出沥干,润透,切厚片或小块片,干燥。(江西 2008)

5. 取何首乌拣净杂质,浸泡 2 日,每日换水 1 次,第 3 日捞出吸润约 24 小时至透心,切成约 1cm 的小方块,晒干。(云南 1986)

6. 取药材何首乌,除去杂质,大小分开,洗净,稍润,切厚片或块,低温干燥。(陕西 2008)

7. 取原药,除去杂质,大小分档,水浸,洗净,润软,切厚片,干燥;产地已切片者,筛去灰屑。(浙江 2005)

8. 取原药材,除去杂质,按大小个分开,洗净,稍浸,捞出,润透,切成厚片或块状,干燥。(甘肃 2009)

9. 取原药材,除去杂质,大小分档,洗净,浸泡至六七成透,润透,切厚片或块,干燥。(江苏 2002)

10. 取原药材,除去杂质,大小分开,洗净,浸泡 12~24 小时,至约七成透,取出,闷润 6~12 小时,切 10~15mm 片或直径约 10mm 块,干燥,筛去碎屑。(北京 2008)

11. 取原药材,除去杂质,稍浸,洗净,润透,切厚片或块,干燥,筛去碎屑。(安徽 2005)

12. 取原药材,除去杂质,洗净,稍浸,润透,切厚片或块,干燥。(宁夏 1997)

13. 除去杂质,洗净,润透,切厚片或块,干燥。(四川 2015)

14. 除去杂质,洗净,稍浸,润透,切中片或块,晒干,筛去灰屑。(广西 2007)

15. 将原药除去残茎等杂质,分档,大只劈开,洗净,润透,切厚片,干燥,筛去灰屑。(上海 2008)

16. 取原药材,除去杂质,洗净,稍浸,润透,切厚片或块,干燥。(贵州 2005)

17. 取原药材,除去杂质,洗净,稍浸,润透,切 2~4mm 厚片或 8~12mm 立方块,干燥。(山西 1984)

【饮片性状】本品呈不规则的厚片或块。外表皮红棕色或红褐色,皱缩不平,有浅沟,并有横长皮孔样突起及细根痕。切面浅黄棕色或浅红棕色,显粉性,横切面有的皮部可见云锦状花纹,中央木部较大,有的呈木心。气微,味微苦而甘涩。

【性味与功效】苦、涩,平。发散,解毒,消痈,截疟,润肠通便。用于疮痈,瘰疬,风疹瘙痒,久疟体虚,肠燥便秘。

【使用注意】生首乌有一定的毒性。不宜超剂量长期服用。

【现代毒理学研究】何首乌中的化学成分主要包括蒽醌类、二苯乙烯苷类、磷脂类等。毒性成分大致认为两大类,包括蒽醌类和二苯乙烯苷类,毒性主要集中于肝脏。

何首乌的肝毒性可能由多方面原因所致,包括:①何首乌本身的化学物质或其代谢产物的直接毒性作用;②肝脏代谢酶缺陷,发生特异性反应;③与其他中药或成分发生相互作用。另外,通过何首乌的急性毒性、亚急性毒性和长期毒性试验研究,发现何首乌全组分、水提组分和醇提组分均可造成小鼠急性肝损伤,且醇提物肝毒性出现较早,持续时间较长;何首乌醇提物的毒性作用表现为抑制大鼠体重增长,改善肝、肾功能相关的生化指标异常,肝、肾、肺组织的病理改变等,并且生何首乌毒性作用大于制何首乌;组织病理检查中表现出肝细胞变性,且生何首乌醇提物低剂量(2.4g/kg)组与空白对照组比较,差异有统计学意义($P<0.01$)。

有研究分别用生、制何首乌的水提液、醇提液进行小鼠灌胃急性毒性观察,结果生何首乌醇提物的 LD_{50} 为 287.87g/kg,制何首乌醇提物的 LD_{50} 为 606.88g/kg。生何首乌水提物最大给药量为 184g/kg,制何首乌水提物最大给药量为 264g/kg。

三、制何首乌

【古代炮制法则】

1. **黑豆蒸制** 黑豆同蒸熟(唐·《仙授理伤续断秘方》)。水浸一日,切厚半寸,黑豆水拌匀令湿,何首乌重重相间,蒸豆烂,去豆,阴干(宋·《苏沈良方》)。去皮,黑豆拌,九蒸九晒,忌铁器(明·《医学入门》明·《寿世保元》)。

2. **黑豆煮制** 水三碗,黑豆半碗煮熟,去豆(明·《奇效良方》)。

3. **蒸法** 九蒸九暴,捣罗为末(宋·《太平圣惠方》)。打碎,面包蒸一炷香,去皮(明·《鲁府禁方》)。

4. **酒制** 去黑皮,酒炒(宋·《圣济总录》)。以好酒同浸两宿,取出净洗(明·《普济方》)。酒浸,蒸极熟,焙(明·《景岳全书》)。酒煮(清·《本草纲目拾遗》)。

【现代炮制经验】

(一)酒首乌

1. **酒润** 何首乌 10 斤,白酒 2 斤(辽宁)。

取何首乌加酒与水润透,切片,晾干。

2. **酒蒸** 何首乌 10 斤,黄酒 2~2.5 斤(黑龙江、山东、西安)。

取何首乌加酒拌匀,置罐或蒸笼中蒸透晒干,或再蒸闷 3 次后晒干[①]。

注:[①]另将何首乌倍量熬膏,和蒸过的何首乌拌匀晒干(黑龙江)。

(二) 蒸首乌

(1) 取何首乌先蒸后闷,再蒸至黑色[①],切 3 分方块,晒干。

注:[①]蒸 3 天,闷 3 天,每天翻动(上海)。或如上法再蒸闷 4 次(河南)。

(2) 取原药材,洗净,煮沸 4~6 小时,至中心呈黏性,晒半干,切去茎基及尾梢,反复晒至发硬,再浸 4 小时后,加水盖过药面,煮沸 8 小时,闷 1 夜,晒半干,再蒸 8 小时,闷 15 小时。再如前法操作一次,趁热切 3~4 分方块,晒干(浙江)。

(三) 制首乌

1. **黑豆蒸** 何首乌 10 斤,黑豆 1~2 斤(镇江、西安)。

(1) 先将黑豆煎汤去渣,加入何首乌润透[①],蒸 2~4 小时,或 6 小时,闷 24 小时[②],晒至八成干,与蒸出液拌匀至被吸干后,晒干。

注:[①]黑豆汤量须适宜,否则蒸后颜色不匀(西安)。

[②]再反复蒸闷至黑为度(苏州)。蒸透晒干,反复 4 次(厦门)。

(2) 先将黑豆泡软置甄中,铺一层何首乌片,一层黑豆,铺好后,蒸 3 小时,晾干,再蒸 3 小时。如此反复蒸、晾 3~5 次,晒干(贵州)。

2. **黑豆煮** 何首乌 10 斤,黑豆 1~2 斤(镇江、江西)。

(1) 取何首乌[①]、黑豆加水稍浸泡,再煮至水分全部渗入药内,切片,晒干或烘干。

注:[①]先在锅内微煮。

(2) 先将黑豆加米汤煮 2 小时,去渣取汁,倒入何首乌煮 6~8 小时,至汁液被吸尽,外表呈黑褐色,中心发软为度,晒干(江西)。

3. **黑豆煮蒸** 何首乌 100 斤,黑豆 10~20 斤(江西、大连、湖北)。

(1) 取何首乌加黑豆及水煮后,晒半干,再蒸透[①],晒干。

注:[①]蒸 8 小时,晒半干,与蒸出液拌匀,再反复蒸三次(湖北)。

(2) 取何首乌及其原来的浸液,加入炒香的黑豆,煮 8 小时至透心为度,去黑豆,晒半干,再蒸上汽后,取出日晒夜露;晒干后,与蒸出液拌匀再蒸。如此反复 5 次,晒干(成都)。

(3) 取何首乌,加黑豆,米汤煮 2 小时,晒干,拌入一半蒸出液,润 1 天,至吸干后,蒸 2 小时,晒干,露 1 夜,再与另一半蒸出液拌润,蒸 1~2 小时,晒干,筛去黑豆即可(贵州)。

4. **黑豆、黄酒蒸** 何首乌块 10 斤,黑豆 1 斤,黄酒 2 斤半(内蒙古、北京)。

(1) 取黑豆加水煮 5 小时,残渣加水再煮 3 小时,将两次煎液合并(共约 2 斤半),加入黄酒与何首乌块(约 3 分小块),闷 4 小时,蒸 24 小时,至汁液被吸尽,晒干(北京)。

(2) 取何首乌,加黑豆汁与黄酒拌匀,用罐蒸 40~48 小时,至汁液被吸尽,晒干(内蒙古)。

5. **黑豆、生姜煮** 何首乌 10 斤,黑豆、生姜各 1 斤(云南)。

取何首乌,加水浸泡 48 小时,切 1 寸方块,再泡 48 小时,煮沸 20 分钟,去水,加生姜(切片贴于锅底)、黑豆煮 4 小时,去生姜、黑豆,晒干。

6. **黑豆、甘草煮** 何首乌 100 斤,黑豆 12 斤半,甘草 2 斤(山西)。

先将黑豆放在锅底,加入甘草、何首乌及水,用大火煮 12 小时,至发黑红色为度;润 1~2

天,晾干,切1分厚的片,晒干。

7. 熟地黄汁制

(1) 熟地黄汁蒸:何首乌1斤,制熟地汁2两(贵州)。

取制熟地黄汁,加水稀释后,加入何首乌润透,蒸3~5小时,晾干;如此反复蒸、晾3~5次,晒干。

(2) 熟地汁煮:取何首乌块,加蒸熟地黄汁,用微火煮至呈黑色为度(厦门)。

【现代炮制规范】

1. 取何首乌片或块,照炖法用黑豆汁拌匀,置非铁质的适宜容器内,炖至汁液吸尽;或照蒸法清蒸或用黑豆汁拌匀后蒸,蒸至内外均呈棕褐色,或晒至半干,切片,干燥。每100kg何首乌片(块),用黑豆10kg。

黑豆汁制法:取黑豆10kg,加水适量,煮约4小时,熬汁约15kg,豆渣再加水煮约3小时,熬汁约10kg,合并得黑豆汁约25kg。(药典2020)

2. (1) 取净何首乌片,置非铁质容器内,加黑豆及适量水同煮3~4小时,闷一夜,至外表黑色、内部褐色时,取出,去豆渣,晒至半干,将余液拌入,润透,切厚片,干燥。

(2) 取净何首乌片,用黑豆汁拌匀,待汁吸尽后,置非铁质容器内,照蒸法,蒸至内外均呈棕褐色时,取出,干燥。每100kg何首乌,用黑豆10kg。

黑豆汁制法:取黑豆10kg,加水适量,煮约4小时,熬汁约15kg,豆渣再加水煮约3小时,熬汁约10kg,合并得黑豆汁25kg。(安徽2005)

3. (1) 取生何首乌,用黑豆汁拌匀,置非铁质的容器内,密闭,隔水加热或用蒸汽加热,炖或蒸至汁液吸尽并显棕红色取出,干燥。每100kg生何首乌片用黑豆10kg(黑豆汁制法:取黑豆10kg,加水适量,约煮4小时,熬汁约15kg,豆渣再加水煮约3小时,熬汁约10kg,合并得黑豆汁约25kg)。

(2) 取生何首乌,除去杂质,洗净,稍浸,润透,与黑豆同置锅内,加水煮12小时(可适量添水),煮至何首乌熟透吸尽水分,取出,晾干外皮,切中片,干燥。每100kg何首乌用黑豆5kg。(广西2007)

4. (1) 取净何首乌,置非铁质的适宜容器内,加黑豆汁和黄酒,拌匀,润透,置蒸笼内蒸4~8小时,至呈棕褐色时,出锅,晒干。每100kg净何首乌,用黑豆10kg,黄酒20kg。

(2) 取净何首乌,用黑豆汁拌匀,置非铁质的适宜容器内,炖至汁液吸尽;或用黑豆汁拌匀后蒸,蒸至内外均呈棕褐色时,出锅,干燥。每100kg净何首乌,用黑豆10kg。

黑豆汁制法:取黑豆10kg,加水适量,约煮4小时,熬汁约15kg,豆渣再加水煮约3小时,熬汁约10kg,合并得黑豆汁25kg。(甘肃2009)

5. 将原药除去残茎等杂质,分档,浸洗,润透。置蒸具内,蒸至内外都呈黑褐色,取出,晒或晾至外干内润,切厚片,或将生何首乌润透,置蒸具内,蒸至内外都呈黑褐色,取出,晒或晾至外干内润,将蒸时所得之汁水拌入,使之吸尽,干燥,筛去灰屑。(上海2008)

6. 取何首乌片或块,照炖法用黑豆汁拌匀,置非铁质的适宜容器内,炖至汁液吸尽;或照蒸法,清蒸或用黑豆汁拌匀后蒸,蒸至内外均呈棕褐色。每100kg何首乌片(块),用黑豆10kg,黄酒24kg。

黑豆汁制法:取黑豆10kg,加水适量,煮约4小时,熬汁约15kg,豆渣再加水煮约3小时,熬汁约10kg,合并得黑豆汁25kg。(河南2005)

7. 取何首乌片或块,照炖法用黑豆汁拌匀,置非铁质的适宜容器内,炖至汁液吸尽;或照蒸法,清蒸或用黑豆汁拌匀后蒸,蒸至内外均呈棕褐色,或晒至半干,切片,干燥。

黑豆汁制法:取黑豆 10kg,加水适量,煮约 4 小时,熬汁约 15kg,豆渣再加水煮 3 小时,熬汁约 10kg,合并得黑豆汁约 25kg。每 100kg 何首乌片或块,用黑豆 10kg。

注:蒸制中,甑脚水不宜弃去,应拌入药内,吸尽,干燥。(四川 2015,重庆 2006)

8. 取净生何首乌片或块,用黑豆汁拌匀,置非铁质的适宜容器内,炖至汁液吸尽;或照蒸制法清蒸或用黑豆汁拌匀后蒸,蒸至内外均呈棕褐色,晒至半干,切片,干燥。每 100kg 净生何首乌片(块),用黑豆 10kg。

黑豆汁制法:取黑豆 10kg,加水适量,煮约 4 小时,熬汁约 15kg,豆渣再加水煮约 3 小时,熬汁约 10kg,合并得黑豆汁约 25kg。(贵州 2005)

9. 取首乌块,用黑豆汁拌匀,置非铁质蒸罐内,蒸至汁液被吸尽,取出,干燥。每 100kg 首乌,用黑豆 10kg。

黑豆汁制法:取净黑豆 10kg,第一次加水 200kg,熬汁约 70kg,第二次加水 100kg,熬汁约 30kg,合并黑豆汁。(天津 2012)

10. 取饮片何首乌,照炖法用黑豆汁拌匀,置非铁质的适宜容器内,炖至汁液吸尽;或照蒸法清蒸或用黑豆汁拌匀后蒸至内外均呈棕褐色。或取药材何首乌,除去杂质,同法处理,晒至半干,切片,干燥。每 100kg 何首乌,用黑豆 10kg。(陕西 2008)

黑豆汁制法:取黑豆 10kg,加水适量,煮约 4 小时,熬汁约 15kg,豆渣再加水煮约 3 小时,熬汁约 10kg,合并得黑豆汁约 25kg。(陕西 2008)

11. 取何首乌片或块,用黑豆汁拌匀,置非铁质的适宜容器内,炖至汁液吸尽;或照蒸法,清蒸或用黑豆汁拌匀后蒸,蒸至内外均呈棕褐色,晒至半干,切片,干燥。每 100kg 何首乌片(块),用黑豆 10kg。

黑豆汁制法:取黑豆 10kg,加水适量,煮约 4 小时,熬汁约 15kg;豆渣再加水煮约 3 小时,熬汁约 10kg,合并得黑豆汁约 25kg。(江苏 2002)

12. 取净何首乌方丁块,用黑豆汁拌匀,润湿。置非铁质容器内,密闭,炖至汁液被吸尽,药物呈棕褐色时,取出,干燥。每 100kg 何首乌方丁块,用黑豆 10kg。

黑豆汁制法:取黑豆 10kg,加水适量,煮约 4 小时,熬汁约 15kg;黑豆渣再加水煮 3 小时,熬汁约 10kg,合并得黑豆汁约 25kg。(湖南 2010)

13. 取净何首乌片或块,用黑豆汁拌匀,闷透,至黑豆汁吸尽,再置笼中蒸透至黑褐色时,取出,干燥;或将用黑豆汁拌匀的首乌片成块,置非铁质的适宜容器中,密闭,隔水加热或用蒸汽加热,炖至汁液被吸尽时,取出,干燥。

黑豆汁制法:取黑豆 15kg 置锅内,加水适量煮约 4 小时。取汁 25kg,豆渣再加水煮 3 小时,取汁 15kg,合并两次煎汁共 40kg。每 100kg 何首乌,用黑豆 15kg。(宁夏 1997)

14. 取净何首乌片或块,用黑豆汁拌匀,置非铁质的适宜容器内,密闭,隔水加热,炖至汁液被吸尽;或用黑豆汁拌匀,置蒸笼或水甑内,蒸至棕褐色时,取出,干燥。每 100kg 首乌片或块,用黑豆 10kg。

黑豆汁制法:取黑豆 10kg,加水适量,煮 4 小时,熬汁约 15kg,豆渣再加水煮 3 小时,熬汁约 10kg,合并得豆汁约 25kg。(山西 1984)

15. 取首乌片 100kg,加黑豆汁(取黑豆 10kg 轧碎,加水适量,首次煮 4 小时,熬汁约

15kg,再加水煮 3 小时,熬汁约 10kg)拌匀,置非铁质容器内,密闭,蒸至棕褐色,取出,干燥。(辽宁 1986)

16.（1）取生首乌片,拣净杂质,放入水中浸泡半小时,捞出,每 50kg 用黑豆 7.5~10kg,淘洗泥土,放入锅内用武火反复煮 2 次,每次煮 1~2 小时,共取黑豆汁 20~25kg,滤净豆渣,将豆汁或首乌片放入锅内用武火共煮,煮 4~6 小时。煮至汁液吸尽,再加炼蜜 2.5kg 拌匀收锅,至黑褐色,取出晒或烘干即可。

（2）取生首乌片,拣净杂质。每 50kg 用黑豆 7.5kg。淘洗泥土,放入锅内用武火反复煮 2 次,每次煮 1~2 小时。2 次共取黑豆汁 20~25kg,滤净豆渣,将豆汁倾入首乌片内浸吸至豆汁吸干,再放入甑内用武火蒸 30~40 小时,蒸至内外黑色,取出,用白酒 7.5kg、蜂蜜 2.5kg 与酒调匀,拌吸透,晒或烘干即可。(云南 1986)

17. 取何首乌,与黑豆汁拌匀,置非铁质的适宜容器内,隔水炖至汁液被吸尽;或清蒸或用黑豆汁拌匀后蒸至 6 小时,闷过夜至 48 小时,至内外均呈棕褐色时,取出,干燥。每 100kg 何首乌,用黑豆 10kg。

黑豆汁制法:取黑豆 10kg,加水适量,煮约 4 小时,熬汁约 15kg,豆渣再加水煮约 3 小时,熬汁约 10kg,合并得黑豆汁约 25kg。(浙江 2005)

18. 取何首乌片或块,置非铁质的适宜容器内,加黑豆汁和黄酒拌匀,闷润 4~8 小时,装入蒸罐内,加水适量,密封,蒸 18~24 小时,中间倒罐,一次至汁液被吸尽,内外均呈棕褐色至黑褐色时,取出,干燥。每 100kg 何首乌片(块),用黑豆 10kg、黄酒 25kg。

黑豆汁制法:取黑豆 10kg,加水适量,煎煮二次,第一次 4 小时,第二次 3 小时,合并煎液,滤过,取滤液(约 25L)。(北京 2008)

19.（1）取何首乌片或块,照炖法用黑豆汁拌匀,置非铁质的适宜容器内,炖至汁液吸尽;或照蒸法,清蒸或用黑豆汁拌匀后蒸,蒸至内外均呈棕褐色,或干燥至半干,切片,干燥。每 100kg 何首乌片(块),用黑豆 10kg。

黑豆汁制法:取黑豆 10kg,加水适量,煮约 4 小时,熬汁约 15kg,豆渣再加水煮约 3 小时,熬汁约 10kg,合并得黑豆汁约 25kg。(江西 2008)

（2）取净首乌片,浸透,加黑豆,放入炆药罐内,加入温水,上盖,移至围灶内,罐四周放置木炭和干糠(每 100kg 何首乌,用木炭 5kg、干糠 80kg)点燃后炆 1~2 天,至糠尽灰冷或药透汁干,取出,干燥,筛去黑豆渣;再用黄酒拌匀,待吸尽后,蒸 4~6 小时,停火密闭一夜,取出,干燥。每 100kg 何首乌,用黑豆 10kg、黄酒 20kg。(江西 2008)

20. 除去杂质,洗净泥土,用水浸泡至七成透时,捞出;放入置有黑豆汁的锅中,用文火煮,不断翻动;汁尽时,取出。微晾,润透,切 3mm 片,晒干。每 100kg 何首乌,用黑豆 10kg(1kg 黑豆加适量水熬烂后,除去黑豆渣,约得汁 4kg)。(吉林 1986)

21. 滇制何首乌　取黑豆汁,置非铁质的容器内,加何首乌块或片,拌匀,浸吸,蒸至断面棕褐色至黑褐色,取出,晾凉。将白酒和炼蜜混匀,再与蒸后的何首乌块或片拌匀,吸透,干燥,筛去灰屑。每 1 000g 何首乌,用黑豆汁 375g,白酒 50g,炼蜜 50g。(云南 2005)

【饮片性状】本品呈不规则皱缩状的块片,厚约 1cm。表面黑褐色或棕褐色,凹凸不平。质坚硬,断面角质样,棕褐色或黑色。气微,味微甘而苦涩。

【性味与功效】苦、涩、甘、微温。补肝肾,乌须发,强筋骨,化浊降脂。何首乌炮制后,味甘而厚则入阴,增强滋阴补肾,养肝益血,乌须发,强筋骨的功能。同时消除了生首乌滑肠致泻的副作用,使慢性患者长期服用而不腹泻,制首乌的毒性甚小。

【使用注意】 不宜长期大量使用;不宜采用打粉或泡酒的方式服用。

【现代炮制机制研究】 有研究通过毒价与主要成分的简单相关及线性回归,从不同压力炮制品、不同辅料炮制品、一蒸一晒到九蒸九晒炮制品与生品进行分析,大黄素对于何首乌毒性有较大贡献度;而不同加热方式炮制品、不同时间炮制品、一蒸未晒到九蒸未晒炮制品中,反式二苯乙烯苷对何首乌毒性有较大贡献度。可初步确定与何首乌毒性相关成分主要为大黄素和反式二苯乙烯苷。何首乌高压黑豆汁蒸至 36 小时后才能达到减毒的效果。

有研究发现何首乌炮制前后单次灌胃(5.4g/kg)对大鼠 GPT 和 GOT 无显著影响,肝脏切片未见明显病理学改变;而相同剂量的何首乌和制首乌联合 LPS 给药后,何首乌组 GPT 和 GOT 均显著升高($P<0.01$),肝脏切片可见明显病理学改变,而制首乌组未出现肝损伤。主成分分析(PCA)结果显示,正常对照组、LPS 组、LPS/ 制首乌组和 LPS/ 何首乌组血清代谢物谱得到明显分离,发现并鉴定了 10 个与肝损伤相关的潜在生物标志物。推测这些生物标志物可能与鞘脂代谢、亚油酸代谢、甾类激素生物合成、半乳糖代谢、类固醇生物合成、细胞色素 P450 外源性物质代谢、嘧啶代谢、不饱和脂肪酸合成、初级胆汁酸合成,以及牛磺酸与亚牛磺酸代谢等 10 个代谢通路有关。故何首乌炮制减毒作用机制可能与调节这些代谢途径相关。

【现代炮制工艺研究】 有研究以何首乌中二苯乙烯苷、多糖、大黄素的含量为指标,采用正交设计综合评分法优化清蒸何首乌的工艺。结果:清蒸 28 小时、32 小时、36 小时,干燥 7~9 小时,80~100℃干燥没有显著差异。结论:传统认为清蒸 32 小时为最佳工艺值得商榷。

另有文献以何首乌中二苯乙烯苷、多糖、大黄素的含量为指标,采用正交设计综合评分法优化黑豆汁炖何首乌的工艺。结果优化所得工艺为炖 36 小时,干燥 9 小时,干燥温度 80℃。

采用正交试验法,以失水率和密度比研究微波对何首乌的干燥和膨化作用,同时以紫外分光光度法测定游离蒽醌和结合蒽醌含量。结果表明微波炮制何首乌最佳工艺条件为:微波功率 60%,炮制时间 5 分钟,药材铺叠厚度 2cm,微波用于新鲜何首乌药材的快速干燥和膨化效果均比较好,但对于降低结合蒽醌含量并不明显,探讨了微波用于何首乌炮制的可行性。

有研究为何首乌分别以常压下清蒸,黄酒制,黑豆汁制 24 小时、32 小时、40 小时、72 小时;以高压清蒸,黄酒制,黑豆汁制 4 小时、6 小时、8 小时、10 小时;以何首乌炮制品中卵磷脂、二苯乙烯苷、多糖、结合型和游离型蒽醌的含量为指标,采用多指标综合评分法优选何首乌的炮制工艺。结果:分析各炮制工艺的综合评分,常压炮制和高压炮制工艺整体效果均是豆制 > 清蒸 > 酒制,高压豆制优于常压豆制工艺,综合评分最高的炮制工艺为高压豆制 4 小时,其次为高压豆制 6 小时。

采用肝细胞毒价检测方法评价何首乌不同炮制品的毒性,优选炮制工艺。结果显示,肝细胞毒价检测方法能有效评价何首乌不同炮制品的毒性,不同炮制方法均可减轻何首乌的毒性,高压清蒸 3 小时的减毒效果较佳。

参 考 文 献

[1]李晓菲,李娜,涂灿,等.基于内毒素特异质模型的生首乌与制首乌肝毒性比较研究[J].中草药,2015,

46（10）：1481-1486.

［2］方红玫,朱延焱.何首乌有效成分、毒性作用和相关研究进展[J].国际药学研究杂志,2010,37（4）:283-286.

［3］KO J C,SU Y J,LIN S T,et al. Suppression of ERCC1 and Rad51 expression through ERK1/2 inactivation in emo-din-mediated cytotoxicity in human non-small cell lung cancer cells[J]. Biochemical pharmacology, 2010,79（4）:655-664.

［4］黄伟,张亚囡,孙蓉.何首乌不同组分对小鼠急性毒性试验比较研究[J].中国药物警戒,2010,7（12）: 705-707.

［5］李奇,赵奎君,赵艳玲,等.大剂量何首乌醇提物致大鼠多脏器损伤研究[J].环球中医药,2013,6（1）: 1-7.

［6］李玥,徐立,刘若囡,等.生、制首乌醇提物对小鼠肝脏的影响[J].海南医学院学报,2011,17（4）:452-455.

［7］李玥,徐立,刘若囡,等.炮制对何首乌小鼠急性毒性的影响[J].辽宁中医药大学学报,2011,13（5）: 248-249.

［8］李晓菲.基于质-效-用一体化评控的何首乌炮制减毒研究[D].济南:山东中医药大学,2015.

［9］李春雨,何琴,唐进法,等.免疫应激介导的何首乌"九蒸九晒"炮制减毒作用及代谢组学研究[J].药学学报,2017,52（7）:1069-1076.

［10］田源红,张丽艳,杨玉琴,等.综合评分法优化清蒸何首乌炮制工艺[J].贵阳中医学院学报,2007,29（6）:15-17.

［11］田源红,张丽艳,杨玉琴,等.综合评分法优化黑豆汁炖何首乌炮制工艺[J].时珍国医国药,2007,18（3）:549-551.

［12］韦晓华,李银科,蔡艳锋,等.何首乌的微波炮制工艺研究[J].西南民族大学学报（自然科学版）, 2009,35（3）:536-539.

［13］许冬瑾,向飞军,陶艳,等.多指标综合评分法优选何首乌炮制工艺[J].中国药师,2011,14（2）:207-210.

［14］马致洁,李晓菲,吕旸,等.基于肝细胞毒价检测的何首乌炮制工艺比较研究[J].中国中药杂志, 2015,40（12）:2325-2329.

16. 附子

Fuzi

ACONITI LATERALIS RADIX PRAEPARATA

🔹 采制沿革 🔹

【来源】为毛茛科植物乌头 *Aconitum carmichaelii* Debx. 的子根的加工品。附子商品来源于栽培品。

【采制】

1. **道地产区**　同川乌。《本草品汇精要》"道地:梓州、蜀中"。《药物出产辨》"产四川龙安府江油县。"附子几千年来一直以四川为道地产区。

附子传统产区主要为四川江油、平武、绵阳;陕西城固、勉县。中华人民共和国成立后发展的新产区有四川安县、布拖、美姑;重庆城口;陕西汉中、兴平;河北晋州、元氏;湖北竹山、竹溪;云南丽江、巍山;山东菏泽、潍坊等地。四川江油所产附子量大质优,为道地产品(过去,附子种苗主要来源于青川、平武一带的野生乌头,每年立冬当地农民采挖后,卖给江油农民,于冬至栽种,故有"江油附子青川种"之说)。

2. **采制方法** 《本草品汇精要》记述"冬月取根,阴干"。

四川江油等地于栽种(立冬前移苗)后第二年芒种节后开始收货,若夏至至大暑间,则应抓紧时间挖取,否则附子浸水极易腐烂,留种地推迟到冬季随挖随栽;凉山等山区于10—11月收获;陕西于立冬后栽种,大暑至立秋收获(7月中旬)。收获时,用齿长5~6寸(1寸 = 3.33cm)的二齿耙从侧旁将全株挖起,注意勿碰伤附子,然后切去地上部分的茎叶,沤作绿肥。把附子与母根分开,抖去泥沙,摘下附子,去掉须根,称为"泥附子"(生附子)。陕西汉中及四川西昌等地栽培的附子个体小,加工的附子片型较小,多作川乌出售。汉中主要以干川乌和草乌作为商品流通品种,流入药材市场后被药材加工户加工成附子出售。

2020年版《中国药典》记载:6月下旬至8月上旬采挖,除去母根、须根及泥沙,习称"泥附子"。生附子或采收后24小时内,放入胆水内浸渍,以防腐烂,并消除毒性。根据各地医疗用药习惯,加工成各种的规格成品:盐附子、黑顺片、白附片、淡附片、炮附片、熟片(临江片)、卦片、簧片、薄黑片、刨片。

【品质】附子各种加工产品在各地应用习惯不一,故各种商品规格之间难分优劣。但均以个大身干(切片则片大、完整、厚薄均匀)、质坚实,无空心及须根,去净茎基部,色泽好为佳。主要的几种商品优劣如下:盐附子以个大、坚实、灰黑色、表面起盐霜者为佳。黑顺片以片大、厚薄均匀、表面油润光泽者为佳。白附片以片大、色白、半透明者为佳。

【贮藏】盐附子密闭,置阴凉干燥处;黑顺片及白附片置干燥处,防潮。

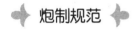

炮制规范

一、泥附子

【现代炮制规范】6月下旬至8月上旬采挖,除去母根、须根及泥沙,习称"泥附子"。(药典2020、浙江2005、北京2008、广西2007、天津2012、河南2005、甘肃2009、四川2015)

二、生附子(片)

【古代炮制法则】

1. **净制** 去黑皮,刀刮取里白者(汉·《金匮要略方论》)。去皮脐(晋·《肘后备急方》)。用刀刮上孕子并去底尖(宋·《经史证类备急本草》)。沸汤泡少顷,去皮脐,切作四桠(明·《本草通玄》)。拣去坏者,以竹刀每切四片,井水淘净(清·《本草述钩元》)。用水浸一二宿,日易水,浸去咸(清·《外科证治全生集》)。切去芦头(清·《增广验方新编》)。

2. **切制** 炮去皮,破八片(汉·《金匮要略方论》、宋·《类证活人书》)。破作七八片(唐·《备急千金要方》)。去尖皮底了,薄切(宋·《经史证类备急本草》)。切四片(宋·《太平圣惠方》)。去皮脐,锉作小块(宋·《全生指迷方》)。去皮脐,热切,作片子厚薄如钱(金·《儒门事亲》、明·《普济方》)。削去皮……直破作七八片(明·《普济方》)。去皮脐,到如麦豆粒(明·《普济方》)。去皮脐,切如绿豆大(明·《普济方》)。剥皮,切薄片(清·《医宗金鉴》)。

【现代炮制经验】

1. 取附子加水浸泡[①]捞出，每天换水 2~3 次，沥干水分，供炮炙用。

注：[①]浸半天至 1 天，每天换水 3~5 次（长沙）；浸 1 夜，切 2~2 分半厚片，再浸 2~3 天（江西赣州）；浸 2 天，削去米皮，切片，用米泔水浸 1 天，再用清水漂 3 天（江西樟树）。

2. 取原药材，用开水烫 1~2 分钟，洗净阴干后，润 2~3 天，切薄片即可（江苏镇江）。

【现代炮制规范】

1. 取一、二级泥附子（鲜附子，即泥附子分四个等级：特级 12 个内 /kg，一级 16 个内 /kg，二级 24 个内 /kg，三级 40 个内 /kg，等外级 40 个外 /kg）洗净，趁鲜切片，暴晒或烘干（80℃ 以下）。（四川 2014）

2. 取附子瓣，除去杂质，置开水中微焯，捞出，放入缸内盖严，润透，切 3mm 片，晒干。（吉林 1986）

【饮片性状】本品纵切呈梨状或囊状。外皮灰褐色，断面灰白色，粉性，质脆。气微，微苦麻舌。

【性味与功效】辛、甘，大热；有毒。归心、肾、脾经。回阳救逆，补火助阳，散寒止痛。用于亡阳虚脱，肢冷脉微，心阳不足，胸痹心痛，虚寒吐泻，脘腹冷痛，肾阳虚衰，阳痿宫冷，阴寒水肿，阳虚外感，寒湿痹痛。生附子毒性较大，临床上少生用，多用于炒附片、蒸附片的原料。生用多见于临床阳脱重症，以老中医李可等运用自如。

【使用注意】孕妇慎用；不宜与半夏、瓜蒌、瓜蒌子、瓜蒌皮、天花粉、川贝母、浙贝母、平贝母、伊贝母、湖北贝母、白蔹、白及同用。生品按照医疗用毒性药品管理规定管理。亡阴、热毒壅盛者慎用。

【现代毒理学研究】附子主要活性成分为二萜类生物碱，包括双酯型、单酯型和脂型生物碱，其中双酯型生物碱毒性最大，其毒性主要作用于中枢神经系统、心脏和肌肉组织。其毒理学机制主要是影响电压依从性 Na^+ 通道、神经递质的释放和受体的改变、促进脂质的过氧化和心脏、肝或者其他组织的细胞凋亡。

早期研究以小鼠灌胃方法比较生附子及其各种炮制品的急性毒性，生附子 LD_{50} 为 3.03g/kg，制附子的 LD_{50} 大于 10g/kg。

【现代炮制机制研究】双酯型生物碱是决定附子毒性作用的主要因素。附子炮制减毒的机制主要是在炮制过程中各种类型的生物碱均被破坏或流失。剧毒性的双酯型乌头碱水解成苯甲酰单酯型生物碱，进而水解成醇胺类乌头原碱类生物碱。现代研究表明，其炮制减毒机制主要为：①剧毒性的双酯型乌头碱在加工炮制过程中水解成苯甲酰单酯型生物碱，进而水解成醇胺类乌头原碱类生物碱。②乌头碱类成分其结构上 8 位乙酰基被脂肪酰基置换，而生成毒性较小的脂型生物碱。③在炮制过程中浸、泡、漂、煮等使各种类型的生物碱均被破坏和流失。浸、泡、漂的过程，损失总生物碱 80% 以上，而蒸法则可比较有效地保持成分和降低毒性。另外一个流失去向是去皮。附子中含有的多种二萜双酯型生物碱具有很强的心脏毒性，其水解后形成的乌头原碱则毒性大大降低，水解后二萜双酯型生物碱含量下降而苯甲酰乌头原碱含量升高，按生药计，其 LD_{50} 值提高 10~100 倍。比较炮制附子时使用的不同辅料与其毒性的关系，结果表明，仅甘草、干姜有一定的解毒作用。金银花、黑豆、白矾、豆腐、皂角等均不甚明显，其中白矾还有增强毒性的现象，附子的毒性能遇热分解，加热处理是降低附子毒性的关键。

各种炮制方法和工艺均能使附子中生物碱含量下降。附子炮制毒性降低,对应的双酯型生物碱含量也相应减少。朱日然等通过测定附子及熟附片(干片蒸制)、黑顺片、熟附片(鲜片蒸制)、盐附子、炮附片中次乌头碱、乌头碱、新乌头碱的量,结果发现与生附子相比,次乌头碱、乌头碱、新乌头碱在清水黑顺片、盐附子等炮制品中的量大大降低。王瑞等也通过RP-HPLC 方法,分离和测定了 15 种附子炮制品中乌头碱、新乌头碱、次乌头碱的含量。发现不同附子炮制品中乌头碱、新乌头碱、次乌头碱含量悬殊。王小平等分别采用江西建昌帮煨制法、樟帮炮制法与《中国药典》方法制备附子炮制品,以高效液相色谱方法测定其中新乌头碱、乌头碱与次乌头碱含量。结果发现不同附子炮制品中新乌头碱、乌头碱与次乌头碱的平均质量分数分别为:建昌帮煨制法(2.11 ± 0.28)μg/g,(6.70 ± 0.19)μg/g,(11.24 ± 0.93)μg/g;樟帮炮制法(2.35 ± 0.37)μg/g,0,(3.21 ± 0.89)μg/g,(8.05 ± 0.90)μg/g;《中国药典》方法(1.41 ± 0.16)μg/g,(1.64 ± 0.21)μg/g。赵纳分别采用炒法、蒸法、胆水浸泡及混合溶液浸泡对附子进行炮制。采用 UV 和 RP-HPLC 方法分别测定附子 4 种加工品中总生物碱和新乌头碱、乌头碱、次乌头碱等双酯型生物碱的含量。结果表明附子不同炮制品中生物碱的含量呈现明显的差异,蒸制品和炒制品含量可以达到《中国药典》酯型生物碱的规定。生附子和白附片煎煮过程中酯型生物碱含量的变化规律不同,总体趋势是双酯型生物碱转化为焦新乌头碱、焦乌头碱、焦次乌头碱和苯甲酰新乌头原碱、苯甲酰乌头原碱、苯甲酰次乌头原碱。以上实验证明不同炮制方法对附子生物碱的含量有显著影响。

近期研究利用电喷雾质谱方法(ESI-MS)分析附子加辅料(甘草)炮制前后水煎液中二萜类生物碱在种类和含量方面的变化,证明甘草中的成分容易与附子中双酯型生物碱及其热解产物发生酯交换反应,生成毒性更小的脂型生物碱,同时有少量双酯型生物碱与甘草中的成分形成了难溶性的沉淀,从而降低了双酯型生物碱的含量,达到减毒的目的。

三、盐附子

【古代炮制法则】

1. **盐浸** 去皮脐切,盐汤浸,暴干炒(宋·《圣济总录》)。煨,盐水浸(明·《普济方》)。

2. **盐炮** 以盐水浸再炮,如此七次至第八次不浸,去皮脐(宋·《三因极一病证方论》)。以青盐汤蘸炮(明·《奇效良方》)。

3. **盐炒** 青盐炒,去青盐(明·《奇效良方》)。盐水炒(明·《医学纲目》)。

4. **盐腌** 四川彰明县采制方法:附子必用盐腌,其腌附子之盐,食之毒人至死,并无药可解,可知附子之毒甚矣。然将腌附子之盐,放于竹筒中,用火煅之,则无毒,入补肾药,又温而不烈,反为良药(清·《本草问答》)。

【现代炮制经验】 选用较大而匀称的泥附子加工。具体步骤如下。①吊水(澄水):每100kg 泥附子,用胆巴 40kg、清水 60kg、食盐 20~30kg(第一次加盐 30kg,第二次用原有盐胆水加盐 20kg)混合溶解于水中,将洗好的附子倒入缸内浸泡 3 天以上。捞起泡胆附子,装竹筐内,将水吊干,再倒入原缸内浸泡,如此每天 1 次,连续 3 次。每次都必须把缸内盐水搅匀后再倒入附子。②晒短水:捞起吊水后的附子,摊在竹簟上曝晒。待附子表皮稍干,再倒入原缸,每天 1 次,连续 3 次。③晒半干:捞起晒过短水的附子,摊放竹簟上曝晒 4~5 小时。再倒入原缸内浸泡,每次另加 5kg 胆水。每天 1 次,连续 3 次。④晒长水:捞起晒过半水的附子,铺在竹簟上曝晒 1 天。待附子表面出现食盐结晶时,趁热倒入饱和的盐水缸内,使其吸收盐分,至表面有盐粒为止。⑤烧水:捞起晒过长水的附子,并将缸内盐水舀入锅内,每锅另加胆巴 20kg,煮沸。然后将附子倒入缸内,再将未溶食盐盖在面上,将煮沸的盐胆水倒入缸内,浸泡 2 昼夜(冬季 1 昼夜)。使盐水结晶,捞起附子滴干水分,即成盐附子。

【现代炮制规范】

1. 选择个大、均匀的泥附子,洗净,浸入胆巴的水溶液中过夜,再加食盐,继续浸泡,每日取出晒晾,并逐渐延长晒晾时间,直至附子表面出现大量结晶盐粒(盐霜)、体质变硬为止,习称"盐附子"。(药典 2020,浙江 2005,北京 2008)

2. 选择个大、均匀的泥附子,洗净,浸入食用胆巴的水溶液中过夜,再加食盐,继续浸泡,每日取出晒晾,并逐渐延长晒晾时间,直至附子表面出现大量结晶盐粒(盐霜)、体质变硬为止。切成厚片,干燥。(广西 2007)

3. 选个大、均匀的泥附子,洗净,浸入胆巴的水溶液中过夜,再加食盐,继续浸泡,每日取出晒晾,并逐渐延长晒晾时间,直至附子表面出现大量结晶盐粒(盐霜),体质变硬为止,习称"盐附子"。(天津 2012)

4. 选择个大、均匀的泥附子,洗净,浸入食用胆巴的水溶液中过夜,再加食盐,继续浸泡,每日取出晒晾,并逐渐延长晒晾时间,直至附子表面出现大量结晶盐粒(盐霜)、体质变硬为止。(河南 2005)

5. 选择个大、均匀的泥附子,洗净,浸入食用胆巴的水溶液中,过夜,再加食盐,继续浸泡,每日取出晾晒,并逐渐延长晾晒时间,直到附子表面出现大量结晶盐粒(盐霜)、体质变硬为止。(甘肃 2009)

6. 取盐附子,拣净杂质,用沸水洗净附子表面的盐巴,切成厚约 1.5mm 的平片即可。(切片,云南 1986)

7. 选择个大、均匀的泥附子,洗净,浸入食用胆巴的水溶液中,过夜,再加食盐,继续浸泡,每日取出晒晾,并逐渐延长晒晾时间,直至附子表面出现大量结晶盐粒(盐霜)、体质变硬为止,习称"盐附子"。(重庆 2006,四川 2015)

8. 用时将原药除去杂质,洗净,拭干,切薄片。(上海 2008)

【饮片性状】呈圆锥形,长 4~7cm,直径 3~5cm。表面灰黑色,被盐霜,顶端有凹陷的芽痕,周围有瘤状突起的支根或支根痕。体重,横切面灰褐色,可见充满盐霜的小空隙和多角形形成层环纹,环纹内侧导管束排列不整齐。气微,味咸而麻,刺舌。

【性味与功效】盐附子主要用途是保存附子,以防其腐烂,以便保存运输,而非为了调节附子的药性。不能直接入药。

【现代炮制工艺研究】盐附子炮制工艺为传统工艺,主要用途是保存附子,以防其腐烂,以便保存运输,而非为了调节附子的药性。并无文献研究其优化工艺。

四、白附片

【古代炮制法则】

1. **蒸制**　去皮蒸过(清·《握灵本草》)。

2. **煮制**　煮(明·《普济方》)。

3. **水浸制**　每日早以新汲水浸,日一度换水,浸七日,去黑皮,薄切,曝干为末(宋·《太平圣惠方》)。

【现代炮制经验】

1. 取盐附子,加水浸漂[①]至盐尽为度;或浸后切 2 分厚的片。

注:[①]浸半天至 1 天,每天换水 3~5 次,换水时全部捞起,将污水放净(长沙、湖北、江西);浸 1 夜去脐,切片,再浸 2 天(广东);浸 2~3 天(江西赣州);浸 3~5 天(南京、江西南城、山东);浸 4~7 天(天津);浸 7~10 天,夏季每天换水 2 次(苏州);浸 10~14 天(北京、江西南昌、厦门)。

2. 取附子放入开水锅中,用大火煮 2~3 小时,闷润[①]3~4 天,至内外软硬一致,切片阴干[②](山东)。

注:[①]煮后如水分过多,须晒至发皱再闷润。[②]阴干时将附子平铺席上,上面再以席一层压住,以使片子平整。

3. 取黑附子,加水煮约 2 小时至透,稍晾或晾至六七成干后,再闷润至软,切 2 厘厚的片晒干(大连、北京)。

4. 取泡过的附子,蒸 6 小时,至表面现油光为度;然后晾至外表出现油面时再烘干(烘时应注意用竹刀翻动)。(江西樟树)

5. 选用较大或中等大的泥附子加工而成。具体步骤如下。①洗泥:将泥附子置清水中洗净,并去掉残须根。②泡胆:先制成"花水"[每 100kg 附子,用胆巴 40kg,加清水(河水、井水等淡水)25kg],盛缸内,将洗好的附子放入,浸泡 5 天以上,并每天上下翻动 1 次,以附子外表皮色黄亮、体呈松软为度。若浸泡时间过长则附子变硬;若附子露出水面,则应增加"老水"(泡过附子的胆水),没有老水可增加花水,泡后的附子称"胆附子"。③煮附子:先将"老水"倒锅内煮沸,然后将胆附子倒入,以"老水"淹没附子为度。第一锅用胆水 10kg,再加老水 10kg。一般煮 40~60 分钟上下翻动 1 次,以煮过心为止。捞起倒入缸内,再用清水和"老水"各半浸泡 1 天,称"冰附子"。④剥皮:捞起冰附子,剥去外皮,用清水和白水(漂过附片的水)各半的混合液浸泡 1 夜,中间搅动 1 次。⑤切片:捞起剥皮后浸泡过的附子,纵切成 2~3mm 厚的薄片,复入清水缸内浸泡 2 天,换水后再浸泡 12 小时,捞起即可蒸片。如遇雨天,可以不换水,延长浸泡时间。⑥蒸片:捞起浸泡好的附片,放竹制或木制大蒸笼内,待蒸汽上顶后,再蒸 1 小时即可。⑦晒片:将蒸好的附片摊放竹席上曝晒。晒时片张应铺均匀,不能重叠,晒至附片表面水分消失,片张卷角为止。⑧熏片:附片晒后密闭,用硫黄熏,直至附片发白为止,然后晒至全干。

【现代炮制规范】

1. 选择大小均匀的泥附子,洗净,浸入胆巴的水溶液中数日,连同浸液煮至透心,捞出,剥去外皮,纵切成厚约 0.3cm 的片,用水浸漂,取出,蒸透,晒干,习称"白附片"。(药典 2020,浙江 2005,北京 2008)

2. 选择大小均匀的泥附子,洗净,浸入食用胆巴的水溶液中数日,置锅内,连同浸液共煮至透心,捞出,剥去外皮,纵切成约 0.3cm 的厚片,用水浸漂,取出,蒸透,晒干。(甘肃 2009)

3. 选大小均匀的泥附子,洗净,浸入食用胆巴的水溶液中数日,连同浸液煮至透心,捞出,剥去外皮,纵切成约 3mm 的厚片,用水浸漂,取出,蒸透,晒至半干,以硫黄熏后晒干。(河南 2005)

4. 选择大小均匀的泥附子,洗净,浸入胆巴的水溶液中数日,连同浸液煮至透心,捞出,剥去外皮,纵切成约 0.3cm 的片,用水浸漂,取出,蒸透,干燥,习称"白附片"。(天津 2012)

5. 选择大小均匀的泥附子,洗净,浸入食用胆巴的水溶液中数日,连同浸液煮至透心,捞出,剥去外皮,纵切成厚约 0.3cm 的片,用水浸漂,取出,蒸透,低温干燥。(陕西 2009)

6. 选择大小均匀的泥附子,洗净,浸入食用胆巴的水溶液中数日,连同浸液煮至透心,捞出,剥去外皮,纵切成厚约 0.3cm 的片,用水浸漂,取出,蒸透,晒干。(广西 2007)

7. 选择大小均匀的原药材(泥附子),洗净,浸入食用胆巴的水溶液中数日,连同浸液煮至透心,捞出,剥去外皮,纵切成厚片,用水浸漂,取出,蒸透,晒干,习称"白附片"。(湖南 2010)

8. 将原药除去杂质,筛去灰屑。(上海 2008)

9. 选择大小均匀的泥附子,洗净,浸入食用胆巴的水溶液中数日,连同浸液煮至透心,捞出,剥去外皮,纵切成约 0.3cm 的厚片,用水浸漂,取出,蒸透,晒干,习称"白附片"。(重庆 2006)

10. 选大小均匀的泥附子,洗净,浸入食用胆巴的水溶液中数日,连同浸液煮至透心,捞出,剥去外皮,纵切成约 0.3cm 的厚片,再用水浸漂,取出,蒸透,晒至半干,以硫黄熏后晒干,习称"白附片"。(四川 2015)

【饮片性状】多为横切片,无外皮,黄白色,半透明,厚约 0.3cm。

【性味与功效】辛、甘,大热;有毒。归心、肾、脾经。回阳救逆,补火助阳,散寒止痛。用于亡阳虚脱,肢冷脉微,心阳不足,胸痹心痛,虚寒吐泻,脘腹冷痛,肾阳虚衰,阳痿宫冷,阴寒水肿,阳虚外感,寒湿痹痛。炮制成白附片后毒性降低,可直接入药。广泛用于临床,被钦安学术流派的中医师广泛应用。

【使用注意】孕妇慎用;不宜与半夏、瓜蒌、瓜蒌子、瓜蒌皮、天花粉、川贝母、浙贝母、平贝母、伊贝母、湖北贝母、白蔹、白及同用。

【现代炮制工艺研究】杨明等用微波炮制附子,先洗净附子去皮后,50% 老水中浸泡 10~15 小时,再换清水浸漂 20~24 小时。如此反复 2~4 次的水处理制成附子。再经蒸制 10~20 分钟,晾干或烘干后,选用 2 450MHz 或 915MHz 的微波机进行辐射干燥,制得含水量为 10% 以下的附子。

有研究以总生物碱含量和析盐量为指标,采用正交试验法优选出盐附子的最佳浸漂工艺:用 30 倍量清水浸漂 7 天,每天换水两次。

五、黑附片(黑顺片)

【古代炮制法则】煮(明·《普济方》)。

【现代炮制经验】

1. 取盐附子,加水浸漂[①]至盐尽为度;或浸后切 2 分厚的片。

注:[①]浸半天至 1 天,每天换水 3~5 次,换水时全部捞起,将污水放净(长沙、湖北、江西);浸 1 夜去脐,切片,再浸 2 天(广东);浸 2~3 天(江西赣州);浸 3~5 天(南京、江西南城、山东);浸 4~7 天(天津);浸 7~10 天,夏季每天换水 2 次(苏州);浸 10~14 天(北京、江西南昌、厦门)。

2. 取附子放入开水锅中,用大火煮 2~3 小时,闷润[①]3~4 天,至内外软硬一致,切片阴干[②]。(山东)

注:[①]煮后如水分过多,须晒至发皱再闷润。

[②]阴干时将附子平铺席上,上面再以席一层压住,以使片子平整。

3. 取黑附子,加水煮约 2 小时至透,稍晾或晾至六七成干后,再闷润至软,切 2 厘厚的片晒干。(大连、北京)

4. 取泡过的附子,蒸 6 小时,至表面现油光为度;然后晾至外表出现油面时再烘干(烘时应注意用竹刀翻动)。(江西樟树)

5. 选用较小的泥附子加工而成。其洗泥、泡胆、煮附子均同白附片加工方法。将煮后浸泡好的附子捞起,用刀连皮顺切成 2~5mm 厚的薄片,放入清水中漂 2 天后捞起。将红糖(每 100kg 附片,用红糖 1 斤)炒汁后倒入缸内,溶于清水中,然后将漂好的附片倒入缸内浸染 1 夜(冬天可适当延长浸染时间),染成茶色。捞起浸染附片,装蒸笼内连续蒸 11~12 小时,以片张表面起油面、有光泽为度。蒸片火力要均匀,不间歇。将蒸后附片摊放烤片筚子上,用木炭或焦炭火烤,并不停地翻动附片,半干时按大小摆好,再烤至八成干。然后,将烤片折叠放在炕上(烘炕呈长条形,高 0.6m)、至全干(晴天可晒干),即成黑顺片。(四川)

【现代炮制规范】

1. 取泥附子,按大小分别洗净,浸入胆巴的水溶液中数日,连同浸液煮至透心,捞出,水漂,纵切成厚约 0.5cm 的片,再用水浸漂,用调色液使附片染成浓茶色,取出,蒸至出现油面、光泽后,烘至半干,再晒干或继续烘干,习称"黑顺片"。(药典 2020,浙江 2005,北京 2008)

2. 取泥附子,按大小分别洗净,浸入食用胆巴的水溶液中数日,连同浸液煮至透心,捞出,水漂,纵切成厚约 5mm 的片,再用水浸漂,用调色液使附片染成浓茶色,蒸至出现油面、光泽后,烘至半干,再晒干或继续烘干。(河南 2005)

3. 取泥附子,按大小分别洗净,浸入胆巴的水溶液中数日,连同浸液煮至透心,捞出,水漂,纵切成厚约 0.5cm 的片,再用水浸漂,用调色液使附片染成浓茶色,取出,蒸到出现油面、光泽后,烘至半干,再晒干或继续烘干,习称"黑顺片"。(天津 2012)

4. 取药材泥附子,按大小分别洗净,浸入食用胆巴的水溶液中数日,连同浸液煮至透心,捞出,水漂,纵切成厚约 0.5cm 的片,再用水浸漂,用调色液使附片染成浓茶色,取出,蒸至出现油面、光泽后,烘至半干,再低温干燥。(陕西 2009)

5. 6 月下旬至 8 月上旬采挖,除去母根、须根及泥沙,习称"泥附子",取泥附子,按大小分别洗净,浸入食用胆巴的水溶液中数日,连同浸液煮至透心,捞出,水漂,纵切成厚约 0.5cm 的片,再用水浸漂,用调色液使附片染成浓茶色,取出,蒸至出现油面、光泽后,烘至半干,再晒干或继续烘干。(广西 2007)

6. 取泥附子,按大小个分开,分别洗净,浸入食用胆巴的水溶液中数日,连同浸液煮至透心,捞出,水漂,纵切成厚约 0.5cm 的片,再用水浸漂,用调色液将附片染成浓茶色,取出,再置蒸笼内蒸,蒸到出现油面、有光泽后,烘至半干,再晒干或继续烘干。(甘肃 2009)

7. 取泥附子,按大小分别洗净,浸入食用胆巴的水溶液中数日,连同浸液煮至透心,捞出,水漂,纵切成约 0.5cm 的厚片,再用水浸漂,用调色液使附片染成浓茶色,取出,蒸到出现油面、光泽后,烘至半干,再晒干或继续烘干,习称"黑顺片"。(重庆 2006,四川 2015)

8. 取原药材(泥附子),按大小分别洗净,浸入食用胆巴的水溶液中数日,连同浸液煮至透心,捞出,水漂,纵切成厚片,再用水浸漂,用调色液使附片染成浓茶色,取出,蒸至出现油面、光泽后,烘至半干,再晒干或继续烘干,习称"黑顺片"。(湖南 2010)

【饮片性状】 为纵切片,上宽下窄,长 1.7~5cm,宽 0.9~3cm,厚 0.2~0.5cm。外皮黑褐色,切面暗黄色,油润具光泽,半透明状,并有纵向导管束。质硬而脆,断面角质样。气微,味淡。

【性味与功效】 辛、甘,大热;有毒。归心、肾、脾经。回阳救逆,补火助阳,散寒止痛。用于亡阳虚脱,肢冷脉微,心阳不足,胸痹心痛,虚寒吐泻,脘腹冷痛,肾阳虚衰,阳痿宫冷,阴寒水肿,阳虚外感,寒湿痹痛。炮制成黑顺片后毒性降低,可直接入药。

【使用注意】 孕妇慎用;不宜与半夏、瓜蒌、瓜蒌子、瓜蒌皮、天花粉、川贝母、浙贝母、平贝母、伊贝母、湖北贝母、白蔹、白及同用。

【现代炮制工艺研究】有研究采用均匀实验设计方法,对主要因素进行分析,优化出最佳炮制工艺。结果:优化出的最佳炮制工艺为鲜附子加0.1%胆巴,加水煎煮3小时,漂2天,蒸2小时,炮制时间可缩短8天。

有研究对黑顺片的传统工艺改进为:新鲜附子除去表面泥沙及须根,洗净,趁药材新鲜,置于切药机中切成厚为5~7mm的薄片,将药材浸泡于胆巴水(药材:胆巴:水=2:1:6)中3天,将药材连同浸液煮5小时,漂洗至无咸味,用调色液(红糖、水、菜油)对附子进行染色,蒸2小时,60℃烘干。

制黑顺片

【现代炮制规范】取净甘草置锅内加清水煮,合并两次煮液。取黑顺片置甘草煎煮液中,加热至沸,取出,堆润至透,切成宽丝,干燥。每100kg净黑顺片,用甘草6.25kg。(天津2012)

六、附片

【现代炮制规范】

1. 附片(黑顺片、白附片)直接入药。(药典2020,山西1984,四川2015,贵州2005,河南2005,重庆2006,江西2008,天津2012)

2. 原药经产地加工成片,拣净杂质即可。(云南1986)

3. 黑顺片、白附片拣去杂质,用时捣成黄豆大小碎块。(甘肃2009)

4. 黑顺片、白附片直接投药,用时捣碎。(辽宁1986)

5. 黑顺片、白顺片:原药应用。(浙江2005)

6. 取黑顺片、白顺片,直接入药。(北京2008,江苏2002)

7. 取黑顺片、白附片,除去杂质,直接入药。(安徽2005)

8. 黑顺片、白附片由产地加工,用时拣净杂质,筛去灰屑即可。盐附子虽经产地用胆巴和食盐浸泡,仍为生附子,用时需制成淡附片。(宁夏1997)

【饮片性状】形同黑顺片、白附片。

【性味与功效】辛、甘,大热;有毒。归心、肾、脾经。回阳救逆,补火助阳,散寒止痛。用于亡阳虚脱,肢冷脉微,心阳不足,胸痹心痛,虚寒吐泻,脘腹冷痛,肾阳虚衰,阳痿宫冷,阴寒水肿,阳虚外感,寒湿痹痛。炮制后毒性降低,可直接入药。

【使用注意】孕妇慎用;不宜与半夏、瓜蒌、瓜蒌子、瓜蒌皮、天花粉、川贝母、浙贝母、平贝母、伊贝母、湖北贝母、白蔹、白及同用。

七、炮附片

【古代炮制法则】

1. **火炮**　皆破解,不咬咀,或炮或生,皆去黑皮,刀刮取里白者,故曰中白(汉·《金匮要略方论》)。炮去皮,破八片(汉·《金匮要略方论》)。夫修事十两,于文武火中炮,令皱坼者去之,用刀刮上孕子,并去底尖,微细劈破,于屋下平地上掘一坑,可深一尺,安于中一宿,至时取出,焙干用。夫欲炮者,灰火勿用杂木,只用柳木最妙(宋·《雷公炮炙论》)。炮令裂破(唐·《外台秘要》)。热灰微炮,令坼勿过焦(宋·《经史证类备急本草》)。

2. **炒制**　麸炒,去皮脐(明·《寿世保元》)。切,略炒燥(明·《景岳全书》)。炒黄(清·

《本草述》)。

【现代炮制经验】

1. **烘烤** 将泡过的附片用米泔水漂 2 小时,以备烤制。

取无釉的瓦缸,在缸底打一直径 5 寸的圆孔(缸口用铁丝扎紧,以防瓦缸炸裂),将缸倒覆在干燥的泥土上,缸口四周垫上 2 寸高的密砖,空隙处再用青瓦遮盖,以防缸内烟火外出,将缸外面抹净,缸口周围铺一层干净的草席以兜接缸壁上掉下来的附片,将木柴放缸内燃烧,待缸烧热(以附片贴上不掉落为度)捞出附片沥干,由上至下一片一片地贴在缸的周围烤①,当附片在缸面烤去水分约百分之七十时,就会自行掉落②。贴烤,一般一次不能烤透,还必须继续烘干,或置强烈阳光下晒干(长沙)。

注:①缸面每当贴烤 3~4 轮后,须用清水抹洗 1 次。贴烤的火力过小,则操作时间太长;如火力过大,附片贴上去,待干透即行掉落,片薄的容易燃烧起泡。在烤的过程中,应陆续添放柴火,但不要添得过多而导致火力过大。

②掉落的附片如系灰白色,则水分还没有吸干,还要重贴在缸面上,进行复烤。烤后称本附片。

2. **炒制** (1)单炒:取泡过的附子,炒至黄色有黑点为度(镇江)。

(2)麸炒:取附片,用麦麸焙至软硬适度,切片晒干(辽宁)。

(3)砂炒:先用大火将粗砂炒热,加入附片,炒至表面起泡,呈黄白色时,放冷即可(江西)。

3. **姜、糠灰制** 附子 100 斤,生姜片 5~6 斤,糠灰 100 斤(江西)。

取附子平铺于垫有纸之平地上,使小头尖端对好,将生姜片覆在附子面上,再加纸二张盖平,铺 1 寸半厚糠灰于纸上,灰上再盖草,全面点燃时加上糠皮烧之(火不能过大,以免将纸烧掉并烧焦药料),3~4 天,待糠烧完,取出附子,蒸 16~18 小时,晒干,再用开水泡 2 小时,润 1~2 天,切片晒干。

【现代炮制规范】

1. 取附片,照烫法用砂烫至鼓起并微变色。(药典 2020)

2. 取附片,照烫法用砂烫至鼓起并微变色。(河南 2005)

3. 取附片,照烫法用砂烫至鼓起并微变色。(四川 2015)

4. 取附片,照烫法用砂烫至鼓起并微变色。(重庆 2006)

5. 取黑顺片,照砂烫法用砂烫至鼓起并微变色。(湖南 2010)

6. 取洁净的沙子,置锅内加热炒烫,加入附片,不断翻动,烫至体积膨胀并微变色,取出,筛去沙子,放凉。(山西 1984)

7. 取净附片,照砂烫法,烫至体积膨胀并微变色。(安徽 2005)

8. 取净砂,置锅内,用武火炒热,加入净附片,不断搅拌,炒至表面鼓起并微变色时,取出,筛去砂,摊开放凉。(甘肃 2009)

9. 取饮片黑顺片或白附片,照烫法用砂烫至鼓起并微变色。(陕西 2009)

10. 先将沙子置锅内炒热,加入黑顺片或白附片,用武火炒至体积膨胀并呈黄棕色时,取出,放凉。(广西 2007)

11. (1)取附片,照烫法用砂烫至鼓起并微变色。

(2)取白附片,用砂炒至体积膨胀,表面黄白色为度,取出筛去砂,放凉。(江西 2008)

12. 先将河砂放入锅内炒热,倒入附片不断拌炒,炒至附片发泡呈黄色时,取出,筛去砂即可(该炮炙法适用于中成药制剂及单独附子研粉服用)。(云南 1986)

【饮片性状】为纵切片,上宽下窄,去皮者色泽灰暗,未去皮者土灰色,断面鼓起,初尝无麻、咸感,稍后微麻。

【性味与功效】辛、甘,大热;有毒。归心、肾、脾经。回阳救逆,补火助阳,散寒止痛。用于亡阳虚脱,肢冷脉微,心阳不足,胸痹心痛,虚寒吐泻,脘腹冷痛,肾阳虚衰,阳痿宫冷,阴寒水肿,阳虚外感,寒湿痹痛。炮制成炮附片后毒性降低,可直接入药,补火助阳为主,广泛用于临床和右归丸的中成药工业生产。

【使用注意】孕妇慎用;不宜与半夏、瓜蒌、瓜蒌子、瓜蒌皮、天花粉、川贝母、浙贝母、平贝母、伊贝母、湖北贝母、白蔹、白及同用。

八、淡附片

【古代炮制法则】

1. **黑豆制** ……若阴制使,即生去尖皮底了,薄切,用东流水并黑豆浸五日夜,然后漉出,于日中(晒)令干用。凡使,须阴制,去皮尖了,每十两,生乌豆五两,东流水六升(宋·《雷公炮炙论》)。

2. **甘草汤制** ……而用甘草煎极浓汤,先浸数日,剥去皮脐,切为四块,又添浓甘草汤再浸二三日,捻之软透,乃咀为片,入锅内文火炒至将干,庶得生、熟匀等,口嚼尚有辣味是其度也……(明·《景岳全书》)。每个用甘草五钱,煮水一碗,将附子泡透,不必去皮脐、尖子,正要全用为佳(清·《本草新编》)。剥去皮脐,甘草水浸泡(清·《医家四要》)。浓甘草汤煎去毒(清·《霍乱论》)。

【现代炮制经验】

1. 附子瓣 10 斤。黑豆:1 斤(天津);1 斤 4 两(山东)

先将黑豆加热煮沸至黑豆膨胀时,加入附子继续煮至热透或水尽为度,晒干;或再切 2 厘厚的片,晾干。

2. 附子片 10 斤,黑豆 3.5 斤(重庆)。

先将黑豆泡胀后加水煮 4 小时,取汁浸泡附片至豆汁被吸尽后,蒸 2 小时,晒干。

3. 附子 10 斤,黑豆 4 两(天津)。

先将黑豆煮数沸,待黑豆膨胀,加入附子煎煮至熟透,用生山甲片刮去皮,每个切 2 块,放入小灰缸中干燥,取出即为黑附子瓣。

4. 盐附子 10 斤,黑豆 3 斤(成都)。

取盐附子加水漂 1 天,再以米泔水漂泡 2 天,用竹刀刮去外皮,切 3~4 分厚的片,再加水漂至水清为度,次日过滤,加入炒至微有焦香之黑豆,加水淹过药面,煮至水干,附子成乌黑色时取出,蒸 2 小时,至片上有水珠时,降低火力,以微火蒸透,立即烘至干透,放冷即可。

5. 附子 100 斤,甘草 5 斤(厦门)。

取泡过的附子,加入甘草同蒸,放冷即可。

6. 附子 10 斤,黑豆 1 斤,甘草 0.5 斤(北京)。

取泡过的附子,用黑豆、甘草水煮透至口尝不麻舌为度;除去黑豆、甘草,刮去附子皮,劈成两半于柴灰中焙干,即为黑附子瓣。

【现代炮制规范】

1. 取盐附子,用清水浸漂,每日换水 2~3 次,至盐分漂尽,与甘草、黑豆加水共煮透心,至切开后口尝无麻舌感时,取出,除去甘草、黑豆,切薄片,晒干。每100kg盐附子,用甘草5kg、黑豆10kg。(药典2020,贵州2005,重庆2006)

2.(1)取盐附子,用清水浸漂,每日换水2~3次,至盐分漂尽,与甘草、黑豆加水共煮透心,至切开后口尝无麻辣感时,取出,除去甘草、黑豆,切成厚片或薄片,干燥。每100kg盐附子用甘草5kg、黑豆10kg。

(2)依上法漂尽盐分,捞出干燥,另取甘草加适量水煮熬取汁,倾入附子浸泡三天捞出,置蒸笼内蒸6~7小时,取出,晒至八成干,切成厚片,干燥。每100kg盐附子用甘草20kg。(广西2007)

3.取净盐附子,洗净后用清水浸漂,每日换水2~3次,至盐分漂尽,再与甘草和黑豆加水共煮至透心,以切开后口尝稍有麻舌感为度,取出,除去甘草、黑豆,切成薄片,晒干。每100kg净盐附子,用甘草5kg,黑豆10kg。(甘肃2009)

4.取净盐附子,用清水浸漂,每日换水2~3次,至盐分漂尽,与甘草、黑豆加水共煮至透心,切开后口尝无麻舌感时,取出,除去甘草、黑豆,切薄片,干燥。每100kg盐附子,用甘草5kg、黑豆10kg。(河南2005)

5.取净盐附子,用清水浸漂,每日换水2~3次,至盐分漂尽,与甘草、黑豆加水共煮透心,至切开后口尝无麻舌感或稍微有麻舌感时,取出,除去甘草、黑豆渣,切薄片,干燥。每100kg盐附子,用甘草5kg,黑豆10kg。(宁夏1997)

6.取盐附子,用清水浸漂,每日换水2~3次,至盐分漂尽,与甘草、黑豆加水共煮透心,至切开后口尝无麻舌感时,取出,除去甘草、黑豆,切薄片,干燥。每100kg盐附子,用甘草5kg,黑豆10kg。(江苏2002,江西2008)

7.取盐附子,用清水浸漂,每日换水2~3次,至盐分漂尽,与甘草、黑豆加水共煮透心,至切开后口尝无麻舌感时,取出,除去甘草、黑豆,切薄片,晒干。每100kg盐附子用甘草5kg、黑豆10kg。(湖南2010)

8.取盐附子,用清水浸漂,每日换水2~3次,至盐分漂尽,与甘草、黑豆加水共煮至透心,至切开后口尝无麻辣感时取出,除去甘草、黑豆,纵切成1~2mm薄片,晒干。每100kg盐附子,用甘草5kg,黑豆10kg。(山西1984)

9.取盐附子,用清水浸漂,每日换水2~3次,至咸味漂尽,取出,与甘草、黑豆加水同煮透心,至切开后口尝无麻舌感时,取出,除去甘草、黑豆,切薄片,干燥,筛去碎屑。每100kg盐附子,用甘草5kg,黑豆10kg。(安徽2005)

10.取盐附子,用水浸漂,每日换水2~3次,至盐分漂尽,置锅内与白矾加水煮透,至切开后初尝无麻辣味,久嚼稍有麻舌感为度,取出,切为两瓣,置锅内加水煮约2小时,煮透取出,稍晾,切薄片,干燥。每100kg盐附子用白矾20kg。(辽宁1986)

11.取药材盐附子,用清水浸漂,每日换水2~3次,至盐分漂尽,与甘草、黑豆加水共煮透心,至切开后口尝无麻舌感时,取出,除去甘草、黑豆,切薄片,晒干。每100kg盐附子,用甘草5kg、黑豆10kg。(陕西2009)

12.一法:取盐附子,用清水浸漂至咸味基本消失,与豆腐加水共煮至内无白心,口尝微具麻舌感时,取出附子,刮去外皮,晾至半干,切厚片,干燥。每100kg盐附子,用豆腐25kg。
二法:取盐附子,用清水浸漂至盐分漂尽,与甘草、黑豆加水共煮透心,至切开后口尝无麻舌感时,取出,切薄片,晒干。每100kg盐附子,用甘草5kg,黑豆10kg。(浙江2005)

13. 取盐附子,用清水浸漂,每日换水 2~3 次,至盐分漂尽,与甘草、黑豆加水共煮透心,至切开后口尝无麻舌感时,取出,除去甘草、黑豆,切薄片,晒干。每 100kg 盐附子,用甘草 5kg,黑豆 10kg。(四川 2015)

14. 取盐附子,除去杂质,按大、小个分开,分别放水中浸泡,春、秋季约 10 天,每天换水两次;夏季浸泡时间可适当缩短(防晒),每天换水 3 次;冬季浸泡时间可适当延长(防冻),每天换水 1 次,泡至盐尽,与甘草、黑豆加水共煮至内无白心,切开后口尝无麻舌感时捞出,除去甘草和黑豆,稍晾去皮,劈成两半,再拌入麦麸,使附子水分渗出,4~5 天(麦麸易于从附子上脱落时),取出,去净麦麸,切 3mm 片,晒干。每 100kg 附子,用黑豆 10kg、甘草 5kg。(吉林 1986)

【饮片性状】本品呈纵切片,上宽下窄,长 1.7~5cm,宽 0.9~3cm,厚 0.2~0.5cm。外皮褐色。切面褐色,半透明,有纵向导管束。质硬,断面角质样。气微,味淡,口尝无麻舌感。

【性味与功效】辛、甘,大热;有毒。归心、肾、脾经。回阳救逆,补火助阳,散寒止痛。用于亡阳虚脱,肢冷脉微,心阳不足,胸痹心痛,虚寒吐泻,脘腹冷痛,肾阳虚衰,阳痿宫冷,阴寒水肿,阳虚外感,寒湿痹痛。炮制成淡附片后毒性降低,可直接入药。

【使用注意】孕妇慎用;不宜与半夏、瓜蒌、瓜蒌子、瓜蒌皮、天花粉、川贝母、浙贝母、平贝母、伊贝母、湖北贝母、白蔹、白及同用。

九、熟附片

【现代炮制经验】洗泥后,每 100kg 净泥附子,用胆水 50kg,加清水 25kg 混合。将洗净泥附子放入浸泡 7 天,放到锅内煮,每一锅用老水 1 锅加胆水 10kg 混合(以后只加老水,保持原有水量),1 小时后煮透心,捞起放在清水与老水各半的缸里浸 12 小时,再捞起剥皮,剥皮后再用清水浸 12 小时,然后横切成 4mm 厚的附片,再以清水加少许老水及胆水的混合液浸泡 3 天,冬季浸泡 7~8 天,漂至转色。而后入蒸笼中蒸 12 小时(从生火到出笼),火力须掌握均匀,不能中途停火,蒸好后放在烤席上用杠炭火烤,火力勿过大,勿使片张烤焦或起泡;烤席应轮流翻换,至半干时,须将附片翻面一次,当烤至水分消失 80%~90% 时,将片席重放在炕上,用微火烤(注意防止烘焦,烘时须翻动席 3 次),烘干后即成熟片。

【现代炮制规范】

1. 将盐附子洗净,漂去咸味,置锅内,加水和豆腐同煮,至口嚼无麻感,除去豆腐,摊晾至外干内润,切薄片,晾干,筛去灰屑。来货片子(附片、黑顺片),将原药除去杂质,略浸,润透,置锅内,加水和豆腐同煮,至口嚼无麻感,除去豆腐,摊晾至外干内润,切薄片,晾干,筛去灰屑。每 100kg 盐附子或附片、黑顺片,用豆腐 10kg。(上海 2008)

2. 将盐附子,用清水漂 3 天,至盐分去尽后,用竹刀刮去外皮,清水漂净,切成 0.3~0.5cm 厚横片,再用米泔水漂 1 天,清水漂 2~3 天,放入木甑内,大片放木甑中间,小片放入木甑周围,蒸 6~8 小时,至表面露有油质,倒入大筛内用扇子扇凉,使其结面,边扇边铺开药片,用文火烘干。每制熟片 100kg,需泥附子 450kg。(江西 2008)

3. 选择个大均匀的泥附子,洗净,浸入附子炮制用胆巴的水溶液中数日,连同浸液煮至透心,捞出,剥去外皮,切成厚约 7mm 的片,用水浸漂,取出,蒸至透心,出现油面光泽,晒干或烘干。(四川 2015)

【饮片性状】本品呈横切的类圆形片状,切片呈类圆形,厚 0.3~0.5cm。表面浅黄棕色,

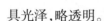

具光泽,略透明。

【性味与功效】辛、甘,大热;有毒。归心、肾、脾经。回阳救逆,补火助阳,散寒止痛。用于亡阳虚脱,肢冷脉微,心阳不足,胸痹心痛,虚寒吐泻,脘腹冷痛,肾阳虚衰,阳痿宫冷,阴寒水肿,阳虚外感,寒湿痹痛。炮制成熟附片后毒性降低,可直接入药。

【使用注意】孕妇慎用;不宜与半夏、瓜蒌、瓜蒌子、瓜蒌皮、天花粉、川贝母、浙贝母、平贝母、伊贝母、湖北贝母、白蔹、白及同用。

十、黄附片(制片或半熟片)

【现代炮制经验】洗泥后,入胆水(浓度同熟片)溶液中浸泡 7 天。而后煮 30 分钟至九成熟(煮法同顺片)。剥皮后漂法与熟片同。然后横切成 4mm 厚的附片,用老水 10kg、清水 20kg 混合浸泡 3 日。取出倾入染色剂中浸渍 1 日。染色后,与熟片同样烤干,即成黄片。

【现代炮制规范】

1. 将原药除去杂质,筛去灰屑。(上海 2008)

2. 取泥附子,按大小分别洗净,浸入附子炮制用胆巴的水溶液中数日,连同浸液煮至透心,捞出,剥去外皮,切成厚约 7mm 的片,用水浸漂,取出,用调色液染成黄色,晒干或烘干。每制黄片 100kg,需较大的泥附子 420kg。(四川 2015)

【饮片性状】本品呈圆形或不规则圆形横切片,厚 0.3~0.5cm。切面棕黄色,角质样,木部呈多角形。气微,味淡。

【性味与功效】辛、甘,大热;有毒。归心、肾、脾经。回阳救逆,补火助阳,散寒止痛。用于亡阳虚脱,肢冷脉微,心阳不足,胸痹心痛,虚寒吐泻,脘腹冷痛,肾阳虚衰,阳痿宫冷,阴寒水肿,阳虚外感,寒湿痹痛。炮制成黄片后毒性降低,可直接入药。黄片极少量生产,为少数医生习用。

【使用注意】孕妇慎用;不宜与半夏、瓜蒌、瓜蒌子、瓜蒌皮、天花粉、川贝母、浙贝母、平贝母、伊贝母、湖北贝母、白蔹、白及同用。

十一、刨附片

【现代炮制经验】洗泥后,入胆水(浓度同白片)溶液中浸泡 5 昼夜,然后放到锅内煮,煮至八九成熟时即倾入清水中泡 1 天。后用刨子将附子刨成约 1mm 厚的薄片,再入清水中浸泡,当日连续换水 3 次。再将漂过的薄片捞起,放到烤炉上烘烤,将饭锅倒放在炉上,附片放在锅底上,下面用炭火烤,片干后自然落下。

【现代炮制规范】选择个大、均匀的泥附子,洗净,浸入附子炮制用胆巴的水溶液中数日,连同浸液煮至透心,捞出,水漂,阴干,刨成约 2mm 的片,再用水浸漂,取出,晒干或烘干。每制刨附片 100kg,需泥附子 400kg。(四川 2015)

【饮片性状】本品呈不规则的薄片状。表面边缘棕黑色,切面类黄色,质柔韧。

【性味与功效】辛、甘,大热;有毒。归心、肾、脾经。回阳救逆,补火助阳,散寒止痛。用于亡阳虚脱,肢冷脉微,心阳不足,胸痹心痛,虚寒吐泻,脘腹冷痛,肾阳虚衰,阳痿宫冷,阴寒水肿,阳虚外感,寒湿痹痛。炮制成刨附片后毒性降低,可直接入药。极少量生产,是传统馈赠亲友的煲汤食疗佳品,远销海内外。

【使用注意】孕妇慎用;不宜与半夏、瓜蒌、瓜蒌子、瓜蒌皮、天花粉、川贝母、浙贝母、平贝母、伊贝母、湖北贝母、白蔹、白及同用。

十二、卦附片（卦片、卦角）

【现代炮制经验】泥附子洗泥后，入胆水（浓度同熟片）溶液中浸泡 7 天，然后放到锅内煮；煮片时间需 1 小时，用水量与浓度同黑顺片。煮后清水泡 12 小时左右，捞起剥皮，再将附子对剖，成为两瓣如卦形的附片。然后放入老水与清水各半的缸内浸漂 4 天。后用胆水及清水各 30kg，按 100kg 附子加入红糖 0.5kg 炒汁，搅匀，将附瓣放入浸漂 3 夜，使成浅茶色。再行笼蒸，蒸法与熟片同，蒸后晒干，不能烘烤。干后即成卦片。

【现代炮制规范】选择个大、均匀的泥附子，洗净，浸入附子炮制用胆巴的水溶液中数日，连同浸液煮至透心，捞出，剥去外皮，对剖，成为两瓣如卦形的附片，再用水浸漂，用调色液染成浅茶色，取出，蒸制至出现油面光泽，晒干或烘干。每制卦片 100kg，需泥附子 330kg。（四川 2015）

【饮片性状】呈纵切对开的剖片状，表面褐色，剖面呈黄棕色或棕褐色，具光泽，呈半透明状。味淡或微带麻辣。

【性味与功效】辛、甘，大热；有毒。归心、肾、脾经。回阳救逆，补火助阳，散寒止痛。用于亡阳虚脱，肢冷脉微，心阳不足，胸痹心痛，虚寒吐泻，脘腹冷痛，肾阳虚衰，阳痿宫冷，阴寒水肿，阳虚外感，寒湿痹痛。炮制成卦片后毒性降低，可直接入药。为传统出口产品。

【使用注意】孕妇慎用；不宜与半夏、瓜蒌、瓜蒌子、瓜蒌皮、天花粉、川贝母、浙贝母、平贝母、伊贝母、湖北贝母、白蔹、白及同用。

十三、炮天雄

【古代炮制法则】

1. **水浸制**　用水浸一二宿，日易水，浸去咸（清·《外科证治全生集》）。

2. **煮制**　煮（明·《普济方》）。

3. **蒸制**　去皮，蒸过（清·《握灵本草》）。

4. **姜制**　去皮脐，生切作四块，用生姜半斤，以水一碗同煮附子，汁尽为度，取附子焙干为末（宋·《博济方》）。附子四两，炮裂，去皮脐，趁热切作片子，厚薄如钱，用生姜半斤取汁，以慢火煮附子令汁尽，焙干（宋·《圣济总录》）。

5. **火炮**　皆破解，不㕮咀，或炮或生，皆去黑皮，刀刮取里白者，故曰中白（汉·《金匮要略方论》）。炮去皮，破八片（汉·《金匮要略方论》）。夫修事十两，于文武火中炮，令皱坼者去之，用刀刮上孕子，并去底尖，微细劈破，于屋下平地上掘一坑，可深一尺，安于中一宿，至时取出，焙干用。夫欲炮者，灰火勿用杂木，只用柳木最妙（宋·《经史证类备急本草》）。炮令裂破（唐·《外台秘要》）。热灰微炮，令坼勿过焦（宋·《经史证类备急本草》）。

【现代炮制规范】选择个大的泥附子，洗净，浸入附子炮制用胆巴的水溶液中数日，连同浸液煮至透心，捞出，水漂，剥皮修型，再用水漂制，姜汁浸泡自然发酵至透心，取出，蒸至透心，烤制至酥脆。（四川 2015）

岭南炮天雄　选择个大、均匀的盐附子，洗净，浸漂至盐分漂尽取出，去皮，再用姜水润，蒸，干燥，最后砂炒至焦黄色，膨起，取出，筛去砂粒，即得。

【饮片性状】本品呈类圆形或类长圆形，表面黄白色，质酥脆；岭南产者表面焦黄色至焦褐色,气微,口尝一会儿略有麻舌感。

【性味与功效】辛、甘,大热;有毒。归心、肾、脾经。回阳救逆,补火助阳,散寒止痛。用于亡阳虚脱,肢冷脉微,心阳不足,胸痹心痛,虚寒吐泻,脘腹冷痛,肾阳虚衰,阳痿宫冷,阴寒水肿,阳虚外感,寒湿痹痛。炮制成炮天雄后毒性降低,可直接入药。产量少,为高端保健饮片。

【使用注意】孕妇慎用;不宜与半夏、瓜蒌、瓜蒌子、瓜蒌皮、天花粉、川贝母、浙贝母、平贝母、伊贝母、湖北贝母、白蔹、白及同用。

【现代炮制工艺研究】有研究炮天雄中 3 种单酯型生物碱(苯甲酰新乌头原碱、苯甲酰乌头原碱、苯甲酰次乌头原碱)和 3 种双酯型生物碱(新乌头碱、次乌头碱、乌头碱)质量分数为评价指标,在单因素试验基础上,通过正交试验考察浸漂时间、高压蒸制时间和砂炒温度对岭南炮天雄炮制工艺的影响。结果:最佳炮制工艺条件为浸时间 5 天,高压蒸制时间 1.5 小时,砂炒温度 210~230℃,姜汁比例 8%。

有研究以 6 种单、双酯型生物碱,总生物碱含量和外观评分为指标,采用 $L_9(3^4)$ 正交试验法加补充试验,对烘制时间、烘制温度及软化方式等因素进行考察,最终确定附子最佳的高温烘制工艺。结果附子最佳工艺为:附子经换水浸透法处理后,120℃烘制 12 小时即得。

有研究双酯型生物碱含量、总生物碱含量及外观质量为综合评价指标,对高压蒸制时间、压力及软化方式 3 个因素进行考察,采用 $L_9(3^4)$ 正交试验法优选附子的高压蒸制工艺。附子最佳高压蒸制工艺为:附子经润湿法处理后,0.10MPa 压力下蒸制 150 分钟。

十四、胆炙附片

【现代炮制规范】每 50kg 炙附片用猪胆汁 0.5kg,兑沸水适量(忌用生水),先将附片放入锅内炒热,边炒边洒胆水,炒至均匀吸透,水干呈黄褐色取出,即可。(云南 1986)

十五、煨附子

【古代炮制法则】

1. **火炮** 皆破解,不㕮咀,或炮或生,皆去黑皮,刀刮取里白者,故曰中白(汉·《金匮要略方论》)。炮去皮,破八片(汉·《金匮要略方论》)。夫修事十两,于文武火中炮,令皱坼者去之,用刀刮上孕子,并去底尖,微细劈破,于屋下平地上掘一坑,可深一尺,安于中一宿,至时取出,焙干用。夫欲炮者,灰火勿用杂木,只用柳木最妙(宋·《经史证类备急本草》)。炮令裂破(唐·《外台秘要》)。热灰微炮,令坼勿过焦(宋·《经史证类备急本草》)。

2. **煨** 纸裹煨(唐·《仙授理伤续断秘方》、宋·《苏沈良方》)。面裹火煨,去皮脐切片,童便浸,焙干(明·《寿世保元》)。

【现代炮制经验】附子 100 斤,生姜片 5~6 斤,糠灰 100 斤(江西)。

取附子平铺于垫有纸之地上,使小头尖端对好,将生姜片覆在附子面上,再加纸二张盖平,铺 1.5 寸厚糠灰于纸上,灰上再盖草,全面点燃时加上糠皮烧之(火不能过大,以免将纸烧掉并烧焦药料),3~4 天,待糠烧完,取出附子,蒸 16~18 小时,晒干,再用开水泡 2 小时,润 1~2 天,切片晒干。

【现代炮制规范】取盐附子,洗净,用清水浸漂 7~10 天,每天换水 2~3 次,至盐分去尽,取出,晾干,然后均匀平铺于干净烧过的细糠灰中,上面覆盖一层净生姜片,上姜片上覆盖 2 张草纸,纸上再铺一层净细糠灰,4~5cm 厚,灰上平铺少量的稻草、干糠壳,然后再于四角点火引燃,2~3天后,待糠烬灰冷,取出附子,再蒸8~10小时,至口尝无或微有麻舌感,取出,日摊夜闷至半干,切纵薄片,晾干。每100kg盐附子,用生姜12kg。(江西2008,建昌帮)

【饮片性状】本品呈纵薄片。外表皮焦黑色,断面灰白色,角质样。气微,味微苦,口尝无或微有麻舌感。

【性味与功效】辛、甘,大热;有毒。归心、肾、脾经。回阳救逆,补火助阳,散寒止痛。用于亡阳虚脱,肢冷脉微,心阳不足,胸痹心痛,虚寒吐泻,脘腹冷痛,肾阳虚衰,阳痿宫冷,阴寒水肿,阳虚外感,寒湿痹痛。炮制成煨附子后毒性降低,可直接入药。为江西建昌帮的特色炮制方法。

【使用注意】孕妇慎用;不宜与半夏、瓜蒌、瓜蒌子、瓜蒌皮、天花粉、川贝母、浙贝母、平贝母、伊贝母、湖北贝母、白蔹、白及同用。

【现代炮制工艺研究】卢文清等介绍糖灰火炮附子的煨制方法:首先将附子净选、清水浸漂,盐附子漂至以微咸为度,捞取晾干表皮。然后进行煨制,有两种方法,一是柳木灰火煨制法,二是谷壳灰火煨制法。

十六、炒附片

【古代炮制法则】切,略炒燥(明·《景岳全书》)。炒黄(清·《本草述》)。

【现代炮制规范】将中等细度的砂投入炒药机内,炒至滑利,投入生附片,砂炒至外表皮黄棕色,断面黄色,取出,迅速筛去沙子,晾凉(四川2015)。

【饮片性状】本品呈纵切片,上宽下窄,长1.7~5cm,宽0.9~3cm,厚0.2~0.5cm。外表皮黄棕色,断面黄色,膨胀鼓起。气微,味淡,口尝微麻舌感。

【性味与功效】辛、甘,大热;有毒。归心、肾、脾经。回阳救逆,补火助阳,散寒止痛。用于亡阳虚脱,肢冷脉微,心阳不足,胸痹心痛,虚寒吐泻,脘腹冷痛,肾阳虚衰,阳痿宫冷,阴寒水肿,阳虚外感,寒湿痹痛。炮制成炒附片后毒性降低,可直接入药。这是根据《伤寒杂病论》古法炮制工艺加工而来的,被以倪海厦教授为代表的汉唐经方医师所推崇。

【使用注意】孕妇慎用;不宜与半夏、瓜蒌、瓜蒌子、瓜蒌皮、天花粉、川贝母、浙贝母、平贝母、伊贝母、湖北贝母、白蔹、白及同用。

十七、蒸附片

【古代炮制法则】

1. **水浸制**　用水浸一二宿,日易水,浸去咸(清·《外科证治全生集》)。
2. **煮制**　煮(明·《普济方》)。
3. **蒸制**　去皮,蒸过(清·《握灵本草》)。

【现代炮制规范】取生附片,用清水浸润,加热蒸至出现油面光泽,干燥(四川2015)。

【饮片性状】本品呈纵切片,上宽下窄,长1.7~5cm,宽0.9~3cm,厚0.2~0.5cm。外表皮黑褐色,断面灰白色,角质样。气微,味淡,口尝微麻舌感。

【性味与功效】炮制成蒸附片后毒性降低,可直接入药。被以李可老中医为代表的古中医学派中医师所善用。

附子有胆系列的炮制品中,《中国药典》标准收载有5种,地方标准收载的也有5种,而泡胆是传统保密工艺,目前基本是从盐附子加工而来的。

随着附子炮制机制研究的深入,许多学者提出无胆的炮制方法,目前有地方标准收载3种。

参考文献

[1] BISSET N G. Arrow poisons in China. part Ⅱ. Aconitum—botany,chemistry,and pharmacology[J]. Journal of ethnopharmacology,1981,4(3):247-336.

[2] BAI Y L,DESAI H K,PELLETIER S W,et al. Long-chain fatty acid esters of some norditerpenoid alkaloids[J]. Journal of natural products,1994,57(7):963-970.

[3] 符华林. 我国乌头属药用植物的研究概况[J]. 中药材,2004,27(2):149-152.

[4] 高广生,范奉友,周玉田. 常用有毒中药真诠[M]. 济南:山东科学技术出版社,1999.

[5] 张智,闪增郁,向丽华,等. 15味有毒中药小鼠半数致死量的实验研究[J]. 中国中医基础医学杂志,2005,11(6):435-436.

[6] 韩岫,吕雷,王汉蓉,等. 3种乌头类中药在大鼠体内外的神经毒性[J]. 华西药学杂志,2007,22(3):286-288.

[7] PENG C,WANG L,WANG Y H,et al. The toxicity of aconitine,emodin on ICC cell and the antagonist effect of the compatibility[J]. Eur J Drug Metab Pharmacokinet,2009,34(3-4):213-220.

[8] SHEIKH-ZADE Y R,CHEREDNIK I L,GALENKO-YAROSHEVSKII P A,et al. Peculiarities of cardiotropic effect of aconitine[J]. Bull Exp Biol Med,2000,129(4):365-366.

[9] SHI Y,ATSUSHI D,HITOSHI I,et al. Aconitine facilitates spontaneous transmitter release at rat ventromedial hypothalamic neurons[J]. Bri J Pharmacol,2002,135(3):816-822.

[10] LEI H C,SONG D J,YI J H,et al. Studies on apoptosis in myocardial cells after aconitine poisoning in mice[J]. Chin J Ind Med,2004,17(6):373-374.

[11] 张志军. 制附子的质量与药理学研究[J]. 国外医学(中医中药分册),1999,21(5):12-15.

[12] 叶定江,原思通. 中药炮制学辞典[M]. 上海:上海科学技术出版社,2005:273.

[13] 朱日然,李启艳,朱宗敏,等. HPLC法测定附子与其炮制品中双酯型生物碱[J]. 中成药,2011,33(8):1375-1378.

[14] 王瑞,刘芳,孙毅坤,等. 不同附子炮制品中乌头碱、新乌头碱、次乌头碱含量的HPLC测定[J]. 药物分析杂志,2006,26(10):1361-1363.

[15] 王小平,王进,陈建章,等. 不同炮制方法对附子中3种双酯型生物碱含量的影响[J]. 时珍国医国药,2010,21(11):2939-2940.

[16] 赵纳,侯大斌,刘向鸿. 不同炮制方法对附子中乌头总碱和双酯型生物碱含量的影响[J]. 中药材,2011,34(1):39-42.

[17] 吕佳康,李计萍. 从附子的炮制浅谈其对中药新药临床试验的影响[J]. 中国临床药理学杂志,2011,27(12):989-991.

[18] 越皓,皮子凤,赵宇峰,等. 电喷雾串联质谱分析附子炮制中的化学成分变化[J]. 分析化学,2007,35(7):959-963.

[19] 杨明,徐楚江,邹文铨. 附子炮制新方法:中国,CN91110997.8[P]. 1992-06-17.

[20] 刘惠茹,卢竟,李萍. 附子产地加工炮制方法的改革探讨[J]. 陕西中医,2007,28(4):481-482.

[21] 董宁霞,王晶,龚千锋.正交试验法优选盐附子浸漂工艺[C]//中华中医药学会中药炮制分会2008年学术研讨会论文集,2008:218-220.

[22] 张沛烨,孙静,王昌利,等.附子炮制工艺的改进[J].辽宁中医杂志,2009,36(3):431-432.

[23] 蒋丽芸,黄玉梅,吴志坚,等.岭南炮天雄的炮制工艺优选[J].中国实验方剂学杂志,2015,21(21):24-27.

[24] 方莉,林华,邓广海,等.正交试验法优选附子高压蒸制工艺[J].中国实验方剂学杂志,2012,18(23):20-24.

[25] 林华,方莉,龚又明,等.附子高温烘制工艺的正交试验追加法优选[J].时珍国医国药,2014,25(6):1382-1385.

[26] 卢文清.介绍塘灰火炮煨附子及作用[J].中国中药杂志,1989,14(3):25.

17. 青木香

Qingmuxiang

ARISTOLOCHIAE RADIX

采制沿革

【来源】为马兜铃科植物马兜铃 *Aristolochia debilis* Sieb.et Zucc. 或北马兜铃 *Aristolochia contorta* Bunge. 的干燥根。青木香商品主要来源于野生资源。

附:1. 云南以菊科植物厚叶川木香 *Dolomiaea berardioidea*(Franch.)Shih、膜缘川木香 *Dolomiaea forrestii*(Diels.)Shih[*Jurinea forrestii* Diels;Viels;*Vladimiria forrestii*(Diels)Ling]及大理木香 *Dolomiaea edulis*(Franch.)Shih 的根作青木香使用。厚叶川木香主产于云南丽江;膜缘川木香主产于云南西北、四川西南及西藏东南地区;大理木香分布于云南西北及四川南部。

2. 除上述品种外,同属植物大叶马兜铃 *Aristolochia kaempferi* Willd(其根称"朱砂莲")和云南土木香(云南马兜铃)*Aristolochia yunnanensis* Franch. 的根,在少数地区亦同等入药,前者使用于甘肃,后者使用于云南。

【采制】

1. **道地产区**　《新修本草》云:"此有二种,当以昆仑来者为佳"。实指菊科木香。青木香药物最早记载于葛洪《肘后备急方》,始称马兜铃根。《本草图经》曰:"马兜铃今关中(今指陕西)、河南、河北、江(今河南息县西南)、淮、夔(今湖北秭归县及四川奉节县)、浙州郡(今四川沪县)皆有之。"由此可见青木香分布比较广。

来源于马兜铃的青木香主产于安徽岳西、枞阳、滁州;江苏南京、黄桥、东海;浙江兰溪、寿昌、临安、淳安等地。来源于北马兜铃的青木香主产于辽宁开原、新宾、西丰、宽甸、岫岩、凌源、凤城、清源、本溪;吉林柳河、白山、永吉、辉南、磐石、靖宇;黑龙江林口、海林、尚志、五常;内蒙古喀喇沁旗;河北保定、定州、兴隆、崇礼;北京密云、平谷;山东淄博、沂水、济宁、聊城;河南嵩县、栾川、内乡;山西蒲县、武乡、运城、大同、朔州等地。

2. **采制方法**　10—11月茎叶枯萎时挖取根部,除去须根、泥土,晒干。冬春季用热水浸1小时,夏秋季用温水浸半小时捞入筐内。上盖湿布、润透取出,切成半分厚横片或斜片,晒干。

【品质】以粗壮、坚实、粉多、香浓者为佳。

【贮藏】置阴凉干燥处。

◆ **炮制规范** ◆

一、青木香

【古代炮制法则】

1. **净制** 去芦(元·《活幼心书》)。
2. **切制** 捣碎(明·《证治准绳》)。切(清·《霍乱论》)。

【现代炮制经验】

1. **浸泡** 取原药材,加水浸透,切片晒干(广东)。
2. **闷润** 取原药材,加水润12~24小时,或润透,切半分厚片,晒干(苏州、镇江、湖北)。
3. **浸润** 取原药材,加水浸泡①,闷透②,切2~5厘厚片,晒干或用文火烘干。

注:①浸15分钟~1小时(上海、浙江);用温水泡1~2小时(山东);1~3小时(辽宁、长沙);6小时(北京、云南);1~2天至八成透(河南);四五成透(西安)。

②闷12小时(云南);24小时(北京、河南、上海、浙江);闷透(辽宁、西安、山东、长沙)。

【现代炮制规范】

1. 除去杂质,速洗净泥土,用水浸泡至约七成透时,捞出,润透,切2mm片,晒干。(吉林1986)
2. 除去杂质,洗净,润透,粗者切厚片;细者切段,干燥。(四川2002)
3. 除去杂质,洗净,润透,切厚片,晒干,筛去灰屑。(广西2007)
4. 拣去杂质,按大小条分别洗净,润透,切薄片,晒干或低温干燥,筛去灰屑。(辽宁1986)
5. 取原药材,除去杂质,洗净,润透,切厚片,干燥,筛去碎屑。(安徽2005)
6. 取原药材,拣净杂质,分开大小个,浸泡至八成透,捞出,润透,切厚片,干燥。(宁夏1997)
7. 取原药材,洗净,润透,切1~2mm薄片,晒干。(山西1984)
8. 取原药拣净杂质,浸泡1~2小时,捞出吸润约24小时至透心,切或铡成2mm的斜片,晒干,筛去灰屑即可。(云南1986)
9. 取原药材,除去杂质,洗净,润透,切厚片,晒干或低温干燥。(江苏2002)

【饮片性状】 本品为圆形片状,表面黄褐色或灰棕色,粗糙不平,有纵皱纹及须根痕。质脆,易折断,断面不平坦,皮部淡黄色,木部宽广,射线类白色,放射状排列,形成层环明显,黄棕色。气香特异,味苦。

【性味与功效】 辛、苦,寒。平肝止痛,解毒消肿。用于眩晕头痛,胸腹胀痛,痈肿疔疮,蛇虫咬伤。

【使用注意】 ①国食药监注〔2004〕379号文已经明确取消本品的药用标准,凡国家药品标准处方中含有青木香的中成药品种应于2004年9月30日前将处方中的青木香替换为《中国药典》(2000年版一部)收载的土木香(仅限于以菊科植物土木香 *Inula helenium* L. 的干燥根替换)。②本品含有马兜铃酸,可引起肾损害等不良反应,不可用于中成药,饮片配方应慎用,不宜久服。

【现代毒理学研究】 青木香主要化学成分有马兜铃酸、青木香酸、木兰花碱、尿囊素及挥发油等。马兜铃酸为肾毒性成分。有学者对青木香生品与炮制品进行毒理学试验研究,青木香生品的 3 个剂量组在给药后 1、2、3 个月,解剖检查发现胃黏膜有程度不同的颗粒状增生、黏膜上皮有角化现象,肝、肾、胃脏器系数均有不同程度的增高,病理组织学观察肝、肾、胃也有程度不同的损伤。炮制品的大剂量使用也出现了上述损伤,但损伤的程度较生品明显减轻。这说明青木香生品水煎液在连续灌胃给药后,损伤的靶器官主要是肝、肾、胃。

有研究证实青木香生品和炮制品水提物灌胃给药的 LD_{50} 分别为 146.45g/kg 和 846.06g/kg。

二、制青木香

【古代炮制法则】

1. **炒制** 炒(元·《瑞竹堂经验方》)。

2. **斑蝥炒制** 一两,斑蝥七个,同炒香,用斑蝥五个(明·《奇效良方》)。

3. **煨制** 有不见火为末用者,有火煨,有水研用者(明·《仁术便览》)。

【现代炮制规范】 由于青木香含有马兜铃酸,对肾脏有较强的毒性,可以损害肾小管功能,导致肾衰竭,故目前很多标准均不收集,国家也于 2004 年取消其用药标准。现代炮制研究主要是从降低马兜铃酸的含量出发。

【性味与功效】 辛、苦,寒。平肝止痛,解毒消肿。用于眩晕头痛,胸腹胀痛,痈肿疔疮,蛇虫咬伤。炒制后其寒性降低。

【使用注意】 本品含有马兜铃酸,可引起肾脏损害等不良反应,不可用于中成药,饮片配方应慎用,不宜久服。

【现代炮制机制和炮制工艺研究】 有研究提出采用"盐-酸共制"的炮制方法去除青木香、关木通中的马兜铃酸(AA)。经过优化的盐-酸炮制工艺,炮制工艺在实验室的毒性成分去除率达到 99% 以上,中试试验毒性成分去除率达到 90% 以上,AA 的含量在 45mg/kg 左右,还需进一步优化达到 10mg/kg 以下。碱制-醋制相结合的炮制方法可以降低青木香中毒性成分马兜铃酸 A 的含量和毒性。

有研究以灵芝、槐耳等 20 个真菌为菌种、青木香药材为基质,运用固体发酵技术,在一定的条件下进行发酵试验,筛选出 13 个菌种能在青木香药材上生长良好,表明这些菌种能与药材形成较好的发酵组合形成发酵品。采用反相 HPLC 二元梯度洗脱法测定 13 种青木香发酵品中马兜铃酸 Ⅰ(AA Ⅰ)的含量及紫外分光光度法(UV)测定这些发酵品中总马兜铃酸(TAA)的含量。结果表明,13 种青木香发酵品主要肾毒性成分马兜铃酸 Ⅰ 均有不同程度的下降,其中有 6 种发酵品的马兜铃酸 Ⅰ 的下降率在 50% 以上;UV 测定发现,这些发酵品中总马兜铃酸含量均有所下降,下降率最高者为 46.76%,最低者为 7.61%;HPLC 和 UV 综合(加权)分析表明,13 种真菌对青木香肾毒性成分的降解能力各有不同,提示不同真菌发酵可在不同程度上降低中药青木香中肾毒性成分马兜铃酸 Ⅰ 和总马兜铃酸的含量。

参考文献

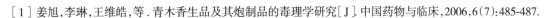

[1] 姜旭,李琳,王维皓,等. 青木香生品及其炮制品的毒理学研究[J]. 中国药物与临床,2006,6(7):485-487.

[2] 王金华,王智民,姜旭,等. 青木香炮制前后的药效及毒理学比较研究[J]. 中国中药杂志,2007,32(5):428-433.

［3］王智民,王维皓,高慧敏.关木通、青木香的炮制研究［C］//第九届全国中药和天然药物学术研讨会大会报告及论文集.2007:26-28.

［4］刘学湘,潘扬,蒋亚平,等.青木香发酵后总马兜铃酸和马兜铃酸Ⅰ的含量测定［J］.食品与生物技术学报,2010,29（2）:201-205.

18. 金铁锁
Jintiesuo
PSAMMOSILENES RADIX

◆ 采制沿革 ◆

【来源】为石竹科植物金铁锁 *Psammosilene tunicoides* W.C.Wu et C.Y.Wu 的干燥根。目前商品以野生为主。资源面临枯竭,开始栽培研究。

【采制】

1. **道地产区** 《植物名实图考》曰:"昆明沙参即金铁锁。金铁锁生昆明山中。"《滇南本草图谱》中载有"产滇省西部（丽江,永宁永北）及东北部（东川,昆明）沿金沙江各支流山中温暖地带"。由此可见云南为其道地产区。

现主产于云南德钦、中甸、丽江、鹤庆、洱源、宾川、保山、昆明、会泽、寻甸、红河;贵州西部地区的威宁县、水城北部和赫章西部少数地区;四川西部及西藏等。

2. **采制方法** 有研究表明,种植周期达3年的金铁锁,产量和品质较好,此时收获能获得最佳效益,采收时间一般在秋后地上茎叶枯萎后进行,采挖时注意不要伤根,将根挖出去掉茎、叶、泥土和外皮,经晒干或烘干。2020年版《中国药典》记载:秋季采挖,除去外皮和杂质,晒干。

【品质】以支大者为佳。

【贮藏】置干燥处。

◆ 炮制规范 ◆

【古代炮制法则】金铁锁首载于《滇南本草》,无炮制记载。

【现代炮制经验】取原药材蒸5小时左右,再露放1夜,切片晒干,或采后浸入淘米水中1小时后,去皮切片,晒干备用。

【现代炮制规范】

1. 取金铁锁拣选除杂,洗净,干燥,切厚片。（重庆2006）

2. 取药材,挑选,洗净,吸润,切成片,厚度不超过6mm,干燥,筛去碎屑,即得。（云南2005）

3. 取药材,挑选,洗净,干燥,粉碎成细粉,即得。（云南2005）

【性状】本品呈不规则的片状。表面黄白色,有多数纵皱纹和褐色横孔纹。质硬,易折断,断面不平坦,粉性,皮部白色,木部黄色,有放射状纹理。气微,味辛、麻,有刺喉感。

【性味与功效】味苦、辛,温;有小毒,归肝经。祛风除湿,散瘀止痛,解毒消肿。用于风湿痹痛,胃脘冷痛,跌打损伤,外伤出血;外治疮疖,蛇虫咬伤。

【使用注意】孕妇慎用。

【现代毒理学研究】金铁锁的根主要含有含皂苷成分,并含有三萜化合物、果酸以及一些氨基酸等化合物。有研究比较金铁锁去皮根、带皮根、根皮 3 种样品水煎液的急性毒性,金铁锁去皮根、带皮根、根皮水煎液的 LD_{50}(95% 置信区间)分别为:4.638 2(4.004 6~5.439 6)g/kg、4.847 1(4.325 1~5.450 8)g/kg、6.403 2(5.720 7~7.210 3)g/kg(生药量),金铁锁不同部位水煎液的 LD_{50}:根皮 > 带皮根 > 去皮根。毒性靶器官主要为肺、脾、胃,差异较小。

参考文献

［1］赵庭周,马青,樊启龙.重要濒危药材金铁锁种子萌发特性及驯化栽培技术研究[J].种子,2009,28(11):83-85.

［2］吴玟萱,郭建友,王谦,等.金铁锁去皮根、带皮根、根皮水煎液对小鼠急性毒性的实验研究[J].中国药物警戒,2016,13(2):70-73,77.

19. 细辛

Xixin

ASARI RADIX ET RHIZOMA

采制沿革

【来源】为马兜铃科植物北细辛 *Asarum heterotropoides* Fr. Schmidt var. *mandshuricum* (Maxim.)Kitag.、汉城细辛 *Asarum sieboldii* Miq. var. *seoulense* Nakai 或华细辛 *Asarum sieboldii* Miq. 的干燥根和根茎。前两种习称"辽细辛"。细辛药材商品主要来源于栽培品,亦有少量野生资源。

【采制】

1. **道地产区**　《经史证类大观本草》引范子云"细辛出华阴色白者善"。《名医别录》说"生华阴山谷"。《本草经集注》曰"东阳,临海者,形段好,而辛列不及华阴,高丽者"。《本草图经》说:"今处处有之,然他处所出者,不及华州者真……"《本草别说》"非华阴者不得为细辛用",《本草衍义》说:"今惟华州者佳。"《得配本草》曰:"细辛华阴者良。"《本草害利》曰:"北产华阴者,细而香最佳。"《本草求真》曰:"产华阴者真。"《本草便读》曰:"细产华山之北。"民国时期认为细辛出辽宁奉天(即今沈阳)和牛庄(位于海城市西部的城镇)、吉林等地。由此可见,古代药用细辛以华细辛为佳,现以东北地区所产的"辽细辛"为道地产品。

北细辛主产于吉林珲春、延吉、汪清、长白、抚松、靖宇、安图、敦化、柳河、通化、集安、桦甸、蛟河、永吉、舒兰、九台、双阳、伊通;辽宁新宾、宽甸、凤城、丹东、岫岩、本溪、清原、抚顺、辽阳、西丰;黑龙江五常、阿城、尚志、延寿、方正、依兰、宁安、勃利、七台河。汉城细辛主产于辽宁宽甸、凤城、桓仁及吉林临江。华细辛主产于陕西陇县、镇安、宁陕、岚皋、南郑;河南太行山、大别山、伏牛山一带;四川广元;湖北宜昌、襄阳、郧阳、鄂西、黄冈、咸宁;湖南常宁、武冈、安化、新化、衡阳、平江、龙山;安徽黄山、安庆等地。

2. **采制方法**　《名医别录》曰:"(细辛)二月八月采根。"《本草图经》曰:"二月八月采根阴干用。"《雷公炮炙论》曰"凡使——拣去双叶,服之害人,须去头土了……"《汤液本草》曰"去节头并叶"。《炮炙大法》曰"拣去双叶"。《本草汇言》曰"拣去双叶、去头"。《本草述钩元》曰:"双叶者服之害人,须拣去。"《得配本草》曰"拣去双叶者"。《本草求真》曰:"去双叶者用,双叶服之害人。"《本草害利》曰:"二月、八月采纯阳,切去头子。"

野生者夏季果熟期或初秋采挖,除净地上部分和泥沙,阴干。栽培者一般移栽田生长3~5年,直播地生长5~6年采收。5—7月或9月中旬间连根挖取,除净泥土,及时阴干(不宜晒干,勿用水洗,否则会使香气降低,叶变黄,根变黑而影响质量),置干燥通风处,防止霉烂,阴干。针对细辛饮片泥土较多,有建议采用新法:采挖的细辛趁鲜洗净去杂,置通风处摊开晾晒干燥,至九成干时,按200g扎成小把,再行晾晒干燥即成,时间一般限20天之内。

【品质】以根灰黄、不带地上茎叶、干燥、味辛辣而麻舌者为佳。

【贮藏】置阴凉干燥处。

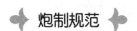

炮制规范

一、细辛

【古代炮制法则】

1. **净制**　凡使,——拣去双叶,服之害人,须去头土了,用瓜水浸一宿,至明漉出,曝干用之(宋·《雷公炮炙论》)。去苗,洗,去叶(唐·《仙授理伤续断秘方》)。用之去其头节(宋·《经史证类备急本草》)。凡使,先去土并苗,焙干,方入药用(宋·《太平惠民和剂局方》)。洗去土(宋·《严氏济生方》)。去芦(宋·《女科百问》)。净洗,日干,去叶,不见火(元·《世医得效方》)。去芦头并叶(元·《汤液本草》)。去苗血(明·《奇效良方》)。去心(明·《奇效良方》)。去根土,叶(明·《婴童百问》)。去上叶(明·《增补万病回春》)。

2. **切制**　斩折之(汉·《金匮要略方论》)。三分斩之……膏中细剉也(唐·《备急千金要方》)。剉焙(宋·《卫生家宝产科备要》)。(侧)细用(元·《卫生宝鉴》)。

【现代炮制经验】

1. **切断**　取原药材,拣净杂质,切3~5分长段,或略加水润湿后,切1寸长段,晒干[1]。
注:[1]不宜加水洗泡以保持香气(大连、天津、上海)。切忌火烤(大连、长沙)。

2. **闷润**　取原药材洗净,稍闷[1],切段[2],晒干(黑龙江、辽宁、内蒙古、北京、山西、河南、山东、广东)。
注:[1]闷半天(河南)。12小时(黑龙江)。
[2]半分(黑龙江);2分(河南);5分(北京)。

【现代炮制规范】

1. 除去杂质,喷淋清水,稍润,切段,阴干。(药典2020)

2. 除去泥砂、杂质,喷淋清水,稍润,切段,阴干。(四川2015)

3. 除去杂质,淋水稍闷,切段,阴干或低温干燥,筛去灰土。(辽宁1986)

4. 除去杂质,喷淋清水,稍润,切段,阴干。(河南2005,广西2007)

5. 除去杂质,少淋清水(喷潮),稍润,切10mm段,阴干(或干切)。(吉林1986)

6. 将原药材除去杂质,洗净,润透,切短段,干燥,筛去灰屑。(上海2008)

7. 取药材细辛,除去杂质,快速洗净,稍晾,切段,阴干。(陕西 2007)

8. 取原药,除去杂质,喷水稍闷,切段,低温干燥。(浙江 2005)

9. 取原药材,除去杂质,迅速洗净,闷润约 1 小时,切长段,阴干。(北京 2008)

10. 取原药材,除去杂质,喷淋清水,稍润,切 10~15mm 长的小段,阴干。(山西 1984)

11. 取原药材,除去杂质,喷淋清水,稍润,切段,阴干,筛去灰屑。(江苏 2002)

12. 取原药材,除去杂质,喷淋清水,稍润,切段,阴干。(宁夏 1997,贵州 2005)

13. 取原药材,除去杂质,喷淋清水,稍润,切段,阴干,筛去碎屑。(湖南 2010)

14. 取原药拣净杂质,稍洒清水,回软,铡成中节片,晒干,筛去灰屑,即可。(云南 1986)

【饮片性状】本品呈不规则的段。根茎呈不规则圆形,外表皮灰棕色,有时可见环形的节。根细,表面灰黄色,平滑或具纵皱纹。切面黄白色或白色。气辛香,味辛辣,麻舌。

【性味与功效】辛,温。祛风散寒,止痛通窍,温肺化饮。用于风寒感冒,头痛,牙痛,鼻塞流涕,鼻衄,鼻渊,风湿痹痛,痰饮喘咳。

【使用注意】不宜与藜芦同用。

【现代毒理学研究】细辛的化学成分包括甲基丁香酚、黄樟醚、榄香素、桉油精、细辛醚等挥发油成分,细辛脂素、马兜铃酸 I 等非挥发油的成分。其中,甲基丁香酚为主要有效成分;有研究表明,细辛挥发油类成分中黄樟醚为广谱抗真菌成分;细辛中的黄樟醚和马兜铃酸类物质是其毒性成分,主要表现在对呼吸中枢的抑制和具有人肾细胞(HK-2)毒性作用。

有报道以小鼠灌胃比较 3 种细辛散剂、水煎剂、挥发油的急性毒性,结果北细辛:散剂 LD_{50} 为 4.8g/kg、水煎剂最大给药量为 240g/kg、挥发油 LD_{50} 为 2.53ml/kg;华细辛:散剂 LD_{50} 为 7.5g/kg、水煎剂 LD_{50} 为 100.8g/kg、挥发油 LD_{50} 为 3.13ml/kg;汉城细辛:散剂最大给药量为 31.2g/kg、水煎剂 LD_{50} 为 48.7g/kg、挥发油 LD_{50} 为 1.92ml/kg。

二、制细辛

【古代炮制法则】

1. 炒制　去苗叶炒(宋·《圣济总录》)。去叶节炒焦(清·《本草纲目拾遗》)。

2. 焙制　焙干(明·《普济方》)。北细辛焙干(清·《本草纲目拾遗》)。

3. 酒制　酒浸(金·《儒门事亲》)。

4. 醋制　醋浸一宿,晒干为末(清·《本草述》)。

【现代炮制规范】

蜜炙细辛　取细辛,照蜜炙法用炼蜜拌炒至蜜汁吸尽。每100kg细辛,用炼蜜20kg。(上海 2008)

【饮片性状】本品形如细辛段。表面深黄色,微有光泽,略具黏性。有蜜香气,味甜、辛辣、麻舌。

【性味与功效】辛,温。祛风散寒,止痛通窍,温肺化饮。用于风寒感冒,头痛,牙痛,鼻塞流涕,鼻衄,鼻渊,风湿痹痛,痰饮喘咳。蜜炙后降低其温燥之性,增强其润肺之功。

【使用注意】不宜与藜芦同用。

【现代炮制机制和炮制工艺研究】有研究采用基于 ^{1}H-NMR 的代谢组学技术分析了细辛生品及其两种醋制品的化学差异。结果表明,细辛醋制后化学组成有较大的改变,体现在部分初级代谢产物和次级代谢产物的量都发生了明显变化。龟龄集的制法中指出细辛的醋制要用老陈醋,结果显示,细辛的老醋炮制品和米醋炮制品同样存在显著的化学差异,其中二者在初级代谢产物上的差异大于在次级代谢物上的差异。

有实验研究细辛中马兜铃酸 A 与黄樟醚炮制减毒方法,黄樟醚的炮制去除效果的大小顺序为盐制 > 炒焦 > 米泔水制 > 碱制 > 甘草制 > 醋制 > 姜制 > 酒制 > 碱醋制 > 蜜制,其中盐制与炒焦对细辛中黄樟醚的去除率达到 55% 以上;马兜铃酸 A 的炮制去除效果的大小顺序为炒焦 > 碱醋制 > 盐制 > 碱制 > 醋制 > 米泔水制 > 甘草制 > 酒制 > 蜜制 > 姜制,其中炒焦对细辛中马兜铃酸 A 的去除率达到 60% 以上。细辛炮制后,黄樟醚和马兜铃酸 A 的量都有不同程度的降低,其中以炒焦炮制最优。

参 考 文 献

[1] 刘雅婧,李春杰,周英亮,等.不同产地细辛中有效成分与马兜铃酸 I 含量差异比较[J].中国执业药师,2010,7(12):29-33.

[2] 谢伟,陆满文.细辛挥发油的化学与药理作用[J].宁夏医学杂志,1995,17(2):121-124.

[3] 何永田.细辛止痛作用与剂量的研究[J].浙江中医杂志,1984(2):70.

[4] WEN Y J,TAO S,TANG J W,et al. Cytotoxicity of phenanthrenes extracted from Aristolochia contorta in human proximaltubularepithelial cell line[J]. Nephron experimental nephrology,2006(103):95-102.

[5] 魏新智,付勇强,王珲,等.北细辛、华细辛、汉城细辛的急性毒性评价[J].亚太传统医药,2010,6(12):23-25.

[6] 李艺,范玛莉,邢婕,等.龟龄集中细辛特殊炮制工艺的代谢组学研究[J].中草药,2015,46(16):2385-2393.

[7] 严建业,王元清,王炜,等.细辛中马兜铃酸 A 与黄樟醚的炮制减毒方法研究[J].中草药,2015,46(2):216-220.

20. 绵马贯众
Mianmaguanzhong
DRYOPTERIDIS CRASSIRHIZOMATIS RHIZOMA

✦ 采制沿革 ✦

【来源】为鳞毛蕨科植物粗茎鳞毛蕨 *Dryopteris crassirhizoma* Nakai 的干燥根茎和叶柄残基。贯众药材商品均是野生。

注:(1) 本品为乌毛蕨科植物狗脊蕨 *Woodwardia japonica*(L.f.)Sm.、单芽狗脊蕨 *Woodwardia unigemmata*(Makino)Nakai 或紫萁科植物紫萁 *Osmunda japonica* Thunb. 或鳞毛蕨科植物粗茎鳞毛蕨 *Dryopteris crassirhizoma* Nakai 的干燥根茎。(浙江 2005)

(2) 本品为乌毛蕨科植物狗脊蕨 *Woodwardia japonica*(L.f.)Sm.、紫萁科植物紫萁 *Osmunda japonica* Thunb. 或鳞毛蕨科植物贯众 *Cyrtomium fortunei* J. Sm. 带叶柄基部的干燥根茎。(湖南 2010)

(3) 本品为鳞毛蕨科植物贯众 *Cyrtomium fortunei* J.Smith、粗茎鳞毛蕨 *Dryopteris crassirhizoma* Nakai 或

紫萁科植物紫萁 *Osmunda japonica* Thunb. 的干燥根茎及叶柄残基。（江苏 2002）

（4）本品为紫萁科植物紫萁 *Osmunda japonica* Thunb. 或乌毛蕨科植物狗脊蕨 *Woodwardia japonica*（L.f.）Sm. 及单芽狗脊蕨 *Woodwardia unigemmata*（Makino）Nakai 除去须根的干燥根茎。（上海 2008）

（5）本品为蹄盖蕨科植物蛾眉蕨 *Lunathyrium acrostichoides*（Sw.）Ching、中华蹄盖蕨 *Athyrium sinense* Rupr. 或球子蕨科植物荚果蕨 *Matteuccia struthiopteris*（L.）Todaro 的干燥根茎及叶柄残基。（甘肃 2009）

（6）本品为紫萁科植物紫萁 *Osmunda japonica* Thunb.、乌毛蕨科植物单芽狗脊蕨 *Woodwardia unigemmata*（Makino）Nakai、狗脊蕨 *Woodwardia japonica*（L.f.）Smith 或球子蕨科植物荚果蕨 *Matteuccia struthiopteris*（L.）Todaro 干燥带叶柄残基的根茎。（湖北 2009）

（7）本品为乌毛蕨科植物单芽狗脊蕨 *Woodwardia unigemmata*（Makino）Nakai 或紫萁科植物紫萁 *Osmunda japonica* Thunb. 的干燥根茎。（重庆 2006，四川 2015）

（8）本品为蹄盖蕨科植物陕西蛾眉蕨 *Lunathyrium giraldii*（Chriat）Ching 的干燥根茎及叶柄残基。（宁夏 1997）

【采制】

1. **道地产区**　《名医别录》："贯众生玄山及宛朐少室。"《经史证类备急本草》："贯众生玄山山谷及冤句少室山。"《滇南本草》"滇中地区有分布"。《本草乘雅半偈》："出玄山山谷及冤句、少室山，今陕西、河东州郡及荆、襄间多有之。"《本草纲目》"多生山阴近水处"。《中国药材学》：分布于华北、西北和长江以南各地。《现代中药材商品通鉴》：东北地区。由此可见，东北、华北、华南、华东、西北、西南等地均为贯众的道地产区。

粗茎鳞毛蕨主产于东北各地，如黑龙江省、吉林省、辽宁省（本溪、抚顺、丹东、铁岭等）和河北省东北部；紫萁贯众主产于我国暖温带及亚热带，向北至秦岭南坡；华南紫萁主产于中南、西南和华东的福建、浙江；荚果蕨主产于东北、华北、陕西、四川、西藏；东北蹄盖蕨主产于东北、内蒙古、河北；狗脊蕨主产于长江以南各省区，向西南到云南；珠芽狗脊主产于浙江、福建、台湾、广东、广西和江西；单芽狗脊主产于云南省和四川省；河北蛾眉蕨主产于河南、陕西、甘肃、河北；陕西蛾眉蕨主产于陕西、宁夏、甘肃和河南；乌毛蕨主产于福建、台湾、广东、广西、贵州、云南、四川和江西；苏铁蕨主产于广东、广西、台湾、贵州和云南省东南部；中华蹄盖蕨主产于陕西、甘肃、黑龙江、吉林、内蒙古、河北、山东等地。

2. **采制方法**　《名医别录》：二月、八月采根，阴干。《吴普本草》：三月、八月采根，五月采叶。

全年均可采收，但以 8—9 月采收者为佳。挖起或刨起全株，洗净泥土，除去须根及地上部分。直接晒干或烘干；或趁新鲜切片，再晒干或烘干。2020 年版《中国药典》记载：秋季采挖，削去叶柄、须根，除去泥沙，晒干。

【品质】 以个大、整齐、须根少、无杂质者为佳。

【贮藏】 置通风干燥处。

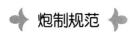

炮制规范

一、绵马贯众

【古代炮制法则】

1. **净制**　刮去黑皮（宋·《普济本事方》）。拣，洗净（宋·《小儿卫生总微论方》）。去土须(宋·《类编朱氏集验医方》、明·《本草品汇精要》)。去芦(明·《普济方》)。去毛净(明·《普济方》)。刿去毛(明·《医学纲目》)。去毛皮(明·《医学入门》)。去毛及花萼(明·《本草纲目》)。

2. 切制 切片(唐·《外台秘要》、明·《炮炙大法》)。为末(宋·《经史证类备急本草》)。刿焙(明·《医宗必读》)。

【现代炮制经验】取原药材,拣净杂质,洗净,加水浸泡,润透,切1~2分或2~3分厚的片,晒干或烘干。

【现代炮制规范】

1. 除去杂质,喷淋清水,洗净,润透,切厚片,干燥,筛去灰屑,即得。(药典2020)

2. 除去杂质,喷淋清水,洗净,润透,切厚片,干燥,筛去灰屑。(江西2008,湖北2009)

3. 除去杂质,洗净,润透,切厚片,干燥。(四川2015)

4. 除去杂质,洗净,润透,切厚片,干燥,筛去灰屑,即得。(重庆2006)

5. 除去杂质。用时打碎。(河南2005)

6. 取原药材,除去杂质,洗净,润透,切厚片或块,干燥。用时打碎。(贵州2005)

7. 取原药材,除去杂质,洗净,闷润8~12小时,至内外湿度一致,切厚片,干燥,筛去碎屑。(北京2008)

8. 取原药材,除去杂质,喷淋清水,洗净,润透,切厚片或块,干燥,筛去灰屑。(湖南2010)

9. 除去杂质,用时打碎;或除去杂质,洗净,润透,切厚片,干燥,筛去灰屑。(广西2007)

10. 取原药材,除去杂质,劈碎。或略泡,洗净,润透,切厚片,干燥,筛去碎屑。用时捣碎。(安徽2005)

11. 除去杂质,洗净泥土,捞出,晒干,劈成小瓣。(吉林1986)

12. 取原药材,除去杂质,用时打碎。(山西1984)

13. 除去杂质,洗净,干燥。用时砸成小块。(辽宁1986)

【饮片性状】本品呈不规则的厚片或碎块,根茎外表皮黄棕色至黑褐色,多被有叶柄残基,有的可见棕色鳞片,切面淡棕色至红棕色,有黄白色维管束小点,环状排列。气特异,味初淡而微涩,后渐苦、辛。

【性味与功效】苦,微寒;有小毒。清热解毒,驱虫。用于虫积腹痛,疮疡。

【使用注意】孕妇、虚弱患儿、小儿以及有实质器官疾病的患者、消化道溃疡者不宜用。

【现代毒理学研究】绵马贯众的主要化学成分为间苯三酚类(绵马贯众素ABBA、绵马酸ABA、白绵马素、绵马酸ABB、三萜类、苯丙素等)。间苯三酚类既是其驱虫的有效成分,也是其毒性成分之一。

有研究对绵马贯众部位Ⅱ进行了急性毒性试验,测得一日灌胃给药对小鼠的LD_{50}为8 890mg/kg(95%置信区间为6 405~12 338mg/kg),治疗指数为148。

二、贯众

【现代炮制规范】

1. 将原药材除去须根等杂质,洗净,润透,切厚片,干燥,筛去灰屑。(上海2008)

2. 取原药材拣净杂质,用清水浸泡3~5天(每天换水一次),捞出,吸润2~3天(每天洒水

2 次),吸至身软透心,取出铡成厚 3.3~5mm 的平片,晒干,筛簸净灰屑,即可。(云南 1986)

3. 除去杂质,洗净,换水浸 1~2 日,润透后切片,干燥,即得。(湖北 2009)

4. 除去杂质,洗净,润透,切厚片,干燥。(四川 2015,重庆 2006)

5. 取原药,除去杂质,水浸,洗净,润软,切厚片,干燥;产地已切片者,筛去灰屑。(浙江 2005)

6. 取原药材,除去杂质,掰成瓣,簸去毛,洗净,润透,切段,晒干。(甘肃 2009)

7. 取原药材,除去杂质,水洗;未切片者,水洗,润透,切厚片。干燥。(天津 2012)

8. 取原药材,除去杂质,洗净,润透,切厚片,干燥,筛去灰屑。(江苏 2002)

9. 取原药材,除去杂质,洗净泥土,浸泡 6~8 小时,捞出沥干,润透,切厚斜片,干燥,筛去灰屑。(湖南 2010)

10. 取原药材,除去杂质及残留须根,洗净,润透,切厚片或小块,干燥。(宁夏 1997)

【饮片性状】本品为不规则形的切片,直径 1.5~8cm。表面红棕色至棕褐色,具残留的叶柄,有的可见棕色鳞片(狗脊贯众)。切面黄棕色至红棕色,可见筋脉纹及筋脉点。叶柄基部横切面呈半圆形或镰刀状,有环列的筋脉点(狗脊贯众)或呈近扁圆形,有 "U" 形筋脉纹(紫萁贯众)。质硬。气微,味涩。

【性味与功效】苦,微寒;有小毒。清热解毒,凉血止血。用于热毒疮疡,痄腮肿痛,麻疹,吐血,衄血,崩漏,虫积腹痛。

【使用注意】孕妇、虚弱患儿、小儿以及有实质器官的疾病患者、消化道溃疡者不宜用。

【现代毒理学研究】紫萁根茎含坡那甾酮 A、蜕皮酮、蜕皮甾酮、葡萄糖基紫萁内酯、β-谷甾醇、棕榈酸甲酯、棕榈酸乙酯、少量间苯三酚衍生物。尚含白果双黄酮、三甲基穗花杉双黄酮、金松双黄酮、4′,4‴,7,7″-四甲基穗花杉双黄酮、黄芪苷、谷甾醇。荚果蕨根茎含坡那甾酮 A、蜕皮酮、蝶甾酮(pterosterone),少量绵马素。尚含棕榈酸酯、亚油酸酯、亚麻酸酯、烟酸、维生素 B_2、维生素 B_1。乌毛蕨根茎含绿原酸、挥发油、鞣质。脊蕨根茎含淀粉、鞣质、酚类化合物。它们的毒性成分可能为间苯三酚等活性物质,可产生恶心、呕吐、消瘦等不良反应,甚至可引起视神经损害而失明。绵马素在胃肠道不易吸收,但如肠道有过多脂肪,可促进吸收而中毒,它对肠道有刺激作用,可引起呕吐、下泻,还能引起视力障碍,甚至失明;中毒时引起中枢神经系统障碍,震颤,惊厥乃至延髓麻痹。

急性毒性:不同品种贯众水煎剂小鼠灌胃给药的 LD_{50} 不同,粗茎鳞毛蕨 >104g/kg、紫萁 >167g/kg、华南紫萁 >167g/kg、荚果蕨 >200g/kg、东方荚果蕨 >200g/kg、苏铁蕨 >(51.2 ± 4.94)g/kg、乌毛蕨 >200g/kg、狗脊蕨 >100g/kg、单芽狗脊蕨 >100g/kg、浅裂鳞毛蕨 120g/kg。

慢性毒性:绵马酸在 40~80mg/kg×10 天剂量下可使犬的眼失明,而贯众(粗茎鳞毛蕨)提取物在大剂量 75~200mg/kg×12 天情况下对犬视力无影响,组织学检查也未提示对视神经有任何损害。

三、绵马贯众炭

【古代炮制法则】

制炭 烧灰(宋·《太平圣惠方》)。烧存性(清·《良朋汇集》)。煅炭(清·《得配本草》)。

【现代炮制经验】

1. **炒炭**　取贯众段,置热锅中(约200℃),炒至焦炭状,或黑色存性,喷水取出(辽宁、内蒙古、山西、山东、苏州、上海、重庆、贵州)。

2. **煅炭**　取贯众置锅内,再盖上一个较小的锅,底上贴白纸一张,用重物压好,密闭,用大火加热至白纸焦黄时停火,次日取出即可(北京)。

【现代炮制规范】

1. 取绵马贯众片,照炒炭法炒至表面焦黑色,喷淋清水少许,熄灭火星,取出,晾干。(药典2020)

2. 取净绵马贯众,照炒炭法炒至表面焦黑色。(重庆2006,四川2015)

3. 取净绵马贯众片,照炒炭法炒至表面焦黑色时,喷淋清水少许,熄灭火星,取出,晾干。(江西2008)

4. 取净绵马贯众片,照炒炭法炒至表面焦黑色、内部褐色。(贵州2005)

5. 取净绵马贯众,照炒炭法炒至表面焦黑色。(河南2005)

6. 取生绵马贯众,用武火炒至表面焦黑色,内部棕褐色,喷淋清水,取出,晾干。(广西2007)

7. 取绵马贯众片,置热锅内,用武火(180~220℃)炒至表面焦黑色,内部焦褐色,喷淋清水少许,熄灭火星,取出,晾干。(北京2008)

8. 取净绵马贯众片,照炒炭法炒至表面焦黑色。(湖南2010)

9. 取净贯众片,大小分档,照炒炭法炒至表面呈焦褐色。(安徽2005)

10. 取贯众瓣,置锅中,用武火炒至焦黑色,内呈老黄色(但须存性),喷水灭火星、取出,晾干。(吉林1986)

11. 取净贯众,置锅内用文火加热,炒至表面焦黑色,内黄褐色,喷淋清水,熄灭火星,取出,放凉。(山西1984)

12. 取净贯众块,用武火炒至表面焦黑色,取出,喷淋少许清水,晒干。(辽宁1986)

【饮片性状】本品为不规则的厚片或碎片。表面焦黑色,内部焦褐色。味涩。

【性味与功效】苦、涩,微寒;有小毒。收敛止血。用于崩漏下血。

【使用注意】尚不明确。

【现代炮制机制和炮制工艺研究】有研究从绵马贯众炒炭后性状、显微特征、薄层色谱、高效液相色谱、紫外光谱、红外光谱、浸出物含量及急性毒性试验等方面探讨绵马贯众的火候。结果:绵马贯众片炮制前后性状差异不大,炭品表面颜色和内部颜色较生品有所加深,气、味有略微变化;炒炭后组织结构破坏,无法进行显微鉴别;绵马贯众片和绵马贯众炭TLC鉴别主要斑点基本一致,无明显差别;10批绵马贯众片及10批绵马贯众炭的HPLC图谱分别基本相似,体现出特征性,相关性较好;绵马贯众片和绵马贯众炭的HPLC图谱有一定相关性,但各峰间对应相关关系规律不明显;绵马贯众炭比绵马贯众片吸光度值有所增大,炒炭后总酚类成分含量增加;绵马贯众片与绵马贯众炭的红外光谱图没有太大变化;绵马贯众炒炭后醇浸出物含量降低;绵马贯众毒性较小,绵马贯众炒炭后较生品毒性有一定程度的下降。同时,获得绵马贯众炒炭的工艺操作为:投药时锅温约350℃、炮制过程锅温300~320℃和药材受热温度为150~160℃。

四、贯众炭

【现代炮制规范】

1. 取贯众,炒至浓烟上冒,表面焦黑色,内部棕褐色,微喷水,灭尽火星,取出,晾干。(浙江 2005)

2. 取贯众,置锅内加热,炒至外黑内深褐色时,喷淋清水,取出,晾干。(天津 2012)

3. 取贯众瓣,置锅中,用武火炒至焦黑色,内呈老黄色(但须存性),喷水灭火星,取出,晾干。(吉林 1986)

4. 取贯众块置锅内,用武火加热,炒至表面黑色,内部棕褐色时,喷淋清水少许,灭尽火星,取出放凉。(宁夏 1997)

5. 取贯众片,用武火炒至表面焦黑色,内部棕褐色,喷淋清水少许,取出,凉透。(江苏 2002)

6. 取净贯众,置锅内,用武火加热,炒至表面焦黑色,内部呈棕黄色时,喷淋清水少许,灭尽火星,出锅,摊开,放凉。(甘肃 2009)

7. 取净贯众片,照清炒法炒至外表带黑色,内部褐色。(四川 2015,重庆 2006)

8. 取净贯众片,置锅内,用武火炒至表面呈焦黑色,内部呈棕褐色时,喷淋清水少许,熄灭火星,取出,凉透。(湖北 2009)

9. 取净生贯众片,用炒炭法炒至表面焦黑色,内部棕褐色。(湖南 2010)

10. 取生贯众,照清炒法炒至外焦黑色,内深褐色,筛去灰屑。(上海 2008)

11. 将生贯众片放入锅内,用武火炒至外表焦黑色,内部黄褐色(须存性),喷淋少许清水,扑灭余火,取出晾冷即可。(云南 1986)

【饮片性状】全体呈棕黑色,质坚脆。折断面棕褐色。具焦香气,味苦。

【性味与功效】苦、涩,微寒;有小毒。收敛止血。用于崩漏下血。

【使用注意】尚不明确。

【现代炮制机制和炮制工艺研究】有研究以抑菌活性和凝血时间为指标,对市场主流品种紫萁、单芽狗脊贯众与绵马贯众的炮制品进行了比较研究,结果表明,3 种药材的炮制品均有抑菌活性,对不同菌种其抑菌活性各有不同。3 种药材的炮制品均有凝血作用,以单芽狗脊贯众作用最强,绵马贯众次之,紫萁更次之,为紫萁、单芽狗脊贯众找到了临床用药依据。结果亦表明,抑菌活性生品明显强于炭品,凝血作用炭品明显强于生品,证实了生品长于驱虫、清热解毒,炭品长于止血的传统炮制理论是科学的。

参考文献

[1] 邓国彤. 绵马贯众化学成分研究[D]. 广州:广东药学院,2015.

[2] 高增平,陆蕴如,江佩芬,等. 绵马贯众部位Ⅱ的抗疟作用和急性毒性实验研究[J]. 北京中医药大学学报,2002,25(2):52-53.

[3] 苏雨雷. 商品贯众的品种及质量研究[D]. 北京:北京中医药大学,2007.

[4] 黄勤挽,齐红艺,刘蕾,等. 绵马贯众饮片"火力"与"火候"的探讨[C]//中华中医药学会第四届中药炮

制学术会议论文集．2004：65-67．

[5] 叶茂．贯众炮制规范化研究及其与紫萁、单芽狗脊贯众的初步对比研究[D]．成都：成都中医药大学，2004．

21. 草乌_{附：草乌叶}

Caowu

ACONITI KUSNEZOFFII RADIX

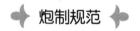 **采制沿革**

【**来源**】为毛茛科植物北乌头 *Aconitum kusnezoffii* Reichb. 的干燥块根。

【**采制**】草乌商品来源均为野生。

1. **道地产区** 同川乌。但从附图地名看，《本草图经》《本草品汇精要》有"梓州草乌头一图"，可见，宋梓州、明四川顺庆府为草乌的道地产区。

现北乌头主产于东北、华北各省，乌头主产于中南、西南各地（把野生的乌头作草乌用，栽培的乌头作川乌用）。

2. **采制方法** 《本草品汇精要》记述：三月取根，晒干。

现在一般秋季茎叶枯萎时将草乌根采挖后，除去残茎、须根及附着泥沙，晒干或烘干即可。2020 年版《中国药典》记载：秋季茎叶枯萎时采挖，除去须根和泥沙，干燥。

【**品质**】草乌商品通常以根肥壮、质坚实、断面白色、粉性多、残茎及须根少者为佳。

【**贮藏**】置通风干燥处，防蛀。

炮制规范

一、生草乌

【**古代炮制法则**】

1. **净制** 去皮脐（宋·《苏沈良方》）。去黑皮（宋·《伤寒总病论》）。去皮尖（宋·《圣济总录》）。水浸两日，去生皮（宋·《类编朱氏集验医方》）。水洗三次（宋·《女科百问》）。去芦（明·《医宗必读》）。

2. **切制** 每个破作两片，锉，如骰子大（宋·《圣济总录》）。薄切，晒干（宋·《太平圣惠方》、宋·《普济本事方》）。以竹刀切破，每个作四片（宋·《经史证类备急本草》、宋·《类编朱氏集验医方》）。切，如麻豆大（宋·《普济本事方》）。水浸三日，切作片（明·《普济方》）。洗净，去皮，切片（明·《寿世保元》）。温水浸半日，洗去黑毛，刮去皮，切厚片（明·《先醒斋医学广笔记》）。

【**现代炮制经验**】

1. 拣去杂质，用水洗净，晒干即得。

2. 取原药材，加水浸泡[①]，每天换水 2~3 次，取出后再进行炮炙。

注：[①]泡 1 天（长沙、广东）；2~5 天（重庆、西安、上海、浙江）；5~7 天（黑龙江）；10~15 天（北京、内蒙古、辽宁、江西、苏州、山东）；20~30 天（天津、镇江）。

【现代炮制规范】

1. 除去杂质,洗净,干燥。(药典 2020,天津 2012,辽宁 1986,四川 2015,河南 2005,广西 2007,江西 2008)

2. 除去杂质及残茎,洗净,干燥。(重庆 2006,湖北 2009)

3. 除去杂质及残茎,洗净,捞出,干燥。(宁夏 1997)

4. 将原药材,除去残茎等杂质,洗净,干燥,筛去灰屑。(上海 2008)

5. 取原药材,除去杂质,洗净,干燥。(山西 1984,北京 2008)

6. 取原药材,除去杂质,洗净,干燥。用时捣碎。(安徽 2005)

7. 取原药材,除去杂质及残茎,洗净,干燥。(江苏 2002,贵州 2005)

8. 取原药材,除去杂质及残茎,洗净,捞出,干燥。(甘肃 2009)

9. 除去杂质,洗净泥土,晒干。用时捣碎。(吉林 1986)

10. 取原药材,除去杂质,洗净,干燥。(浙江 2005)

【饮片性状】本品呈不规则长圆片,长 2~7cm,直径 0.6~1.8cm。顶端常有残茎和少数不定根残基,有的顶端一侧有一枯萎的芽,另一侧有一圆形或扁圆形不定根残基。表面灰褐色或黑棕褐色,皱缩,有纵皱纹、点状须根痕及数个瘤状侧根。质硬,断面灰白色或暗灰色,有裂隙,形成层环纹多角形或类圆形,髓部较大或中空。气微,味辛辣、麻舌。

【性味与功效】辛、苦,热;有大毒。归心、肝、肾、脾经。祛风除湿,温经止痛。用于风寒湿痹,关节疼痛,心腹冷痛,寒疝作痛及麻醉止痛。

【使用注意】生品内服宜慎。孕妇禁用。生草乌按医疗用毒性中药管理规定管理。不宜与半夏、瓜蒌、瓜蒌子、瓜蒌皮、天花粉、川贝母、浙贝母、平贝母、伊贝母、湖北贝母、白蔹、白及同用。

【现代毒理学研究】生物碱类化合物是草乌的活性成分及毒性成分。其中生物碱可分为双酯型、单酯型、三酯型及脂型等 4 种二萜类及非二萜类生物碱,草乌中双酯型生物碱含量分别是川乌、盐附子的 3.7 倍、30.8 倍,其中中乌头碱、次乌头碱、乌头碱等双酯型生物碱是草乌的主要毒性成分,故草乌的毒性较川乌、附子更强烈。

草乌的毒性主要表现为心脏毒性、神经毒性两方面。心脏毒性方面表现为类似异丙肾上腺素样作用,对心肌有直接的兴奋作用,并可兴奋迷走神经,降低窦房结的自律性及传导性,故可引起窦性心动过缓及房室传导阻滞等,可导致严重的心律不齐、室颤,其主要机制为致心肌细胞线粒体能量代谢障碍,诱导心肌细胞凋亡,Na^+ 通道异常致 Na^+ 内流等。对于草乌的神经毒性研究较少,韩灿等发现草乌对体外培养的海马神经元细胞有神经毒性,但在动物实验中未发现神经毒性,可能与血脑屏障有关。此外,草乌还具有胚胎毒性,大剂量草乌可致胎鼠身长减小,胸骨骨化数减少,可诱发卵黄囊生长和血管分化不良、生长迟缓及形态分化异常,严重者出现体节紊乱、小头、心脏发育迟滞及心脏空泡等,并呈现一定的剂量-效应关系。

草乌不同药用部位其毒性有异。以草乌不同药用部位水煎醇提取液,经一次性灌胃予昆明种小鼠,结果:生草乌 LD_{50} 为 4.03g/kg,草乌叶 LD_{50} 为 121.7g/kg,草乌花 LD_{50} 为 125.3g/kg,草乌芽 LD_{50} 为 136.2g/kg。

草乌不同炮制方法,其毒性也有差异。以灌胃给药的方法,分别测定 7 种草乌样品对小鼠的半数致死量(LD_{50})或最大给药量。结果生草乌粉末、诃子制草乌粉末、诃子草乌配伍煎液、诃子制草乌煎液、生草乌煎液的 LD_{50} 分别为 0.700 9g/kg、1.169 0g/kg、2.560 0g/kg、4.000 0g/kg、15.32 00g/kg；《中国药典》方法制草乌粉末、《中国药典》方法所得制草乌水煎液最大给药量分为 20g/kg 和 64g/kg。

二、制草乌

【古代炮制法则】

1. **水煮制** 水煮，去皮尖(宋·《卫济宝书》、明·《普济方》)。

2. **姜制** 姜汁煮用(唐·《仙授理伤续断秘方》)。

3. **醋制** 醋煮七次(唐·《仙授理伤续断秘方》)。用酽醋煮十余沸，漉出，暴干，如此十遍为度(宋·《圣济总录》)。

4. **豆腐制** (六两)研为末，用生豆腐二两捣成饼子，沸汤煮令浮，再沸取出，煮时最要斟酌，盖煮太过则药力轻，煮不及则药力有过重也(宋·《急救仙方》)。豆腐煮晒干(明·《医学纲目》)。以豆腐同煮透(清·《本草备要》《本草从新》《得配本草》)。

5. **黑豆制** 黑豆同煮，竹刀切看透黑为度，薄切，焙(宋·《三因极一病证方论》)。以黑豆水煮令草乌都黑，惟心中一点白为度，薄切，焙(宋·《传言适用方》)。以乌大豆同煮熟，去其毒用(明·《本草纲目》)。有烈毒，去皮取白，每斤用绿豆半升同煮，豆开花去豆，取乌药晒，磨粉(清·《外科证治全生集》)。

【现代炮制经验】

1. **石灰水、生姜浸** 如"川乌二、制川乌1(长沙)"。

2. **甘草、生姜蒸** 如"川乌二、制川乌3之(1)(重庆、福州)"。

3. **甘草、生姜、明矾蒸** 草乌100斤，甘草3斤，生姜10斤，明矾10斤(厦门)。

取草乌用童便浸3~4天，加清水漂浸2~3天；再铺一层草乌，一层生姜、明矾，加水浸10~14天，洗净，与甘草混合，蒸至熟透，取出晾2天，切片晒干。

4. **甘草、生姜、黑豆蒸** 草乌100斤，甘草10斤，黑豆10斤，生姜20斤(重庆)。如"川乌二、制川乌5"。

5. **甘草、银花煮** 如"川乌二、制川乌7(山东、北京)"。

6. **甘草、皂角煮** 草乌10斤。甘草4两，皂角4两(西安)；或甘草8两；皂角4两(江西)。

(1) 取草乌与甘草、皂角加水共煮沸半小时，取出，晾去水分切半分厚的片，晒干(西安)。

(2) 取草乌与甘草、皂角煮至中心无白点为度，取出置沸水中再煮2小时，捞出晒至七成干，闷2天，再置木甑内蒸至上汽后，取出待冷，闷1夜取出，切片晒干(江西)。

7. **甘草、黑豆煮** 如"川乌二、制川乌8(内蒙古)"。

8. **甘草、生姜煮** 草乌10斤。甘草3两，生姜1斤(云南)；或甘草、生姜各4两(山东)。

(1) 取草乌用童便泡5天，洗净，加水煮至水沸10分钟，去水，将生姜垫底，甘草打碎，泡水同煮2小时，捞出略晒，切1分厚的片(云南)。

(2) 如"川乌二、制川乌3之(2)(山东)"。

9. **甘草、醋煮** 草乌10斤，甘草2斤半，醋1斤4两(河南)。

取草乌加甘草及水浸泡2天，取出倒入锅中加水及醋煮透，捞出闷1天，晾1天，连续闷、晾3次，切1分厚的片晒干。

10. **生姜、黑醋煮** 如"川乌二、制川乌10(广东)"。

11. 生姜、豆腐煮 草乌 10 斤。生姜 1 斤 4 两,豆腐 20 块(约 3 斤 12 两,苏州);或生姜 2 斤半,豆腐 2 斤半(镇江)。

(1) 取泡过草乌与生姜、豆腐放锅内加水同煮 3 小时,至无白心为度,取出再闷 12 小时,拣去豆腐及生姜,晒 2 小时,阴七八成干,在清水中淘 1 次,润 48 小时,切半分厚的片晒干(苏州)。

(2) 取泡过草乌与生姜、豆腐同煮至口尝不麻,切开后中心无白点为度,阴干,润透切片(镇江)。

12. 生姜、甘草、皂角煮 如"川乌二、制川乌 12(成都)"。

13. 生姜、甘草、皂角、麻黄、桂枝煮 如"川乌二、制川乌 13(贵州)"。

14. 煮制草乌

(1) 如"川乌二、制川乌 15 之(1)(辽宁)"。

(2) 取泡过草乌,加水煮至大部分水渗入药内,取出晾至不软不硬,切片晾干(保定)。

15. 矾制草乌 草乌 10 斤,白矾 1 斤(黑龙江、山东)。

取草乌与白矾加水共煮至切片无白心为度。

16. 豆腐制草乌 草乌 10 斤,豆腐 2 斤半(浙江、上海)。

(1) 取泡过草乌,先煮半小时,倒去液汁,加豆腐与清水共煮 2~3 小时,捞出,拣去豆腐,晒 1 小时,使表面干燥(浙江)。

(2) 如"川乌二、制川乌 18 之(2)(上海)"。

17. 黑豆制草乌 如"川乌二、制川乌 17(天津)"。

18. 甘草制草乌 草乌 100 斤。甘草:2 斤(山西);10 斤(黑龙江)。

取草乌加甘草及水,用大火煮半天至 1 天至七成软,捞出,闷 2~3 天,切 3 厘厚的片,晒干(山西)。

【现代炮制规范】

1. 取草乌,大小个分开,用水浸泡至内无干心,取出,加水煮至取大个切开内无白心、口尝微有麻舌感时,取出,晾至六成干后切薄片,干燥。(药典 2020,湖北 2009)

2. 取净草乌,大小分档,用水浸泡至内无干心,取出,加水煮沸至取大个及实心者切开内无白心,口尝微有麻舌感时,取出,晾至六成干,切薄片,干燥,筛去碎屑。(安徽 2005)

3. 取净草乌,大小分档,用水浸泡至内无干心,取出,加水煮至取大个切开内无白心、口尝微有麻舌感时,取出,晾至六成干后切薄片,干燥。(贵州 2005)

4. 取净草乌,大小个儿分开,用水浸泡至内无干心,取出,煮 4~6 小时或置蒸笼内蒸 6~8 小时,至取大个及实心者切开,内无白心,口尝微有麻舌感时,取出,晾至六成干,再闷润后切薄片,干燥。(宁夏 1997)

5. 取净草乌,大小个分档,用水浸泡至内无干心,取出。加水煮至取大个切开内无白心、口尝微有麻舌感时,取出,晾至六成干后切薄片,干燥。(江苏 2002)

6. 取净草乌,大小个分开,用水浸泡至内无干心,取出,加水煮沸至取大个及实心者切开内无白心,口尝微有麻舌感时,取出,晾至六成干后切片,干燥。(辽宁 1986)

7. 取净草乌,大小个分开,用水浸泡至内无干心,取出,加水煮至取大个切开内无白心、口尝微有麻舌感时,取出,晾至六成干后切薄片,干燥。(四川 2015,重庆 2006)

8. 取净草乌,大小个分开,用水浸泡至内无干心,取出,蒸或加水煮 4~6 小时,取大个实心者切开内无白心为度,口尝微有麻舌感时,取出,晾至六成干后,切 2~4mm 厚片,干燥。(山

西 1984）

  9. 取净生草乌，大小分档，用水浸泡至内无干心，取出，加水煮沸至取大个切开内无白心，口尝微有麻舌感时，取出，晾至六成干，切竖厚片，干燥。（湖南 2010）

  10. 取生草乌，大小个分开，用水浸泡至内无干心，取出，加水煮至取大个切开内无白心、口尝微有麻舌感时，取出，晾至六成干后切薄片，干燥。（广西 2007）

  11. 取原药材，除去杂质，大小分开，浸泡 10~12 天，每日换水二次，轻轻搅拌，泡至口尝无麻辣味为度，洗净，取出，加甘草、金银花水用武火煮 3~4 小时，随时翻动，以内无白心为度，取出，晒四五成干，切厚片，干燥，筛去碎屑。每 100kg 草乌，用甘草 5kg，金银花 2kg。

  甘草、金银花水制法：取串碎的甘草 5kg、金银花 2kg，加水适量，煎煮二次，第一次 2 小时、第二次 1 小时，合并煎液，滤过，取滤液（约 50L）。（北京 2008）

  12. 将生草乌分档，用水浸漂至内无干心，洗净，置沸水锅内，宽汤煮或蒸至切开内无白心，口尝几无麻或仅微有麻舌感，晒或晾至外干内润，切薄片，干燥，筛去灰屑。（上海 2008）

  13. 取净草乌，按大、小个分开，分别放入水中浸泡。春、秋季约 7 天，每天换水两次；夏季浸泡时间可适当缩短（防晒），每天换水 3 次，冬季浸泡时间可适当延长（防冻），每天换水 1 次，浸泡至内无干心时，捞出，另取鲜姜、甘草共置锅中，加适量水熬汁、去渣，放入浸泡好的草乌，先用武火煮沸后，改用文火加热保持沸腾，并不断翻动，煮至大个及实心者切开内无白心，口尝微有麻舌感时取出，晾至半干，回润透，切 1.5mm 片，晒干。每 100kg 草乌，用甘草 5kg，鲜姜 2kg。（吉林 1986）

  14.（1）取净生草乌，按大小个分开，用水浸泡，每天换水二次，泡至内无干心时，取出，加水煮沸 4~6 小时（或蒸 6~8 小时），至大个实心者切开内无白心、口尝微有麻舌感时，取出，晾六七成干，切厚片，干燥。

  （2）取净生草乌，按大小个分开，用清水浸泡（以水淹没药材为度）约 10 天，每天换水、倒缸并搅动 2~3 次，至口尝稍有麻舌感时，再加白矾 8kg 化水浸泡（以水淹没药材为度）4~5 天，每日搅动 2~3 次，不换水（以上操作均避免日晒）。另取捣碎的黑豆和甘草加适量水，煮至黑豆烂时，将黑豆、甘草捞出，再投入白矾末，煮沸，倒入泡过的草乌（以水淹没药材为度），煮至内无白心，口尝微有麻舌感时捞出，晒至七八成干，置缸内闷润，退矾，待表面出现白霜时取出，清水洗净，切厚片，压平，晾干。每 100kg 净草乌，用白矾 12.5kg，黑豆 10kg，甘草 5kg。（甘肃 2009）

  15.（1）取净生草乌，大小个分开，用水浸泡至内无干心，取出，加水煮至取大个切开内无白心、口尝微有麻舌感时，取出，晾至六成干后切薄片，干燥。

  （2）取净生草乌，大小个分开，清水漂 3 天，用清水加甘草、皂角漂 7~12 天，每天换水 1~2 次，至内无干心时，捞起；再加甘草、皂角，水煮至取大个切开内无白心、口尝微有麻舌感时，取出，拣去甘草、皂角，晾至六成干后，切薄片，干燥。每 100kg 草乌，用甘草 5kg、皂角 7kg。

  （3）取净生草乌，大小个分开，洗净，加水浸漂 3 天，每天换水 2~3 次，沥干水，撒入白矾粉拌匀，腌 24 小时，加水浸至无干心时，捞起，干燥；加入生姜汁，待吸尽后，蒸 6~8 小时，或用生姜切薄片置于甑底和草乌的中间、上面各铺一层，蒸至无白心、口尝无或微有麻舌感时，取出，日摊夜润至七八成干后，切或刨薄片，干燥。每 100kg 草乌，用生姜 25kg、白矾粉 5kg。（江西 2008）

  16. ①取草乌，大小个分开，用水浸泡至内无干心，取出，加水煮至取大个切开内无白心、口尝微有麻舌感时,取出,晾至六成干后切薄片,干燥。②取甘草打碎,去粗皮,与生草乌同置适宜的容器内,加水浸泡,夏季泡 10 天左右,冬季泡 15 天左右,每日换水 2~3 次,泡至口尝稍有麻辣感时,捞出,拣去甘草,再置锅内,加水适量,煮透,捞出,晾至半干,切顺刀薄片,晒干。每 100kg 净草乌,用甘草 6kg。③取甘草打碎,去粗皮,与生草乌同置适宜的容器内,加水浸泡,夏季泡 10 天左右,冬季泡 15 天左右,每日换水 2~3 次,泡至口尝稍有麻辣感时,捞出,拣去甘草,再置锅内,加入醋、水,煮透,取出,晾至半干,切顺刀薄片,晒干。每 100kg 净草乌,用甘草 6kg、醋 18kg。④取生草乌置适宜容器内,加水浸泡,夏季泡 10 天左右,冬季泡 15 天左右,每日换水 2~3 次,泡至口尝稍有麻辣感时,移置锅内,加生姜、甘草、豆腐、水适量,煮透,取出,去生姜、甘草、豆腐,晾至半干,切顺刀薄片,晒干。每 100kg 净草乌,用生姜、甘草、豆腐各 6kg。(河南 2005)

17. ①取鲜梗草乌,拣净杂质,洗去泥土。每 50kg 加生姜 10kg(切片)、甘草 2.5kg(捣碎)、黑豆 5kg、白矾 0.5kg,加清水(以淹没为度),共煮沸 20~30 分钟后,再放入草乌合煮 4~6 小时(煮时应经常翻动,以免锅底焦煳,水干时可再加沸水)煮至透心,试切片心无白点、口尝略有麻舌感,取出晾干水分,拣去辅料残渣,切或铡成厚约 2mm 的圆片,晒或烘干,筛净灰碎即可。②取梗干草乌,拣净杂质,去皮者用水浸泡 2 天,连皮者浸泡 5 天(浸泡时应每天换水一次),捞出,每 50kg,用甘草 1.5kg、黑豆 5kg、白矾 0.5kg、皂角 0.5kg 加入清水(以淹没为度),与草乌共煮约 3 小时,取出晾干水分,切或铡成厚约 2mm 圆片,晒至八成干。再用甘草 2.5kg(打碎)、生姜 5kg(捣碎)放入锅内加清水煮约 2 小时,滤渣取汁得 10~12.5kg;残渣再加清水煮 1 小时,滤渣取汁约得 5kg,合并两次药汁,洒入已晒干的草乌片内拌匀,待药汁吸尽,放入甑内,用武火蒸 8~10 小时,取样试切片心无白点、口尝略有麻舌感,取出晒或烘干,即可。(云南 1986)

18. ①取生草乌,大小分档,用清水浸漂 2~3 天,待内无干心,与豆腐加水共煮 2~3 小时,至内无白心,口尝微具麻舌感时,取出草乌,晾至半干,切片,干燥。②取生草乌,大小分档,水漂至内无干心,取出,加水煮至取大个及实心者切开内无白心,口尝微有麻舌感时,取出,晾至六成干,切片,干燥。(浙江 2005)

19. 取草乌,用清水浸泡至无干心,取出,将泡好的草乌置甘草煎液中煮至无生心,口尝稍有麻舌感时取出,除去芦头,切薄片,干燥。每 100kg 草乌,用甘草 6.25kg。(天津 2012)

附:熟草乌　江苏地区将晒干的草乌,放水中漂洗数十天,每天换水,直到咀嚼不麻嘴时,再与鲜姜片同煮,至切片中不再现白点时取出晒干。

草乌的蒙药炮制:

(1)童子尿炮制法:取七八岁男孩的晨尿,用于浸泡草乌 5~7 天,一天 2~3 次搅拌,三天换一次尿液,5~7 天后捞出切片晒干,备用。

(2)用蒙药诃子炮制:500g 草乌、100g 诃子,加水浸泡 5 天,常搅拌。5 天后捞出,切片晒干备用。

(3)用水浸泡 7 天,常搅拌,天天换水,7 天后捞出切片晒干备用,其他有部分蒙医大夫也用甘草、黑豆煎汤浸泡 3 天后捞出切片备用。

【饮片性状】本品呈不规则圆形或近三角形的片。表面黑褐色,有灰白色多角形形成层环和点状维管束,并有空隙,周边皱缩或弯曲。质脆。气微,味微辛辣,稍有麻舌感。

【性味与功效】辛、苦,热;有大毒。归心、肝、肾、脾经。祛风除湿,温经止痛。用于风寒湿痹,关节疼痛,心腹冷痛,寒疝作痛及麻醉止痛。炮制后毒性降低,可内服。

【使用注意】孕妇禁用;不宜与半夏、瓜蒌、瓜蒌子、瓜蒌皮、天花粉、川贝母、浙贝母、平贝母、伊贝母、湖北贝母、白蔹、白及同用。

【现代炮制机制研究】在早期的研究中已初步总结了乌头属中药的炮制减毒机制:通过加水,加热处理,使极毒的双酯型乌头碱 C_8 位上的乙酰基水解(或)分解,失去 1 分子乙酸,得到相应的苯甲酰单酯型生物碱,其毒性为双酯型乌头碱的 1/500~1/200;再进一步将 C_{14} 位上的苯甲酰基水解(或分解),失去 1 分子苯甲酸,得到亲水性氨基醇类乌头碱,其毒性仅为双酯型乌头碱的 1/4 000~1/2 000。另一个过程可能是由于在炮制过程中脂肪酰基取代了 C_8 位上的乙酰基,生成脂碱,从而降低了毒性。此外,乌头碱在 100℃时水解生成乌头次碱,在 160~170℃生成原碱。随着研究的不断深入,有相关文献指出乌头型生物碱水解可能存在其他反应途径,推测可能发生脱乙酰基反应、同时脱乙酰基和苯甲酰基反应、同时脱苯甲酰基和 N 上的甲基反应、同时脱乙酰基和水的反应。

蒙医以诃子炮制草乌。草乌经诃子汤炮制后,其生物碱类成分含量发生了变化,并引入了炮制辅料诃子中的化学成分,其成分组成发生了量和质的变化。诃子制草乌确有减毒的作用,但其炮制减毒的原理与传统中医药蒸、煮法减毒原理不同,并不是通过直接降低草乌中双酯型生物碱含量来达到炮制减毒的作用的。诃子制草乌由于引入了炮制辅料诃子中的活性成分,如鞣质类成分等,影响草乌中生物碱在胃、肠液中的溶出规律,起到一定的缓释(减毒)作用;在煎煮过程中,减缓双酯型生物碱的水解,起到保留药效成分(存效)的作用。另一方面,诃子具有很强的药理活性,如强心作用,草乌经诃子汤炮制后急性毒性降低,或许是诃子中的活性成分如诃子鞣酸等,能够减轻草乌中生物碱导致的心肌毒性,从而起到减毒作用。

【现代炮制工艺研究】有研究以总生物碱和酯型生物碱含量为指标,采用草乌润后加压蒸或常压蒸的炮制新工艺,认为采用 115℃、0.5kg/cm²,蒸 2 小时和蒸 4 小时的方法为佳。

有研究采用正交设计,以草乌炮制前后总生物碱和酯型碱含量变化为指标,优选草乌的最佳炮制工艺为水浸润至内无白心,切厚片,加压(127℃,0.15MPa)蒸 3 小时。

又有研究采用 HPLC 法测定草乌现代炮制品中 6 种生物碱含量,采用滴定法测定其总生物碱含量,以此含量为指标,结合饮片生产情况,评价草乌现代炮制工艺,认为草乌经润湿法处理后,能最大限度地保存生物碱的含量,经高压蒸制 150 分钟或 180 分钟即可。

附:草乌叶

草乌叶
Caowuye
ACONITI KUSNEZOFFII FOLIUM

◆ 采制沿革 ◆

【来源】系蒙古族习用药材。为毛茛科植物北乌头 *Aconitum kusnezoffii* Reichb. 的干燥叶。草乌叶商品均为野生。

【采制】
1. **道地产区** 同草乌。现主产于东北、华北各省,乌头主产于中南、西南各地。
2. **采制方法** 草乌叶载于《无误蒙药鉴》:"四月所采的草乌叶为阿尔山-那布其。"据文献记载及蒙医沿用经验认定,历代蒙医药文献所载的阿尔山-那布其即泵阿音-那布其(即草乌叶)。2020年版《中国药典》记载:夏季叶茂盛花未开时采收,除去杂质,及时干燥。

【品质】以叶片完整,色泽青绿为佳。

【贮藏】置干燥处。

❇ 炮制规范 ❇

【现代炮制规范】取原药材,拣去杂质,洗净,干燥。(安徽2005)

【饮片性状】本品多皱缩卷曲、破碎。完整叶片展平后呈卵圆形,3全裂,长5~12cm,宽10~17cm;灰绿色或黄绿色;中间裂片菱形,渐尖,近羽状深裂;侧裂片2深裂;小裂片披针形或卵状披针形。上表面微被柔毛,下表面无毛;叶柄长2~6cm。质脆。气微,味微咸辛。

【性味与功效】辛、涩、平;有小毒。清热,解毒,止痛。用于热病发热,泄泻腹痛,头痛,牙痛。

【使用注意】1~1.2g,多入丸、散用。孕妇慎用。

【现代毒理学研究】草乌叶主要含脂溶性乌头碱,其不耐热,加热后极易水解,煎煮6小时后脂溶性乌头碱几乎完全水解,因此草乌叶在最佳煎煮时间、剂量下发挥解热功效的物质基础并非乌头碱。草乌叶的毒性作用表现在生物碱的组成和含量上,剂量过大会造成毒副作用。但草乌叶的毒性远低于草乌块根,一般不需炮制,有研究使用以20%、50%(20%煎剂浓缩而成)的草乌叶煎剂给小白鼠灌胃,剂量为15mg/kg仍未见毒性反应,且小鼠食欲和体重增加,草乌叶总碱的LD_{50}为小白鼠灌胃15mg/kg。

【现代炮制机制和炮制工艺研究】草乌叶的毒性远低于草乌块根;一般不需炮制,仅牛奶浸泡即可入药。图雅等报道草乌叶加热煎煮过程中,三酯型生物碱的水解产物为3-乙酰乌头原碱类生物碱。

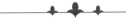

参考文献

［1］柴玉爽,王玉刚,花雷,等.附子乌头草乌及其炮制品的毒效比较[J].世界科学技术—中医药现代化,2011,13(5):847-851.

［2］韩灿,吕雷,王汉蓉,等.3种乌头类中药在大鼠体内外的神经毒性[J].华西药学杂志,2007,22(3):286-288.

［3］肖凯,王莉,刘玉清,等.草乌的体外胚胎发育毒性研究[J].毒理学杂志,2007,21(4):317.

［4］肖凯,李宏霞,王亚其,等.乌头类中药的胚胎毒性及致畸性[J].中国药科大学学报,2005,36(6):567-571.

［5］白梅荣,图雅,巴根那,等.草乌不同药用部位的急性毒性实验研究[J].中国现代中药,2009,11(11):28-29,53.

［6］刘帅,刘晓艳,李妍,等.草乌及其炮制品的急性毒性实验研究[J].中国药物警戒,2015,12(9):513-516,521.

［7］刘永刚,于达亮,陈玉娟,等.HPLC-ESI-MSⁿ法研究中乌头碱在水中的化学反应[J].中国新药杂志,2008,17(2):153-156.

[8] 刘帅. 辅料因素对蒙药诃子制草乌化学成分的影响及炮制减毒原理研究[D]. 北京:北京中医药大学, 2017.

[9] 蔡宝昌,何亚维,支敏倩,等. 草乌炮制新工艺的研究[J]. 中药材,1993,16(5):21-23.

[10] 刘斌,李飞,钟祯传,等. 正交设计法优选草乌炮制工艺[J]. 中国中药杂志,1994,19(4):220-222,256.

[11] 林华,邓广海,龚又明. 草乌现代炮制工艺研究[J]. 中药材,2014,37(7):1163-1166.

[12] 张宏,余成浩,彭成. 草乌叶煎煮时间、给药剂量与解热功效的相关性研究[J]. 陕西中医,2007,28(2):225-226.

[13] 乌力吉特古斯. 草乌的民族医药学及草乌叶药理实验和化学成分研究[D]. 呼和浩特:内蒙古大学,2008.

[14] 内蒙古医学院药理学教研组草乌叶实验小组. 蒙药草乌叶的抗炎镇痛作用[J]. 内蒙古医学院学报,1976(Z1):1-9.

[15] 柳白乙拉. 蒙药正典[M]. 北京:民族出版社,2006:194-197.

[16] 图雅,张贵君,王淑敏,等. 草乌叶及其煎煮液中生物碱类药效组分的电喷雾串联质谱研究[J]. 中国中药杂志,2008,33(7):789-790.

22. 重楼
Chonglou
PARIDIS RHIZOMA

采制沿革

【来源】 为百合科植物云南重楼 *Paris polyphylla* Smith var. *yunnanensis*(Franch.) Hand.-Mazz. 或七叶一枝花 *Paris polyphylla* Smith var. *chinensis*(Franch.) Hara 的干燥根茎。重楼药材商品以野生为主,开始栽培种植,也有进口商品。

【采制】

1. 道地产区 重楼以"蚤休"之名始载于《神农本草经》。《名医别录》"有毒,生山阳及宛朐"。宋《本草图经》:"蚤休……生山阳川谷及冤句,今河中、河阳、华、凤、文州及江淮间亦有之。"附图"滁州蚤休"地处江淮之间。《本草蒙筌》曰"川谷俱有,江淮独多"。并引用《本草图经》"滁州重楼"。明《滇南本草》有记载产于云南。明《本草求原》:"七叶一枝花……出广西、交趾。"清《植物名实图考》曰"蚤休……江西、湖南山中多有,人家亦种之。"由此可见,古代重楼在宋及宋以前时期产在秦岭与江淮之间,以安徽滁州为道地,在明、清朝之后主要产自云南。滇重楼主产于四川、云南、贵州、广西等热带寒温带地区,以云贵高原至四川邛崃山区一带最为集中;七叶一枝花主产于广东、广西、江西、福建、陕西、四川。

2. 采制方法 《本草品汇精要》记述:四五月采之。

野生重楼秋季采挖,除去须根,洗净,晒干。以种子育苗栽种的重楼,一般7年以上才能采挖根茎入药,而以根茎切块育苗栽培的重楼,则3年即可。待重楼地上茎枯萎后,就可以选择在晴天采挖。采挖期一般在冬季倒苗后至次年出苗前,即当年11月至翌年3月之间。采挖时先割除茎叶,然后用锄头从侧面挖出根茎,抖去泥土。为了使重楼可持续栽培,可以将最顶端带芽的节切下继续栽培,后端的部分用于加工入药。重楼进行初加工时,先清除根茎上的须根,然后用清水将根茎刷洗干净,最好趁鲜切片,片厚2~3mm,晒干即可。或不切片,仍然保留完整的重楼块根形态,洗净后晾干或晒干即可。如遇到长时间阴天,可在 50℃左右的温度下微火烘干,避免糊化。有研究认为滇重楼的采收周期以 7 年为宜,采收的最佳时间为 10 月。2020 年版《中国药典》收载:秋季采挖,除去须根,洗净,晒干。

【品质】以根条粗壮、香气浓者为佳。

【贮藏】置阴凉干燥处,防蛀。

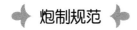 炮制规范

重楼

【古代炮制法则】取皮毛切焙(清·《外科证治全生集》)。去外黑皮(清·《串雅内编》)。洗净焙用(清·《得配本草》)。

【现代炮制规范】

1. 除去杂质,洗净,润透,切片,晒干。(药典 2020,河南 2005,天津 2012)

2. 取原药材,除去杂质,大小个分开,洗净,润透,切薄片,干燥。(全国规范 1988)

3. 取原药材,除去杂质,洗净,润透,切薄片,干燥,即得。(黑龙江 2012)

4. 除去杂质,洗净,润透,切片,干燥。(广东 1984)

5. 除去杂质,洗净泥土,晒干。用时捣碎。(吉林 1986)

6. 取原药材,除去杂质,稍浸泡,洗净,润透,切薄片,干燥。(江苏 2002)

7. 取原药材,除去杂质,洗净,润透,切薄片,干燥。(宁夏 1997)

8. 取原药材,除去杂质,洗净,润透,切薄片,干燥。(天津 2005)

9. 取原药材,除去杂质,稍浸泡,洗净,润透,切厚片,干燥,筛去碎屑。(安徽 2005)

10. 取原药材,除去杂质,洗净,润透,切薄片,晒干。(贵州 2005)

11. 除去杂质,洗净,润透,切薄片,干燥。(重庆 2006,河南 2005,湖北 2009)

12. 除去杂质,洗净,润透,切中片,晒干,用时打碎。(广西 2007)

13. 除去杂质,洗净,浸 2~4 小时,润透,(横)切薄片,干燥。(江西 2008)

14. 取原药材,除去杂质,大小分开,洗净,浸泡 8~12 小时,至约七成透时,取出,闷润 12~24 小时,至内外湿度一致,切厚片,干燥,筛去碎屑。(北京 2008)

15. 将原药除去杂质,分档,洗净,润透,切薄片,干燥,筛去灰屑。(上海 2008)

16. 取原药材,去净杂质,清水洗净泥土,捞出闷润,至透。切 2~4mm 厚片干燥。(山西 1984)

17. 除去杂质,洗净,润透,切片,干燥。(辽宁 1986)

18. 取原药,除去杂质,大小分档,水浸 1~2 小时,洗净,润软,切厚片,干燥;除去杂质,洗净,干燥,研成细粉。(浙江 2005)

19. 取原药材,除去杂质,稍浸泡,洗净,润透,切厚片,干燥,筛去碎屑。(安徽 2005)

20. 取重楼,除去杂质,洗净,润透,切薄片,晒干。(山东 2012)

21. 取原药材,除去杂质,洗净,润透,切薄片,干燥,筛去碎屑。(湖南 2010)

22. 除去杂质,大小个分开,洗净,润透,切薄片,干燥。(四川 2002)

23. 取原药材,除去杂质,洗净,润透,切薄片,晒干。(贵州 2005)

24. 取药材重楼,除去杂质,洗净,润透,切薄片,干燥。(陕西 2007)

【饮片性状】本品呈不规则或类圆形薄片。周边表面黄棕色或灰棕色,切面白色至浅棕色,粉性或角质,平坦。质坚实。气微,味微苦、麻。

【性味与功效】苦,微寒;有小毒,归肝经。清热解毒,消肿止痛,凉肝定惊。用于疗疮痈肿,咽喉肿痛,蛇虫咬伤,跌扑伤痛,惊风抽搐。

【使用注意】虚寒证,阴证外疡及孕妇禁服。

【现代毒理学研究】重楼主要化学成分是甾体类,包括甾体皂苷、植物甾醇、植物蜕皮激素,还有氨基酸类和微量元素。皂苷类成分是其主要毒性成分,用量过大可出现肝损伤。大鼠亚急性毒性试验中总皂苷用量为 265mg/kg 时,肝细胞有坏死现象。重楼皂苷的小鼠灌胃给药 LD_{50} 为 2.68g/kg,具有一定的肝细胞毒作用,对肝线粒体细胞膜有破坏作用。中毒时可见肝组织内有散在组织坏死,周围肝细胞体积增大。重楼总皂苷低浓度时无溶血作用,而大于一定浓度时则具有溶血作用,且溶血强度与皂苷浓度呈剂量依赖性。甾体皂苷溶血作用的机制是其可与红细胞膜上的胆甾醇形成复合物,导致细胞膜去稳定,细胞溶解,从而引起溶血。重楼分离纯化获得的偏诺皂苷(PHAC-A)和薯蓣皂苷(PHAC-B)体外均具抗生育活性,二者均能明显降低雄性小鼠的精子活力,PHAC-B 在终浓度为 40μg/ml 时可将精子基本杀死,而 PHAC-A 在同样浓度时还有部分精子存活。重楼含蚤休苷、蚤休士宁苷及生物碱等,超量应用可致中毒,表现为对消化系统、神经系统和心脏的毒性。

【现代炮制机制和炮制工艺研究】综合分析重楼皂苷总量、薯蓣皂苷元含量和水分测定结果,并以此为指标综合评价重楼最佳炮制工艺。结果表明,重楼药材润制温度 60℃,润制时间 30 分钟,在干燥温度 65℃的条件下干燥 45 分钟为最佳工艺。

参考文献

[1] 李恒. 重楼属植物[M]. 北京:科学出版社,1998:158-162.

[2] 刘若囡,徐立,时乐,等. 常用皂苷类中药致肝损伤的毒理学研究进展[J]. 中南药学,2010,8(12):916-919.

[3] 周满红,李建国,王瑞烈,等. 重楼总皂苷溶血作用实验研究[J]. 中国药房,2007,18(21):1611-1612.

[4] 沈放,杨黎江,彭永芳,等. 重楼皂苷类化合物体外抗生育功效研究[J]. 中国现代应用药学,2010,27(11):961-964.

[5] 安瑜,张文懿,张彩琼,等. 重楼最佳炮制工艺的正交试验优选[J]. 时珍国医国药,2013,24(9):2140-2141.

23. 狼毒
Langdu
EUPHORBIAE EBRACTEOLATAE RADIX

采制沿革

【来源】为大戟科植物月腺大戟 *Euphorbia ebracteolata* Hayata 或狼毒大戟 *Euphorbia fischeriana* Steud. 干燥根。目前所使用的狼毒药材商品均为野生。

习用品：

（1）瑞香狼毒：瑞香科植物瑞香狼毒 *Stellera chamaejasme* L. 的干燥根。主产于山西，河南，内蒙古，甘肃天水、成县、岷县，青海，陕西，重庆巫山等地，称"红狼毒"。《神农本草经本草》所载的狼毒，是瑞香科瑞香狼毒，故应以此为正品，但目前多数地区所用的狼毒，为大戟科的白狼毒。

（2）广狼毒：天南星科植物海芋 *Alocasia macrorrhiza*（L.）Schott 的干燥根茎。主产于广东、海南、广西、云南、福建、江西和台湾，是两广地方习用的狼毒。

此外，云南地方习用大戟科植物毛大狼毒、鸡锦狼毒、土瓜狼毒等。

【采制】

1. **道地产区**　《名医别录》中说"生秦亭山谷及奉高"；陶弘景在《本草经集注》中认为"宕昌亦出之，今出汉中及建平"。《新修本草》中记载"今出成州、秦州"；《本草图经》曰："狼毒生秦亭山谷及奉高，今陕西州郡及辽石州亦有之。"李时珍在《本草纲目》："狼毒，出秦晋地。"这是关于瑞香狼毒的产地描述。现主产于山西，河南，内蒙古，甘肃天水、成县、岷县，青海，陕西，重庆巫山等地。

大戟科的狼毒大戟和月腺大戟，为历代本草中所收载的间茹和草间茹。《名医别录》曰："间茹，生代郡川谷。"陶弘景在《本草经集注》中，除间茹外，还增加了草间茹的记载："今第一出高丽……次出近道（江苏、安徽一带），名草间茹，……"苏颂《本草图经》中说"间茹生代郡川谷，今河阳淄齐州亦有之"。

月腺大戟主产于辽宁、吉林、黑龙江、内蒙古东部，狼毒大戟主产于河南，山东烟台、崂山，安徽，江苏，湖北等地，称"白狼毒"，为目前商品主流，使用面广。

2. **采制方法**　《吴普本草》曰："三月采叶，四月五月采根。"《开宝本草》曰："二月八月采根，阴干。"《名医别录》曰"五月采根，阴干，黑头者良"。《本草图经》："四月五月采根，阴干。"

通常春、秋两季采收。将根挖出后，除去苗茎、泥土及粗皮，切成厚 0.5~1.5cm 横片或斜片；广东狼毒比较粗壮，以纵切称宽丝，晒干。大戟狼毒以 4~5 月采收最佳；瑞香狼毒以 8—9 月采收最佳。2020 年版《中国药典》收载：春、秋二季采挖，洗净，切片，晒干。

【品质】以片大、肥厚、粉性足、质轻泡、有黄白相间的筋脉者为佳。

【贮藏】置通风干燥处，防蛀。

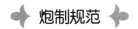

炮制规范

一、生狼毒

【古代炮制法则】

1. **净制**　生去芦（宋·《圣济总录》）。

2. **切制**　细切（宋·《太平圣惠方》）。剉碎（宋·《太平圣惠方》）。杵末（宋·《经史证类备急本草》）。切作块（明·《普济方》）。锤碎（明·《奇效良方》）。干多切成片子（明·《本草原始》）。

【现代炮制经验】

1. **洗切** 取原药材,拣净杂质①,或洗净,切片晒干。

注:①操作时,注意防止毒液沾手(辽宁、镇江)。

2. **润切** 取原药材洗净①,闷 12 小时或闷透,切 3~5 分方块,晒干。

注:①用热水洗(内蒙古);抢水洗(湖北);水须没顶(上海)。

【现代炮制规范】

1. 除去杂质,洗净,润透,切片,晒干。(药典 2020,天津 2012,辽宁 1986)

2. 取原药材,除去杂质,洗净,润透,切厚片,干燥,产地已切成片的药材则拣净杂质,筛去灰屑即可。(宁夏 1997)

3. 取原药材,除去杂质,洗净,润透,切 2~4mm 厚片,干燥。(山西 1984)

4. 取原药材,除去杂质,洗净,润透,切厚片,干燥,筛去碎屑。(安徽 2005)

5. 取原药材,除去杂质,洗净,润透,切厚片,干燥。(江苏 2002)

6. 除去杂质,筛去灰屑。(四川 2015)

7. 除去杂质,洗净,润透,切厚片,干燥,筛去灰屑。(广西 2007)

8. 除去杂质,洗净,润透,切厚片,晒干,筛去灰屑。(重庆 2006)

9. 除去杂质,洗净,润透,切厚片或小方块,晒干。(河南 2005)

10. 将原药除去杂质,洗净,润透,切厚片,干燥,筛去灰屑。(上海 2008)

11. 取药材狼毒,除去杂质,洗净,润透,切厚片,干燥。(陕西 2007)

12. 取原药材,除去杂质,洗净,润透,切厚片,干燥,即得。(黑龙江 2012)

13. 取原药材,除去杂质,洗净,润透,切厚片,干燥,筛去碎屑。(湖南 2010)

14. 除去杂质,洗净泥土,捞出,润透,切 4mm 片,晒干。(吉林 1986)

15. 取原药,除去杂质。筛去灰屑。(浙江 2005)

16. 除去杂质,洗净润透,切厚片,干燥,筛去碎屑。(湖北 2009)

【饮片性状】瑞香狼毒根呈膨大的纺锤形、圆锥形或长圆柱形,稍弯曲,有的有分枝。根头部有地上茎残迹。切片呈类圆形块片,表面棕色至棕褐色,有扭曲的纵沟及横生隆起的皮孔和侧根痕,栓皮剥落处露出白色柔软纤维。体轻、质韧,不易折断,断面呈纤维状。皮部类白色,木部淡黄色。气微,味微辛。

大戟狼毒根的切片呈类圆形或长圆形的块片,直径 4~7cm,厚 0.5~3cm。表面黄棕色或淡棕色。栓皮呈重叠的薄片状,易剥落。切面不平坦,有暗棕色与黄白色相间的明显同心环,偶有环纹不显著者。体轻,质脆,易折断,断面有粉性。水浸后有黏性,撕开时可见黏丝。气微,味甘,有刺激性辣味。

【性味与功效】辛、平,有毒。散结,杀虫,利尿,泻下。外用于淋巴结核、皮癣;灭蛆。生品有毒,擅于散结。

【使用注意】孕妇禁服。不宜与密陀僧同用。生狼毒配方时按毒性中药管理规定执行。生品药性峻烈,毒副作用大,多作外用杀虫。

【现代毒理学研究】广东狼毒的毒性成分为草酸钙针晶和皂毒苷(sapotoxin);皮肤接触汁液后瘙痒;眼与之接触引致失明。误食茎叶、根茎等则喉舌发痒、肿胀、流涎、肠胃烧痛、恶心、腹泻、出汗、惊厥,严重者窒息、心脏麻痹而死。有研究取海芋茎汁给 ICR 小鼠高、低剂量灌胃给药,观察小鼠毒性反应,测定小鼠外周血常规,谷丙转氨酶(GPT)、谷草转氨酶

（GOT），并取小鼠口腔、胃、肝、肾做切片，观察病理变化。结果：灌胃给药后 7 天，小鼠食欲减退，体重减轻，与空白对照组比较呈现极显著性差异（$P<0.01$），外周血常规白细胞数（WBC）值以及血液生化学指标 GPT 值均高于空白对照组，其口腔、胃黏膜、肝病理切片均有一定的病变。

有文献报道，瑞香狼毒毒性成分是其所含的蛋白质。杨宝印等通过动物实验表明，瑞香狼毒水溶物和挥发物的 LD_{50} 分别为 7.5~12.5g/kg、125~300g/kg，另外，孔洁等通过瑞香狼毒乙酸乙酯萃取物急性经口毒性试验，表明 $LD_{50}>500$mg/kg，属于低毒级。

萜类成分为大戟狼毒主要的毒效成分，狼毒中毒严重者可引起呼吸麻痹、抑制，甚至呼吸衰竭。如大量内服狼毒后引起呼吸窘迫综合征等。其机制可能为三萜类化合物大戟苷抑制了呼吸循环中枢。在巴豆烷酯型化合物中，12-脱氧佛波醇-13-乙酸含量相对较高，这类化学成分是导致狼毒产生刺激性、致炎、促发致癌的毒效成分类型之一，其毒性、刺激性可能与结构上的羟基、不饱和度存在构效关系。

二、醋狼毒

【古代炮制法则】

1. **醋炒** 剉碎，醋拌炒黄（宋·《太平圣惠方》）。剉碎，醋拌，炒干（明·《普济方》）。

2. **醋煮** 以醋煮半日，细切曝干（宋·《太平圣惠方》）。切作块，先用醋煮三五沸，焙干，剉（明·《普济方》）。

3. **醋浸** 醋浸炙（宋·《太平圣惠方》）。

4. **醋熬** 醋熬（宋·《博济方》）。

【现代炮制经验】

1. **醋炒** 狼毒 10 斤。醋：2 斤（山东、重庆）；2 斤半（西安）。

（1）取狼毒片，加醋拌匀，稍晾后微炒，或闷 8~10 小时至透后，炒干（西安、山东）。

（2）取狼毒片，用微火炒热，倾入稀醋拌匀，焙干水汽，晒干或烘干（重庆）。

2. **醋煮** 狼毒 10 斤。醋：1~2 斤（保定）；5 斤（北京）；15 斤（天津）。

取狼毒加醋，煮至醋尽，晒干（北京、天津）。

【现代炮制规范】

1. 取净狼毒片，照醋制法（炮制通则 0213）炒干。每 100kg 狼毒片，用醋 30~50kg。（药典 2020）

2. 取净狼毒片，照醋炙法炒干。每 100kg 狼毒片，用米醋 30kg。（湖南 2010）

3. 取净生狼毒片，照醋炙法①，炒干。每 100kg 狼毒，用米醋 30kg。（安徽 2005）

4. 取狼毒片加入醋，拌匀后，闷润至透，置锅内，用文火加热炒干，取出放凉。每 100kg 狼毒，用醋 30kg。（江苏 2002）

5. 取狼毒片与醋共置锅中，加水适量，煮至醋水吸尽时，取出，晒干。每 100kg 狼毒，用米醋 50kg。（吉林 1986）

6. 取生狼毒，加醋拌匀，稍闷，置锅内用文火炒至微干，取出，放凉。每 100kg 生狼毒用醋 30~50kg。（广西 2007）

7. 取生狼毒片，与醋拌匀，闷润至透心，照醋炙法炒至表面颜色加深时，或醋煮至透心。每 100kg 生狼毒片，用醋 30~50kg。（四川 2015）

8. 取生狼毒片,与醋拌匀,闷润至透心,照醋炙法炒至表面颜色加深或至透心。每100kg生狼毒片,用醋30~50kg。(重庆2006)

9. 取原药材,除去杂质,加米醋和水适量,拌匀,闷润2~4小时,置热锅内,用文火煎煮至米醋吸尽时,取出,晾干。每100kg净狼毒片,用米醋50kg。(北京2008)

10. 取狼毒片或块,照醋煮法煮至药透汁尽,取出,晒干。每100kg狼毒片或块,用醋30kg。(河南2005)

11. 取狼毒片或块,照醋炙法炒干。每100kg狼毒片或块,用醋30~50kg。(河南2005)

12. ①取净狼毒片,加米醋拌匀,润透,置锅内用文火加热,炒至色变深取出,放凉。每100kg净狼毒片,用米醋10kg。②取净狼毒片置锅内,加米醋和适量的清水,用文火煮至醋吸净,取出,晒干。每100kg净狼毒片,用米醋30~50kg。(山西1984)

13. 取生狼毒,与醋拌匀,稍闷,炒至表面色变深时,取出,摊凉。每100kg生狼毒,用醋30kg。(浙江2005)

14. 取饮片狼毒,照醋炙法炒干。每100kg狼毒,用醋30~50kg。(陕西2008)

15. 取生狼毒置锅中,加醋,用文火煮至醋尽,取出,切片,干燥。每100kg狼毒,用醋100kg。(天津2012)

16. 取净狼毒,加醋和水适量,使淹浸,煮至汤尽,取出,切片,晒干。每100kg狼毒用醋30kg。(辽宁1986)

17. 取净狼毒片,加入米醋拌匀,闷润至醋被吸尽后,置炒制容器内,用文火加热,炒干,取出晾凉,筛去碎屑。每100kg狼毒,用米醋30kg。(湖北2009)

18. 取净狼毒片,剁成小块,置容器内,用醋加水适量拌匀,稍闷,至热锅内,用文火煮至醋吸尽时,炒干,取出放凉。每100kg狼毒,用米醋30kg。(宁夏1997)

19. 取狼毒饮片喷淋米醋,拌匀,稍润,待醋吸尽,用文火炒干,取出,摊凉,即得。每100kg狼毒饮片,用米醋50kg。(黑龙江2012)

【饮片性状】 形如狼毒,有的可见焦斑。微有醋香气,气微,味微辛(瑞香狼毒)或味甘,微有刺激性辣味(大戟狼毒)。

【性味与功效】 辛、平,有毒。散结,杀虫,利尿,泻下。经醋制后降低毒性,方可内服。醋制后其利尿作用可增强,泻下作用减弱。

【使用注意】 孕妇禁服。不宜与密陀僧同用。

【现代炮制机制研究】 当前,仅对月腺大戟的醋制减毒机制进行了初步研究,其毒性成分和有效成分还不明确,更不清楚炮制过程中二者之间的变化规律。

以月腺大戟的专属成分狼毒乙素、狼毒丙素为指标,对月腺大戟醋制前后两者的含量进行了比较,结果醋制后狼毒乙素含量增加,狼毒丙素含量降低;同时,醋制后多糖含量减少。分析原因可能是加入辅料醋及加热炮制促进了丙素苷键断裂,转化为乙素,同时,加热炮制过程中糖苷键断裂,生成单糖而使多糖含量减少。月腺大戟醋制前后的急性毒性试验表明,月腺大戟醋制后毒性显著减弱,常规剂量应用月腺大戟生品和炮制品是比较安全的。对月腺大戟生、制品不同溶剂萃取物的二甲苯致小鼠耳廓肿胀抗炎实验表明,抗炎成分主要为脂溶性成分,乙酸乙酯萃取部位显示出较好的抗炎活性,且醋制后乙酸乙酯萃取部位抗炎活性增强。同时,体外的抗氧化实验表明,生品乙酸乙酯萃取部位显示出较好的抗氧化活性,醋制后活性降低,以正丁醇部位活性最高。采用MTT法对月腺大戟生、制品不同提取物进行体外抗肿瘤作用的比较研究,结果生、制品对体外培养的人宫颈癌细胞 HeLa,人肝癌细胞 HepG2,人肺癌细胞 H460 和人肝癌细胞 SMMC-7721 表现出较强的抑制作用,并呈现出一定的时间-浓度依赖关系,且醋制后抗肿瘤作用增强。还发现月腺大戟抗肿瘤作用的主要成分是石油醚、乙酸乙酯提取部分。

应用 GC-MS 对月腺大戟炮制前后脂肪油中的化学成分进行了分析比较,生品脂肪油共分出 34 个组分,鉴定出 29 个组分,占全部脂肪油含量的 96.42%;制品分离出 30 个组分,鉴定 25 个化合物,占 90.78%。其所含化合物为植物中常见的正构烷烃类及烯烃类化合物,脂肪酸类化合物,氯代烷烃脂肪油及萜类等物质成分。可见,炮制过程对月腺大戟脂溶性成分的组成及其含量的影响较大。

【现代炮制工艺研究】有研究对影响醋炙狼毒的工艺进行多因素考察,设计正交试验,在此基础上参考文献中其他炮制工艺,进行横向比较,以炮制品中有效部位总黄酮含量为指标,采用紫外分光光度法(UV)进行含量测定,并对数据作统计学处理。醋炙瑞香狼毒的最佳工艺为:用醋量 25%,浸润 10 分钟,在 150℃下炒制 8 分钟。

又有研究以狼毒的毒性成分总二萜内酯,有效成分狼毒乙素、丙素及其灌胃给药后小鼠胃体 PGE 含量作为确定最佳炮制工艺的考察指标,以醋的用量、炒制温度和炒制时间为影响因素,采用正交试验法 $L_9(3^4)$ 优选出了醋狼毒饮片的最佳炮制工艺:醋的用量为 40%,炒制温度控制在 160℃,炒制时间 10 分钟。

参考文献

[1]徐菲拉,何忠平,裘颖儿,等.海芋茎汁对小鼠急性毒性的研究[J].中华中医药学刊,2016,34(6):1508-1510.

[2]薄彧坤,周燕,王伟,等.瑞香狼毒药材中蛋白质部位的体外活性研究[J].时珍国医国药,2010,21(9):2262-2264.

[3]杨宝印,贾宝山,杨正裕,等瑞香狼毒抗癌效应的实验研究(摘要)[J].中西医结合杂志,1986,6(9):532.

[4]孔洁,吴佳君,史冠莹,等.瑞香狼毒提取物对试验动物急性毒性及活性的初步研究[J].四川动物,2009,28(2):171-174.

[5]吴世德.狼毒抗癌作用研究[J].医学研究通讯,2000,29(10):30-31.

[6]宿树兰,段金廒,丁安伟.大戟二萜醇酯类成分及其毒效关系研究进展[J].世界科学技术(中医药现代化),2007,9(4):67-73,85.

[7]张宁,李俊松,蔡宝昌.中药狼毒生品与炮制品脂肪油成分 GC-MS 分析[J].中成药,2010,32(1):91-93.

[8]张宁.狼毒(月腺大戟)炮制机理研究[D].南京:南京中医药大学,2010.

[9]周丽,王永明,宋玉霞,等.回药瑞香狼毒最佳炮制的工艺研究[J].宁夏医学杂志,2011,33(12):1143-1145.

[10]汪兰云,庄果,张永鑫,等.醋狼毒炮制工艺研究[J].南京中医药大学学报,2012,28(3):265-268.

24. 商陆
Shanglu
PHYTOLACCAE RADIX

✦ 采制沿革 ✦

【来源】为商陆科植物商陆 *Phytolacca acinosa* Roxb. 或垂序商陆 *Phytolacca americana* L. 的干燥根。商陆药材商品以野生为主。

习用品:

广东商陆:姜科植物闭鞘姜 *Costus speciosus*(Koen.)Smith 的根茎,也称樟柳头,主产于广东。本品在广东地区作商陆使用。

【采制】

1. **道地产区** 《名医别录》"生咸阳川谷"。陶隐居"近道处处有"。《本草品汇精要》"道地:并州、凤翔府"。《药物出产辨》"产广东清远"。现在以河南社旗县大量栽培,为道地产区。

主产于河南安阳、南阳,湖北恩施、襄樊,安徽芜湖、六安,陕西安康、渭南。此外,四川、甘肃、广东、广西、贵州、浙江、山东、江苏等地均有产。

2. **采制方法** 《本草品汇精要》记述:二月、八月、九月取,暴干。

多在秋季采收。江苏、河北则多在冬季采收。挖出后,去净茎叶、须根及泥土,趁鲜切成 0.5~1cm 的厚片。纵、横片均可,晒干或阴干。广东商陆全年可采,但以秋季为佳。2020 年版《中国药典》记载:秋季至次春采挖,除去须根和泥沙,切成块或片,晒干或阴干。

【品质】以片大、色白、粉足、两面环纹明显者为佳。

【贮藏】置干燥处,防霉,防蛀。

✦ 炮制规范 ✦

一、生商陆

【古代炮制法则】

1. **净制** 先以铜刀刮去上皮(宋·《雷公炮炙论》)。去皮(唐·《备急千金要方》)。去粗皮(宋·《经史证类备急本草》)。

2. **切制** 去粗皮,薄切(宋·《雷公炮炙论》)。去皮取白者,不用赤色,切如小豆(唐·《外台秘要》)。捣(唐·《外台秘要》)。为末(宋·《经史证类备急本草》)。锉片子(明·《普济方》)。

【现代炮制经验】

1. **洗切** 取原药材洗净,切片晒干。

2. **润切** 取原药材洗净,加水闷润 0.5~3 小时,切 1 分厚的片或 3~5 分方块,晒干或用微火烘干。

【现代炮制规范】

1. 除去杂质,洗净,润透,切厚片或块,干燥。(药典 2020,天津 2012,河南 2005,湖北 2009)

2. 除去杂质,洗净,润透,切厚片或块,干燥。(江西 2008)

3. 除去杂质,洗净,润透,切中片或块,干燥,筛去灰屑。(广西 2007)

4. 将原药材除去杂质,洗净,润透,切块(8~12mm)或宽丝(2~3mm),干燥,筛去灰屑。(上海 2008)

5. 取药材商陆,除去杂质,洗净,润透,切厚片或块,干燥。(陕西 2008)

6. 取原药材,除去杂质,洗净,润透,切厚片或块,干燥。(贵州 2005)

7. 取原药材,除去杂质,洗净;未切片者,润透,切厚片,干燥。(宁夏 1997)

8. 除去杂质,洗净泥土,稍浸,捞出,润透,切 3mm 片,晒干。(吉林 1986)

9. 取原药材,除去杂质;切片者洗净,润软,切厚片,干燥。(浙江 2005)

10. 取原药材,除去杂质,洗净,润透,横切厚片,干燥,筛去碎屑。(湖南 2010)

11. 取原药材,除去杂质,洗净,润透,切厚片,干燥,筛去碎屑。(安徽 2005)

12. 取原药材,加米醋拌匀,闷润至醋液被吸尽后,置锅内,用文火加热炒干,取出放凉。每 100kg 商陆,用米醋 30kg。(山西 1984)

13. 原药材,除去杂质,洗净,润透,切厚片或块,干燥。(江苏 2002)

14. 取原药材用水浸泡 10 小时,捞出吸润约 48 小时,铡成厚约 2mm 的平片,晒干即可。(云南 1986)

【饮片性状】 为黄白色或浅黄棕色的中片,片面有同心环纹,粉性。

【性味与功效】 苦、寒,有毒。逐水消肿,通利二便,外用解毒散结。用于水肿胀满,二便不通;外治痈肿疮毒。生品有毒,擅于消肿解毒,多用于外敷痈疽肿毒。

【使用注意】 孕妇禁用。

【现代毒理学研究】 商陆的主要化学成分为商陆碱、三萜皂苷、加利果酸、甾族化合物、生物碱和硝酸钾等。皂苷类成分的结构、效应、作用机制已得到较为清楚的阐释,但有报道表明皂苷类成分也是商陆的主要毒性成分,中毒表现为交感神经兴奋和胃肠道刺激症状,常见烦躁、乏力、头晕头痛、恶心呕吐、视物模糊、膝反射亢进、精神恍惚、言语不清,心电图显示窦性心动过速。严重者可出现血压下降、抽搐、昏迷、瞳孔散大、休克、心跳或呼吸停止而死亡。有研究通过毒性筛选,发现商陆不同皂苷类成分的毒性有较大的差异,商陆皂苷 A、商陆皂苷 D 和商陆皂苷 F 几乎无毒性,而商陆皂苷 C 和商陆皂苷 B 毒性较大,且商陆皂苷 C 的毒性强于商陆皂苷 B。腹泻是商陆临床主要的毒性表现之一,研究发现商陆能够导致腹泻小鼠结肠 AQP1、AQP3 和 AQP4 表达显著变化。

有研究以小鼠骨髓及胚胎肝嗜多染红细胞微核率为指标,对此药进行了遗传毒理学研究。结果表明商陆在一定剂量时对小鼠具有潜在致突变性,且小鼠胚胎肝嗜多染红细胞明显比骨髓的细胞对药物敏感。

另有研究采用基因组学方法与技术,探讨商陆肾毒性的特点及其作用机制,发现商陆对肾脏组织病理学有所改变,均出现皮质肾小管上皮嗜碱性变、灶状,有一定的剂量依赖关系,肾毒性机制可能是通过激活 MAP、JNK 和 p38 的 3 条信号通路,直接或间接引起炎症反应、细胞凋亡等机制。

商陆皂苷甲小鼠腹腔注射的 LD_{50} 为 26.19mg/kg,95% 置信区间为 23.11~29.85mg/kg。不

同醋量炮制其 LD_{50} 有较大差异,商陆生品水煎液腹腔注射小鼠的 LD_{50} 为 (6.53 ± 1.975) mg/kg,30% 醋煮商陆的 LD_{50} 为 (17.44 ± 2.47) mg/kg,50% 醋煮商陆的 LD_{50} 为 (13.79 ± 2.07) mg/kg,100% 醋煮商陆的 LD_{50} 为 (10.90 ± 1.56) mg/kg。

二、醋商陆

【古代炮制法则】薄切,醋炒(清·《本草述》)。

【现代炮制经验】

1. **醋炒**　商陆片 10 斤。醋:2 斤(山东);2.5 斤(重庆)。

(1)取商陆片,加醋闷 8~10 小时,炒至微黄色(山东)。

(2)取商陆片,用微火炒热,加入稀醋拌匀,焙干(重庆)。

2. **醋煮**　商陆片 10 斤。醋 1 斤(云南);1~2 斤(保定);3~5 斤(西安、北京、山东);15 斤(天津)。

取商陆片,加醋(或加水适量)煮至醋尽为度,晾干或晒干。

【现代炮制规范】

1. 取商陆片(块),照醋炙法炒干。每 100kg 商陆,用醋 30kg。(药典 2020)

2. 除去杂质,洗净,润透,切片,干燥,筛去灰屑。取商陆片,加醋拌匀,稍闷,待醋被吸尽,炒干,即得。每 100kg 商陆用米醋 30~50kg。(辽宁 1986)

3. 取净商陆,照醋炙法炒干。每 100kg 商陆,用醋 30kg。(湖南 2010)

4. 取净商陆,照醋炙法炒干。每 100kg 商陆,用醋 30kg。(江西 2008)

5. 取净商陆,照醋炙法炒干。每 100kg 商陆,用醋 30kg。(河南 2005)

6. 取净商陆片,加醋拌匀,闷润至透,置锅内,用文火炒干,取出放凉。每 100kg 商陆,用米醋 30kg。(宁夏 1997)

7. 取净商陆片,照醋炙法炒干。每 100kg 商陆,用醋 30kg。(湖北 2009)

8. 取净商陆片,照醋炙法①,炒干。每 100kg 大黄,用米醋 40kg。(安徽 2005)

9. 取净生商陆片或块,加醋拌匀,闷透,晾至半干,用文火炒干或照麸炒法炒至表面呈黄色。每 100kg 净生商陆片,用食醋 18kg。(贵州 2005)

10. 取米醋喷淋于商陆片内,拌匀,稍润,置锅中,用文火炒至变黄色,取出,晾干。每 100kg 商陆,用米醋 20kg。(吉林 1986)

11. 取商陆片或块,加醋拌匀,闷润至透,置锅内用文火加热,炒干,取出放凉。每 100kg 商陆,用醋 30kg。(江苏 2002)

12. 取生商陆,加醋拌匀,稍闷,置锅内用文火炒干(或略蒸),取出,放凉。每 100kg 商陆片用醋 30kg。(广西 2007)

13. 取饮片商陆,照醋炙法炒干。每 100kg 商陆,用醋 30kg。(陕西 2008)

14. 取原药材,除去杂质,加米醋拌匀,闷润 2~4 小时,至米醋被吸尽,置热锅内,用文火炒干,取出,晾凉。每 100kg 商陆片(块),用米醋 30kg。(北京 2008)

15. 取原药拣净杂质,每 50kg 加醋 10kg,放入锅内兑水适量,用文火煮 1~2 小时,随时翻动,煮至醋吸尽透心,取出切成厚约 2mm 厚的平片,晒干即可。(云南 1986)

16. 取商陆,加醋加热缓煮,煮至醋尽微干,取出,干燥。每 100kg 商陆,用醋 100kg。(天津 2012)

17. 取商陆,与醋拌匀,稍闷,炒至表面色变深时,取出摊凉。每 100kg 商陆,用醋 30kg。（浙江 2005）

【饮片性状】形同生商陆,颜色加深,略有醋气。

【性味与功效】苦、寒;有毒。逐水消肿,通利二便,解毒散结。经醋制后降低其毒性,缓和通便行水的作用,以逐水消肿,多用于水肿胀满。

【使用注意】孕妇禁用。

【现代炮制机制研究】有研究采用小鼠整体模型,以小鼠肠道水肿程度,肠道含水量,粪便含水量,腹泻程度及结肠 AQP1、AQP3、AQP4 mRNA 和蛋白表达为指标,比较商陆正丁醇部位模拟醋制前后毒性大小,结果显示商陆醋制正丁醇部位小鼠肠道水肿程度下降、十二指肠和空肠含水量下降、粪便含水量下降、小鼠腹泻症状明显好转。与未炮制正丁醇组相比,小鼠结肠 AQP1、AQP3 mRNA 和蛋白表达上升,AQP4 mRNA 和蛋白表达下降,AQP1、AQP3、AQP4 mRNA 和蛋白表达趋向正常水平,表明醋制能够缓解商陆正丁醇部位的毒性。研究结果表明,商陆醋制后 EsC 和 EsB 的含量显著下降,表明商陆经醋制确实能够降低其毒性。

【现代炮制工艺研究】金传山等采用急性毒性试验（测 LD_{50}）、祛痰实验（酚红排泌法）及利尿实验（滤纸法）考察不同醋量对商陆毒性及药效的影响,结果表明商陆以 30% 醋煮制为佳。陈琳等选择炒制温度、炒制时间和加醋量 3 个因素,采用 $L_9(3^4)$ 正交试验设计,以 RP-HPLC 法测定炮制品中活性成分商陆皂苷 A 的量,以小鼠胃肠道实验评价刺激性毒性,通过多指标综合评分法优选醋商陆的炮制工艺,结果优选出的醋商陆最佳炮制工艺为:加入 30% 醋拌匀,闷润至醋被吸尽,于 120℃炒制 30 分钟。

参考文献

［1］张程超. 商陆肠道毒性及炮制解毒机理的研究［D］. 南京:南京中医药大学,2016.

［2］李啸红,杨柳,李朝平,等. 商陆遗传毒性研究［J］. 中药药理与临床,2003,19（2）:27-28.

［3］徐婷婷,金若敏,姚广涛. 基于基因组学技术探讨商陆肾毒性机制［J］. 中国药理学与毒理学杂志,2013,27（3）:472.

［4］崔楠楠,孟祥龙,马俊楠,等. 商陆皂苷甲急性毒性与利尿作用研究［J］. 医药导报,2014,33（8）:981-984.

［5］金传山,张京生. 不同醋量醋煮对商陆毒性及药效的影响［J］. 中成药,2000,22（4）:273-274.

［6］陈琳,吴皓,王媚,等. 醋商陆饮片的炮制工艺研究［J］. 中草药,2011,42（6）:1101-1104.

25. 常山

Changshan

DICHROAE RADIX

采制沿革

【来源】为虎耳草科植物常山 *Dichroa febrifuga* Lour. 的干燥根。常山药材商品主要来源于栽培品。

【采制】

1. **道地产区** 《名医别录》"生益州及汉中"。陶弘景:"常山,出宜都、建平,细实黄者,呼为鸡骨常山,用最胜。"《本草图经》:"常山,今京西、淮、浙、湖南州郡亦有之。海州出者,……"《药物出产辨》"产四川万县、重庆、湖南为正。又有土常山,产广东清远。但土常山服之亦吐,惟不及四川、湖南之佳"。历代常山的品种和产地发生变迁,现以四川、湖南、重庆为道地产区。

现主产于重庆南川、酉阳、涪陵;湖北恩施、长阳;四川、贵州等地,湖南、广西等地亦产。

2. **采制方法** 《神农本草经》"二月八月采"。《名医别录》"八月采根,阴干"。《本草图经》"五月采叶,八月采根,阴干"。

现一般8—10月挖根,洗净,除去细根,晒干。2020年版《中国药典》记载:秋季采挖,除去须根,洗净,晒干。

【品质】以质坚体重、形如鸡骨,表面和断面淡黄色、光滑、干燥无杂质者为佳。根粗长顺直、质松、色深黄、无苦味者不可入药。

【贮藏】置通风干燥处。

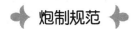

一、常山

【古代炮制法则】

切制 剉(宋·《太平圣惠方》)。薄剉,晒干(元·《活幼心书》)。细切(明·《普济方》)。

【现代炮制经验】

1. **串碎** 取原药材,串碎,或打碎均可。

2. **润切** 取原药材洗净,加水浸泡,润透,切3~5厘厚的片,晒干。

【现代炮制规范】

1. 除去杂质,分开大小,浸泡,润透,切薄片,晒干。(药典2020,河南2005,天津2012)

2. 除去枯废白木,劈成小块。用时捣碎或研成细粉。(四川2015)

3. 除去杂质,按大小条分别浸泡,润透,切片,干燥。(辽宁1986)

4. 除去杂质,洗净泥土,用水浸泡透(防止水臭,应当换水),捞出,沥干,切15mm片,晒干。(吉林1986)

5. 除去杂质及残茎,分开大小浸泡至三四成透时,取出润透,切薄片,干燥,筛去碎屑。(湖北2009)

6. 取药材常山,除去杂质,大小分开,浸泡,润透,切薄片,干燥。(陕西2008)

7. 取原药材,除去杂质,大小分档,浸泡至三四成透时,取出,润透,切薄片,干燥,筛去碎屑。(安徽2005)

8. 取原药材,除去杂质,大小条分开,浸泡至七八成透时,取出,润透,切薄片,干燥。(江苏2002)

9. 取原药材,除去杂质,分开大小条,浸泡,润透,切1~2mm薄片,干燥。(山西1984)

10. 取原药材,除去杂质,浸泡至七八成透时取出,润透,切薄片,干燥。(贵州 2005)

11. 取原药材,除去杂质,洗净,浸泡 8~10 天(如有粗条不透者,劈开再泡),取出,闷润 12~24 小时,至内外湿度一致,切薄片,干燥,筛去碎屑。(北京 2008)

12. 取原药材,除去杂质,大小个分开,浸泡至三四成透时,取出,润透,切薄片,干燥。(宁夏 1997)

13. 除去杂质,分开大小,浸泡,润透,切薄片,晒干。(广西 2007)

14. 取原药材,除去杂质,分开大小,浸泡,润透,切薄片,干燥,筛去碎屑。(湖南 2010)

15. 取原药用水浸泡 4 小时,吸润约 12 小时,铡成厚约 4mm 的短斜片(滇常山)或中节片(鸡骨常山),晒干即可。(云南 1986)

16. 除去杂质,大小分开,浸泡,润透,切薄片,晒干。(重庆 2006)

17. 除去杂质,分开大小,润透,切薄片,晒干。(四川 2015)

【饮片性状】为不规则的薄片。表面黄白色,有放射状纹理,周边淡黄色无外皮,有细纵,质脆,无臭,味苦。

【性味与功效】苦、辛,寒;有毒。涌吐痰涎,截疟。用于疟疾。生品以涌吐痰涎力强,多用于胸中疾饮,癫狂痫证。

【使用注意】有催吐副作用,用量不宜过大;孕妇慎用。

【现代毒理学研究】常山的主要化学成分为生物碱类,这既是常山的药效成分又是其毒性成分。其抗疟成分为常山甲素和常山乙素。为了评价常山提取物的安全性,有研究对其进行了小白鼠的急性毒性试验。结果表明,给药组部分小白鼠出现中毒反应并死亡,剖检主要脏器未见病理变化,测得 LD_{50} 为 18.16g/kg,LD_{50} 的 95% 置信区间为 15.35~21.49g/kg。试验结果初步提示,常山提取物的毒性很低,临床用药安全可靠。

二、炒常山

【古代炮制法则】剉炒(明·《奇效良方》)。

【现代炮制经验】

1. **单炒** 取常山片,用微火炒至微焦为度(苏州)。

2. **麸炒** 常山片 1 斤,麦麸 4 两(贵州)。

先将锅烧热(180℃),撒入麦麸至冒烟时加入常山片,急炒至黄色,筛去麦麸即可。

【现代炮制规范】

1. 取常山片,照清炒法炒至色变深。(药典 2015,天津 2012)

2. 将原药材除去杂质,分档,洗净,润透,切薄片,干燥,照清炒法炒至色变深,微具焦斑,筛去灰屑。(上海 2008)

3. 取净常山片,照清炒法炒至色变深。(湖南 2010)

4. 取净常山片,置炒制容器内,用文火加热,翻炒至色变深,取出放凉,筛去碎屑。(湖北 2009)

5. 取净常山片,置锅内,用文火加热,炒至色变深,取出,放凉。(山西 1984)

6. 取常山片,照清炒法炒至色变深。(河南 2005)

7. 取饮片常山,照清炒法炒至色变深。(陕西 2008)

8. 取净常山片,照清炒法炒至色变深。(重庆 2006,四川 2015)

【饮片性状】形同常山片,色深黄。

【性味与功效】苦、辛,寒;有毒。涌吐痰涎,截疟。用于疟疾。炒制后寒性降低,涌吐的作用减弱,长于截疟。

【使用注意】有催吐副作用,用量不宜过大;孕妇慎用。

三、醋常山

【古代炮制法则】醋制炒(明·《普济方》)。苦酒浸一宿,多炒透熟(明·《医宗必读》)。

【现代炮制经验】常山片100斤。醋:25斤(重庆、贵州);适量(西安)。

取常山片,用微火炒热,洒入醋,或再加入少许水拌匀,焙干(重庆、贵州)。

【现代炮制规范】取净常山片,照酒炙法,炒至微带焦黄色斑。每100kg常山,用醋12kg。(河南2005)

【饮片性状】形如常山生片,色深黄,略有醋气。

【性味与功效】苦、辛,寒;有毒。涌吐痰涎,截疟。用于疟疾。炮制后寒性降低,涌吐的作用减弱,长于截疟。

【使用注意】有催吐副作用,用量不宜过大;孕妇慎用。

四、酒常山

【古代炮制法则】酒炒(明·《万氏女科》)。酒炒透(明·《医宗必读》)。酒浸炒透(明·《本草通玄》)。酒浸一宿切片,慢火炒(清·《握灵本草》)。切薄片晒干,每一斤用陈酒对浸,浸透,取沥晒干,收尽斤酒,晒透,炒至焦脆(清·《外科证治全生集》)。烧酒浸一宿,炒透用(清·《本草从新》)。

【现代炮制经验】常山片100斤,黄酒10~12.5斤(浙江、贵州)。或干酒12.5~20斤(西安、福州、重庆);或米酒适量(江西)。

(1)取常山片,加酒或再加入少许水拌匀,用微火焙干,或炒至黄色(西安、江西、重庆)。

(2)取常山片炒热后,洒入酒拌匀,炒至酒干,或微焦(浙江、贵州)。

【现代炮制规范】

1. 取净常山片,加定量的黄酒拌匀,稍焖润,待酒被吸尽后,置炒制容器内,用文火加热,炒干,取出放凉,筛去碎屑。每100kg常山,用黄酒10kg。(湖北2009)

2. 取净常山片,加酒拌匀,焖透,照麸炒法炒至表面黄色。每100kg净常山片,用黄酒12kg。(贵州2005)

3. 取净常山片,用酒拌匀,焖润至透,置锅内用文火加热,炒干,取出放凉。每100kg常山,用黄酒10kg。(江苏2002)

4. 取净常山片,照酒炙法,用文火炒干。每100kg常山片,用黄酒10kg。(湖南2010)

5. 取净常山片,照酒炙法,炒干,表面微黄色或色泽加深。每100kg常山,用黄酒10kg。(安徽2005)

6. 取生常山,加酒喷淋拌匀,稍焖,置锅内用文火炒至色变深,取出,放凉。每100kg常山用酒10kg。(广西2007)

7. 取饮片常山,照酒炙法炒干。(陕西2008)

8. 取常山片,照酒炙法炒干。每100kg常山片,用黄酒10~12kg。(河南2005)

9. 取常山片,每50kg用白酒5kg,先将药片置锅内炒热,边炒边洒白酒,炒至片面淡黄色,取出晾冷。(云南1986)

10. 取原药,除去杂质,大小分档,水浸2~4小时,洗净,润软,切厚片,干燥。与酒拌匀,稍闷,炒至表面色变深时取出,摊凉。每100kg常山,用酒10~15kg。(浙江2005)

11. 取常山片,加酒拌匀,稍闷,微炒,取出放凉。每100kg常山用黄酒10kg。(辽宁1986)

12. 取净常山片,照酒炙法用白酒炒至干。(重庆2006)

13. 取净常山片,用黄酒拌匀,闷润至透,置锅内用文火炒干,出锅,摊开,晾凉。每100kg常山,用黄酒10kg。(宁夏1997)

14. 取净常山片,照酒炙法炒至干。每100kg常山,用白酒10kg。(四川2015)

【饮片性状】 形如常山生片,色深黄,略有酒香气。

【性味与功效】 苦、辛,寒;有毒。涌吐痰涎,截疟。用于疟疾。炮制后寒性降低,涌吐的作用减弱,长于截疟。

【使用注意】 有催吐副作用,用量不宜过大;孕妇慎用。

【现代炮制机制和炮制工艺研究】 对常山炮制机制研究,主要是对常山炮制前后常山碱含量变化的研究。叶定江等对常山炮制方法的研究表明:常山经浸泡、浸润、酒炒或清炒等处理后,虽能降低毒性,但也降低了疗效和生物碱含量,生品毒性虽较炮制品大5~7倍,但使用炮制品的1/7~1/5剂量时,疗效却显著高于炮制品,故提出常山如用于治疗疟疾,应以原药材直接切片或打成粗末入药配伍为宜。

有研究以常山碱含量为指标,比较常山生品、传统炮制品、烘品的质量,结果表明,常山炮制后常山碱的含量为生品 > 麸炒品 > 醋制品 > 酒制品 > 清炒品 > 酒炖品,生品 >120℃、20分钟烘品 >140℃、20分钟烘品 >140℃、30分钟烘品 >160℃、30分钟烘品,160℃ 30分钟烘品的常山碱含量与清炒常山的常山碱含量相近。

参考文献

[1] 雷宏东,梁剑平,郭志廷,等.常山提取物急性毒性试验研究[J].中国畜牧兽医,2011,38(6):236-238.

[2] 叶定江,丁安伟,蔡宝昌,等.常山炮制方法的研究[J].中成药研究,1981(2):19-21.

[3] 陈国佩,刘华钢,覃丽秋.常山炮制的实验研究[J].中药材,1998,21(1):18-20.

26. 黄药子

Huangyaozi

DIOSCOREA BULBIFERI RHIZOMA

采制沿革

【来源】 为薯蓣科植物黄独 *Dioscorea bulbifera* L. 的块茎。黄药子药材商品多为野生。

河北、山东有栽培。

【采制】

1. **道地产区** "黄药子"的最早著录始于唐代孙思邈的《千金月令》。《本草图经》记载黄药子的产地有秦(甘肃天水)、陇(陕西陇县)、忠(四川忠县)、万(重庆万州)诸州,并附施州赤药、秦州红药、兴元府赤药和明州黄药四图。《本草逢原》:"(道地)明州、秦州、施州、兴元府、忠、万州者为胜。"历代黄药子的来源非常混乱,以浙江宁波、甘肃天水、湖北恩施、陕西汉中为道地产区。

现主产于湖北、湖南、江苏、河南、山东、浙江、安徽、福建、云南、贵州、四川、广西等地。

2. **采制方法** 野生者夏末至冬初均可采挖,以9—11月采者为佳。栽培者栽种2~3年后冬前采挖块茎,以9—11月采者为佳。将块茎挖出,去掉茎叶、须根,洗净泥土,横切成片,切厚1~1.5cm的片,晒干或鲜用。

【品质】以片大,外皮棕黑色,断面黄白色,显麻点者为佳。

【贮藏】置干燥处,防蛀。

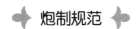 **炮制规范**

一、黄药子

【古代炮制法则】

1. **净制** 以水洗去粗皮、细毛(明·《本草品汇精要》)。

2. **切制** 研服之(宋·《经史证类备急本草》)。捣罗为散(宋·《圣济总录》)。捣细罗为散(宋·《太平圣惠方》)。

【现代炮制经验】

1. **挑拣** 取原药材,拣净杂质即可(北京、山东)。

2. **切片** 取鲜货,切3分厚片,晒干(贵州)。

3. **洗切** 取原药材,用冷水或热水洗净,切1~2分厚片,或8分块,晒干(大连、镇江、浙江、贵州)。

4. **浸泡** 取原药材洗净,加水浸泡1~4小时,切8分块,晒干,或烘干(长沙)。

5. **闷润** 取原药材洗净,润软后,切8分方块,晒干(上海)。

【现代炮制规范】

1. 除去外表须毛,洗净,润透,切片,干燥,筛去灰屑。(湖北2009)

2. 除去外表须毛,洗净,润透,切中片,干燥,筛去灰屑。(广西2007)

3. 除去杂质,浸泡,洗净,润透,切片,干燥。(辽宁1986)

4. 除去杂质,洗净,略浸,润透,切厚片或小块,干燥。(江西2008)

5. 除去杂质,洗净,润透,切厚片或小块,干燥。(河南2005)

6. 除去杂质。(四川2015,重庆2006,福建2012)

7. 除去杂质。用时捣碎。(吉林1986)

8. 将原药除去杂质,洗净,润透,切厚片,干燥,筛去灰屑。原药为块片者,除去杂质,重新加工,切丝(2~3mm),干燥,筛去灰屑。(上海2008)

9. 取黄药子,除去杂质,剪去须根,洗净,浸润至透,切小块或厚片,干燥。(山东 2012)

10. 取药材黄药子,除去杂质,略泡,洗净,润透,切丝,干燥。(陕西 2009)

11. 取原药,除去杂质,洗净,润软,横切丝,干燥。(浙江 2005)

12. 取原药材,除去残留须根、杂质,洗净,润透,切小块或厚片,干燥,筛去碎屑。(安徽 2005)

13. 取原药材,除去杂质,洗净,干燥。(天津 2012)

14. 取原药材,除去杂质,洗净,闷透,切厚片,干燥,即得。(黑龙江 2012)

15. 取原药材,除去杂质,洗净,润透,切 8~12mm 立方块,干燥。或用时捣碎。(山西 1984)

16. 取原药材,除去杂质,洗净,润透,切丝。(江苏 2002)

17. 取原药材,除去杂质,洗净,润透,切小块,干燥。(宁夏 1997)

18. 取原药材,除去杂质。(北京 2008)

19. 取原药材,除去杂质,洗净,润透,切圆厚片,干燥,筛去碎屑。(湖南 2010)

20. 取原药拣净杂质,用水浸泡约 2 小时,捞出,吸约 12 小时,切成厚 4mm 的圆片,晒干,即可。(云南 1986)

【饮片性状】本品横切片呈类圆形或圆形,直径 3~10cm,厚 0.3~1.5cm。外皮较薄,棕黑色,有皱褶,具多数短小的细根及黄白色或棕黄色微突起的须根痕。切面淡黄色至黄棕色,平滑或呈颗粒状凹凸不平。质脆,折断面颗粒状。气微,味苦。

【性味与功效】苦、辛、咸,性凉;有小毒。解毒消肿,化痰散结,凉血止血。用于吐血,衄血,喉痹,消瘿,瘿气,疮痈瘰疬,蛇犬咬伤。

【使用注意】内服剂量不宜过大。长时间服用需要定期复查肝功能。

【现代毒理学研究】黄药子主要含有以黄独素 B(diosbulbin B)为代表的二萜内酯类、甾体类、黄酮类等多种成分。但据近期研究表明,黄药子所含二萜内酯类黄药子萜 A,黄药子萜 B,黄药子萜 C 等均可引起急性中毒,且毒性呈剂量相关性。薯蓣皂苷元、薯蓣次皂苷元、鞣质等成分,久服亦可引起蓄积中毒。黄药子的毒性成分与有效成分之间的关系,目前还不是十分清楚,以上毒性成分也具药理活性。中毒表现为轻度中毒,可见口干、食欲缺乏、恶心腹痛等消化道反应,严重者可见昏迷、瞳孔缩小、呼吸困难、心肌麻痹而致死,一般临床主要表现为恶心、呕吐、厌油腻、肝功能异常或出现黄疸。黄药子对肝脏的损害属于对肝细胞的直接毒性作用,是药物或其代谢产物在肝脏内达到一定浓度时干扰肝细胞代谢的结果,久服药物蓄积而导致肝中毒。

黄药子丙酮提取物对小鼠的口服急性毒性 $LD_{50}>5.0g/kg$,LD_{50} 的 95% 置信区间为 $(7.20 \pm 1.84)g/kg$,属低毒;黄药子醇提物小鼠单次灌胃给药的 LD_{50} 为 9.32g/kg(相当于饮片 58.81g/kg),为临床成人剂量的 274.43~411.55 倍。

二、制黄药子

【古代炮制法则】治瘿气黄药子一斤,浸洗净,酒一斗浸之(宋·《经史证类备急本草》)。

【现代炮制规范】现代生用为主。

【性味与功效】苦、辛、咸,性凉;有小毒。解毒消肿,化痰散结,凉血止血。用于吐血,衄血,喉痹,消瘿,瘿气,疮痈瘰疬,蛇犬咬伤。

【使用注意】内服剂量不宜过大。长时间服用需要定期复查肝功能。

【现代炮制机制和炮制工艺研究】现代多生用,研究炮制减毒甚少,以配伍减毒为主。有初步研究表明黄药子配伍当归后,可明显减轻其对肝细胞的损害程度,并且对肾脏的损害也有一定的缓解作用。另据实验表明,黄药子配甘草后能降低对肝脏的损害。

参 考 文 献

[1] 唐迎雪.黄药子古今临床应用研究[J].中国中药杂志,1995,20(7):435-438.

[2] 黄光照.法医毒理学[M].2版.北京:人民卫生出版社,1998:177.

[3] 胡振英,张百炼,罗永江,等.黄药子丙酮提取物对小鼠急性和大鼠亚急性毒性试验研究[J].中兽医医药杂志,2009,28(5):25-27.

[4] 李刚,赵宜红,孙曼,等.黄药子醇提物的小鼠急性毒性试验[J].医药论坛杂志,2013,34(5):70-72.

[5] 丁国明,唐迎雪.当归对黄药子解毒作用的实验观察[J].中草药,1992,23(4):192-194,199.

[6] 华碧春,卓实,史道华,等.甘草减轻黄药子肝毒性的研究[J].福建中医药大学学报,2013,23(1):23-25.

第五章　藤　木　类

27. 丁公藤
Dinggongteng
ERYCIBES CAULIS

采制沿革

【来源】为旋花科植物丁公藤 *Erycibe obtusifolia* Benth. 或光叶丁公藤 *Erycibe schmidtii* Craib 的干燥藤茎。药材商品以野生为主,目前开展种植研究。

混淆品:为旋花科飞蛾藤属(*Porana* Burm. f.)植物的大果飞蛾藤 *Porana sinensis* Hemsl. 和近无毛飞蛾藤 *Porana sinensis* var. *delavayi* 的干燥藤茎。大果飞蛾藤和/或近无毛飞蛾藤已成为商品丁公藤的主流品种。主产于华南、西南及华中西部等地。

【采制】

1. **道地产区**　丁公藤,别名包公藤,始载于《常用中草药手册》;产于广东。

现丁公藤主产于广东、广西、海南等沿海地区;光叶丁公藤主产于云南屏边、西畴,海南乐东尖峰岭、东方、保亭、陵水及黎母岭,广西大瑶山、十万大山及广东。

2. **采制方法**　2020 年版《中国药典》收载:全年均可采收,切段或片,晒干。栽培者栽培 3~4 年便可采收,秋季挖取根部,抖净泥土,晒干,或去皮晒干。

【品质】以质坚硬,断面浅黄棕色,有不规则的花纹多者为佳。

【贮藏】置干燥处。

❀ 炮制规范 ❀

一、丁公藤

【**古代炮制法则**】"丁公藤"一名始见于《南史》。《开宝本草》《本草图经》《经史证类备急本草》及《本草纲目》中虽有丁公藤的记载,但均未作为正名,而仅作为丁公寄或南藤等项下的别名,且其植物形态及产地与现今所用之丁公藤有很大差别。无关于炮制的记载。

【**现代炮制经验**】洗净,切段,隔水蒸 2~4 小时后,晒干。

【**现代炮制规范**】

1. 除去杂质,洗净,润透,切片,干燥。(药典 2020,江西 2008,湖北 2009)

2. 将原药除去杂质,洗净,润透,切厚片,干燥,筛去灰屑。来货为切片者,除去杂质,筛去灰屑。(上海 2008)

3. 除去杂质,洗净,润透,切片,晒干。(河南 2005,广西 2007)

4. 取原药材,除去杂质,洗净,润透,切厚片,干燥,筛去灰屑。(湖南 2010)

5. 除去杂质,洗净,润透,切段或厚片,晒干。(四川 2002)

6. 除去杂质,洗净,润透,切厚片,晒干。(重庆 2006)

7. 取原药材,除去杂质,洗净,润透,切厚片,干燥。(贵州 2005)

【**饮片性状**】为斜切的段或片,直径 1~10cm。外皮灰黄色、灰褐色或浅棕褐色,稍粗糙,有浅沟槽及不规则纵裂纹或龟裂纹,皮孔点状或疣状,黄白色,老的栓皮呈薄片剥落。质坚硬,纤维较多,不易折断,切面椭圆形,黄褐色或浅黄棕色,异型维管束呈花朵状或块状,木质部导管呈点状。气微,味淡。

【**性味与功效**】辛,温;有小毒。祛风除湿,消肿止痛。用于风湿痹痛,半身不遂,跌扑肿痛。一般用量 3~6g,用于配制酒剂,内服或外搽。

【**使用注意**】本品有强烈的发汗作用,虚弱者慎用;孕妇禁用。

【**现代毒理学研究**】丁公藤主要含有香豆素类、绿原酸类、生物碱类以及甾醇和长链烷烃类成分。其主要的毒性成分并不明确,可能与其含莨菪类生物碱有关,主要毒性靶器官为神经系统和心脏。

包公藤甲素小鼠腹腔注射的 LD_{50} 为 $(8.8 \pm 1.2)\,mg/kg$。中毒症状表现为副交感神经亢进,大剂量组动物有类似氧化震颤素的中枢性震颤。阿托品和东莨菪碱为特异性解毒剂。

二、制丁公藤

【**现代炮制规范**】

1. 取原药材,除去杂质,洗净,润透,切厚片,蒸约 2 小时,干燥。(全国规范 1988)

2. 除去杂质,洗净,润透,切斜薄片,蒸至透心,干燥。(江西 2008)

3. 取原药材,除去杂质,清水洗净,捞出,润透后切 1~2mm 薄片,然后隔水蒸至透心,晒干。(山西 1984)

4. 取原药材,除去杂质,洗净,淋水润透,切厚片,蒸约 2 小时,取出,干燥。(江苏 2002)

5. 取原药材,除去杂质。洗净,置适宜容器内,蒸约 2 小时,至芳香气逸出时,取出,晾

至半干,切厚片,干燥。(浙江 2005)

6. 取净生丁公藤,蒸至透心,干燥。(贵州 2005)

【饮片性状】同丁公藤。色泽较深。

【性味与功效】辛,温;有小毒。祛风除湿,消肿止痛。用于风湿痹痛,半身不遂,跌扑肿痛。一般用量 3~6g,用于配制酒剂,内服或外搽。

【使用注意】本品有强烈的发汗作用,虚弱者慎用;孕妇禁用。

参考文献

[1] 刘卉,杨锦芬,詹若挺. 丁公藤研究概况与展望[J]. 广东农业科学,2012,39(1):36-39.

[2] 孙琛,谢国斌,俞霭瑶,等. 包甲素的毒性研究[J]. 上海第二医科大学学报,1986,6(4):294-296,375.

28. 天仙藤
Tianxianteng
ARISTOLOCHIAE HERBA

◆ 采制沿革 ◆

【来源】为马兜铃科植物马兜铃 *Aristolochia debilis* Sieb.et Zucc. 或北马兜铃 *Aristolochia contorta* Bunge. 的干燥地上部分。天仙藤商品多来源于野生资源。

【采制】

1. **道地产区**　天仙藤最早录于宋《本草图经》,云:"天仙藤生江淮及浙东山中。"

现主产于浙江金华、建德;湖北孝感;江苏靖江、泰兴、镇江;河北平山、新乐、栾平、兴隆、遵化;陕西洛南、山阳、洋县;江西瑞昌、修水、武宁、都昌;河南信阳、嵩县、栾川等地。以浙江、湖北产量大。

2. **采制方法**　《本草图经》云:"春生苗……叶似葛叶,叶圆而小,有毛白色,四时不凋,根有须,夏月采取根苗,南人用之最多。"现一般在 9 月霜降叶未脱落时采收,割取地上部分,晒干,制成小捆。

【品质】以青绿色、带叶茎、条细、质脆、气清香者为佳。

【贮藏】置干燥处。

◆ 炮制规范 ◆

一、天仙藤

【古代炮制法则】

1. 净制洗(宋·《妇人大全良方》)。

2. 切制为细末(明·《普济方》)。为末(明·《证治准绳》)。

【现代炮制经验】

1. **切断** 取原药材,去净杂质或洗净,切 2~5 分长段。

2. **浸泡** 取原药材,加水浸泡 1 小时,洗净,切 3~5 分长段,晒干或烘干(长沙)。

3. **闷润** 取原药材洗净,拣去杂质,闷润①,切段晒干。

注:①闷 3~5 小时(南京);1 天(镇江);润透(辽宁、西安、山西、重庆)。

【现代炮制规范】

1. 除去杂质,淋润至透,切段,干燥。(宁夏 1997,重庆 2006)

2. 除去杂质,喷水润透,切段,干燥。(辽宁 1986)

3. 除去杂质,抢水洗净,略润,切段,干燥。(江西 2008)

4. 除去杂质,抢水洗净,润软,切短段,干燥,筛去灰屑。(广西 2007)

5. 除去杂质,切段,干燥。(四川 2015)

6. 除去杂质,淋润至透,切段,干燥,筛去灰屑。(甘肃 2009)

7. 除去杂质,洗净泥土,捞出,润透,切 10mm 段,晒干。(吉林 1986)

8. 将原药除去杂质,喷潮,略润,切长段,筛去灰屑。(上海 2008)

9. 取原药材,除去杂质,切段,筛去灰屑。(浙江 2005)

10. 取原药材,除去杂质,淋润至透,切段,干燥,即得。(黑龙江 2012)

11. 取原药材,除去杂质,抢水洗净,润透,切段,干燥,筛去灰屑。(江苏 2002)

12. 取原药材,除去杂质,抢水洗净,润软,切中段,干燥,筛去灰屑。(湖南 2010)

13. 取原药材,除去杂质,切段。(贵州 2005)

14. 取原药材,除去杂质,洗净,闷润 2~4 小时,至内外湿度一致,切长段,干燥,筛去碎屑。(北京 2008)

15. 取原药材,拣净杂质,喷淋清水,堆润至透,切 10~15mm 长的小段,晒干。(山西 1984)

16. 取原药材,除去杂质,洗净,稍润,切段,干燥。(安徽 2005)

17. 取天仙藤,除去杂质,洗净,稍润,切段,干燥。(山东 2012)

【饮片性状】 本品为细长圆柱形段,略扭曲,直径 1~3mm;表面黄绿色或淡黄褐色,有纵棱及节;质脆,易折断,断面有数个大小不等的维管束。叶多皱缩,破碎,暗绿色或淡黄褐色,基生脉明显,叶柄细长。气清香,味淡。

【性味与功效】 苦,温。行气活血,利水消肿。用于脘腹刺痛,关节痹痛,妊娠水肿。

【使用注意】 本品含马兜铃酸,可引起肾损害等不良反应,儿童及老年人慎用;孕妇、婴幼儿及肾功能不全者禁用。

【现代毒理学研究】 天仙藤的毒性成分为马兜铃酸类,主要表现为肾毒性,可分为急性损伤和慢性损伤,主要是对肾小管和肾间质的严重损害以及对肾小球的轻度损害。有研究从天仙藤中分离鉴定了 23 个化合物的结构,其中 9-羟基马兜铃酸Ⅰ和马兜铃内酰胺Ⅳa 是新化合物,17 个化合物为首次从该植物中得到的。以肾细胞 HK-2 为研究对象,对从天仙藤中得到的 10 种马兜铃酸类(AA 类)成分进行肾细胞毒性研究。结果表明,除马兜铃酸Ⅰ外,又新发现马兜铃内酰胺Ⅰ、马兜铃内酰胺Ⅳa 和 7-甲氧基马兜铃内酰胺Ⅳ亦具有 HK-2 细胞毒性,而且毒性大小顺序依次为 7-甲氧基马兜铃内酰胺Ⅳ、马兜铃内酰胺Ⅳa、马兜铃酸Ⅰ、马兜铃内酰胺Ⅰ。

未见天仙藤的 LD_{50} 的报道。

二、制天仙藤

【古代炮制法则】

1. **炒制** 炒焦(明·《普济方》)。炒(明·《本草汇言》)。略炒(宋·《妇人大全良方》)。
2. **焙** 焙干(明·《证治准绳》)。

【现代炮制规范】

酒天仙藤 取净天仙藤,用黄酒拌匀,闷透,置锅内,用文火加热,炒干,出锅,放凉。每100kg 净天仙藤,用黄酒 10kg。(甘肃 2009)

【饮片性状】本品形同天仙藤,表面微有焦斑,微具有酒香气。

【性味与功效】苦,温。行气活血,利水消肿。炮制后增强其行气活血止痛的作用。用于脘腹刺痛,关节痹痛,妊娠水肿。

【使用注意】本品含马兜铃酸,可引起肾脏损害等不良反应,儿童及老年人慎用;孕妇、婴幼儿及肾功能不全者禁用。

【现代炮制机制和炮制工艺研究】由于天仙藤含有马兜铃酸,对肾脏有较强的毒性,可以损害肾小管功能,导致肾衰竭,故目前很多标准均不收集。现代炮制研究主要是从降低马兜铃酸的含量出发。

29. 关木通
Guanmutong
ARISTOLOCHIAE CONTORTAE CAULIS

◆ 采制沿革 ◆

【来源】为马兜铃科植物东北马兜铃 *Aristolochia manshuriensis* Kom. 的去栓皮干燥木质藤茎。关木通商品主要来源于野生资源。

【采制】

1. **道地产区** 《药物出产辨》记载"淮通产吉林奉天"。关木通之名始载于《东北药用植物志》。

东北马兜铃主产于辽宁开原、新宾、西丰、宽甸、岫岩、凌源、凤城、清源、本溪;吉林柳河、白山、永吉、辉南、磐石、靖宇;黑龙江林口、海林、尚志、五常;内蒙古喀喇沁旗;河北保定、定州、兴隆、崇礼;北京密云、平谷;山东淄博、沂水、临朐、济宁、聊城;河南嵩县、栾川、内乡;山西蒲县、武乡、运城、山阴等地。

2. **采制方法** 通常于每年 9 月至翌年 3 月间采收。割取藤茎,按粗细截成 1~2m 长的段,用月牙刀刮净栓皮,晒干或烤干燥过程中随时将弯曲者理直,至七八成干时打捆,然后使之囤干。夏季应防止受潮变色。

【品质】以货干、无粗皮、无细藤且粗细均匀,断面鲜黄者为佳;弯曲带疙瘩头者次之,断面色黑者不可用。烘干者优于晒干者。

【贮藏】置通风干燥处。

✦ 炮制规范 ✦

一、关木通

【古代炮制法则】马兜铃科关木通在古书中未见描述,直至《东北药用植物志》一书始有记载,故关木通是近代医药书上应用木通之一。

【现代炮制经验】

1. **润切** 取原药材,洗净淋水润透①,切半分厚的片,晒干或阴干②。

注:①用湿抹布润湿,因其两端有孔,不能见水,否则切片后成凹形(湖北)。

②晾干后再晒,多晒则色变白(上海)。

2. **浸切** 取原药材,加水浸泡①,闷透,切 1~3 厘或 1 分厚的片,晾干或晒干②。

注:①微浸,若久浸则药效减低,且片色变白(大连)。泡 30~60 分钟,稍多泡则切片时中心凸起,泡润时间不够,切片时易碎(南京)。淮木通泡 2 小时,川木通泡 4~7 天(贵州)。泡 3 小时,时间过久则中心转黑(成都)。

②切片后勿水洗,以免粘结一团不易散(长沙)。切片后宜晾干,不宜急晒,以免碎裂(南京)。不宜曝晒,否则退为白色(山东)。

【现代炮制规范】

1. 取原药材,洗净,润透,切 1~2mm 薄片,晒干。(山西 1984)

2. 洗净,略泡,润透,切片,干燥。(辽宁 1986)

3. 拣去杂质,洗净泥土,用水泡透,捞出,沥水,切 1mm 片,晾干。(吉林 1986)

4. 取原药材,洗净,润透,切薄片,晒干。(江苏 2002)

5. 洗净,略泡,润透,切片,晒干,筛去灰屑。(广西 2007)

6. 洗净,略泡,润透,切薄片,晒干。(四川 2002)

7. 除去杂质,洗净,略浸,润透,切薄片,干燥。(宁夏 1997)

【饮片性状】本品为圆片状,断面黄色或淡黄色,皮部薄,木部宽广,有多层整齐环状排列的导管,射线放射状,髓部不明显。摩擦残余粗皮,有樟脑样臭。体轻,质硬,气微,味苦。

【性味与功效】苦,寒;有毒。清心火,利小便,通经下乳。用于口舌生疮,小便淋漓,尿道作痛,乳汁不足。

【使用注意】本品含有马兜铃酸,对肾脏有较强的毒性,可以损害肾小管功能,导致肾衰竭。中毒主要原因为过量服用和久服。所以必须严格按规定的用量用法使用。孕妇慎用。

【现代毒理学研究】关木通的毒性成分为马兜铃酸类,主要表现为肾毒性,可分为急性损伤和慢性损伤,主要是对肾小管和间质的严重损害以及对肾小球的轻度损害。其肾损害的机制可能为直接毒性作用,或可能损伤肾脏血管壁,从而引起缺血,特别是间质细胞的缺血,最终导致肾小管萎缩和间质纤维化。也有研究认为关木通和马兜铃酸通过肾小管间质致纤维化细胞因子 TGF-β_1 表达,参与肾纤维化形成。

有研究以小鼠灌胃观察关木通的急性毒性,结果关木通生品水煎剂的 LD_{50} 为 50.32g/kg,为人用口服剂量的 93.19 倍;关木通制品的 LD_{50} 为 226.62g/kg,为人用日服剂量的 419.69 倍。

二、制关木通

【现代炮制经验】

炒关木通 取关木通片,炒至有黑斑为度(镇江)。

【现代炮制规范】由于关木通含有马兜铃酸,对肾脏有较强的毒性,可以损害肾小管功能,导致肾衰竭,故目前很多标准均不收集,国家也于 2004 年取消其用药标准。

【饮片性状】本品形同关木通,表面带炒焦的黑斑。

【性味与功效】苦,寒;有毒。清心火,利小便,通经下乳。用于口舌生疮,小便淋漓,尿道作痛,乳汁不足。炒制后降低关木通的寒性。

【使用注意】本品含有马兜铃酸,对肾脏有较强的毒性,慎用;孕妇慎用。

【现代炮制机制和炮制工艺研究】由于关木通含有马兜铃酸,对肾脏有较强的毒性,可以损害肾小管功能,导致肾衰竭,故目前很多标准均不收集。现代炮制研究主要是从降低马兜铃酸的含量出发。包括有蜜炙、醋制、碱制等方法。

有研究以关木通为研究对象,实验以马兜铃酸 A 为评价指标,采用正交试验等方法对关木通的碱制和醋制工艺进行优化,结果表明以 0.1mol/L 碳酸氢钠多次浸泡后醋制的关木通炮制工艺为最佳。

有研究提出采用"盐-酸共制"的炮制方法去除青木香、关木通中的马兜铃酸。经过优化的盐-酸炮制工艺,炮制工艺在实验室的毒性成分去除率达到 90% 以上,中试试验毒性成分去除率达到 80% 以上,马兜铃酸 A 的含量在 0.35~0.60mg/g。

据报道,利用正交设计三因素(醋的种类、炒炙前浸泡时间、浸泡时醋的用量)、三水平的实验方法炮制关木通;采用分光光度法,测定不同因素炮制后关木通中马兜铃总酸的含量。结果表明醋炙关木通炮制的最佳条件为醋的用量 15ml,浸泡时间 20 分钟,醋的种类为陈醋。

有文献以马兜铃总酸去除率为考察指标,采用正交设计法考察 $NaHCO_3$ 浓度、炮制时间及炮制次数对关木通中马兜铃酸的影响。结果表明碱制关木通最佳工艺为浓度 0.5mol/L 的 $NaHCO_3$ 溶液浸泡 1 次、时间为 24 小时。

又有文献采用正交试验设计法,以炮制后关木通中马兜铃总酸的含量为评价指标,优选关木通蜜炙工艺。结果表明蜜炙关木通的最佳工艺为:老蜜,用量为 25g/100g 生药,炒制时间为 5 分钟。

参 考 文 献

[1] 王飞,王行文,林庆国.关木通毒理学研究[C]// 中华中医药学会第六届全国中医鉴定学术讨论会论文集.2003:296-298.

[2] 钟飞.关木通肾损害的发病机理及防治研究[D].武汉:湖北中医药大学,2007.

[3] 王智民,由丽双,李琳,等.关木通生品及其制品的药效学及毒理学研究[J].中国药物与临床,2006,6(10):728-732.

[4] 王智民,由丽双,姜旭,等.利用炮制技术去除关木通毒性成分的方法学研究[J].中国中药杂志,2005,30(16):1243-1246.

［5］王智民,王维皓,高慧敏.关木通、青木香的炮制研究［C］//第九届全国中药和天然药物学术研讨会大
　　会报告及论文集.2007:26-28.

［6］董凤勇.正交法优选关木通醋炙炮制工艺［J］.长春中医药大学学报,2010,26(6):958-959.

［7］张春杰,曹蕊,张春红.正交实验优选关木通碱制工艺［J］.包头医学院学报,2012,28(4):4-6.

［8］张春红,曹蕊,张连学.正交试验法优选关木通蜜炙工艺［J］.包头医学院学报,2012,28(2):7-9.

30. 雷公藤
Leigongteng
TRIPTERYGIUM WILFORDII CAULIS

❖ 采制沿革 ❖

【来源】为卫矛科植物雷公藤 *Tripterygium wilfordii* Hook.f. 的根或根的木质部。雷公藤药材商品有野生和栽培品。

同属植物东北雷公藤 *Tripterygium regelii* Sprague et Takeda 的根的木质部在东北地区亦作雷公藤入药。

同科植物昆明山海棠 *Tripterygium hypoglaucum*（Levl.）Hutch. 的根或全株在一些地区作雷公藤用。

【采制】

1. **道地产区** 《植物名实图考》中记载:"莽草……江西、湖南极多,呼水莽子,根尤毒,长至尺余。俗曰水莽兜,亦曰黄藤,浸水如雄黄色,气极臭。园圃中渍以杀虫,用之颇及。其叶亦毒。南赣呼为大茶叶,与断肠草无异。……江右产者,其叶如茶,故俗云大茶叶。湘中用其根以毒虫,根长数尺,故谓之黄藤,而水莽则通呼也。"以后的本草记载,雷公藤的产地为长江以南一带阴湿的山谷中。

现主产于福建、江苏、浙江、安徽、湖北、湖南、广西等地。

2. **采集方法** 《三明畲族民间医药》"全年可采,除净根皮,取木质部切片,晒干"。《湖南药物志》:"秋季采挖。去外皮……原药材在产地切片者,整理清洁。未切片者,除去杂质,洗净,浸泡 4~6 小时,闷润至透,切片,干燥。雷公藤多以根入药,花、叶、果实也可入药,全年可采。根入药时,口服需严格去净根皮,用木质部入药;花、叶入药只可外敷不可内服。"

野生者全年可采,栽培者栽培 3~4 年便可采收,秋季挖取根部,抖净泥土,晒干,或去皮晒干。

【品质】以粗壮,无栓皮,断面红棕色,密布针眼状孔洞为佳。

【贮藏】贮干燥容器内,置通风干燥处。

❖ 炮制规范 ❖

一、雷公藤

【古代炮制法则】关于雷公藤的首载有两种说法。一是《本草纲目拾遗》,名莽草;二是

首载于《神农本草经》,名莽草。均有不确切之处。在《植物名实图考》中记载的莽草为卫矛科雷公藤属植物雷公藤。无文献关于炮制的记载。

【现代炮制规范】

1. 取原药,除去杂质,略浸,洗净,润软,剥净皮部,切片,干燥;产地已切片者,筛去灰屑。(浙江 2005)

2. 将原药除尽残留皮部及其他杂质。洗净,润软,切薄片,干燥,筛去灰屑。(上海 2008)

3. 取原药材,除去杂质,大小分开,洗净,润透,切厚片,干燥。(天津 2012)

4. 取原药材,去尽残留的根皮,洗净,浸泡,淋水润透,切厚片,干燥。(江苏 2002)

5. 除去杂质,洗净,润透,切片,干燥。(福建 2012)

6. 取原药,除残留的根皮,浸泡,洗净,润透,切厚片,干燥,筛去碎屑。产地加工成片者,除去杂质及碎屑。(安徽 2005)

7. 取原药材,除去杂质,切短段或薄片,干燥,筛去碎屑。(湖南 2010)

8. 除尽杂质,洗净,润透,切厚片,晒干。(甘肃 2009)

【饮片性状】为圆形或椭圆形的片状,片厚 2~4mm。切面有木质射线,外皮淡黄色,有微纵纹。质脆易断。气微,味淡微苦。

【性味与功效】苦,寒;大毒。祛风除湿,活血通络,消肿止痛,杀虫解毒。用于治疗类风湿关节炎、白塞病、麻风反应、急性炎性反应性皮肤病及自身免疫性疾病。

【使用注意】本品有毒,内服宜慎。心、肝、肾、胃有疾病患者及严重贫血患者、孕妇、哺乳期妇女等不宜服用。

【现代毒理学研究】雷公藤的主要成分有生物碱、二萜、三萜、倍半萜、多糖和木质素类成分;主要活性成分为二萜类和生物碱,同时也是其主要毒性成分。煎服过量的雷公藤根可导致急性肾衰竭,可使肾小管变性、坏死,严重时发生肾衰竭而死;另外,临床报道用雷公藤治疗类风湿关节炎出现皮肤过敏反应;可引发白细胞、红细胞减少和血小板计数下降、继发性粒细胞缺乏症等血液系统的不良反应;可引发睾丸炎、闭经,抑制性腺功能,影响生殖能力;对肝、肾、心脏等脏器有损害,对胃肠道影响也较大,出现恶心、呕吐现象;长期服用雷公藤甲素会导致骨质疏松,造成对骨骼系统的不可逆损伤。

雷公藤内酯静脉注射对小鼠的 LD_{50} 为 0.8mg/kg;腹腔注射的 LD_{50} 为 0.9mg/kg。雷公藤甲素灌胃小鼠的 LD_{50} 为（1195±204）μg/kg,皮下注射 LD_{50} 为（1136±217）μg/kg。雷公藤总生物碱灌胃小鼠的 LD_{50} 为 5.165g/kg,腹腔的 LD_{50} 为 0.723 8g/kg。

二、制雷公藤

【古代炮制法则】蒸酒服,治风气(清·《本草纲目拾遗》)。历代文献无其他炮制方法收载。

【现代炮制工艺研究】刘奇铎等使用水蒸法提取雷公藤根皮部,分别用水煮沸 0.5 小时、1 小时、2 小时。结果显示,雷公藤甲素的含量均有明显降低,而且随着水煮时间的延长,含量降低就越明显。

刘锡钧等采用羊血炮制雷公藤:取雷公藤 300g 用纱布包好放铝锅中,加新鲜羊血以盖过药面为度,于水浴上炖煮 2 小时,羊血呈蜂窝状取出,将雷公藤于 60℃以下烘干。其炮制品的醇提取物比原生药醇提取物毒性降低约 3 倍,同时抗炎作用反而优于原生药,减毒增效效果明显。

田磊磊等根据传统炮制经验和炮制减毒理论自创了雷公藤蒸制工艺。取生雷公藤蒸至透心、颜色变深后，高效液相色谱（HPLC）法检测雷公藤甲素的含量，发现减少 40%，说明减毒效果明显。

刘建群等尝试用黄泥均匀包裹雷公藤根部，分别置于微波炉中用 40% 功率和 80% 功率微波炮制 12 分钟，采用小鼠急性肝损伤模型评价炮制前后的毒性。结果发现，80% 功率炮制的雷公藤毒性明显降低，HPLC 图谱显示有 3 个成分含量基本不发生变化、4 个成分含量下降、1 个成分含量增加、新产生成分 1 个；雷公藤甲素含量基本不发生变化，推测其毒性降低可能与化学成分比例变化有关。

庄毅等建立了药用真菌的现代固态发酵（双向固体发酵）技术，以植物药为药性基质，由筛选出的药用真菌对其进行固态发酵，得到药物性质成分和功能主治与原药材不完全相同的"药性菌质"。这种发酵技术既可以使药材为真菌提供充分的营养物质促进其生长，又能使药材中原有的化学成分在真菌体内各种酶的催化下发生一定的转变，因而被称为"双向发酵"。运用发酵组合三层优选法，最终确定灵芝成为首选菌种，将灵芝接种在雷公藤基质上，即可获得灵雷菌质。实验结果显示，灵雷菌质的毒性明显减小，并保持雷公藤原有的抗炎、免疫抑制的作用。

有研究表明雷公藤通过不同方法炮制后毒性均有所降低，尤以雷公藤莱菔子炮制品、雷公藤甘草炮制品和雷公藤蒸制品的毒性降低最为明显，且均具有较好的抗炎作用，其中以雷公藤莱菔子炮制品的抗炎作用最佳；其毒性降低可能与炮制后的雷公藤诱导肝、肾组织氧化损伤和细胞凋亡的作用减弱有关。

参考文献

[1] 马伟光,张滔,张超,等.有毒药物雷公藤的研究及展望[J].中华中医药杂志,2006,21(2):117-120.

[2] 关屹,闫冬.一种雷公藤内酯醇透皮贴剂及其制备方法:中国,CN200910013027.3[P].2010-01-06.

[3] 李乐真,陈芍芳,王凤娟,等.雷公藤甲素对炎症及免疫功能的影响[J].中国药理学通报,1986,2(1):25-29.

[4] 褚克丹,陈立典,倪峰,等.雷公藤总生物碱的药效实验研究[J].中药药理与临床,2011,27(1):33-36.

[5] 刘奇铎,刘建民.雷公藤根皮的降毒炮制研究[C]//'98全国中药研究暨中药房管理学术研讨会论文汇编,1998:257-258.

[6] 刘锡钧,王宝奎.雷公藤经羊血炮制可降低毒性[J].药学情报通迅,1986,4(4):73-75.

[7] 田磊磊,谭鹏,李飞.炮制对雷公藤毒性影响的研究综述[C]//中华中医药学会中药炮制分会2009年学术研讨会论文集.2009:166-168.

[8] 刘建群,高俊博,舒积成,等.微波炮制对雷公藤毒性及其化学成分的影响研究[J].时珍国医国药,2014,25(2):344-345.

[9] 庄毅,谢小梅.药用真菌新型(双向性)固体发酵工程对雷公藤解毒持效的初步研究[J].中国中药杂志,2009,34(16):2083-2087.

[10] 毛泽玲.不同炮制方法对雷公藤的减毒保效作用及减毒机制的初步研究[D].福州:福建中医药大学，
2014.

31. 苦木

Kumu

PICRASMAE RAMULUS ET FOLIUM

◆ 采制沿革 ◆

【来源】为苦木科植物苦木 *Picrasma quassioides*（D.Don）Benn. 的干燥枝和叶。药材商品来源于野生。

【采制】

1. **道地产区**　产于河北、山西、河南、山东、江苏、江西、湖南、湖北、陕西、甘肃、四川、云南、广东、广西等地。

2. **采制方法**　夏、秋二季采收，干燥。

【品质】药材以老枝多、嫩枝和叶少为佳。

【贮藏】置干燥处。

◆ 炮制规范 ◆

【古代炮制法则】苦木作为药用，历代本草均未见记载。

【现代炮制规范】

1. 除去杂质，枝洗净，润透，切片，干燥；叶喷淋清水，稍润，切丝，干燥。（药典 2020，江西 2008）

2. 取原药材，除去杂质，清水洗净，捞出，润透后，枝切片，叶切丝，晒干。（山西 1984）

3. 除去杂质，枝洗净，润透，切片，晒干；叶喷淋清水，稍润，切丝，晒干。（河南 2005）

4. 取原药材，除去杂质，茎枝洗净，润透，切薄片，干燥；叶喷淋清水，稍润，切粗丝，干燥，筛去灰屑。（湖南 2010）

5. 除去杂质，枝洗净，润透，切厚片，晒干，叶喷淋清水，稍润，切丝，晒干。（重庆 2006）

6. 除去杂质，洗净，润透，切厚片，晒干；叶喷淋清水，稍润，切丝，晒干。（四川 2015）

7. 取原药材，除去杂质，枝洗净，润透，切片，晒干，叶喷淋清水，稍润，切丝，晒干。（贵州 2005）

8. 取原药材枝，洗净，润透，切片，晒干；叶喷淋清水，稍润，切丝，晒干，筛去灰屑。（甘肃 2009）

【饮片性状】本品枝呈圆柱形厚片，表面灰绿色或棕绿色，有细密的纵纹和多数点状皮孔；质脆，易折断，断面不平整，淡黄色，嫩枝色较浅且髓部较大。叶为丝状，近无柄，基部偏斜或稍圆，边缘具钝齿；两面通常绿色，有的下表面淡紫红色，沿中脉有柔毛。气微，味极苦。

【性味与功效】苦,寒;有小毒。清热解毒,祛湿。用于风热感冒,咽喉肿痛,湿热泻痢,湿疹,疮疖,蛇虫咬伤。

【使用注意】本品有一定毒性,内服不宜过量。孕妇慎服。

【现代毒理学研究】苦木化学成分主要包括苦味素类、生物碱类,其次为挥发油、三萜、甾醇、皂苷、香豆素、醌类等。总生物碱认为是其毒性的成分,总生物碱对大鼠生长发育,肝、肾功能,血象及实质性器官心、肝、肺、肾未见明显影响,苦木素服用过量引起呕吐。杜志德通过动物实验证明:小鼠灌胃给药的 LD_{50} 为 1.971g/kg,约相当于成人每日每千克用量的 6 350 倍。

参 考 文 献

[1] 赵文娜,张新新,谢人明,等. 苦木化学成分和药理作用研究进展[J]. 中药材,2011,34(7):1149-1152.

[2] 郭晓庄. 有毒中草药大辞典[M]. 天津:天津科技翻译出版公司,1992:290.

[3] 杜志德. 苦木总生物碱的毒性研究[J]. 中成药研究,1984(5):40.

第六章　皮　类

32. 土荆皮 附:木槿皮
Tujingpi
PSEUDOLARICIS CORTEX

 采制沿革

【来源】为松科植物金钱松 *Pseudolarix amabilis*(Nelson)Rehd. 的干燥根皮或近根树皮。土荆皮药材商品来源于野生和栽培。

注:木槿皮为锦葵科木槿属植物木槿 *Hibiscus syriacus* Linn. 的茎皮或根皮。两者常因名字相近而混淆。土荆皮有小毒,木槿皮无毒。

【采制】

1. 道地产区　《药材资料汇编》记载:以浙江长兴,安徽广德为主产地。《中药材商品知识》记载产于江苏、浙江、安徽等地。现产于江苏南部、浙江、安徽南部、江西、湖南、湖北利川至重庆万州交界地区,为江淮地区民间习用的一种药材。

2. 采制方法　《药材资料汇编》记载:4、5月间挖掘其根,取其根皮,刮去外皮,晒干即可。夏季剥取,晒干。《中药材商品知识》记载:春、冬季剥取根皮,除净外粗皮及泥杂,晒干。2020 年版《中国药典》记载:夏季剥取,晒干。

【品质】以形大、黄褐色、有纤维质而无栓皮者为佳。

【贮藏】置干燥处。

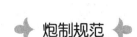

一、土荆皮

【古代炮制法则】 土荆皮始载于赵学敏的《本草纲目拾遗》,无炮制方法记载。

【现代炮制规范】

1. 洗净,略润,切丝,干燥。(药典 2020,天津 2012,江西 2008)

2. 取原药材,除去杂质,洗净,润透,切丝,干燥。(全国规范 1988)

3. 将原药材除去杂质,洗净,润透,开条,切丝,干燥,筛去灰屑。(上海 2008)

4. 取原药材,除去杂质,大小分开,洗净,闷润 6~8 小时,至内外湿度一致,切宽丝,干燥,筛去碎屑。(北京 2008)

5. 取原药材,除去杂质,洗净,略润,切丝,干燥,筛去灰屑。(湖南 2010)

6. 洗净,略润,切丝,晒干。(河南 2005)

7. 取原药材,除去杂质,洗净,闷润,切成 2mm 宽丝,晒干。(山西 1984)

8. 取原药材,洗净,润透,切丝,干燥,筛去灰屑。(江苏 2002)

9. 取原药,刮去鳞状栓皮,洗净,润软,先切成宽约 3cm 的条,再横切成厚片,干燥。(浙江 2005)

10. 取原药材,除去杂质,洗净,稍润,切厚片或丝,干燥。(安徽 2005)

11. 洗净,略润,切细丝,干燥。(湖北 2009)

12. 除去杂质,洗净,略润,切短段,干燥,筛去灰屑。(广西 2007)

13. 洗净,略润,切丝,晒干;或用时捣碎。(重庆 2006,四川 2002)

14. 取原药材,除去杂质,洗净,略润,切丝,晒干。(贵州 2005)

15. 取原药材,除去杂质,切丝,晒干,筛去灰屑。(甘肃 2009)

16. 除去杂质,洗净,润透,切丝,干燥。(宁夏 1997)

【饮片性状】 呈条片状或卷筒状短段。外表面灰黄色,有时可见灰白色横向皮孔样突起。内表面黄棕色至红棕色,具细纵纹。切面淡红棕色至红棕色,有时可见有细小白色结晶,可层层剥离。气微,味苦而涩。

【性味与功效】 辛,温;有毒。归肺、脾经。杀虫,疗癣,止痒。用于疥癣瘙痒。外用适量,醋或酒浸涂擦,或研末调涂患处。

【使用注意】 只宜外用,不作内服用。

【现代毒理学研究】 土荆皮的化学成分为土槿皮酸、酚性成分、鞣质及色素。土荆皮酸是其有效的抗菌成分,也是其毒性成分。

有研究给小鼠静脉或腹腔给药土荆皮乙酸,其 LD_{50} 分别是 423mg/kg 和 316mg/kg。小鼠静脉给药后出现痉挛、头颈部强直,5 分钟左右痉挛缓解,呈无力迟缓状态,出现张口呼吸等中毒症状。给大鼠灌胃给药,其 LD_{50} 是 130mg/kg,出现腹泻、畏食等中毒症状。此外,土荆皮甲酸和乙酸均有抗生育的作用。

附:木槿皮

木槿皮
Mujinpi
HIBISCI CORTEX

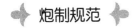 **采制沿革**

【来源】为锦葵科木槿属植物木槿 *Hibiscus syriacus* Linn. 的茎皮或根皮。木槿皮药材商品来源于野生和栽培。

注:为木兰科植物长梗南五味子 *Kadsura longipedunculata* Finet et Gagn. 的干燥根皮(北京 2008)。

【采制】

1. **道地产区**　《本草汇言》记载:"木槿,其花,南北随处即有之……今疡医用皮,治疮癣,多取川中来者,厚而色红,他处不及。"《本草纲目》记载:"川中来者,气厚力优,故尤有效。"《本草纲目拾遗》记载:"生川中,色红皮厚,而气猛烈……他省产者名土槿,皮薄而气劣,不得混施。"由此可见四川省是木槿皮的原产地,或者说是道地产地。

现主产地为四川,云南,贵州,江西,江苏,山东,河南,河北,安徽等地。

2. **采制方法**　春、夏(4—5 月)砍伐茎枝,剥皮晒干;秋季(9—10 月)挖根,剥皮晒干。

【品质】条长、宽、厚、碎块少者为佳。

【贮藏】置干燥处。

炮制规范

木槿皮

【现代炮制经验】取原药材洗净,闷润,切 2~3 分厚的片。

【现代炮制规范】

1. 取原药材,除去杂质,洗净,闷润 3~5 小时,至内外湿度一致,切宽丝,干燥,筛去碎屑。(北京 2008)

2. 除去杂质,洗净泥土,捞出,润透,切 3mm 丝,晒干。(吉林 1986)

3. 取川槿皮,拣净杂质,用清水洗净、堆润,每日喷水数次至润透内外湿度一致,切 2~3mm 宽丝,晒干。(山西 1984)

4. 除去杂质,洗净,润透,切丝或块,干燥。(湖北 2009)

5. 取原药材,除去杂质,洗净,捞出,润透,切丝,干燥,即得。(黑龙江 2012)

6. 取原药,除去杂质,洗净,润软,切段,干燥。(浙江 2005)

7. 取原药材,除去杂质,厚薄分开,洗净,浸泡 1~2 小时,取出,闷润 4~8 小时,至内外湿度一致,切宽丝,干燥,筛去碎屑。(北京 2008)

8. 除去杂质,洗净,润透,切短段,干燥。(广西 2007)

9. 取原药材,除去杂质,洗净,润透,切中段片,干燥,筛去灰屑。(湖南 2010)

10. 取原药材,拣去杂质,洗净,润软,切丝,干燥,筛去灰屑。(江苏 202)

11. 取木槿皮,除去杂质,洗净,润透,切丝,干燥。(山东 2012)

12. 取原药材,除去杂质,洗净,润透,切丝,干燥,筛去灰屑。(上海 2008)

13. 取原药材,除去杂质,洗净,润透,切丝,干燥,筛去碎屑。(安徽 205)

14. 取原药材,除去杂质,水洗,润透,切丝,干燥。(天津 2012)

15. 除去杂质,洗净,润透,切段,晒干。(河南 2005)

16. 除去杂质,洗净,稍润,切段,干燥。(重庆 2006)

17. 除去杂质,洗净,润透,切丝,干燥。(宁夏 1997)

18. 除去杂质,洗净,润透,切段,干燥。(福建 2012)

【饮片性状】本品多呈槽状中段片或丝状,厚约 1mm。外表面青灰色或灰褐色,有弯曲的纵皱纹点状小突起(皮孔);内表面蛋黄白色,光滑,有细纵纹。质韧,切面白色,纤维性。气微,味淡。

【性味与功效】甘、苦,凉。清热,利湿,解毒,止痒,用于肠风泻血、痢疾、脱肛、白带、疥癣、痔疮等症。

33. 地枫皮
Difengpi
ILLICII CORTEX

✛ 采制沿革 ✛

【来源】为木兰科植物地枫 *Illicium difengpi* K.I.B. et K.I.M. 的干燥树皮。商品来源均为野生。由于连年无序采挖,加上石灰岩地区生态环境持续恶化,致使地枫皮资源逐年减少,已列入《中国植物红皮书》渐危种,并开展栽培种植研究。

【采制】

1. **道地产区** 地枫皮之名首见于 1930 年陈仁山《药物出产辨》"产广西"。

现主产于广西马山、都安、巴马、东兰、百色。云南、贵州、广东、湖南也有分布。

2. **采制方法** 春、秋二季剥取,选取 10 年以上老株,在树的一侧锯树皮的上、下两端,用刀直划,将树皮剥下,其余树皮保留不剥,将树皮置通风处阴干或低温干燥。

【品质】以皮厚宽阔、外皮灰褐、内色棕红有网纹、质松脆、味清香、油性大者为佳。

【贮藏】置通风干燥处,防蛀。

✛ 炮制规范 ✛

地枫皮

【古代炮制法则】洗制(《广西植物志》)。

【现代炮制经验】

1. **挑拣** 取原药材,去净木心,拣净杂质,掰成小块即可(大连、上海)。

2. **洗切** 取原药材洗净,润透切1~1.5寸长段(苏州)。

【现代炮制规范】

1. 除去杂质,洗净,打碎,干燥。(药典2020,天津2012,江苏2002)

2. 取原药材,除去杂质及残留木心,洗净,干燥,捣碎。(全国规范1988)

3. 取原药材,除去杂质、洗净、晒干或低温干燥,加工成块。(北京2008)

4. 除去杂质,砸成小块。(内蒙古1977)

5. 除去杂质,洗净,晒干,用时捣碎。(辽宁1986)

6. 除去杂质,筛去灰屑。(吉林1986)

7. 取原药材,除去杂质及残留木心,洗净,打碎,干燥,即得。(黑龙江2012)

8. 将原药材,除去杂质,敲成长度小于3cm小块,筛去灰屑。(上海2008)

9. 取原药材,除去杂质,洗净,干燥。砸成直径3cm以下的片块。(浙江2005)

10. 取原药材,除去杂质及残留木心,洗净,干燥,折成小段或打碎。(安徽2005)

11. 除去杂质,洗净,打碎或稍润,切丝,干燥。(江西2008)

12. 取地枫皮,除去杂质,洗净,干燥,打碎。(山东2012)

13. 除去杂质,洗净,打碎,晒干。(河南2005)

14. 除去杂质,洗净,折断或打碎,晒干。(湖北2009)

15. 取原药材,除去杂质,洗净,润透,切粗丝片,干燥,筛去灰屑。(湖南2010)

16. 取原药材,除去杂质,洗净,打碎,干燥。(贵州2005)

17. 取药材地枫皮,除去杂质,洗净,打碎,干燥。(陕西2007)

18. 除去杂质及残留木心,筛去灰屑,折成小段或用时捣碎。(宁夏1997)

【饮片性状】本品呈不规则碎块状,外表面灰棕色至深棕色,有时可见灰白色地衣斑,粗皮易剥离或脱落,脱落处棕色或棕红色,具有明显的纵沟纹。质松脆,断面颗粒状。气微香,味微涩。

【性味与功效】微辛、涩、温;有小毒。祛风除湿,行气止痛。用于风湿痹痛,劳伤腰痛。

【使用注意】尚不明确。

【现代毒理学研究】地枫皮树主含地枫皮素、厚朴酚、β-谷甾醇等成分;富含挥发油,油中成分为α-蒎烯、β-蒎烯、莰烯、月桂烯、桉叶素、芳樟醇、樟脑、龙胆、乙酸乙酯、黄樟醚、柏木脑等成分;另含三萜酸类成分,其中倍半萜内酯中的莽草毒素,2-氧-6-去氧新莽草毒素、新大八角素为有毒的化合物。

有研究比较了地枫皮及其同属植物假地枫皮、大八角的急性毒性。结果表明,三者均有一定毒性,其中假地枫皮毒性最大,按毒性大小顺序为:假地枫皮 > 地枫皮 > 大八角。地枫皮的LD_{50}为生药(75.71 ± 7.08)g/kg,假地枫皮的LD_{50}为生药(29.26 ± 3.50)g/kg,大八角的LD_{50}为生药(94.56 ± 10.37)g/kg。

参 考 文 献

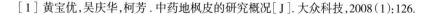

[1] 黄宝优,吴庆华,柯芳.中药地枫皮的研究概况[J].大众科技,2008(1):126.

34. 苦楝皮
Kulianpi
MELIAE CORTEX

✤ 采制沿革 ✤

【来源】为楝科植物川楝 *Melia toosendan* Sieb. et Zucc. 或楝 *Melia azedarach* L. 的干燥树皮和根皮。苦楝皮商品药材野生、栽培均有。

【采制】

1. **道地产区** 同楝实。《名医别录》"生荆山"。《本草图经》和《经史证类备急本草》附有梓州楝子和梓州花楝图。苏颂谓:"生荆山山谷,今处处有之,以蜀川者为佳。"明代记载蜀川、成都府简县、直隶潼川州产者为佳。由此可见,苦楝皮以湖北、四川为道地产区。

现主产于湖北恩施、宜昌、孝感;安徽芜湖、蚌埠、六安;江苏南京;河南新乡;贵州安顺、山西、甘肃等地。

2. **采制方法** 常先刮去粗皮再剥皮,晒干或低温烘干。现代研究认为根皮比树皮疗效高1倍;近根的树皮较上层树皮为优,其疗效与根皮近似;川楝以冬季采者最好(川楝素含量最高),楝树以春、夏季采为宜(川楝素含量较高)。2020年版《中国药典》收载:春、秋二季剥取,晒干,或除去粗皮,晒干。

【品质】以身干、皮厚、条大、无粗皮者为佳。

【贮藏】置通风干燥处,防潮。

✤ 炮制规范 ✤

一、苦楝皮

【古代炮制法则】

1. **净制** 去其苍者,焙干为末(宋·《经史证类备急本草》)。去粗皮(宋·《普济本事方》)。去浮皮(元·《卫生宝鉴》)。去皮(明·《医学纲目》)。去厚皮(明·《医学纲目》)。刮去皮土(明·《景岳全书》)。去皮取白肉(清·《外科证治全生集》)。

2. **切制** 剉(宋·《太平圣惠方》)。细切(宋·《博济方》)。

【现代炮制经验】取原药材洗净,润1天或润透后,切1~2分丝或3分~1寸块(江苏镇江、山东、湖北)。

【现代炮制规范】

1. 除去杂质、粗皮,洗净,润透,切丝,干燥。(药典2020,天津2012)

2. 拣净杂质,洗净,润透,切丝,干燥,筛去灰屑。(辽宁1986)

3. 将原药除去杂质,洗净,润透,切丝,干燥,筛去灰屑。(上海2008)

4. 取药材苦楝皮,除去杂质,洗净,润透,切宽丝,干燥。(陕西2009)

5. 取原药材,除去粗皮,拣去杂质,洗净,润透,切丝,干燥,筛去灰屑。(江苏2002)

6. 取原药材,除去杂质,刮去粗皮,洗净,润透,切块或丝。(贵州 2005)

7. 取原药材,除去杂质,洗净,浸泡 2~4 小时,取出,闷润 8~12 小时,至内外湿度一致,切窄丝,干燥,筛去碎屑。(北京 2008)

8. 取原药材,除去杂质,洗净,润透,切成 2~3mm 宽丝,干燥。(山西 1984)

9. 取原药材,除去杂质,洗净,润透,切丝,干燥,筛去碎屑。(安徽 2005)

10. 取原药材,除去杂质,洗净,润透,切细丝片,干燥,筛去灰屑。(湖南 2010)

11. 除去杂质,润透,切丝或切成小方块,晒干。(河南 2005)

12. 除去杂质,洗净,沥干,润透,切丝或块,干燥。筛去灰屑。(湖北 2009)

13. 除去杂质,洗净,润透,刮去粗皮,切丝,干燥。(江西 2008)

14. 除去杂质,洗净,润透,切丝,干燥。(宁夏 1997,四川 2002,重庆 2006)

15. 除去杂质,洗净泥土,捞出,沥水,润透,切 3mm 丝,晒干。(吉林 1986)

16. 取原药拣净杂质,刮去外粗皮,厚者用水浸泡 2 小时,吸润 8~12 小时;薄者洒水吸润至透,铡成宽 3~5mm 的条片,晒干即可。(云南 1986)

17. 取原药,除去杂质,洗净,润软,先切成宽约 3cm 的条,再横切成丝干燥。(浙江 2005)

【饮片性状】本品呈不规则的丝状。外表面灰棕色或灰褐色,除去粗皮者呈淡黄色。内表面类白色或淡黄色。切面纤维性,略呈层片状,易剥离。气微,味苦。

【性味与功效】苦,寒;有毒。杀虫,疗癣。用于蛔虫病、蛲虫病、虫积腹痛;外治疥癣瘙痒。

【使用注意】严重心脏病、胃溃疡、孕妇、贫血及体弱者慎用或忌用,肝病、肾炎患者禁用。

【现代毒理学研究】苦楝皮的化学成分为三萜类、黄酮类、酚性化合物和生物碱等。三萜类化合物是苦楝皮的主要驱虫活性成分。一般无严重毒性反应。治疗剂量偶有头晕、头痛、嗜睡、恶心、呕吐、腹痛、面红等,个别患者出现视物模糊、皮肤发痒等反应,无须特殊处理可自行消失。严重反应或严重中毒时,可出现呼吸中枢麻痹,类似莨菪类植物中毒症状及内脏出血、中毒性肝炎、精神失常,严重者可因呼吸和循环衰竭而导致死亡。川楝素灌胃给药,小鼠 LD_{50} 为 (479.6 ± 63.43) mg/kg,大鼠的 LD_{50} 为 (120.67 ± 38.57) mg/kg。

川楝素对不同的动物毒性差异较大,其敏感程度依次为猪 > 猫 > 猴 > 犬 > 兔 > 大鼠 > 小鼠。川楝素对胃有刺激性,以 20~40mg/kg 灌胃,能使大鼠胃黏膜发生水肿、炎症和溃疡,因此胃溃疡患者慎用。8~10mg/kg 给犬灌胃,常使犬呕吐。大剂量川楝素能损害肝脏。10mg/kg 间日给犬灌胃 5 次,可引起肝细胞肿胀变性、肝窦极度狭窄、血清谷丙转氨酶及谷草转氨酶有不同程度的升高,该毒性随单次剂量的增加而加强,但一般无弥漫性的肝细胞坏死,故为可逆性的。如剂量减为 8mg/kg 给予 5 次或 15mg/kg 给予 1 次,则未见转氨酶升高。但肝病患者仍不宜应用。剂量一般应严格控制在 5mg/kg(儿童)以下。口服大剂量川楝素后,引起急性中毒的主要致死原因似为急性循环衰竭,此为血管壁通透性增加,引起内脏出血,血压显著降低所致。川楝素的作用慢而持久,在鼠体内 1 周以上才排完,有一定的蓄积性,故不宜连续使用。

另有研究表明苦楝皮对妊娠早期小鼠有明显的致流产作用,使子宫 NK 细胞数量,IFN-γ、TNF-α 含量显著升高,证明苦楝皮致流产的机制与增强子宫局部的 Th1 反应有关。

二、制苦楝皮

【古代炮制法则】

1. **火炮** 细切炮干（宋·《博济方》）。

2. **焙制** 去其苍者，焙干为末（宋·《经史证类备急本草》）。苦楝根白皮，切，焙（明·《本草纲目》）。切焙（明·《景岳全书》）。

3. **石灰汁浸制** 以石灰汁浸两宿炙干（宋·《圣济总录》）。以石灰如拳大，水两碗，浸两宿，暴干（明·《普济方》）。

4. **炒制** 炒（《宋·《小儿卫生总微论方》）。

5. **酒制** 酒浸，焙（《元·《世医得效方》）。新白者佳酒浸焙（清·《医宗金鉴》）。

6. **制炭** 楝树皮或枝，烧灰（明·《本草纲目》）。

【现代炮制规范】 现代多生用。

【性味与功效】 苦，寒；有毒。杀虫，疗癣。用于蛔虫病、蛲虫病、虫积腹痛；外治疥癣瘙痒。

【使用注意】 严重心脏病、胃溃疡、贫血及体弱者慎用或忌用，肝病、肾炎患者禁用。孕妇慎用或忌用。

参考文献

[1] 洪庚辛,陈业洲,谢裕英.苦楝素与山道年对肝脏毒性的比较[J].广西医学,1982,4(2):71-72.

35. 香加皮

Xiangjiapi

PERIPLOCAE CORTEX

采制沿革

【来源】 为萝藦科植物杠柳 *Periploca sepium* Bge. 的干燥根皮。香加皮商品均来源于野生。

【采制】

1. **道地产区** 主产于山西忻定、灵丘、繁峙、榆次、长治、阳泉；河南南阳；河北易县、龙关、涿州、蔚县；山东泰安、长清、历城、临沂等地。以山西、河南产量最大；"山东兖州一带的香加皮质量最佳"，以山东兖州为最佳。但随着历史的变迁，山东兖州，河南开封、新乡，河北龙关已经不是主产地，山西各产地为香加皮的优质产地。

2. **采制方法** 生长4~5年可采收，但10年以上的产量和质量较好，春、秋季挖取全根，除去须根，洗净，用木棒轻轻敲打，剥下根皮，晒干或炕干。传统观点"香加皮最佳采收期为春、秋两季"，但有研究认为夏季是香加皮最佳采收期。

【品质】 以皮厚、色灰棕、香气浓、无杂质者为佳。

【贮藏】置阴凉干燥处。

炮制规范

一、香加皮

【古代炮制法则】有研究认为香加皮始载于《中药志》,为近代入药新品种,但也有研究认为《神农本草经》记载的五加皮就是香加皮,而《名医别录》记载的五加皮才是南五加皮(五加皮)。

1. **净制** 剥皮阴干(宋·《经史证类备急本草》)。净洗去骨(唐·《仙授理伤续断秘方》)。洗(宋·《严氏济生方》)。去骨净。……去粗皮(明·《普济方》)。剥皮去骨阴干(明·《炮炙大法》)。

2. **切制** 捣末(宋·《经史证类备急本草》)。剉碎用(明·《普济方》、明·《本草品汇精要》)。

【现代炮制经验】

1. **洗切** 取原药材,拣净杂质,洗净,切3分或1寸长段即可。

2. **闷润** 取原药材,拣净杂质,洗净,闷润[①],切1~6厘宽丝或1~2分长节。

注:①稍闷(北京、山东);2~4小时(重庆、黑龙江);0.5~1天(西安、山西);润透(辽宁、湖北、成都)。

3. **浸闷** 取原药材,拣净杂质,加水浸泡至五成透或泡1小时,闷1夜,切2分厚片(河南、贵州)。

【现代炮制规范】

1. 除去杂质,洗净,润透,切厚片,干燥。(药典2020,天津2012,江西2008)

2. 取原药材,除去杂质,筛去灰屑,切厚片。(全国规范1988)

3. 筛去泥沙,拣去木质,如有长条者,适当铡短即可。(云南1986)

4. 取原药材,除去杂质,洗净,闷润8~12小时,至内外湿度一致,切厚片或中段,干燥,筛去碎屑。(北京2008)

5. 取原药材,除去杂质,洗净,润透,切2~4mm厚片,晒干。(山西1984)

6. 除去杂质,洗净,润透,切片,晒干或低温干燥。(辽宁1986)

7. 除去杂质,用清水洗净,捞出,稍闷,切片,晾干。(内蒙古1977)

8. 除去杂质,洗净泥土,捞出,润透,切2mm丝,晒干。(吉林1986)

9. 取原药除去残余木心等杂质,过长者折断,筛去灰屑。(上海2008)

10. 取原药材,除去杂质,抢水洗净,切段,低温干燥,筛去灰屑。(江苏2002)

11. 取原药材,除去杂质,洗净,润透,切厚片或段,干燥,筛去碎屑。(安徽2005)

12. 取原药,除去木心等杂质,洗净,润软,切段,干燥。(浙江2005)

13. 除去杂质,洗净,润透,切厚片,晒干。(河南2005,广西2007,重庆2006,四川2002)

14. 除去杂质,抢水洗净,沥干,切段,晒干。筛去灰屑。(湖北2009)

15. 取原药材,除去杂质,洗净,润透,切厚片,干燥,筛去灰屑。(湖南2010)

16. 取原药材,除去杂质,抢水洗净,切厚片,低温干燥。(贵州 2005)

17. 取药材香加皮,除去杂质,洗净,润透,切厚片,低温干燥。(陕西 2007)

【饮片性状】本品呈不规则的厚片。外表面灰棕色或黄棕色,栓皮常呈鳞片状。内表面淡黄色或淡黄棕色,有细纵纹。切面黄白色。有特异香气,味苦。

【性味与功效】辛、苦,温;有毒。利水消肿,祛风湿,强筋骨。

【使用注意】本品有毒,服用不宜过量。

【现代毒理学研究】香加皮的主要毒性是强心苷成分。香加皮用量过大或用时过长会造成中毒反应,主要是心脏毒性和肝、肾毒性。

香加皮水提物腹腔注射给药后对豚鼠心电图有明显影响,心电图异常的发生率与剂量正相关,随着香加皮水提物剂量的增加,主要变化依次表现为 T 波异常(倒置或低平)、P 波和 QRS 波群异常、QRS 波群脱落。实验结果表明豚鼠心电图可作为香加皮中毒的判断依据,并推测豚鼠腹腔注射给予香加皮水提物的半数中毒剂量在 93~285mg/kg,半数致死剂量(LD_{50})为 186~465mg/kg。有研究表明,小鼠腹腔注射香加皮配方颗粒溶液后,在给药后 1 分钟即开始出现毒性反应,表现为行走不稳、烦躁、跳跃、四肢无力叉开、俯卧不动、抽搐、翻滚、转圈,死前腹式呼吸明显,呼吸频率降低等,5 分钟后开始出现死亡,其 LD_{50}(95% 置信区间)为 10.60(9.84~11.43)g/kg。24 小时的蓄积率为 0.196,毒效半衰期 $t_{1/2}$ 为 10.2 小时;大鼠心电图在较大剂量下可出现明显的类洋地黄中毒样变化,其最大耐受剂量(MTD)为 31.4g/kg。该研究结果表明,香加皮配方颗粒有急性毒性和低蓄积毒性并可导致心电图异常改变。

给小鼠灌胃香加皮水提物和醇提物,分别按低、中、高剂量连续给药 7 天,小鼠血浆中的 GPT 和 GOT 水平升高,提示肝细胞膜通透性增加,表明香加皮水提物和醇提物多次给药后可导致小鼠肝毒性损伤,其损伤途径与引起机体氧化应激后诱导脂质过氧化有关,且醇提物的肝毒性损伤程度高于水提物。

张亚囡等也对香加皮不同组分多次给药的小鼠肝毒性损伤作用进行了研究,同样表明香加皮不同组分可导致血和肝内 GPT、GOT 水平升高,且肝质量和肝体比值增大,血清碱性磷酸酶、胆红素水平增加,血浆白蛋白含量降低,肝细胞可见水肿、脂肪变性、灶性坏死、片状坏死。

小鼠灌胃给药杠柳毒苷的 MTD 是 103mg/kg;小鼠腹腔注射给药杠柳毒苷的 LD_{50} 是 15.2mg/kg;杠柳毒苷对豚鼠心率减慢作用较明显,豚鼠心电图异常的类型主要是 P 波脱落及主波群脱落。经计算,杠柳毒苷引起豚鼠半数出现心电异常的剂量是 0.39mg/kg。

二、酒制香加皮

【古代炮制法则】

1. **酒浸** 春秋三日,夏二日,冬四日(元·《瑞竹堂经验方》)。酒浸一昼夜晒干(明·《鲁府禁方》)。酒浸半日,炒黄(明·《证治准绳》)。

2. **酒炒** 酒拌炒(宋·《疮疡经验全书》)。

3. **酒洗** 酒洗净(明·《增补万病回春》)。

【现代炮制经验】

1. **酒洗**（大连）。

2. **炒** 取原药材，用微火炒至变色（山东）。

【现代炮制规范】将香加皮片与黄酒拌匀，闷润至酒尽时，取出晾干。每500g香加皮，用黄酒60g。（河南1974）

【饮片性状】本品同香加皮，略带酒香气。

【性味与功效】辛、苦，温；有毒。归肝、肾、心经。利水消肿，祛风湿，强筋骨。用于风寒湿痹，腰膝酸软，心悸气短，下肢水肿。酒制后增强其祛风湿通络的作用。

【使用注意】本品有毒，服用不宜过量。

参 考 文 献

［1］李天祥，田俊生，张丽娟，等.重新评价香加皮的主产地及其原植物杠柳［J］.中草药，2006，37（9）:1415-1417.

［2］李天祥，张丽娟，刘虹等.不同采收期、不同产地香加皮中4-甲氧基水杨醛的测定［J］.中草药，2007，38（8）:1256-1258.

［3］陆维承.南、北五加皮出典考证［J］.海峡药学，2008，20（1）:61-62.

［4］陆维承.五加皮混用考证［J］.海峡药学，2011，23（9）:35-36.

［5］陈金堂，孙达，毕波，等.香加皮中毒时豚鼠心电图的变化特征［J］.时珍国医国药，2010，21（5）:1094-1096.

［6］徐鑫，周昆，屈彩芹.香加皮配方颗粒的急性毒性和蓄积毒性实验研究［J］.江苏中医药，2008，40（10）:117-118.

［7］孙蓉，黄伟，鲍志烨，等.香加皮不同组分致小鼠肝毒性与氧化损伤相关性研究［J］.中国药物警戒，2012，9（1）:23-25.

［8］张亚囡，黄伟，鲍志烨，等.香加皮不同组分多次给药对小鼠肝毒性损伤作用研究［J］.中国药物警戒，2012，9（1）:20-22.

［9］孙达，张静，陈金堂，等.杠柳毒苷单次给药的毒性研究［J］.毒理学杂志，2010，24（6）:461-463.

第七章 全草类

36. 飞扬草

Feiyangcao

EUPHORBIAE HIRTAE HERBA

采制沿革

【来源】为大戟科植物飞扬草 *Euphorbia hirta* L. 的干燥全草。药材商品均来源于野生。

【采制】

1. **道地产区** 主产于浙江、江西、福建、湖南、广东、海南、广西、四川、贵州、云南等地。

2. **采制方法** 夏、秋二季采挖,洗净,晒干。

【品质】 以茎粗壮、叶多而色绿者为佳。

【贮藏】 置干燥处。

✦ 炮制规范 ✦

【古代炮制法则】 飞扬草始载于《岭南采药录》,名为"大飞扬草",无古文献关于炮制的记载。

【现代炮制规范】 除去杂质,洗净,稍润,切段,干燥。(药典 2020)

【饮片性状】 本品呈短碎状,茎呈近圆柱形,表面黄褐色或浅棕红色。质脆,易折断,断面中空;地上部分被长粗毛。叶对生,皱缩,展平后叶片椭圆状卵形或略近菱形,绿褐色,先端急尖或钝,基部偏斜,边缘有细锯齿,有 3 条较明显的叶脉。聚伞花序密集成头状,腋生。蒴果卵状三棱形。气微,味淡、微涩。

【性味与功效】 辛、酸,凉;有小毒。清热解毒,利湿止痒,通乳。用于肺痈,乳痈,疔疮肿毒,牙疳,痢疾,泄泻,热淋,血尿,湿疹,脚癣,皮肤瘙痒,产后少乳。

【使用注意】 脾胃虚寒者忌用,孕妇慎用。

【现代毒理学研究】 飞扬草的主要化学成分为黄酮类、鞣质类、三萜类和二萜类化合物,还有一些挥发性成分。飞扬草有小毒,其毒性成分也未知,可能与二萜类化合物有关。有研究对飞扬草进行毒性试验:2.94g/ml 飞扬草水提物 0.04ml/g 给药,昆明种小鼠灌胃 24 小时一次,观察 14 天,小鼠无死亡,无明显中毒反应,测得其最大受试药物量为生药 117.6g/kg。此剂量下未观察到飞扬草水提物的急性毒性反应。按 2010 年版《中国药典》一部中飞扬草人用法用量的规定,按 9g 计算,人体重按 60kg 计算,人日服生药 0.15g/kg。小鼠最大受试药物量为生药 117.6g/kg,为人用量的 784 倍。

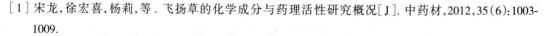

参 考 文 献

[1] 宋龙,徐宏喜,杨莉,等. 飞扬草的化学成分与药理活性研究概况[J]. 中药材,2012,35(6):1003-1009.

[2] MODUPE OGUNLESI,WESLEY OKIEI,EDITH OFOR,et al. Analysis of the essential oil from the dried leaves of *Euphorbia hirta* Linn(Euphorbiaceae),a potential medication for asthma[J]. African journal of biotechnology,2010,8(24):7042-7050.

[3] 辛永洁,孙雯,龙凯花,等. 飞扬草毒性及用法用量浅析[J]. 河南中医,2014,34(11):2270-2271.

37. 白屈菜
Baiqucai
CHELIDONII HERBA

◆ 采制沿革 ◆

【来源】为罂粟科植物白屈菜 *Chelidonium majus* L. 的干燥全草。药材商品多来源于野生。

【采制】

1. **道地产区**　中国大部分省区均有分布,生于海拔 500~2 200m 的山坡、山谷林缘草地或路旁、石缝。

2. **采制方法**　5—7 月开花时采收地上部分,或夏、秋二季采挖,除去泥砂,阴干或晒干。

【品质】以叶多、色绿、带花者为佳。

【贮藏】置通风干燥处。

◆ 炮制规范 ◆

【古代炮制法则】和净土共煮,捞出,连土浸一宿,换水洗净(明·《救荒本草》)。

【现代炮制经验】除去杂质,切段。

【现代炮制规范】

1. 除去杂质,喷淋清水,稍润,切段,干燥。(药典 2020)

2. 取原药材,除去杂质,洗净,闷润 6~10 小时,切长段,干燥,筛去碎屑。(北京 2008)

3. 除去杂质,喷淋清水,稍闷,切长段,晒干。(河北 2003)

4. 取原药材,除去杂质,喷淋清水,稍闷后切 10~15mm 长的小段,晒干。(山西 1984)

5. 除去杂质,淋湿润透,切段,干燥,筛去灰屑。(辽宁 1986)

6. 除去杂质,喷淋清水,稍闷,切 10mm 段,晒干。(吉林 1986)

7. 取原药材,除去杂质及残根,洗净,稍润,切段,干燥,即得。(黑龙江 2012)

8. 除去杂质,抢水洗净,切段,干燥。(江西 2008)

9. 取白屈菜,除去杂质,喷淋清水,稍闷,切段,干燥。(山东 2012)

10. 除去杂质,喷淋清水,稍润,切段,晒干。(河南 2005)

11. 取原药材,除去杂质,洗净,闷润,切中段,干燥。(湖南 2010)

12. 取原药材,除去杂质,抢水洗净,稍润,切段,晒干,筛去灰屑。(甘肃 2009)

【饮片性状】根呈圆锥状,多有分枝,密生须根。茎干瘪中空,表面黄绿色或绿褐色,有的可见白粉。叶互生,多皱缩、破碎,完整者为一至二回羽状分裂,裂片近对生,先端钝,边缘具不整齐的缺刻;上表面黄绿色,下表面绿灰色,具白色柔毛,脉上尤多。花瓣 4 片,卵圆形,黄色,雄蕊多数,雌蕊 1。蒴果细圆柱形;种子多数,卵形,细小,黑色。气微,味微苦。

【性味与功效】 苦,凉;有毒。解痉止痛,止咳平喘。用于胃脘挛痛,咳嗽气喘,百日咳。

【使用注意】 尚不明确。

【现代毒理学研究】 白屈菜含多种化学成分,其中大多数成分为生物碱,还含强心苷,在开花期的含量最高。张宏浩进行了白屈菜提取物的急性毒性试验,结果显示白屈菜提取物对小鼠的 $LD_{50}>2\,000mg/kg$,无严重急性中毒的危险性,对哺乳动物毒性较低。曲桂娟等把不同剂量的白屈菜总生物碱注射到小白鼠肌肉中,测定小白鼠的最小致死量为640~800mg/kg、LD_{50} 为 1222.55mg/kg;把不同剂量的白屈菜总生物碱注射到大白鼠肌肉中,检测各项生理生化指标,未发现大白鼠有慢性中毒现象。说明白屈菜生物碱毒性低,有巨大的开发潜力。

参 考 文 献

[1] 张宏浩.白屈菜活性物质提取工艺及杀虫活性的研究[D].哈尔滨:东北林业大学,2007.

[2] 曲桂娟,董晓庆,王延卓,等.白屈菜总生物碱对小白鼠急性毒性试验的研究[J].中国兽药杂志,2010,44(9):17-18.

[3] 曲桂娟,董晓庆,王延卓,等.白屈菜生物碱对鼠慢性毒性试验的研究[J].中国畜牧兽医,2010,37(11):222-223.

38. 臭灵丹草
Choulingdancao
LAGGERAE HERBA

采制沿革

【来源】 为菊科植物翼齿六棱菊 *Laggera pterodonta*(DC.)Benth. 的干燥地上部分。药材商品均为野生。

【采制】

1. **道地产区** 主产于云南、四川、西藏、湖北西部、贵州及广西西南部。

2. **采制方法** 秋季茎叶茂盛时采割,干燥。

【品质】 以叶多、色绿、气味浓者为佳。

【贮藏】 置阴凉干燥处。

炮制规范

【古代炮制法则】 无炮制方法记载。

【现代炮制规范】 其炮制加工未见收载于《中国药典》2020年版及其他省炮制规范。

【饮片性状】 本品为不规则的短段,全体密被淡黄色腺毛和柔毛。茎圆柱形,具4~6纵翅,翅缘锯齿状,易折断。叶互生,有短柄;叶片椭圆形,暗绿色,先端短尖或渐尖,基部楔形,下延成翅,边缘有锯齿。头状花序着生于枝端。气特异,味苦。

【性味与功效】辛、苦,寒;有毒。清热解毒,止咳祛痰。用于风热感冒,咽喉肿痛,肺热咳嗽。

【使用注意】孕妇禁用,易造成滑胎,毒性会通过孕妇伤害胎儿健康。

【现代毒理学研究】臭灵丹草的研究主要集中在化学成分、药理学和临床应用方面,并无文献对其毒性成分,特别是对胎儿的毒性方面的研究。

39. 藜芦

Lilu

VERATRI RADIX ET RHIZOMA

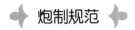 采制沿革

【来源】为百合科植物藜芦 *Veratrum nigrum* L. 的干燥全草。藜芦商品均来源于野生。

注:黑龙江省地区尖被藜芦 *Veratrum oxysepalum* Turcz. 或兴安藜芦 *Veratrum dahuricum*(Turca.)Lose. f. 或毛穗藜芦 *Veratrum maackii* Regl. 的干燥全草亦作为藜芦入药。

【采制】

1. **道地产区** 《本草纲目》颂曰:"今陕西、山南东西州郡皆有之,辽州、均州、解州者尤佳。"现全国各地山区均有分布及出产。

2. **采制方法** 《名医别录》曰:"藜芦生太山山谷。三月采根,阴干。"弘景曰:"近道处处有之。根下极似葱而多毛。用之止剔取根,微炙之。"保升曰:"所在山谷皆有。叶似郁金、秦艽、荷等,根若龙胆,茎下多毛。夏生冬凋,八月采根。"现在初夏(5—6月)花未开时采挖,除去须根及杂质,洗净,晒干。

【品质】以根茎粗、质坚实、叶绿者为佳。

【贮藏】置干燥处。

炮制规范

一、藜芦

【古代炮制法则】

1. **净制** 去头毛(汉·《金匮要略方论》)。用之止剔取根(梁·《本草经集注》、宋·《经史证类备急本草》)。去芦(宋·《伤寒总病论》)。去土(金·《儒门事亲》)。净洗(元·《活幼心书》)。

2. **切制** 细捣为末(晋·《肘后备急方》、宋·《经史证类备急本草》)。剉(宋·《太平圣惠方》)。研(明·《普济方》)。碾细如面(明·《外科正宗》)。

【现代炮制经验】

1. **干切** 取原药材,拣去杂质,切1寸长段。

2. **洗切** 取原药材洗净,拣净杂质,剪去毛芦,切2分或4~5分长段,晒干。

【现代炮制规范】

1. 除净杂质,喷淋清水,稍润,切段,干燥。(湖北 2009)

2. 除去杂质,喷洒清水,稍闷,切段,干燥。(河南 2005)

3. 除去杂质,少淋清水,稍润,切 10mm 段,晒干(或干切)。(吉林 1986)

4. 除去杂质,洗净,切段,干燥,筛去灰屑。段长 5~10mm。(辽宁 1986)

5. 除去杂质,洗净,润透,切段或厚片,干燥。(广西 2007)

6. 除去杂质,洗净,润透,切片,干燥。(福建 2012)

7. 除去杂质,用水淘洗,切短段,干燥。(重庆 2006)

8. 除去杂质,用水淘洗,切段,干燥。(四川 2015)

9. 取原药,除去残茎等杂质,洗净,切段,干燥。(浙江 2005)

10. 取原药材,除去杂质,喷淋清水,稍润,切段,干燥。(天津 2012)

11. 取原药材,除去杂质,喷淋清水。闷润 2~4 小时,至内外湿度一致,切中段,干燥,筛去碎屑。(北京 2008)

12. 取原药材,除去杂质,喷洒清水,稍闷,切 10~15mm 长的小段,干燥。(山西 1984)

13. 取原药材,除去杂质,抢水洗净,润透,切短段,干燥。(江苏 2002)

14. 取原药材,除去杂质,洗净,润透,切中段片,干燥,筛去碎屑。(湖南 2010)

【饮片性状】本品为圆柱形或不规则的段或厚片。根茎表面棕黄色或土黄色,顶端残留叶基及黑色纤维,形如蓑衣。叶椭圆形、宽卵状椭圆形或卵状披针形,薄革质,先端锐尖或渐尖,基部无柄或生于茎上部的具短柄,两面无毛。根细,黄白色、黄褐色或暗褐色,具细密的横皱纹或皱缩条纹;体轻,质坚脆,断面类白色,中心有淡黄色细木心,与皮部分离。气微,味苦、辛,有刺喉感;粉末有强烈的催嚏性。

【性味与功效】苦,寒;有毒。催吐,祛痰,杀虫。用于中风痰涌,喉痹、疟疾;外用治疥癣,恶疮,接骨止痛。

【使用注意】体虚气弱及孕妇忌服。

【现代毒理学研究】藜芦的化学成分主要是甾体生物碱类、芪类化合物、二肽类、黄酮类及其他化合物。藜芦全株有毒,根和根茎的毒性最强。藜芦的毒素主要为其所含有的生物碱类,总称为藜芦总碱。其中原藜芦碱毒性最强,介藜芦胺次之。藜芦的中毒通常是急性中毒,食入后半小时至数小时后,家畜出现大量流涎和持续呕吐、不安、腹胀、腹痛、腹泻、尿频。后期全身衰竭、抽搐,瞳孔散大,血压和体温下降,昏睡乃至昏迷,最后因呼吸衰竭而死。其中毒机制主要是:①食入后对消化道黏膜有强烈的刺激作用,引起恶心、呕吐以及食管和胃肠炎症。②藜芦碱作用于中枢神经系统,使大脑先兴奋后抑制,出现痉挛、抽搐以及昏睡、昏迷等意识障碍症状。③藜芦总碱刺激延髓迷走神经核,使迷走神经兴奋性增高,导致血压下降,心率变慢,心律不齐,大量出汗,肠蠕动增强,呼吸抑制。

此外,郭晶晶等通过对中药藜芦的指纹图谱评价及其急性毒性试验,得出中药藜芦的 LD_{50} 为 17.934 3g/kg。

二、制藜芦

【古代炮制法则】

1. **炒制** 去芦头,熬令黄(唐·《千金翼方》、唐·《外台秘要》)。去芦头,剉,炒令焦(宋·《太平圣惠方》)。炒干,为末(明·《普济方》)微炒入药(明·《本草蒙筌》)。

2. **炙制** 炙末之(晋·《肘后备急方》)。剔取根,微炙(梁·《本草经集注》)。去头,炙黄(宋·《太平圣惠方》)。

3. **米泔制** 去头,糯米泔汁煮,从巳至未,出,晒干用之(宋·《雷公炮炙论》)。去芦头,糯米泔浸一宿,微炒,不入汤药(明·《医学入门》)。

4. **火炮** 着灰中炮之,小变色,捣为末(晋·《肘后备急方》、宋·《经史证类备急本草》)。

5. **制炭** 去芦头,烧为灰(宋·《太平圣惠方》)。

【现代炮制经验】

1. **泔水漂** 取原药材,加米泔水漂12~24小时,闷48小时,切5分长段,晒干。(苏州)

2. **醋炒** 藜芦段1斤,醋3两。(贵州)

取藜芦块用微火炒热后,加醋炒至醋干、色黑为度。

【饮片性状】本品同藜芦,泔水漂者刺喉感减少;醋制者刺喉感减轻,微有醋香气。

【性味与功效】苦,寒;有毒。催吐,祛痰,杀虫。用于中风痰涌,喉痹、疟疾;外用治疥癣,恶疮,接骨止痛。传统认为炮制后毒性降低。

【使用注意】体虚气弱及孕妇忌服。

【现代炮制机制研究】生物碱既是藜芦的毒性成分又是活性成分,有研究通过10个指标成分的含量测定,对比了生品、醋制品、米泔制品的水提物及生品的超声提取物中10个指标成分的含量差别。根据结果对比来看,醋制品的生物碱在水中溶出率高于生品和米泔制品。发生这一变化的原因可能是藜芦炮制方法——醋制会使生物碱成盐,利于其溶出,导致藜芦醋制后毒性增强;藜芦米泔制后会使生物碱藜芦新碱(veratrosine)溶出率降低,使其毒性减弱。另有研究发现藜芦米泔制品水提物中藜芦新碱含量最低,藜芦醋制品水提物中藜芦新碱含量最高,藜芦水提物灌胃给小鼠的 LD_{50} 为4.2g/kg,95% 置信区间为3.4~5.4g/kg;米泔制藜芦水提物灌胃给小鼠的 LD_{50} 为5.3g/kg,95% 置信区间为4.8~6.1g/kg;醋制藜芦水提物灌胃给小鼠的 LD_{50} 为3.2g/kg,95% 置信区间为2.5~3.9g/kg。

参考文献

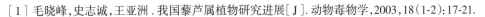

[1] 毛晓峰,史志诚,王亚洲.我国藜芦属植物研究进展[J].动物毒物学,2003,18(1-2):17-21.

[2] 郭晶晶,包温根其其格,哈斯娜布琪,等.中药藜芦与蒙药阿格希日嘎的指纹图谱评价及其急性毒性比较[J].中草药,2017,48(15):3175-3181.

[3] 丛悦.藜芦生物活性成分和炮制机理研究及益母草化学成分研究[D].沈阳:沈阳药科大学,2007.

[4] 王金辉,丛悦,曹颖林.藜芦(Veratrum nigrum L.)生品与炮制品中藜芦新碱(veratrosine)含量和毒性差异研究[J].河南大学学报(医学版),2007,26(4):1-5.

40. 翼首草

Yishoucao

PTEROCEPHALI HERBA

✦ **采制沿革** ✦

【来源】系藏族习用药材。为川续断科植物匙叶翼首草 *Pterocephalus hookeri*（C.B. Clarke）Höeck 的干燥全草。商品以野生为主，有少量种植。

【采制】

1. **道地产区**　主产于云南、四川、西藏、青海、甘肃西宁。

2. **采制方法**　夏末秋初（7—9月）采挖，除去杂质，阴干。

【品质】药材以根粗壮、叶片完整、色绿色为佳。

【贮藏】置通风干燥处。

✦ **炮制规范** ✦

【古代炮制法则】翼首草始载于藏医名著《四部医典》，为藏蒙医习用药材，对其炮制可能收载在藏族的医药典籍中，其他文献无记载。

【现代炮制规范】

1. 除去杂质，洗净，切段，干燥。（药典2020）

2. 取原药材，除净杂质，切段即得。（青海2010）

【饮片性状】本品根呈圆柱形短段，表面棕褐色或黑褐色，具扭曲的纵皱纹和黄白色点状须根痕，外皮易脱落；顶端常有数个麻花状扭曲的根茎丛生，有的上部密被褐色叶柄残基。体轻，质脆，易折断，断面不平坦，木部白色。叶基生，灰绿色，多破碎，完整叶片长披针形至长椭圆形，全缘，基部常羽状浅裂至中裂，两面均被粗毛。气微，味苦。

【性味与功效】苦，寒；有小毒。解毒除瘟，清热止痢，祛风通痹。

【使用注意】尚不明确。

【现代毒理学研究】翼首草的成分以皂苷类和环烯醚萜苷类化合物为主。此外还含有生物碱、黄酮苷、多糖等多种化学成分。翼首草的急性毒性试验表明其各提取部位毒性均较低，无法测出LD_{50}，口服最大耐受量为450g/kg，为临床用量（0.15g/kg）的3 000倍，但服用全草和根水煎液后小鼠的体重在2天内急速下降，饮食量也有所减少，以根的水煎液最明显，表明翼首草有一定的副作用。

✦ 参 考 文 献 ✦

［1］张艺，李文军，孟宪丽，等．藏药翼首草化学成分的研究［J］．成都中医药大学学报，2002，25（3）：41-42.

［2］GRAIKOU K，ALIGIANNIS N，CHINOU I B，et al. Cantleyoside-dimethyl-acetal and other iridoid glucosides from pterocephalus perennis-antimicrobial activities[J]. Zeitschrift fur naturforschung section C-a journal of biosciences,2002,57(1-2):95-99.

[3]关昕璐,阎玉凝,魏太明,等.翼首草的抗炎作用与急毒实验研究[J].北京中医药大学学报,2004,27(2):71-73.

第八章　叶　类

41. 九里香

Jiulixiang

MURRAYAE FOLIUM ET CACUMEN

❖ 采制沿革 ❖

【来源】为芸香科植物九里香 *Murraya exotica* L. 和千里香 *Murraya paniculata*(L.)Jack 的干燥叶和带叶嫩枝。药材商品来源主要为栽培品。

【采制】

1. **道地产区** 《药物出产辨》中记载,九里香产南海大沥。现九里香产于我国云南、贵州、湖南、广东、广西、福建、海南、台湾等地,以及亚洲其他一些热带及亚热带地区。

2. **采制方法** 全年均可采收,除去老枝,阴干。

【品质】以叶多,色黄绿,气香者为佳。

【贮藏】置干燥处。

❖ 炮制规范 ❖

【古代炮制法则】九里香始载于《岭南采药录》,无炮制方法的记载。

【现代炮制经验】除去杂质,切碎。

【现代炮制规范】

1. 除去杂质,切碎。(药典 2020)

2. 取原药材,除去杂质,洗净,稍润,切段,干燥。(安徽 2005)

3. 取原药材,除去杂质,切中段,筛去灰屑。(湖南 2010)

4. 除去杂质,切段或丝,干燥。(重庆 2006,四川 2002)

5. 取原药材,除去杂质,切碎。(贵州 2005)

【饮片性状】嫩枝呈圆柱形,直径 1~5mm。表面灰褐色,具纵皱纹。质坚韧,不易折断,断面不平坦。羽状复叶有小叶 3~9 片,多已脱落;小叶片呈倒卵形或近菱形,最宽处在中部以上,长约 3cm,宽约 1.5cm;先端钝,急尖或凹入,基部略偏斜,全缘;黄绿色,薄革质,上表面有透明腺点,小叶柄短或近无柄,下部有时被柔毛。气香,味苦、辛,有麻舌感。

千里香小叶片呈卵形或椭圆形,最宽处在中部或中部以下,长 2~8cm,宽 1~3cm,先端渐尖或短尖。

【性味与功效】辛、微苦,温;有小毒。行气止痛,活血散瘀。用于胃痛,风湿痹痛;外治牙痛,跌扑肿痛,虫蛇咬伤。

【使用注意】阴虚火旺者忌用。

【现代毒理学研究】九里香化学成分主要包括香豆素类、黄酮类、生物碱类以及挥发油等。Menezes 等采用 HPLC 法测定九里香叶具有较低的毒性,可以作为一种天然的抗菌药物应用于临床。九里香糖蛋白具有抗生育和终止妊娠作用。九里香蛋白多糖小鼠腹腔注射,剂量为 2.08mg/kg,抗早育率达 72%~83%。张宗禹等从九里香茎皮中分离得到的糖蛋白成分给孕期 12~16 天的孕兔腹腔注射 10mg/kg,或羊膜腔内注射 3mg/kg,3~5 天后获得明显的终止妊娠效果。黄小秋等采用改良寇氏法对四数九里香水和 75% 乙醇提取液的急性毒性进行研究,按最大给药体积 40ml/kg 灌胃给药后,得出四数九里香水提取液的 LD_{50} 为 69.18g/kg;75% 乙醇提取液的 LD_{50} 为 183.44g/kg 的结果。说明四数九里香水提取液和 75% 乙醇提取液均具有一定的药理毒性。

作为知名中成药三九胃泰的主药之一,九里香应用于临床胃溃疡、慢性胃炎的治疗已有几十年,未见明显的不良反应,具有较高的安全性。

参考文献

[1] MENEZES I R A, SANTANA T I, VARELA V J C, et al. Chemical composition and evaluation of acute toxicological, antimicrobial and modulatory resistance of the extract of *Murraya paniculata*[J]. Pharmaceutical biology, 2015, 53(2):185-191.

[2] 张宗禹,韦松,陈安兰,等. 九里香糖蛋白成分终止孕兔妊娠及其机理[J]. 中国药科大学学报,1989,20(5):283-286.

[3] 刘京丽,王淑如,陈琼华. 九里香蛋白多糖的抗生育及其它生物活性[J]. 生物化学杂志,1989,5(2):119-123.

[4] 黄小秋,杨其波,黄小玉,等. 四数九里香不同提取液的急性毒性试验研究[J]. 中国民族民间医药,2017,26(21):33-35.

[5] 孙菁,房静远,盛剑秋,等. 三九胃泰颗粒与奥美拉唑联用治疗功能性消化不良疗效和安全性的多中心、随机、双盲、双模拟、平行对照临床试验[J]. 中华消化杂志,2013,33(4):269-273.

[6] 张万岱. 三九胃泰冲剂对慢性胃炎疗效观察的临床多中心研究[J]. 现代消化及介入诊疗,2001,6(4):61-64.

42. 艾叶
Aiye
ARTEMISIAE ARGYI FOLIUM

✦ **采制沿革** ✦

【来源】本品为菊科植物艾 *Artemisia argyi* Lévl.et Vant. 的干燥叶。生长于路旁、草地、荒地等处,亦有栽培者。

【采制】

1. **道地产区** 《本草纲目》记载"宋时以汤阴复道者为佳,四明者图形。近代惟汤阴者谓之北艾;四明者谓之海艾。自成化以来,则以蕲州者为胜,用充方物,天下重之,谓之蕲艾"。现分布于黑龙江、吉林、辽宁、河北、山东、安徽、江苏、浙江、广东、广西、江西、湖南、湖北、四川、贵州、云南、陕西、甘肃等地。

2. **采制方法** 《名医别录》曰:"艾叶生田野,三月三日采,曝干。"颂曰:"处处有之,以复道及四明者为佳,云此种灸百病尤胜。初春布地生苗,茎类蒿,叶背白,以苗短者为良。三月三日,五月五日,采叶曝干。陈久方可用。"现在夏季花未开时采摘,除去杂质,晒干。

【品质】以色青、背面灰白色、绒毛多、叶厚、质柔而韧、香气浓郁者为佳。

【贮藏】置阴凉干燥处。

◆ 炮制规范 ◆

一、艾叶

【古代炮制法则】

1. **净制** 去枝梗(宋·《太平惠民和剂局方》)。拣净(宋·《卫生家宝产科备要》)。揉去尘土,择净枝梗,取叶(明·《证治准绳》)。去根(明·《寿世保元》)。

2. **切制** 细剉(宋·《太平圣惠方》)。切(宋·《产育宝庆集》)。

【现代炮制经验】

1. **挑拣** 取原药材,挑去杂质即可。

2. **浸闷** 取原药材,切成两节,按大小分别放盆内,加水浸泡至透,洗净闷润,去根,切3分长段,晒干(河南)。

【现代炮制规范】

1. 除去杂质及梗,筛去灰屑。(药典 2020,辽宁 1986,宁夏 1997,河南 2005,湖北 2009,天津 2012)

2. 除去杂质及梗,筛去灰屑。(江西 2008)

3. 将原药除去枝梗等杂质,筛去灰屑。(上海 2008)

4. 取药材艾叶,除去杂质及梗,筛去灰屑。(陕西 2007)

5. 取原药,除去梗等杂质,筛去灰屑。(浙江 2005)

6. 取原药材,除去杂质及梗,筛去灰屑。(贵州 2005,甘肃 2009)

7. 取原药材,除去杂质及梗。(北京 2008)

8. 取原药材,除去杂质及枝梗,筛去灰屑。(山西 1984)

9. 取原药材,除去杂质细枝及黑色中叶,筛去灰屑。(湖南 2010)

10. 取原药材,除去杂质枝梗,筛去灰屑。(江苏 2002)

11. 取原药材,除去枝梗、杂质,筛去灰屑,或切丝。(安徽 2005)

12. 除去杂质,拣净蒿梗,筛去灰屑。(吉林 1986)

13. 除去杂质和枝梗,筛去灰屑。(四川 2015,重庆 2006)

14. 除去杂质及梗,筛去灰屑。(广西 2007)

【饮片性状】本品多皱缩、破碎,有短柄。完整叶片展开后呈卵状椭圆形,羽状深裂,裂片椭圆形披针状,边缘有不规则的粗锯齿;上表面灰绿色或深黄绿色,有稀疏的柔毛或腺点;下表面密生灰白色的绒毛,质柔软,气清香,味苦。

【性味与功效】辛、苦,温;有小毒。温经止血,散寒止痛;外用祛湿止痒。用于吐血,衄血,崩漏,月经过多,胎漏下血,少腹冷痛,经寒不调,宫冷不孕;外治皮肤瘙痒。

【使用注意】本品药性温燥,阴虚血热者慎用。有小毒,不可过量服用。

【现代毒理学研究】有研究证明,艾叶挥发油是艾叶的主要有效成分,但同时也是其主要毒性成分。有研究采用经典的急性毒性试验方法,进行艾叶不同组分(艾叶水提组分、挥发油、醇提组分和全组分)对小鼠的急性毒性比较研究。结果表明,艾叶水提组分、挥发油半数致死浓度(LD_{50})分别为 80.2g/(kg·d)、1.67ml/(kg·d);醇提组分最大耐受浓度(MTD)为 75.6g/(kg·d),全组分最大给药浓度(MLD)为 24.0g/(kg·d),分别相当于临床成人日剂量的 588.0 倍、186.7 倍。主要的急性毒性症状为怠动、恶心、抽搐、四肢麻痹、俯卧不动。艾叶不同组分对小鼠急性毒性强度为:挥发油 > 水提组分 > 醇提组分 > 全组分,但各组分毒性物质基础、体内毒性过程、毒性作用特点、毒性作用机制尚不完全明确。

艾叶水提组分、挥发油组分对大鼠给药 21 天导致的长期毒性表现主要是肝损伤,尤其以挥发油对肝的损伤最大,且部分病变为不可逆性损伤。另有遗传毒性的报道。但有研究认为艾叶毒性很小甚至无毒,甚至还有预防其他药物所致肝毒性的作用。

二、艾绒

【古代炮制法则】

制绒　捣令细(唐·《备急千金要方》)。杵成茸(宋·《太平惠民和剂局方》)。捣烂(元·《世医得效方》)。打烂(明·《普济方》)。若入白茯苓三五片同碾,即时可作细末(明·《本草纲目》)。揉捣如绵(明·《本草纲目》、清·《本草备要》)。按熟(明·《证治准绳》)。浸捣(清·《温热暑疫全书》)。家用之得米粉少许,可捣为末(清·《修事指南》)。

【现代炮制规范】

1. 将干燥的净艾叶,捣或碾串成绒状,除去叶脉及粗梗,筛去细末,取净绒。(山东 2012)

2. 将生艾叶捣成绒状,除去细梗,细粉。(广西 2007)

3. 将生艾叶捣成绒状,除去叶脉细梗,筛去灰屑。(湖南 2010)

4. 将原药除去叶柄等杂质,研碎成绒,筛去灰屑。(上海 2008)

5. 取净艾叶,除去细梗,加工成绒。(北京 2008)

6. 取净艾叶,捣成绒状,除去细筋,筛去细粉。(河南 2005)

7. 取净艾叶,碾成细绒,筛去灰屑。(湖北 2009)

8. 取净艾叶,用石碾串成绒,筛去灰屑。(山西 1984)

9. 取净艾叶,用研槽推成绒状,拣去粗脉。(江西 2008)

10. 取净艾叶,扎成绒状,筛去灰屑。(天津 2012)

11. 取净艾叶,置碾槽内碾成绒状,拣去叶脉粗梗,筛去灰屑。(吉林 1986)

12. 取净艾叶捣碾成绒,拣去叶脉粗梗,筛去细末,用时多卷成柱状。(宁夏 1997)

13. 取净艾叶捣成绒,拣去叶脉粗梗,筛去细末,即得。(黑龙江 2012)

14. 取净艾叶,用碾子将其轧成绒状,除去细梗,筛去灰屑。（甘肃 2009）

15. 取原药拣净杂质及枝梗,放入碾槽内碾成绒后,筛去灰,即可。（云南 1986）

【饮片性状】绒毛状,无叶脉细梗。气清香,味苦。

【性味与功效】辛、苦,温;有小毒。温经止血,散寒止痛;外用祛湿止痒。用于吐血,衄血,崩漏,月经过多,胎漏下血,少腹冷痛,经寒不调,宫冷不孕;外治皮肤瘙痒。做成艾条供艾灸或熏洗用。

【使用注意】本品药性温燥,阴虚血热者慎用。

三、艾条

【现代炮制规范】取制好的陈久艾绒 24g,平铺在 26cm 长、26cm 宽,质地柔软疏松而又坚韧的桑皮纸上,将其卷成直径约 1.5cm 的圆柱形,越紧越好,用胶水或糯糊封口而成。（河南 2005）

【饮片性状】本品呈长圆柱状。气清香。

【性味与功效】供艾灸用。

【使用注意】本品药性温燥,阴虚血热者慎用。

四、炒艾叶

【古代炮制法则】微炒（宋·《太平圣惠方》）。剉碎,炒黄（宋·《卫生家宝产科备要》）。炒焦,取细末（宋·《女科百问》）。

【现代炮制经验】取艾叶或艾绒,用微火炒至微焦,喷淋清水,灭净火星,取出（河南、浙江、江西）。

【现代炮制规范】

1. 将艾叶清炒至微具焦斑,筛去灰屑。（上海 2008）

2. 取艾叶,炒至表面微具焦斑时,取出,摊凉。（浙江 2005）

【饮片性状】本品同艾叶,表面微具焦斑。

【性味与功效】辛、苦,温;有小毒。温经止血,散寒止痛;外用祛湿止痒。用于吐血,衄血,崩漏,月经过多,胎漏下血,少腹冷痛,经寒不调,宫冷不孕;外治皮肤瘙痒。炒制后暖宫、安胎作用增强。

【使用注意】本品药性温燥,阴虚血热者慎用。

五、艾叶炭

【古代炮制法则】烧作灰（唐·《备急千金要方》）。炒黑（明·《万氏女科》）。烧存性,为灰。（明·《万氏女科》）。炭（清·《吴鞠通医案》）。

【现代炮制经验】

1. **炒炭**　取艾叶或艾绒,放锅内炒至焦黑,喷水灭净火星取出即可。（天津、山东）

2. **煅炭**　取其叶放锅内,用焖火煅黑。如因热度高而燃烧,洒少许盐水可止。（厦门）

【现代炮制规范】

1. 将艾叶清炒至焦黑色,筛去灰屑。（上海 2008）

2. 取艾叶,炒至浓烟上冒、表面焦黑色时,微喷水,灭尽火星,取出,晾干。（浙江 2005）

3. 取净艾叶,照炒炭法置锅内用中火炒至外表呈焦黑色,喷淋清水,取出,晾干。(湖南 2010)

4. 取净艾叶,照炒炭法炒至黑褐色。(河南 2005)

5. 取净艾叶,置锅内用武火加热炒至全部呈焦黑色,及时喷淋清水,熄灭火星取出,晾凉。(山西 1984)

6. 取净艾叶,置锅中,用武火炒至焦黑色(但须存性),喷水灭火星,取出,晾干。(吉林 1986)

7. 取净艾叶,置热锅内,用武火加热,炒至焦黑色,喷淋清水少许,灭尽火星,炒干,取出,凉透。(宁夏 1997)

8. 取净艾叶或艾叶丝,照炒炭法,炒至表面焦褐色。(安徽 2005)

9. 取净艾叶约武火炒至外表焦黑色,喷淋清水适量,取出,避风摊凉,干燥。(江苏 2002)

10. 取生艾叶,置锅内用中火炒至外表呈焦黑色,喷淋适量清水,取出,晾干。(广西 2007)

11. 将净艾叶搓散,置铁锅内,用中火炒至全部呈黑褐色时,喷淋清水少许,灭尽火星,炒干,取出,及时摊凉,凉透。(山东 2012)

12. 取净艾叶,置锅内,炒至七成透时,按定量喷淋醋后再适量喷淋清水炒干,取出置容器内显黑褐色。欠火候的挑出重炒。每 100kg 净艾叶,用醋 5kg。(天津 2012)

【饮片性状】 形同艾叶,表面焦黑色,存性,略具焦气,味苦、涩。

【性味与功效】 辛、苦,温;有小毒。温经止血,散寒止痛。用于吐血,衄血,崩漏,月经过多,胎漏下血,少腹冷痛,经寒不调,宫冷不孕。炒炭后,艾叶辛散之性大减,对胃的刺激性缓和,温经止血的作用增强。

【使用注意】 本品药性温燥,阴虚血热者慎用。

【现代炮制机制研究】 有研究对艾叶不同炮制品的挥发油和鞣质成分进行测定比较,结果认为炒焦、炒炭、醋炒炭及焖煅炭的挥发油含量均比艾叶低,炮制品中艾叶的含量为高。鞣质含量焦艾叶含量最低,而艾叶炭、醋炒艾叶炭、焖煅艾叶炭中的鞣质含量均较艾叶高,并且有显著性的差异。

六、醋艾叶

【古代炮制法则】

1. **醋煎** 二两以米醋二升煎如膏(宋·《太平圣惠方》)。

2. **醋煮** 醋煮一时辰焙(宋·《圣济总录》)。用醇醋浸经七日,于净锅内用火煮令醋尽,就炒干研为细末(元·《活幼心书》)。

3. **醋焙** 用米醋洒湿,压一宿,以文武火焙干为末(宋·《圣济总录》)。

4. **醋炒** 艾叶醋炒,糯米糊调成饼,焙干为末(宋·《太平惠民和剂局方》)。醋浸炒(明·《济阴纲目》)。

5. **醋蒸** 醋调面成饼,甑上蒸熟焙干(宋·《类编朱氏集验医方》)。

【现代炮制经验】

1. **醋炒** 艾叶 50kg。醋:2.5kg(云南);7~10kg(内蒙古、北京、成都、辽宁)。

(1) 取艾叶用醋喷匀后,炒至呈黑焦色存性;或边炒边洒醋,炒至灰黑(辽宁、云南、成都)。

(2) 取艾叶炒黑,喷入醋拌匀或喷水灭净火星,取出放冷。

2. **醋蒸** 艾叶 50kg,醋 7.5kg(厦门)。

【现代炮制规范】

1. 取净艾叶,加醋拌匀,闷润至透,置锅内,用文火加热,炒干,取出,晾凉。每 100kg 艾叶,用醋 15kg。(宁夏 1997)

2. 取净艾叶,加米醋拌匀,闷透,置锅内,用文火加热,炒干,出锅,放凉。每 100kg 艾叶,用米醋 5kg。(甘肃 2009)

3. 取净艾叶,用醋拌匀,闷润,置锅内用微火炒至微变色,取出,放凉。每 100kg 艾叶,用醋 15kg。(辽宁 1986)

4. 取净艾叶,用文火炒至微焦,喷淋醋适量,随喷随炒至干,取出。每 100kg 艾叶,用醋 15kg。(江苏 2002)

5. 取净艾叶,照醋炙法加醋拌匀,稍闷,置锅内用文火炒至微焦,取出,放凉。每 100kg 艾叶,用醋 15kg。(湖南 2010)

6. 取净艾叶,照醋炙法炒至焦黄色。每 100kg 艾叶,用米醋 18kg。(河南 2005)

7. 取净艾叶或净艾叶丝,照醋炙法炒干。每 100kg 艾叶,用米醋 15kg。(安徽 2005)

8. 取生艾叶,加醋拌匀,稍闷,置锅内用文火炒至微焦,取出,放凉。每 100kg 艾叶,用醋 15kg。(广西 2007)

9. 取净艾叶,照醋炙法炒至黑褐色。(四川 2015)

10. **醋炙艾叶** 取净艾叶,照醋炙法醋炙黑褐色。(重庆 2006)

11. **醋炒艾叶** 取净艾叶,加入定量米醋,拌匀,置锅中,用文火炒至焦黄色,取出,晾干。每 100kg 艾叶,用醋 15kg。(吉林 1986)

12. **醋炒艾叶** 取净艾叶,将醋洒入,拌匀,吸尽后以文火炒干。每 100kg 艾叶,用醋 15kg。(湖北 2009)

13. **醋炒艾叶** 取碾过的艾绒,用文火炒黄后,每 50kg 用醋 7.5kg 兑水适量,边炒边洒,炒至黑褐色存性,取出喷水灭火星,摊开晾一夜,即可。(云南 1986)

【饮片性状】 形同艾叶,表面具有焦斑,有酸味。

【性味与功效】 辛、苦,温;有小毒。温经止血,散寒止痛。用于吐血,衄血,崩漏,月经过多,胎漏下血,少腹冷痛,经寒不调,宫冷不孕。醋制后收敛止痛作用增强。

【使用注意】 本品药性温燥,阴虚血热者慎用。

【现代炮制机制研究】 艾叶经炮制后在成分种类及含量上均有明显的变化,挥发油和甲醇提取部位既是艾叶的毒性部位,也是抗炎止痛有效部位。醋艾叶中该部位的毒性较艾叶明显降低且药效明显增强,醋艾叶的抗炎止痛作用较生品明显增强,且优于其他炮制品,加醋与加热的综合作用优于二者单一作用。

七、醋艾炭

【现代炮制规范】

1. 取净艾叶,照炒炭法炒至表面焦黑色,喷醋,炒干。每 100kg 艾叶,用醋 15kg。(药典 2020)

2. 取净艾叶,照炒炭法炒至表面焦黑色,喷醋,炒干。每 100kg 艾叶,用醋 15kg。(河南 2005)

3. 取净艾叶,照炒炭法炒至表面焦黑色,喷醋,炒干。每100kg艾叶,用醋15kg。(四川 2015,重庆2006)

4. 取净艾叶,照醋炙法用文火炒至表面呈焦褐色。或取净艾叶,照炒炭法用文火炒至表面焦褐色,喷醋,炒干。每100kg艾叶,用食醋15kg(前法)或12kg(后法)。(贵州2005)

5. 取净艾叶,置锅内用武火加热炒至表面焦黑色,喷米醋炒干。每100kg艾叶,用醋15kg。(山西1984)

6. 取净艾叶,置热锅内,用中火炒至表面焦褐色,喷淋米醋,炒干,取出,晾凉。每100kg净艾叶,用米醋15kg。(北京2008)

7. 取饮片艾叶,照炒炭法炒至表面焦黑色,喷醋,炒干。每100kg艾叶,用醋15kg。(陕西2007)

8.(1)取净艾叶,照炒炭法炒至表面焦黑色,喷醋,炒干。

(2)取艾叶炒热后洒入醋,炒至表面焦黑色,摊开,晾干。每100kg艾叶,用醋15kg。(江西2008)

9. 取净艾叶,用微火炒至表面呈黑色时,喷淋米醋(加适量水)取出,晾干。每100kg艾叶,用米醋15kg。(辽宁1986)

10. 取净艾叶,置锅内,用武火加热,炒至表面呈焦黑色(存性)喷米醋,炒干,出锅,摊开,凉透(防止复燃)。每100kg艾叶,用米醋5kg。(甘肃2009)

11. 取净艾叶,置热锅内,用武火加热,炒至表面焦黑色,喷醋,炒干,取出,凉透。每100kg艾叶,用醋15kg。(宁夏1997)

12. 取净醋艾叶,照炒炭法,炒至表面焦褐色。(安徽2005)

13. 取净艾叶,将醋洒入,拌匀,吸尽后炒至黑褐色(中途若遇火星,喷洒少量清水),取出,筛去灰屑,冷后收藏。每100kg艾叶,用醋15kg。(湖北2009)

【饮片性状】本品为不规则的碎片,表面黑褐色,有细条状叶柄。具醋香气。

【性味与功效】辛、苦,温;有小毒。温经止血,散寒止痛。用于吐血,衄血,崩漏,月经过多,胎漏下血,少腹冷痛,经寒不调,宫冷不孕。醋制炒炭后增强收敛止血的作用。

【使用注意】本品药性温燥,阴虚血热者慎用。

【现代炮制机制研究】生艾叶95%乙醇提取物、生艾叶总黄酮部位与空白组比较有显著差异,能显著延长凝血时间,具有抗凝血作用;醋艾炭水提物、70%乙醇提取物与空白组比较有显著的凝血作用,醋艾炭70%乙醇提取物、醋艾炭总黄酮部位与相应生品比较具有显著的凝血作用,可能是因为炒炭后生品的抗凝血作用消失,使其表现出凝血趋势。

【现代炮制工艺研究】以小鼠凝血、止血时间,总黄酮下降率及外观性状为指标,选取炒制温度、炒制时间、喷醋量为考察因素,采用$L_9(3^4)$正交试验法对醋艾炭炮制工艺进行优选,结果发现醋艾炭最佳炮制工艺为:炒制温度360℃,炒制16分钟,喷醋量15%。

八、酒艾叶

【古代炮制法则】酒炒(明·《奇效良方》)。酒洗(清·《良朋汇集》)。

【现代炮制经验】艾叶50kg,黄酒7.5kg。(北京)

取艾叶用大火炒黑后,用黄酒喷匀,并淋清水灭净火星,取出放冷即可。

【现代炮制规范】

1. 取净艾叶,照酒炙法用酒喷润透,置锅内用文火炒干,取出,放凉。每100kg艾叶,用黄酒20kg。(湖南2010)

2. 取净艾叶,照酒炙法(炮制通则)炒至焦黄色,用黄酒喷匀,取出,放凉。每100kg艾叶,用黄酒18kg。(河南2005)

3. 取生艾叶,用酒喷润透,置锅内用文火炒干,取出放凉。每100kg艾叶,用酒20kg。(广西2007)

【饮片性状】形同艾叶,有酒香气。

【性味与功效】辛、苦,温;有小毒。温经止血,散寒止痛。用于吐血,衄血,崩漏,月经过多,胎漏下血,少腹冷痛,经寒不调,宫冷不孕。酒制能增强温经散寒的作用。

【使用注意】本品药性温燥,阴虚血热者慎用。

九、四制艾叶

【现代炮制规范】

1. 取净艾叶,加入盐、醋、姜和酒混合液拌匀,吸尽后,蒸2小时,取出,晒干。每100kg艾叶,用盐2kg,醋、姜各10kg,生姜10kg榨汁。(广东1984)

2. 取艾叶,除去杂质及梗,筛去碎屑,加入盐、醋、姜汁和酒混合液拌匀,吸尽后,蒸2小时,取出,晒干。每100kg艾叶,用盐2kg、酒10kg、醋10kg、姜汁10kg榨汁。(四川2015)

【饮片性状】四制艾叶多卷曲皱缩,微黑色,具微芳香气,艾绒呈绒状,质柔软,气清香。

【性味与功效】辛、苦,温;有小毒。温经止血,散寒止痛。用于吐血,衄血,崩漏,月经过多,胎漏下血,少腹冷痛,经寒不调,宫冷不孕。四制后温而不燥,能增强逐寒、止痛、安胎的作用。

【使用注意】本品药性温燥,阴虚血热者慎用。

参考文献

[1] 李慧. 艾叶的药理研究进展及开发应用[J]. 基层中药杂志,2002,16(3):51-53.

[2] 孙蓉,王会,黄伟,等. 艾叶不同组分对小鼠急性毒性实验比较研究[J]. 中国药物警戒,2010,7(7):392-396.

[3] 龚彦胜,黄伟,钱晓路,等. 艾叶不同组分对正常大鼠长期毒性实验研究[J]. 中国药物警戒,2011,8(7):401-406.

[4] 刘茂生,李啸红,兰美兵,等. 艾叶油对小鼠的遗传毒理学研究[J]. 中药药理与临床,2012,28(2):85-87.

[5] 刘红杰,白杨,洪燕龙,等. 不同提取方法制备的艾叶挥发油化学成分分析与急性肝毒性比较[J]. 中国中药杂志,2010,35(11):1439-1446.

[6] 杨朝令,汪宏良,喻昕,等. 艾叶多糖预防对乙酰氨基酚肝中毒机理的研究[J]. 时珍国医国药,2012,23(10):2540-2542.

[7] 陈腾蛟.艾叶饮片炮制古今文献研究[J].齐鲁药事,2010,29(6):358-361.

[8] 张甜甜.艾叶炮制原理的初步研究[D].济南:山东中医药大学,2011.

[9] 于凤蕊.醋艾炭炮制原理初步研究[D].济南:山东中医药大学,2012.

[10] 于凤蕊,孙立立,戴衍朋,等.醋艾炭炮制工艺优选[J].中国实验方剂学杂志,2012,18(14):23-26.

第九章 花 类

43. 芫花
Yuanhua
GENKWA FLOS

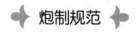 采制沿革

【来源】为瑞香科植物芫花 *Daphne genkwa* Sieb. et Zucc. 的干燥花蕾。芫花药材商品均为野生。

【采制】

1. **道地产区** 《本草纲目》颂曰:芫花,生淮源川谷,今在处有之。宿根旧枝茎紫,长一二尺。根入土深三、五寸,白色,似榆根。春生苗、叶,小而尖,似杨柳枝叶。二月开紫花,颇似紫荆而作穗,又似藤花而细。今绛州出者花黄,谓之黄芫花。如今,南芫花主产于安徽滁州、江苏南京、徐州、淮阴,四川绵阳、广元、江油,河南嵩县、密县,山东胶县、日照、莒南、历城、泰安,河北易县、元化、平山、邢台、涉县等地。黄芫花主产于山西、河北、陕西等地。

2. **采制方法** 《名医别录》曰:芫花生淮源川谷。三月三日采花,阴干。《吴普本草》曰:芫根生邯郸。二月生叶,青色,加浓则黑。华有紫、赤、白者。三月实落尽,叶乃生。三月采花,五月采叶,八月、九月采根,阴干。保升曰:近道处处有之。苗高二三尺,叶似白前及柳叶,根皮黄似桑根。正月、二月花发,紫碧色,叶未生时收采干用。叶生花落,即不堪用也。现在均春季当花未开放前采收,择晴天,戴手套将花摘下,去净杂质、摊在席上,于烈日下晒干,或烘干。本品有毒,采收时注意。

【品质】以花蕾多而整齐、色淡紫者为佳。

【贮藏】置通风干燥处,防霉,防蛀。

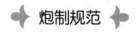 炮制规范

一、生芫花

【古代炮制法则】

1. **净制** 去枝叶(宋·《博济方》)。去枝梗(宋·《小儿卫生总微论方》)。去梗叶(元·《世医得效方》)。

2. **切制** 锉碎用(明·《本草品汇精要》)。为末(明·《医宗必读》)。

【现代炮制经验】取原药材,拣净杂质即可。

【现代炮制规范】

1. 除去杂质。(药典 2020,河南 2005,湖北 2009,天津 2012)

2. 除去杂质及梗叶,筛去灰屑。(山西 1984)

3. 拣去残留花梗及茎叶,筛去灰屑。(四川 2015)

4. 将原药除去杂质,筛去灰屑。(上海 2008)

5. 取药材芫花,除去杂质。(陕西 2008)

6. 取原药材,除去梗、叶及杂质,筛去灰屑。(安徽 2005)

7. 除尽杂质。(重庆 2006)

8. 除去杂质,筛去灰屑。(吉林 1986,江西 2008)

9. 取原药拣净杂质及灰屑,即可。(云南 1986)

10. 除去残留的花梗、茎叶及杂质,筛去灰屑。(广西 2007)

11. 取原药材,除去杂质及梗、叶。(贵州 2005)

12. 取原药材,除去杂质及梗、叶。(江苏 2002)

13. 取原药材,除去杂质及嫩枝梗,筛净灰屑。(宁夏 1997)

14. 取原药材,除去花梗、叶及枝等杂质,筛去灰屑。(浙江 2005)

15. 取原药材、除去杂质,筛去灰屑。(湖南 2010)

【饮片性状】本品常 3~7 朵簇于短花轴上,基部有苞片 1~2 片,多脱落为单朵。单朵呈棒槌状,多弯曲,花被筒表面淡紫色或灰绿色,密被短柔毛,端 4 裂,裂片淡紫色或黄棕色。质软。气微,味甘、微辛。

【性味与功效】苦、辛,温;有毒。归肺、脾、肾经。泻水逐饮;外用杀虫疗疮。

【使用注意】孕妇禁用;不宜与甘草同用。

【现代毒理学研究】芫花的化学成分主要有二萜类化合物、黄酮类化合物、木脂素类化合物、挥发油等。芫花中的二萜原酸酯类亦是毒性的主要构成部分,如芫花酯甲、芫花酯乙、芫花酯丙、芫花瑞香宁、芫花酯戊等。

芫花的毒性表现在以下几方面:①对皮肤和黏膜的刺激性。原因是芫花中含有苯甲酸和刺激性油状物,尤其是芫花酯甲,对黏膜有强烈的刺激作用。②较大的细胞毒性。③对脏器的毒性。④芫花煎剂大鼠腹腔注射的 LD_{50} 为 9.25g/kg。此外有实验得出:生芫花水浸液小鼠腹腔注射的 LD_{50} 为 28.3g/kg;醋炙芫花的 LD_{50} 为 39.8g/kg;芫花素的 LD_{50} 大于 4.0g/kg;芫花酯甲的 LD_{50} 为 0.001 5g/kg。

二、醋芫花

【古代炮制法则】

1. **醋炒** 醋拌炒干(宋·《太平圣惠方》)。醋拌炒黄(宋·《太平圣惠方》)。醋炒令赤(宋·《博济方》)。醋炒焦(宋·《苏沈良方》)。醋拌,新瓦上慢火炒焦紫色(宋·《伤寒总病论》)。醋炒,不可近眼(明·《医学入门》)。

2. **醋浸炒** 醋浸过炒令黄色(宋·《博济方》)。醋浸一宿炒微有烟(宋·《苏沈良方》)。醋浸半日,炒焦色(宋·《圣济总录》)。炒;醋浸一宿炒(宋·《全生指迷方》)。醋浸(明·《女科撮要》)。

3. **醋煮** 好醋于土锅内煮过,干炒,令烟出焦黑(宋·《史载之方》)。煮醋数沸,漉出渍水一宵,复曝干用,才免毒害(明·《本草蒙筌》)。芫花留数年陈久良,用时以好醋煮十数沸,去醋,以水浸一宿,晒干用,则毒灭也。或以醋炒者次之(明·《本草纲目》)。醋煮晒用(清·《医宗必读》)。

4. **醋炙** 醋炙(宋·《女科百问》)。

5. **醋淬炒** 醋淬湿,炒(明·《医学纲目》)。

6. **醋煨** 用醋炒或醋调面裹煨(明·《普济方》)。

7. **醋泡焙** 醋泡焙(清·《良朋汇集》)。

【现代炮制经验】

1. **醋炒** 芫花 2.5kg,醋 1~1.25kg(辽宁、吉林、山西、浙江、贵州、西安、山东)。

(1)取芫花用醋拌匀,稍闷使醋渗透,用微火炒至黄色。

(2)取芫花炒热后,喷醋,随喷随炒,至醋炒干,色变绿黑时即可(贵州)。

2. **醋煮** 芫花 5kg。醋:0.5~1kg(保定);1.5~2.5kg(云南、北京、山东)。

取芫花用醋拌匀,煮至醋吸尽,取出晒干即可。

【现代炮制规范】

1. 取净芫花,照醋炙法炒至醋吸尽。每 100kg 芫花,用醋 30kg。(药典 2020)

2. 取净芫花,照醋炙法用醋拌匀,吸透后置锅内,以文火炒干。每 100kg 芫花,用醋 30kg。(湖北 2009)

3. 取净芫花,照醋炙法用文火炒至醋吸尽。每 100kg 芫花,用醋 30kg。(江西 2008)

4. 取净芫花,照醋炙法①,炒干,至表面呈微黄色。每 100kg 芫花,用米醋 30kg。(安徽 2005)

5. 取生芫花,加醋拌匀,稍闷,置锅内用文火炒至醋被吸尽为度,取出,放凉。每 100kg 芫花用醋 30kg。(广西 2007)

6. 取饮片生芫花,照醋炙法炒至醋吸尽。每 100kg 芫花,用醋 30kg。(陕西 2008)

7. 取芫花,加醋润透,炒干,取出。每 100kg 芫花,用醋 70kg。(天津 2012)

8. 取芫花,照醋炙法炒干。每 100kg 芫花,用醋 30kg。(四川 2015)

9. 取净芫花,加入定量米醋,拌匀,闷润约 2 小时,置炒药锅内,用文火加热翻炒,至醋炒干,芫花变黄色,取出,放凉。每 100kg 芫花,用米醋 30kg。(山西 1984)

10. 另取米醋和适量清水与芫花共置锅中,用文火加热煮至醋液吸尽,炒至微干,取出,摊晾,干燥。每 100kg 芫花,用米醋 50kg。(吉林 1986)

11. 取净生芫花,照醋炙法用微火炒干。每 100kg 净生芫花,用食醋 18kg。(贵州 2005)

12. 取净芫花,加醋拌匀,闷 2~4 小时。待醋吸尽后,置热锅内,用文火炒至微干,取出,晾干。每 100kg 芫花,用醋 30kg。(宁夏 1997)

13. 取净芫花,加醋拌匀,闷透,置锅内,用文火炒至微干,取出干燥。每 100kg 芫花,用醋 30kg。(江苏 2002)

14. 取净芫花,照醋炙法炒至醋吸尽。每 100kg 芫花,用醋 30kg。(河南 2005)

15. 取净芫花,每 50kg 用醋 15kg,拌匀吸透后,用文火炒至醋干,色微黄时取出,晾冷即可。(云南 1986)

16. 取净芫花,照醋炙法炒至醋吸尽。每 100kg 芫花,用醋 30kg。(重庆 2006)

17. 取芫花,与醋拌匀,稍焖,炒至表面微黄色时,取出,摊凉。每 100kg 生芫花,用醋 30kg。(浙江 2005)

18. 取原药材,除去杂质,筛去灰屑,加米醋拌匀,闷润 2~4 小时,至米醋被吸尽,置锅内用文火炒至微黄色,取出,晾凉。每 100kg 净芫花,用米醋 30kg。(北京 2008)

19. 取净芫花,照醋炙法炒至醋吸尽。每 100kg 芫花,用醋 30kg。(湖南 2010)

20. 取芫花饮片,用醋拌匀,待醋吸尽,用文火炒干,呈微黄色,取出,摊凉,即得。每 100kg 芫花,用醋 30kg。(黑龙江 2012)

醋煮芫花

取净芫花,照醋煮法煮至醋尽、芫花微干。每 100kg 芫花,用醋 48kg。(河南 2005)

【饮片性状】本品形如芫花,表面微黄色。微有醋香气。

【性味与功效】苦、辛,温;有毒。归肺、脾、肾经。泻水逐饮;外用杀虫疗疮。用于胸腹积水、水肿、痰癖、咳喘,外治疥癣秃疮。

【使用注意】孕妇禁用;不宜与甘草同用。

【现代毒理学研究】李孟广研究表明醋炙对芫花中所含的二萜类成分、黄酮类成分及香豆素成分无明显影响,生品与醋炙品中羟基芫花素的含量基本一致,但醋煮芫花的化学成分与生品及醋炙品有差异。原思通等研究显示芫花经醋炙后可大幅度降低芫花酯甲的含量。刘洁等研究醋炙芫花中的挥发油成分变化,发现芫花醋炙后挥发油含量降低,颜色加深,所含组分及组分间相对含量也有改变。其中棕榈酸、油酸和亚油酸的含量醋炙后相对增加。李楷等在对中药炮制前后微量元素变化的研究中表明,芫花炮制前后的微量元素发生了变化,说明该毒性中药炮制前后的毒性变化与微量元素有关。

【现代炮制工艺研究】有报道以生芫花和 2020 年版《中国药典》醋炙芫花为对照,采用药效、毒性及其相关化学成分多指标综合考察,结果表明醋炙法最佳工艺为:每 100kg 芫花,用 60kg 水将 30kg 米醋稀释后与芫花拌匀,闷 1 小时,置滚筒式炒药机中,文火炒至近干,挂火色后取出。

参 考 文 献

[1] 李菲菲,李玲芝,宋少江,等 . 芫花的化学成分研究[C]// 第十一届全国中药和天然药物学术研讨会论文集 . 沈阳:沈阳药科大学中药学院,2011:58.

[2] 李孟广 . 芫花炮制的初步研究[J]. 山东中医杂志,1988,7(3):34-36.

[3] 赵一,原思通,李爱媛,等 . 炮制对芫花毒性和药效的影响[J]. 中国中药杂志,1998,23(6):344-347.

[4] 于超,郭辉 . 中草药提取物体外抑制 HBV 的筛选实验[J]. 中药药理与临床,2001,17(1):23-24.

[5] 向丽华,陈燕萍,张智,等 . 24 味有毒中药长期毒性实验对大鼠脏器指数的影响[J]. 中国中医基础医学杂志,2006,12(1):35-36,52.

［6］李华伟.中药肾毒性研究进展［J］.河北中医,2004,26（10）:796-798.

［7］原思通,张保献,夏坤.炮制对芫花中芫花酯甲含量的影响［J］.中国中药杂志,1995,20（5）:280-282.

［8］刘洁,张世臣,魏璐雪.芫花醋炙前后挥发油成分的分析［J］.中国中药杂志,1993,18（1）:25-26.

［9］李楷,王长荣,张荣.几种有毒中药炮制前后微量元素变化［J］.佳木斯医学院学报,1995,18（1）:64-65.

［10］原思通,王祝举,夏坤.芫花炮制工艺的综合评价及中试验证［J］.中国中药杂志,1999,24（8）:464.

44. 闹羊花
Naoyanghua
RHODODENDRI MOLLIS FLOS

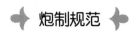 采制沿革

【来源】为杜鹃花科羊踯躅 *Rhododendron molle* G.Don 的干燥花。有野生品和栽培品。

【采制】

1. **道地产区** 《名医别录》曰:"羊踯躅生太行山川谷及淮南山。"陶弘景曰:"近道诸山皆有之。花、苗似鹿葱,不可近眼。"

现主产于江苏、浙江、安徽、湖南等地。

2. **采制方法** 《名医别录》曰:"三月采花,阴干。"保升曰:"三月、四月采花,晒干。"与现代采制方法基本一致。春末夏初采收。当其花枝上的花朵开放时,选择晴天,把花摘下,摊在竹席上或簸箕上置于太阳下晒至足干即得。

【品质】以花灰黄色、不发霉、无其他混杂物为佳。

【贮藏】置干燥处,防潮。

炮制规范

闹羊花

【现代炮制规范】

1. 取原药材,除去杂质及花梗。（全国规范 1988,北京 2008,江苏 2002）

2. 除去杂质,筛去灰屑。（吉林 1986,江西 2008,湖北 2009）

3. 将原药除去杂质,筛去灰屑。（上海 2008）

4. 取原药材,除去杂质。（天津 2012）

5. 取原药材,筛去土末,拣净杂质。（山西 1984）

6. 取原药材,除去杂质及花梗,筛去碎屑,即得。（黑龙江 2012）

7. 除去杂质,枝梗和灰屑。（辽宁 1986）

8. 取原药,除去杂质。筛去灰屑。（浙江 2005）

9. 取原药材,除去杂质、梗及叶,筛去灰屑。（安徽 2005）

10. 除去杂质、去梗。（河南 2005）

11. 取原药材，除去杂质、梗叶，筛去灰屑。（湖南 2010）

12. 除去杂质。（广西 2007）

13. 除去杂质及花梗，筛去灰屑。（贵州 2005）

14. 取原药材，除去杂质及枝梗，筛去灰屑。（贵州 2005）

15. 取药材闹羊花，除去杂质。（陕西 2007）

16. 取原药材，除去杂质及梗，筛去灰屑。（宁夏 1997）

【饮片性状】本品为脱落的花朵，灰黄色至黄褐色，皱缩。花萼 5 裂，裂片半圆形至三角形，边缘有较长的细毛；花冠钟状，筒部较长，约至 2.5cm，顶端卷折，5 裂，花瓣宽卵形，先端钝或微凹；雄蕊 5，花丝卷曲，等长或略长于花冠，中部以下有茸毛，花药红棕色，顶孔裂；雌蕊 1，柱头头状；花梗长 1~2.8cm，棕褐色，有短茸毛。气微，味微麻。

【性味与功效】辛，温；有大毒。祛风除湿，活血散瘀，麻醉止痛，止咳平喘，消肿，杀菌止痒。生用。

【使用注意】本品辛温燥烈有大毒，不宜多服久服，体虚者及孕妇忌用。

【现代毒理学研究】闹羊花含毒性成分羊踯躅毒素和石楠素。中毒后一般有恶心、呕吐、腹泻、心跳缓慢、血压下降等症状；严重者还会导致呼吸困难、心律不齐、血压升高、手足麻木、运动失调和昏睡，甚至呼吸抑制而死亡。皮肤长期接触该植物可出现糜烂和灼痛。死后尸检可见瞳孔缩小，胃肠道出血，肺水肿和淤血，心肌、心内膜及心外膜有出血点，唇及指甲青紫等。牛、羊和猪等中毒后，有流涎、呕吐、四肢外展、步态蹒跚等表现；严重者腹部胀满、呼吸困难、后肢瘫痪、哀鸣不安、全身痉挛以致死亡。

采用小鼠灌胃法观察羊踯躅花、果实浸剂和配剂的毒性。剂量高于 0.5~1.0g/kg 时，小鼠出现呼吸抑制而死亡，死前偶伴有阵颤性惊厥。

小鼠腹腔注射闹羊花毒素Ⅲ（RTX），其 LD_{50} 为 0.522mg/kg。在对犬进行的实验中，RTX 的有效降压量为 3.5mg/kg，10 倍量时，犬呈室颤而死。急性毒性试验证实，大剂量（35mg/kg）RTX 对兔的肝、肾功能无明显影响，兔的肝、肾、心脏病理切片也未见明显损害。对兔进行的 RTX 亚急性毒性试验表明，其对兔的体重、血液、GPT 等影响不大，病理解剖显示，实验后兔各脏器无萎缩、退行性病变或充血性水肿。

参 考 文 献

[1] 赵国举，张覃沐，吕富华. 闹羊花和八里麻（*Rhododendron molle* Sieb. et Zucc.）的镇痛作用及毒性[J]. 药学学报，1958，6（6）：337-340.

[2] 毛焕元，李崇渔，冯义柏，等. 八厘麻毒素对动物的急性中毒性实验[J]. 武汉医学院学报，1981，10（1）：88-90.

[3] 梁国芬，毛焕元，郭清桂，等. 八厘麻毒素的亚急性毒性实验[J]. 武汉医学院学报，1985，14（4）：299-300.

45. 洋金花
Yangjinhua
DATURAE FLOS

采制沿革

【来源】为茄科植物白花曼陀罗 *Datura metel* L. 的干燥花。药材商品有野生和栽培两种。

注：1. 同科植物毛曼陀罗 *Datura innoxia* Mill., 亦称北洋金花, 主产于河北。自产自销。

2. 同属植物曼陀罗 *Datura stramonium* L.（分布于我国大部分地区）、木本曼陀罗 *Datura arborea* L.（福州、广州地区及云南户外栽培, 北京、青岛等地温室栽培）的花在产地亦作洋金花入药。

【采制】

1. **道地产区** 《本草纲目》："曼陀罗, 生北土, 人家亦栽之。"

现主产于江苏、浙江、福建、广东等地。

2. **采制方法** 《本草品汇精要续集》"八月采花, 九月采实"。现在 7 月下旬至 8 月下旬盛花期, 于下午 4~5 时采摘, 晒干或低温干燥（50~60℃烘 4~6 小时）。

【品质】以花朵大、不破碎、干燥、无杂质者为佳。

【贮藏】置干燥处, 防霉, 防蛀。

炮制规范

一、洋金花

【现代炮制经验】

1. **挑拣** 取原药材, 拣净杂质, 摘去花柄即可。

2. **切碎** 取原药材, 拣净杂质, 喷水湿润, 切 2 分长段。

【现代炮制规范】

1. 除去杂质。（江西 2008, 湖北 2009, 辽宁 1986）

2. 除去杂质, 干燥。（广西 2007）

3. 除去杂质, 筛去灰屑。（吉林 1986）

4. 除去杂质, 用时切段。（四川 2015）

5. 除去杂质及柄。（河南 2005）

6. 除去杂质及根, 用时切段。（重庆 2006）

7. 取原药材, 除去杂质, 筛去灰屑。（浙江 2005）

8. 取原药材, 除去花柄、杂质, 筛去灰屑。（安徽 2005）

9. 取原药材, 除去杂质, 筛去灰屑。（山西 1984, 贵州 2005, 湖南 2010）

10. 取原药材, 除去杂质。（天津 2012）

11. 取原药材,除去杂质及柄。(宁夏 1997)

12. 取原药材,除去杂质及梗,筛去灰屑。(北京 2008)

13. 取原药材,除去杂质及梗,筛去碎屑,即得。(黑龙江 2012)

14. 取原药材,除去杂质及梗。(江苏 2002)

15. 将原药材,除去杂质,筛去灰屑。(上海 2008)

【饮片性状】本品多皱缩成条状,完整者长 9~15cm。花萼呈筒状,长为花冠的 2/5,灰绿色或灰黄色,先端 5 裂,基部具纵脉纹 5 条,表面微有茸毛;花冠呈喇叭状,淡黄色或黄棕色,先端 5 浅裂,裂片有短尖,短尖下有明显的纵脉纹 3 条,两裂片之间微凹;雄蕊 5,花丝贴生于花冠筒内,长为花冠的 3/4;雌蕊 1,柱头棒状。烘干品质柔韧,气特异;晒干品质脆,气微,味微苦。

【性味与功效】辛,温;有毒。平喘止咳,镇痛,止痉。用于哮喘咳嗽,脘腹冷痛,风湿痹痛,小儿慢惊;外科麻醉。

【使用注意】内服宜慎。外感及痰热喘咳、青光眼、高血压、心脏病及肝肾功能不全者和孕妇禁用。本品有毒,用量过大易致中毒,出现口干、皮肤潮红、瞳孔散大、心动过速、眩晕头痛、烦躁、谵语、幻觉,甚至昏迷,最后可因呼吸麻痹而死亡。

【现代毒理学研究】洋金花的主要活性成分为莨菪碱、东莨菪碱及阿托品。东莨菪碱系胆碱能神经阻断剂,在中枢,它干扰大脑皮质及脑干网质胆碱能上行激活系统的功能,产生中枢抑制;在外周,它抑制以乙酰胆碱为递质的皮肤交感神经——汗腺的汗液分泌功能。

洋金花注射液小鼠静脉注射的 LD_{50} 为 8.2mg/kg,洋金花总碱犬静脉注射的 MLD 为 75~80mg/kg。经洋金花总碱处理的体外细胞或者治疗的患者,姐妹染色单体互换率均有非常显著的增加,这反映了洋金花总碱能诱发 DNA 损伤。由它处理的体外细胞染色体畸变率增加亦非常显著。洋金花总碱还能使小鼠骨髓多染红细胞微核率增加非常显著,表明洋金花总碱能诱发染色体严重损伤。

二、制洋金花

【现代炮制经验】洋金花 1 斤,生姜 2 两,高粱酒 2 两(上海)。

取姜汁和酒拌匀,喷入切碎的洋金花内,待其吸收,倒入 100℃热锅内,炒至微焦即可。

【现代炮制规范】

将生洋金花用生姜汁拌匀,待吸透,略润,切成 1~2mm 细丝,置锅内,炒干,趁热喷洒白酒,拌匀,稍闷,晾干。每 100kg 生洋金花,用生姜 25kg 打汁,60 度白酒 12.5kg。(上海 2008)

【饮片性状】本品呈丝条状,长短不一。多皱缩和破碎,黄棕色至黄褐色,可见碎断的花药,有的可见焦斑。质软,微具姜及酒气,味微辛苦。

【性味与功效】辛,温;有毒。平喘止咳,解痉止痛。

【使用注意】内服宜慎。外感及痰热喘咳、青光眼、高血压、心脏病及肝肾功能不全者和孕妇禁用。本品有毒,用量过大易致中毒,出现口干、皮肤潮红、瞳孔散大、心动过速、眩晕头痛、烦躁、谵语、幻觉,甚至昏迷,最后可因呼吸麻痹而死亡。

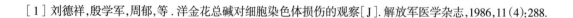

参 考 文 献

[1] 刘德祥,殷学军,周郁,等.洋金花总碱对细胞染色体损伤的观察[J].解放军医学杂志,1986,11(4):288.

第十章　果实、种子类

46. 大风子
Dafengzi
HYDNOCARPI ANTHELMINTICAE SEMEN

◆ 采制沿革 ◆

【来源】本品为大风子科植物大风子 *Hydnocarpus anthelmintica* Pierre ex Lancess 的干燥成熟种子。均系栽培。为我国引种的品种之一。

注:大风子科植物海南大风子 *Hydnocarpus hainanensis*(Merr.)Sleum. 的成熟种子也作大风子用。

【采制】

1. **道地产区**　《南方草木状》"唯九真郡有之";《本草纲目》:"大风子,今海南诸番国皆有之。"

大风子现主产于泰国、印度、越南等国及我国台湾、广东、广西等地。海南大风子主产于我国海南、广西等地。

2. **采制方法**　《南方草木状》"八、九月熟,曝干可烧";果实成熟时(4—6月)采收,除去果皮,取出种子,洗净,干燥。

【品质】以个大、种仁饱满、色白、油性足者为佳。

【贮藏】置通风干燥处,防蛀。

◆ 炮制规范 ◆

一、大风子仁

【古代炮制法则】

1. **净制**　去壳(明·《普济方》)。去壳及黄油者(明·《保婴撮要》、明·《本草纲目》)。去壳取仁(明·《本草原始》)。大风子油,净(明·《外科启玄》)。

2. **切制**　切细(明·《证治准绳》)。大风子肉,另研(清·《医宗金鉴》)。

【现代炮制经验】取原药材,筛去土及杂质,碾或敲碎,去壳取仁,再捣碎即可(厦门)。

【现代炮制规范】

1. 除去杂质,拣去霉坏变质者,去壳取仁,捣碎。(宁夏 1997)

2. 除去杂质,拣去霉坏变质者,用时去壳取仁。(河南 2005)

3. 除去杂质,泥土,用时捣碎,或除去种皮,取净仁。(四川 2015,重庆 2006)

4. 除去杂质,洗净泥土,晒干,用时除去硬壳,捣碎。(辽宁 1986)

5. 除去杂质,用时去壳取仁。(福建 2012)

6. 拣净杂质,筛去灰土,用时捣碎。(江西 2008)

7. 配方时去壳,取仁捣碎。(湖北 2009)

8. 取药材大风子,除去杂质及霉坏变质者,去壳取仁。(陕西 2007)

9. 取原药材,除去杂质,用时砸开,去壳取仁,除去霉粒及油粒,即得。(黑龙江 2012)

10. 取原药材,除去杂质。(北京 2008,天津 2012)

11. 取原药材,除去杂质,用时去壳取仁。(安徽 2005)

12. 取原药材,拣去杂质,用时去壳取仁。(江苏 2002)

13. 除去杂质,筛去灰屑。用时砸开,去壳,取仁,捣碎。(吉林 1986)

14. 将原药材除去杂质,筛去灰屑。用时去壳取仁,除去黑色油粒。(上海 2008)

15. 取大风子,除去杂质,去壳取仁。用时捣碎,或除去种皮,取净仁。(山东 2012)

16. 取净大风子,去壳取仁。(北京 2008)

17. 取原药材,用时去壳及霉、油者,捣碎。(浙江 2005)

18. 取原药材,除去杂质,去壳及种皮,取净仁。(湖南 2010)

19. 除去杂质,用时去壳及种皮,取净仁,捣碎。(广西 2007)

20. 取原药材,除去杂质,用时捣碎。(贵州 2005)

21. 取原药材,拣净杂质,用时捣碎。(云南 1986)

【饮片性状】本品为不规则的多面体,稍有钝棱。外被一层红棕色或暗紫色的薄膜。胚乳肥大,乳白色至淡黄色,富油性。子叶 2 枚,浅黄色或黄棕色,下接圆柱形胚根。

海南大风子仁为不规则长卵形,外被暗紫褐色的薄膜,具微细皱纹,胚乳黑棕色。气微,味淡。

【性味与功效】辛,热。有毒。祛风燥湿,攻毒杀虫。用于麻风、疥癣、杨梅疮。

【使用注意】本品性毒烈,一般只作外用,内服宜慎。必须作内服剂用时,当稀释于复方中用,阴虚血热、胃肠炎症、目症患者均忌服。本品中毒时可出现头晕、头痛、胸腹痛、恶心、呕吐、四肢乏力、全身发热感,严重时可出现溶血、蛋白尿及管型、肝脂肪变性等症状。

【现代毒理学研究】大风子主要成分为大风子油酸、次大风子油酸、去氢大风子油酸的甘油酯,大风子烯酸,及少量油酸甘油酯和软脂酸甘油酯等。油脂是其有效成分,也是其毒性成分。大风子油及其衍生物具有刺激性,能够引起呕吐、头痛、腹痛等一系列的毒副作用,还能刺激肾脏,导致尿中出现蛋白及管型。

二、大风子霜

【古代炮制法则】

制霜　去油,取净霜(明·《景岳全书》)。压去油(清·《本草备要》)。

【现代炮制经验】取原药材,研碎如泥,压榨[①]去尽油,或再研细过筛即可(浙江)。

注:①用草纸包好,榨去油,更换草纸至油尽(湖北、云南)。用打扁的稻草或布包扎(大连、江西)。

【现代炮制规范】

1. 将大风子仁研成粗粉,照炮制通则制霜项下去油成霜法制霜。(上海 2008)

2. 取大风子仁,用碾串碾成泥状,用麻布包好,置笼屉内蒸透,取出,榨去油。反复操作至榨不出油时,研成面,过箩,放入铺数层草纸的筐内,摊开,渗油,晾干。(吉林 1986)

3. 取大风子,去壳取仁,杵如泥状,用吸油纸(草纸)或布包严,微烘或蒸后压榨去油,至呈松散粉末。(福建 2012)

4. 取大风子净仁,碾成泥,或碾碎蒸透,用吸油纸多层包裹,压榨,去尽油,研细过筛。(四川 2015)

5. 取大风子净仁,碾如泥,或碾碎蒸透,用数层吸油纸包裹,置热处,上压重物,压榨,去尽油,研细,过筛。(山东 2012)

6. 取大风子净仁,碾如泥,或碾碎蒸透,用吸油纸多层包裹,压榨,去尽油,研细过筛。(重庆 2006)

7. 取大风子仁,碾碎,用布或吸油纸包严,蒸热或微烘,压榨去油,研细。(河南 2005)

8. 取大风子仁,研成粗粉,用吸油纸包裹,压榨去油,如此反复操作数次,至粉末松散,研细,过筛。(湖南 2010)

9. 取大风子仁,研成糊状,用吸水纸包裹,压榨,间隔一日剥去纸,研散,如此反复多次,至油几净,质地松散时,研成粉末。(浙江 2005)

10. 取净大风子,捣碎用纸包裹,微烘,反复换纸或稍蒸,取出,榨去油分,研末。(江西 2008)

11. 取净大风子仁,碾成泥,用吸油纸多层包裹,加热微烘,压榨去油,研细。(宁夏 1997)

12. 取净大风子仁,研成粗粉,蒸熟,压榨去油至粉末松散,过筛。(江苏 2002)

13. 取净大风子仁,照去油制霜法,制成乳白色或微黄色松散粉末。(安徽 2005)

14. 取生大风子仁,研成粗粉,用吸油纸包裹,压榨去油,如此反复操作数次,至去尽油、粉末松散,研细,过筛。(广西 2007)

15. 将大风子敲去外壳取仁,研细,炒热,用草纸包数层,外加麻布包紧,压于重物之下3~5 日后,取出,再研细过筛,另换新纸包好再压,如此反复数次,至油吸尽(亦可用榨油机去油),即可。(云南 1986)

【饮片性状】为乳白色至微黄色松散粉末。略具油腥气,味淡。

【性味与功效】辛,热。有毒。祛风燥湿,攻毒杀虫。用于麻风、疥癣、杨梅疮。制霜去油,降低毒性。

【使用注意】同大风子仁。

【现代炮制机制研究】通过去油制霜,除去部分油脂,降低毒性。关于大风子去油制霜前后的成分变化、毒性变化、炮制工艺的研究甚少。

参考文献

[1] 田代华.实用中药辞典[M].北京:人民卫生出版社,2002:122-124.

47. 大皂角_{附:猪牙皂}

Dazaojiao

GLEDITSIAE SINENSIS FRUCTUS

◆ 采制沿革 ◆

【来源】 为豆科植物皂荚 *Gleditsia sinensis* Lam. 的干燥成熟果实。药材商品来源于野生资源。

【采制】

1. **道地产区** 《本草品汇精要》:"出雍州川谷及鲁邹县,今处处有之,以怀、孟州者为胜。" 现主产于河北、山西、河南、山东。此外,东北地区及江苏、浙江、湖北、广西、四川等地亦产。

2. **采制方法** 《本草品汇精要》"九月、十月取荚,阴干"。现在一般于秋季果实成熟时采摘,晒干。

【品质】 以个小饱满、色紫黑、有光泽、无果柄、质坚硬、肉多而黏、断面淡绿色者为佳。

【贮藏】 置干燥处,防蛀。

◆ 炮制规范 ◆

一、大皂角

【古代炮制法则】

1. **净制** 去皮弦(汉·《金匮要略》)。炙去皮子(南齐·《刘涓子鬼遗方》)。去两头及皮子(宋·《太平圣惠方》)。削去黑皮(宋·《经史证类备急本草》)。水洗(金·《脾胃论》)。去丝膜(宋·《疮疡经验全书》)。去土(明·《普济方》)。去瓤核(明·《普济方》)。去弦核(元·《世医得效方》、明·《奇效良方》)。刮粗皮(明·《增补万病回春》)。去白(明·《证治准绳》)。去皮膜(明·《医宗必读》)。水浸,刮去粗皮(清·《本草述》)。

2. **切制** 剉(晋·《肘后备急方》)。用铜刀细切,于日中干用(宋·《经史证类备急本草》)。剉碎(宋·《校正集验背疽方》)。剉三寸(元·《活幼心书》)。切作段子(明·《普济方》)。切碎(明·《普济方》)。另捣(明·《医学纲目》)。捶碎(清·《串雅外编》)。镑屑(清·《幼科释谜》)。

【现代炮制经验】

1. **捣碎** 取原药材,拣净杂质,捣碎,除去种子即可。

2. **洗切** 取原药材,拣净杂质,洗净,或再切片即可。

【现代炮制规范】

1. 用时捣碎。(药典 2020)

2. 除去杂质,抢水洗净,润透,切段,干燥,用时捣碎。(江西 2008)

3. 除去杂质,筛净灰屑,用时捣碎。(宁夏 1997)

4. 将原药材除去杂质,洗净,稍润,切长段,干燥,筛去灰屑。(上海 2008)

5. 取药材大皂角,除去杂质。(陕西 2007)

6. 取饮片大皂角砸破去子及筋。(陕西 2007)

7. 取原药材,除去杂质,洗净,稍润,切段,干燥。(浙江 2005)

8. 取原药材,除去杂质,剁成寸段。(天津 2012)

9. 取原药材,除去杂质,加工成长段。(北京 2008)

10. 取原药材,除去杂质,洗净,稍润,切段,干燥。(贵州 2005)

11. 取原药材,拣去杂质,切段。(江苏 2002)

【饮片性状】呈扁长的剑鞘状或碎段。表面棕褐色或紫褐色,被灰色粉霜,擦去后有光泽,种子所在处隆起。基部渐窄而弯曲,有短果柄或果柄痕,两侧有明显的纵棱线。质硬,摇之有声,易折断,断面黄色,纤维性。种子多数,扁椭圆形,黄棕色至棕褐色,光滑。气特异,有刺激性,味辛辣。

【性味与功效】辛、咸,温;有小毒。归肺、大肠经。祛痰开窍,散结消肿。用于中风口噤,昏迷不醒,癫痫痰盛,关窍不通,喉痹痰阻,顽痰喘咳,咳痰不爽,大便燥结;外治痈肿。吹鼻取嚏或研末调敷患处。生用偏于祛痰,开窍。

【使用注意】孕妇及咯血、吐血患者忌服。

【现代毒理学研究】大皂角含皂荚皂苷、棕榈酸、硬脂酸、油酸、亚甾醇、谷甾醇、生物碱等。皂苷有溶血作用,高等动物一般很少吸收,口服可刺激胃肠黏膜,大量可引起呕吐、腹泻。过量也能腐蚀胃黏膜,发生吸收中毒。

二、炒大皂角

【古代炮制法则】其子炒,舂去赤皮仁,将骨浸软煮熟,以糖渍之可食(宋·《本草衍义》)。去黑皮,微炒(宋·《严氏济生方》)。微炒焦(明·《景岳全书》)。微炒焦,炒烟尽(清·《成方切用》)。去皮弦子,炒黄(清·《医学从众录》)。

【现代炮制经验】取皂角用微火炒至略膨胀为度(大连、西安)。

【现代炮制规范】取净大皂角,用微火炒至呈膨胀。(贵州 2005)

【饮片性状】本品同大皂角。表面略鼓胀,有焦斑,气特异,微香。

【性味与功效】辛、咸,温;有小毒。归肺、大肠经。祛痰开窍,散结消肿。用于中风口噤,昏迷不醒,癫痫痰盛,关窍不通,喉痹痰阻,顽痰喘咳,咳痰不爽,大便燥结;外治痈肿。吹鼻取嚏或研末调敷患处。炒制后可降低毒性,减少对胃肠的刺激。

【使用注意】孕妇及咯血、吐血患者忌服。

三、皂角炭

【古代炮制法则】烧存性(唐·《仙授理伤续断秘方》)。烧灰(宋·《太平圣惠方》)。去皮烧烟泡(宋·《苏沈良方》)。烧,细研(宋·《经史证类备急本草》)。烧令赤为末(宋·《经史证类备急本草》)。刮去皮,猛火炙,令成麸炭,仍须存性,不可使成白灰也(宋·《洪氏集验方》)。烧烟泡,烧成炭(宋·《传信适用方》)。烧成灰,在瓷罐内用瓷碟盖口,不令出烟,不用碟子,后用纸二张,水湿过盖罐口,纸干罐冷为度(宋·《圣济总录》、明·《普济方》)。外用皂角入鲫鱼腹中,煅灰存性(清·《女科要旨》)。

【**现代炮制经验**】取皂角炒至外黑、内黑褐色为度（大连）。

【**现代炮制规范**】

1. 取大皂角段，照清炒法用武火炒至焦黑色为度（江西 2008）。

2. 取净大皂角，照炒炭法炒至焦黑色。（贵州 2005）

3. 取饮片大皂角，照炒炭法，用武火炒至表面焦黑色、内部焦黄色。（陕西 2007）

【**饮片性状**】形如大皂角，表面焦黑色。

【**性味与功效**】辛、咸、温；有小毒。归肺、大肠经。祛痰开窍，散结消肿。用于中风口噤，昏迷不醒，癫痫痰盛，关窍不通，喉痹痰阻，顽痰喘咳，咳痰不爽，大便燥结；外治痈肿。吹鼻取嚏或研末调敷患处。制炭可用于肠风下血，乳痈等。

【**使用注意**】孕妇及咯血、吐血患者忌服。

附：猪牙皂

猪牙皂
Zhuyazao
GLEDITSIAE FRUCTUS ABNORMALIS

✦ 采制沿革 ✦

【**来源**】为豆科植物皂荚 *Gleditsia sinensis* Lam. 的干燥不育果实。商品来源于野生或栽培。

【**采制**】

1. **道地产区**　《本草品汇精要》"出雍州川谷及鲁邹县，今处处有之，以怀、孟州者为胜"。现在药材商品均来源于野生或栽培。主产于河北、山西、河南、山东。此外，东北地区及江苏、浙江、湖北、广西、四川等地亦产。

2. **采制方法**　《本草品汇精要》"九月、十月取荚，阴干"。现代一般秋末霜降后果实成熟时采收。采摘果实后，除去杂质，晒干即可。

【**品质**】以荚果肥厚，皮光滑棕红色，内碴黄绿色者为佳。

【**贮藏**】置干燥处，防蛀。

✦ 炮制规范 ✦

一、猪牙皂

【**古代炮制法则**】

1. **净制**　刮去黑皮（宋·《苏沈良方》、宋·《伤寒总病论》）。去皮弦（宋·《小儿卫生总微论方》）。汤泡去皮弦（元·《世医得效方》）。生去皮子（明·《普济方》）。去皮筋（明·《医学纲目》）。去黑皮并子（明·《医学纲目》）。去黑皮并弦，剉碎（明·《鲁府禁方》）。

2. **切制**　去皮丝，切作一寸（明·《普济方》）。捶碎（明·《医学纲目》）。剉碎（明·《鲁府禁方》）。二两捶碎，水一升，二味一处浸取汁，研成膏（明·《证治准绳》）。

【现代炮制经验】取原药材洗净,拣净杂质,晒干或再捣碎即可。

【现代炮制规范】

1. 除去杂质,洗净,晒干。用时捣碎。(药典2020,河南2005,重庆2006,广西2007,天津2012)

2. 除去杂质,洗净泥土,晒干;另置锅中,用文火炒至变色,取出,晾凉,用时捣碎。(吉林1986)

3. 将原药材除去杂质,筛去灰屑。(上海2008)

4. 取药材猪牙皂,除去杂质,洗净,切长段,干燥。(陕西2007)

5. 取原药材,除去杂质,洗净,干燥,用时捣碎。(浙江2005)

6. 取原药材,除去杂质,洗净,干燥,用时捣碎。(山西1984)

7. 取原药材,除去杂质,洗净,干燥。(江苏2002)

8. 取原药材,除去杂质,洗净,切短段,晒干。(湖南2010)

9. 取原药材,除去杂质,洗净,干燥,用时捣碎。(贵州2005)

10. 取原药材,除去杂质。(北京2008)

11. 除去杂质,筛去灰屑,用时捣碎。(宁夏1997)

12. 除去杂质,洗净,干燥,用时捣碎。(江西2008)

13. 除去杂质,洗净,晒干,用时捣碎。(四川2015)

14. 取原药材,拣净杂质,用时捣碎。(云南1986)

【饮片性状】本品呈圆柱形,略扁而弯曲,或碎段。表面紫棕色或紫褐色,被灰白色蜡质粉霜,擦去后有光泽,并有细小的疣状突起和线状或网状的裂纹。顶端有鸟喙状花柱残基,基部具果梗残痕。质硬而脆,易折断,断面棕黄色,中间疏松,有淡绿色或淡棕黄色的丝状物,偶有发育不全的种子。气微,有刺激性,味先甜而后辣。

【性味与功效】辛、咸,温;有小毒。祛痰开窍,散结消肿。用于中风口噤,昏迷不醒,癫痫痰盛,关窍不通,喉痹痰阻,顽痰喘咳,咯痰不爽,大便燥结;外治痈肿。

【使用注意】孕妇及咯血、吐血患者禁用。

【现代毒理学研究】猪牙皂的化学成分包括三萜皂苷、鞣质、蜡醇、廿九烷、豆甾醇、谷甾醇等多种成分。所含三萜皂苷是其有效成分也是其毒性成分,故用量过大、误食种子或豆荚,以及注射用药均可致毒性反应。初感咽干、腹胀,继而恶心呕吐、烦躁不安、水样腹泻。并有溶血现象,出现面色苍白、黄疸、腰痛、血红蛋白尿及缺氧症状,可伴头痛头晕、衰弱无力,严重者脱水、休克、呼吸麻痹、肾衰竭而死。有研究以斑马鱼为模型,探讨猪牙皂皂苷类药物急性毒性与其结构的关系,猪牙皂皂苷A的LC_{50}为(21.3 ± 2.7)μmol/L,猪牙皂皂苷D的LC_{50}为(2.2 ± 0.4)μmol/L,猪牙皂皂苷F的LC_{50}为(31.8 ± 2.0)μmol/L,猪牙皂皂苷Q的LC_{50}为(32.2 ± 1.7)μmol/L,猪牙皂皂苷I的LC_{50}为(81.5 ± 3.0)μmol/L,猪牙皂皂苷C、H的$LC_{50}>$500μmol/L,说明单萜结构单元的存在是产生毒性的关键基团,半乳糖结构的引入使皂苷的毒性增加10倍多。

二、炒猪牙皂

【古代炮制法则】去皮炒(宋·《苏沈良方》)。去皮弦子炒(宋·《扁鹊心书》)。略炒存性(元·《世医得效方》)。切炒(元·《世医得效方》)。

【现代炮制经验】

1. **煨** 取猪牙皂埋于热草灰中,煨至发胀为度,或用时再捣碎(成都、贵州)。

2. **单炒** 取猪牙皂炒黄,或炒至外黑内焦黄存性为度(山东)。

3. **砂烫** 先将砂炒热至 100~150℃,再加入猪牙皂炒至稍鼓起即可(辽宁)。

【现代炮制规范】

1. 取净河砂,置锅内炒热,加入净皂角,不断翻动,烫至疏松鼓起呈深棕色,取出,筛去沙子,放凉,用时捣碎。(山西 1984)

2. 取净猪牙皂,照清炒法炒至膨胀鼓起,色变深。用时捣碎。(四川 2015)

3. 取净猪牙皂,照清炒法炒至膨胀鼓起,色呈深棕色。用时捣碎。(重庆 2006)

4. 取药材猪牙皂,照砂炒法炒至药材疏松鼓起、呈深棕色,放凉,切长段。(陕西 2007)

5. 取净猪牙皂,置锅内,文火炒至色变深、发亮时,取出,放凉。(山东 2012)

6. 除去杂质,刷净灰屑。另取洁净细砂,置锅中加热,投入净猪牙皂,炒至表面鼓起色变深,取出,筛去细砂。用时捣碎。(辽宁 1986)

【饮片性状】本品同猪牙皂,色泽加深,表面有焦斑或膨胀。气微香,有刺激性,味先甜而后辣。

【性味与功效】祛痰开窍,散结消肿。用于中风口噤,昏迷不醒,癫痫痰盛,关窍不通,喉痹痰阻,顽痰喘咳,咯痰不爽,大便燥结,外治痈肿。炒制后毒性下降,便于粉碎。

【使用注意】孕妇及咯血、吐血患者忌服。

【现代炮制机制研究】猪牙皂炮制后,其毒性成分猪牙皂皂苷发生分解变性,使毒性下降。

参 考 文 献

[1] 李经纬.中医大辞典[M].2 版.北京:人民卫生出版社,2005:882.

[2] 高峥贞,夏玉凤,王强,等.猪牙皂的化学成分和药理活性研究进展[J].中国野生植物资源,2008,27(1):1-4.

[3] 马林,张荣飞,余舒乐,等.猪牙皂的化学成分[J].中国药科大学学报,2015,46(2):188-193.

[4] 陈丽晓,何明芳,高晓平,等.基于斑马鱼模型探讨猪牙皂皂苷类药物急性毒性与结构的关系[J].药学服务与研究,2015,15(6):466-468.

48. 川楝子_{附:苦楝子}
Chuanlianzi
TOOSENDAN FRUCTUS

采制沿革

【来源】为楝科植物川楝 *Melia toosendan* Sieb. et Zucc. 的干燥成熟果实。

【采制】

1. **道地产区** 《本草品汇精要》"生荆山山谷,今处处有之;道地:蜀川简州、梓州"。

现川楝子药材商品多来源于野生。主产于四川绵阳、乐山、南充、温江;重庆地区的万州、涪陵、长寿、城口、璧山、巫山、巫溪、奉节;贵州遵义;云南楚雄、宜良等地。此外,湖南、湖北、云南等地亦产。以四川产者为佳。

2. **采制方法** 《本草品汇精要》"十二月取实,……,晒干"。

现代一般冬季(11月—次年2月)果实成熟、果皮黄色时采收,晒或烘干。

【品质】 以表面金黄色,肉黄白色,厚而松软者为佳。

【贮藏】 置通风干燥处,防蛀。

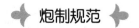 **炮制规范**

一、川楝子

【古代炮制法则】

1. **净制** 剥去皮,取肉去核,勿单用其核……使核,即不使肉(宋·《经史证类备急本草》)。去核用肉(宋·《博济方》)。洗过……以刀子削下瓤去皮核不用(宋·《苏沈良方》)。去皮核(宋·《小儿药证直诀》)。汤温浸过,去皮(宋·《经史证类备急本草》)。去核(宋·《普济本事方》)。罗过去核,方入药用(宋·《太平惠民和剂局方》)。蒸去皮核(宋·《妇人大全良方》)。酒润去核(明·《本草通玄》)。

2. **切制** 碎捶(宋·《雷公炮炙论》)。为末(宋·《经史证类备急本草》)。十字剉开(宋·《圣济总录》)。杵为粗米(宋·《太平惠民和剂局方》)。和核剉片(宋·《小儿卫生总微论方》)。捣细用(元·《卫生宝鉴》)。剉碎(明·《普济方》)。捻作饼,焙干(清·《本经逢原》)。

【现代炮制经验】

1. **粉碎** 取原药材,簸净杂质,或抢水洗净,劈成2~4瓣或捣碎均可。

2. **洗净** 取原药材,抢水洗净,晒干(南京)。

【现代炮制规范】

1. 除去杂质。用时捣碎。(药典2020)

2. 取原药材,除去杂质。(北京2008)

3. 取原药材,除去杂质,洗净,切厚片,干燥或打碎。(江苏2002)

【饮片性状】 本品呈类球形、半球状、厚片或不规则的碎块,表面金黄色至棕黄色,微有光泽,少数凹陷或皱缩,具深棕色小点。顶端有花柱残痕,基部凹陷,有果梗痕。外果皮革质,与果肉间常成空隙,果肉松软,淡黄色,遇水润湿显黏性。果核球形或卵圆形,质坚硬,两端平截,有6~8条纵棱,内分6~8室,每室含黑棕色长圆形的种子1粒。气特异,味酸、苦。

【性味与功效】 苦,寒。杀虫、行气止痛。生品有毒,且能滑肠,亦能泻火解毒。

【使用注意】 脾胃虚寒者禁服。内服不宜用量过大及久服,以免引起恶心、呕吐,甚至死亡等毒副作用。

【现代毒理学研究】 川楝子中主要成分是三萜类(如川楝素、苦楝萜酮内酯等)、挥发油、黄酮类、脂肪酸、酚酸类和多糖等化合物。其有效成分也是毒性成分,为三萜类化合物和挥发油。毒性包括：

（1）肝毒性：服用川楝子可发生急性中毒性肝炎，出现转氨酶升高、黄疸、肝大、叩痛等症状。川楝子可使肝脏中 TNF-α 水平升高，并使肝组织 NF-κB, ICAM-1 的表达增强，通过炎症反应加重肝细胞的损伤，最后导致肝损伤。川楝子所致大鼠肝损伤机制可能与氧化应激与炎症反应有关，并可引起内脏出血，造成循环衰竭，肾脏亦可造成损害，出现蛋白尿等。

（2）对肌肉的影响：服用后可能会导致肌无力症状的出现，停药后症状可消除。

（3）对胃肠道的刺激：大量服用本品 1~2 小时内可出现消化不良反应，胃肠道刺激症状如腹痛、恶心、呕吐、腹泻。

（4）对神经、呼吸中枢的影响：对神经系统有抑制作用，导致神昏、嗜睡、烦躁；呼吸困难，甚至呼吸中枢麻痹而死亡。

（5）妊娠毒性：王小娟等在川楝素的致流产作用及机制的研究中，发现川楝素的致流产作用呈剂量依赖性，随着注射剂量的增加，小鼠的流产率逐渐上升。川楝素能显著提高小鼠血清和子宫组织中 IFN-γ、TNF-α 水平及增加子宫内膜中 CD4$^+$ 和 CD8$^+$ T 淋巴细胞数量，推测川楝素的妊娠毒性与子宫内免疫性指标改变有关。

小鼠腹腔、静脉、皮下和口服川楝素的 LD$_{50}$ 分别为 13.8mg/kg、14.6mg/kg、14.3mg/kg 和 244.2mg/kg。

二、炒川楝子

【古代炮制法则】 炒令黄(宋·《经史证类备急本草》)。微炒(宋·《普济本事方》)。微炒出汗(元·《瑞竹堂经验方》)。

【现代炮制经验】

1. **炒黄** 将锅烧红，倾入川楝子或川楝子块，炒至深黄色(吉林、山西、苏州、成都、云南)。

2. **炒焦** 取川楝子炒至焦斑，剖成两半，除去内仁、黑子即可(南京、浙江)。

3. **麸炒** 用大火将锅烧热，撒下麦麸至冒烟时，倒入川楝子块，炒至深黄色，筛去麦麸即可(辽宁、河南)。

4. **蜜麸炒** 先将锅热至180℃，撒入蜜炙麦麸，至冒烟时，倒入川楝子块，炒至黄色，筛去麦麸即可(上海)。

【现代炮制规范】

1. 取净川楝子，切厚片或碾碎，照清炒法炒至表面焦黄色。(药典 2020)

2. 取净川楝子片或碎块，用文火炒至表面呈焦黄色取出，放凉。(江苏 2002)

【饮片性状】本品呈半球状、厚片或不规则的碎块，表面焦黄色，偶见焦斑。气焦香，味酸、苦。

【性味与功效】苦，寒。杀虫、行气止痛。炒后缓和苦寒之性，降低毒性，并减轻滑肠之弊，以疏肝理气力胜。

【使用注意】脾胃虚寒者禁服。内服不宜用量过大及久服，以免引起恶心、呕吐，甚至死亡等毒副作用。

【现代炮制机制研究】有研究针对川楝子炒制前后三萜类化合物的变化，探讨其炮制减毒机制，发现炮制后三萜类化合物大量减少，可能是该类化合物的热稳定性较差，受热后分解。

川楝子生品和炮制品中挥发油的含量、种类都存在很大程度的不同。生品中挥发油主要成分包括饱和有机酸、醇类、醛酮类、酯类，炮制品挥发油相对于生品挥发油种类明显减少，而饱和有机酸的相对含量明显增加。炮制后生品中含量较高的呋喃丹类化合物（氨基甲酸酯类农药）消失，可能与其炮制减毒存在一定的相关性。

【现代炮制工艺研究】 有研究优选川楝子最佳清炒工艺，以 HPLC 测定指标成分川楝素的含量，根据单因素考察确定的炒焦主要因素及水平，采用正交设计法对炒焦川楝子工艺进行优选，结果显示，小规格川楝子药材，在 200℃下炒制 16 分钟为最佳炒焦条件。

三、盐川楝子

【古代炮制法则】 盐炒，同盐用（元·《瑞竹堂经验方》）。盐水泡去核（清·《医宗金鉴》）。

【现代炮制经验】 川楝子 1 斤，盐 2 钱，水 1 两（大连）；盐 4 钱，水 1 两 6 钱（江西）；盐 5 钱，水适量（山东）。

取川楝子微炒后，喷匀盐水炒干。

【现代炮制规范】

1. 川楝子，切厚片或碾碎，用盐水拌匀，闷润至盐水被吸尽，置炒制容器内，用文火加热，炒至深黄色，取出放凉，筛去碎屑。每 100kg 川楝子片或块，用食盐 2kg。（全国规范 1988）

2. 川楝子，切厚片或碾碎，用盐水拌匀，闷润至盐水被吸尽，置炒制容器内，用文火加热，炒至深黄色，取出放凉，筛去碎屑。每 100kg 川楝子片或块，用食盐 2~3kg。（河南 2005）

3. 川楝子，切厚片或碾碎，用盐水拌匀，闷润至盐水被吸尽，置炒制容器内，用文火加热，炒至深黄色，取出放凉，筛去碎屑。每 100kg 川楝子片或块，用食盐 2.5kg。（湖南 2010）

【饮片性状】 本品呈半球状、厚片或不规则的碎块，表面深黄色。味咸、苦。

【性味与功效】 苦，寒。杀虫、行气止痛。盐制川楝子能引药下行，作用专于下焦，长于疗疝止痛。

【使用注意】 脾胃虚寒者禁服。内服不宜用量过大及久服，以免引起恶心、呕吐，甚至死亡等毒副作用。

【现代炮制工艺研究】 有研究探讨盐制川楝子的炮制工艺，以川楝素含量为指标，采用正交设计试验，以闷润时间、烘制温度、药材大小规格为考察因素筛选炮制工艺。结果显示，小规格川楝子药材，2g 盐加 40ml 蒸馏水配成的溶液闷润 3 小时，然后在 200℃下烘干，取出放凉为最佳条件。

四、醋川楝子

【古代炮制法则】 醋一碗煮干，焙燥（宋·《女科百问》）。

【现代炮制经验】 取川楝子炒热后，加醋喷匀，再炒干（保定）。

【现代炮制规范】

1. 取净川楝子，切厚片或碾碎，用米醋拌匀，闷润，置炒制容器内，用文火加热，炒至深黄色，取出放凉，筛去碎屑。每 100kg 川楝子片或块，用米醋 20kg。（全国规范 1988）

2. 取净川楝子片或块，加醋拌匀，待醋吸尽，用文火炒至表面呈焦黄色，取出。每 100kg 川楝子，用醋 20kg。（江苏 2002）

【饮片性状】本品呈半球状、厚片或不规则的碎块,表面深黄色。略有醋香气,味酸、苦。

【性味与功效】苦、寒。杀虫、行气止痛。醋制川楝子能引药入肝,长于治疗胸胁胀痛。

【使用注意】脾胃虚寒者禁服。内服不宜用量过大及久服,以免引起恶心、呕吐,甚至死亡等毒副作用。

【现代炮制机制研究】有研究以总萜、川楝素含量为指标,以正交试验法优选了川楝子各种炮制方法和炮制工艺,并辅以镇痛药理实验,探讨川楝子的炮制原理,发现盐品、醋品、炒品、麸炒品4种炮制品,镇痛率与川楝素的含量有一定正相关性,提示川楝素可能为川楝子镇痛作用的有效成分之一。各种炮制品中川楝素和总萜含量较生品均有降低,而其镇痛率均有显著增加,推测为川楝子中不但存在与镇痛活性正相关的成分,还具有与其负相关的成分。而炮制能降低其中负相关成分的含量。盐川楝子的抗炎作用最为明显,其总萜含量低而川楝素含量偏高,提示川楝素有可能为川楝子抗炎有效成分,而生品的总萜含量和川楝素均较炮制品高,但抗炎作用弱于大多数炮制品,提示在川楝子萜类中可能存在与抗炎作用负相关的物质,而炮制过程可能能将此类物质转化为与抗炎作用正相关的萜类物质。醋品的抗炎作用弱于生品,可能与有效物质在高温酸性条件下不稳定有关。

【现代炮制工艺研究】有研究优选醋制川楝子炮制工艺,以川楝素为指标,采用高效液相色谱法,以闷润时间、药材破碎粒度及烘制温度为考察因素,以正交试验法 $L_9(3^4)$ 优选醋制川楝子的最佳炮制工艺为:小粒度川楝子饮片,加 20% 醋拌润,闷润 2 小时后,置烘箱中 130℃下烘干。

另有研究以总萜、川楝素含量为指标,以正交试验法优选了川楝子各种炮制方法和炮制工艺,结果提示,大规格的川楝子,炒制品最佳工艺组合为 200℃炒制 5 分钟;醋炙品为 160℃炮制 20 分钟;麸制品为 280℃炒制 2 分钟;盐制品为 160℃炒制 20 分钟。

附:苦楝子

苦楝子
Kulianzi
AZEDARACH FRUCTUS

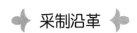 采制沿革

【来源】为楝科植物楝树 *Melia azedarach* L. 的干燥成熟果实。

【采制】

1. **道地产区** 《药性粗评》"荆、湘、川、蜀山野处处有之,以川蜀者为胜"。《握灵本草》:"苦楝子,川产者良。"苦楝子商品多来源于野生,也有栽培。现主产于江西、山西、甘肃、山东;安徽、江苏、浙江、湖南、广东、广西、云南。

2. **采制方法** 秋、冬季果实成熟呈黄色时采收,或收集落下的果实。晒干、阴干或烘干。

【品质】以身干、个大、肉厚者佳。

【贮藏】放置通风干燥处,防生霉变黑。

❖ 炮制规范 ❖

一、苦楝子

【古代炮制法则】

1. **净制** 去皮,取肉,去核用(清·《本草备要》)。泡去核(清·《医宗金鉴》)。
2. **切制** 破四片(元·《瑞竹堂经验方》)。

【现代炮制经验】取原药材,拣净杂质。用时捣碎。

【现代炮制规范】

1. 除去杂质,用时捣碎。(山西 1984,重庆 2006,江西 2008)
2. 取净苦楝子,用文火炒至红褐色,微具焦斑,取出,摊凉,即得。(黑龙江 2012)
3. 取原药材,除去杂质,干燥,筛去灰屑。(湖南 2010)
4. 取原药材,除去杂质。用时捣碎。(甘肃 2009)
5. 净苦楝子,除去杂质,洗净灰土。(吉林 1986)

【饮片性状】呈长圆形至近球形、半球形或碎块。表面棕黄色至灰棕色,微有光泽,干皱。先端偶见花柱残痕,基部有果梗痕。果肉较松软,淡黄色,遇水浸润显黏性。果核卵圆形,坚硬,具 4~5 棱,内分 4~5 室,每室含种子 1 颗。气特异,味酸、苦。

【性味与功效】苦,寒;有小毒。除湿止痒,杀虫止痛,清淋泻火。用于心腹疼痛,肋痛,疝痛,虫积,恶疮疥癣。生品有毒,且能滑肠,亦能泻火解毒。

【使用注意】脾胃虚寒者禁服。内服不宜用量过大及久服,以免引起恶心、呕吐,甚至死亡等毒副作用。

【现代毒理学研究】苦楝子化学成分复杂,主要有柠檬苦素类、酚酸类、甾醇类等。毒性成分与川楝子相似,但毒性更强。

二、炒苦楝子

【古代炮制法则】炒微黄(宋·《太平圣惠方》)。破四片,炒(元·《瑞竹堂经验方》)。碎炒(明·《济阴纲目》)。碎炒焦(明·《济阴纲目》)。

【现代炮制经验】取苦楝子炒至黄色为度(黑龙江)。

【现代炮制规范】

1. 取净苦楝子,切厚片或碾碎,照清炒法炒至表面焦黄色。(江西 2008)
2. 取净苦楝子,置锅中,用文火炒至黑褐色,取出,晾凉。用时捣碎。(吉林 1986)
3. 取净苦楝子,切厚片或碾碎,照清炒法炒至表面焦黄色。(湖南 2010)
4. 取净苦楝子,砸碎,照清炒法炒至表面焦黄色。(重庆 2006)
5. 取净苦楝子,置锅内用文火加热炒至外皮焦黄色,取出,放凉,用时捣碎。(山西 1984)

【饮片性状】本品呈半球状、厚片或不规则的碎块,表面焦黄色,偶见焦斑。气焦香,味酸、苦。

【性味与功效】苦,寒;有小毒。除湿止痒,杀虫止痛,清淋泻火。用于心腹疼痛,肋痛,疝痛,虫积,恶疮疥癣。炒后缓和苦寒之性,降低毒性,并减轻滑肠之弊,以疏肝理气力胜。

【使用注意】脾胃虚寒者禁服。内服不宜用量过大及久服,以免引起恶心、呕吐,甚至死亡等毒副作用。

三、盐苦楝子

【现代炮制经验】苦楝子1斤,盐水2两(贵州)。取苦楝子炒黄,再将盐水均匀洒入炒干即可。

【现代炮制经验】取净苦楝子,捣碎成块,置锅内,喷淋盐水,用文火加热,炒至表面焦黄色,取出,放凉。用时捣碎。每100kg净苦楝子,用食盐2kg。(甘肃2009)

【饮片性状】本品呈半球状、厚片或不规则的碎块,表面深黄色。味咸、苦。

【性味与功效】苦,寒;有小毒。除湿止痒,杀虫止痛,清淋泻火。用于心腹疼痛,肋痛,疝痛,虫积,恶疮疥癣。盐制能引药下行,作用专于下焦,长于疗疝止痛。

【使用注意】脾胃虚寒者禁服。内服不宜用量过大及久服,以免引起恶心、呕吐,甚至死亡等毒副作用。

参 考 文 献

[1] 李振华,鞠建明,华俊磊,等.中药川楝子研究进展[J].中国实验方剂学杂志,2015,21(1):219-223.

[2] 熊彦红,齐双岩,金若敏,等.川楝子对大鼠肝毒性的时效和量效关系研究[J].江苏中医药,2008,40(7):83-85.

[3] 赵筱萍,葛志伟,张玉峰,等.川楝子中肝毒性成分的快速筛查研究[J].中国中药杂志,2013,38(11):1820-1822.

[4] TIAN L,WANG Z Y,WU H,et al. Evaluation of the anti-neuraminidase activity of the traditional Chinese medicines and determination of the anti-influenza A virus effects of the neuraminidase inhibitory TCMs in vitro andin vivo[J]. Journal of ethnopharmacology,2011,137(1):534-542.

[5] 程蕾,雷勇,梁媛媛,等.川楝子不同提取部位药效及毒性的比较研究[J].中药材,2007,30(10):1276-1279.

[6] 王小娟.川楝子毒性及配伍减毒的代谢组学研究[D].合肥:安徽医科大学,2011.

[7] 国家中医药管理局《中华本草》编委会.中华本草[M].上海:上海科学技术出版社,2004.

[8] 王伦,程智,李甫,等.川楝子炮制前后毒性成分的变化[C]// 2010全国有机质谱学术会议集.南宁:中国分析测试协会,2010:188-189.

[9] 周英,王慧娟,郭东贵,等.川楝子化学成分的研究(Ⅰ)[J].中草药,2010,41(9):1421-1423.

[10] 李迎春,窦志英,郑蓓蓓.正交法优选川楝子最佳清炒工艺[J].中药材,2011,34(4):524-526.

[11] 李迎春,窦志英,郑蓓蓓.盐川楝子炮制工艺的初步研究[J].天津中医药,2011,28(1):72-74.

[12] 李强,毕葳,黄娴,等.川楝子炮制工艺优选及原理探讨[C]// 中华中医药学会第六届中药炮制学术会议论文集.[出版地不详]:[出版者不详],2006:68-71.

[13] 窦志英,李迎春,郑蓓蓓.醋烘制川楝子炮制工艺的探讨[J].天津中医药,2011,28(4):338-340.

[14] 种小桃.苦楝子的化学成分研究[D].济南:山东省医学科学院,2009.

49. 千金子
Qianjinzi
EUPHORBIAE SEMEN

◆ 采制沿革 ◆

【来源】 为大戟科植物续随子 *Euphorbia lathyris* L. 的干燥成熟种子。野生及家种均有，药用以家种为主。

【采制】

1. **道地产区** 《本草品汇精要》"生蜀郡，处处有之；道地：广州"。现主产于浙江杭州笕桥，河南禹州、孟州；此外，河北、四川、辽宁、吉林等地亦产。

2. **采制方法** 《本草品汇精要》"秋月取，暴干"。现一般秋季 8—9 月种子成熟后割下全草，令其自然腐烂，烂去果皮收集种子，洗净，阴干或晒干。或割下全草晒干、打落种子，除去杂质，收集种子。

【品质】 以种子身干，粒充实饱满，无杂质，不破碎者为佳。

【贮藏】 置阴凉干燥处，防蛀。

◆ 炮制规范 ◆

一、生千金子

【古代炮制法则】

1. **净制** 去皮（宋·《太平圣惠方》）。去壳（宋·《经史证类备急本草》）。去皮毛。去皮净（宋·《小儿卫生总微论方》）。去壳，不去油（明·《普济方》）。去苗（明·《奇效良方》）。

2. **切制** 研碎（宋·《经史证类备急本草》）。煮研（宋·《圣济总录》）。生杵研末（清·《串雅内外编》）。

【现代炮制经验】 取原药材去壳，拣净杂质，或再洗净，晒干。

【现代炮制规范】

1. 除去杂质，筛去泥沙，洗净，捞出，干燥，用时打碎。（药典 2020，四川 2015，湖北 2009，天津 2012）

2. 除去杂质，筛去泥沙，洗净，捞出，晒干。用时打碎。（重庆 2006）

3. 除去杂质，筛去泥沙，洗净，晒干。用时打碎。（河南 2005）

4. 除去杂质，用时捣碎。（山西 1984）

5. 将原药材除去杂质，筛去灰屑，用时去壳取仁。（上海 2008）

6. 取药材千金子，除去杂质，洗净，干燥。（陕西 2007）

7. 取原药材，除去杂质，除去泥沙等杂质，洗净，干燥。用时打碎。（江苏 2002）

8. 取原药材，除去杂质，筛去泥沙，淘净，晒干。用时打碎。（贵州 2005）

9. 取原药材，除去杂质。（北京 2008）

10. 除去杂质,筛去泥沙,洗净,捞出,晒干,用时打碎。(宁夏 1997)

11. 除去杂质,筛去泥沙,洗净,捞出,干燥,用时打碎。(江西 2008)

12. 除去杂质,筛去泥沙,洗净,捞出,晒干,用时捣碎。(广西 2007)

13. 取原药材,除去杂质,洗净,干燥。(浙江 2005)

14. 取原药材,除去泥沙等杂质,洗净,捞出,晒干。(湖南 2010)

15. 取原药材,除去杂质。用时捣碎。(安徽 2005)

16. 除去杂质,筛去灰屑。用时捣碎。(吉林 1986)

17. 取原药拣净杂质,用时捣碎。(云南 1986)

【饮片性状】本品呈椭圆形或倒卵形。表面灰棕色或灰褐色,具不规则网状皱纹,网孔凹陷处灰黑色,形成细斑点。一侧有纵沟状种脊,顶端为突起的合点,下端为线形种脐,基部有类白色突起的种阜或具脱落后的疤痕。种皮薄脆,种仁白色或黄白色,富油质。气微,味辛。

【性味与功效】辛,温;有毒。泻下逐水,破血消癥;生品药性峻烈,毒副作用大,多作外用治疗顽癣,赘疣。

【使用注意】体弱便溏者及孕妇禁服。千金子对胃肠黏膜有刺激作用,对中枢神经系统也有毒性作用。大量口服可导致头晕头痛、恶心流涎、剧烈呕吐、精神不振、腹痛腹泻、心悸、发热、冷汗自出、面色苍白、尿少而混浊、心率加快,甚至血压下降、大汗淋漓、四肢厥冷、气息微弱、呼吸浅促、舌光无苔、脉细欲绝。

【现代毒理学研究】千金子种子中主要含脂肪油、香豆素类及甾醇类成分。曹艳花在急性毒性试验中,分别求得烘千金子脂肪油的 LD_{50} 为 20.78g/kg,烘千金子霜脂肪油的 LD_{50} 为 124.1g/kg。结果进一步表明,千金子中所含脂肪油是其主要毒性成分,千金子烘制后制霜能够降低毒性,且脂肪油含量与其毒性具有量化关系(成正比)。杨珺等观察了千金子提取液对细胞的毒性作用,结果提取液浓度在 7.813~15.625mg/L 范围对细胞无毒性作用,而浓度在 125mg/L、62.5mg/L、31.25mg/L 的提取液毒性明显,且毒性随浓度增加而显著增加,提示在高浓度范围内千金子提取液对细胞有一定的毒性。

二、千金子霜

【古代炮制法则】研去油(宋·《妇人大全良方》)。去壳研,以纸裹,用物压出油,重研末(宋·《经史证类备急本草》)。纸裹压出油,再研如白霜(宋·《类编朱氏集验医方》)。取仁,去油留性(元·《世医得效方》)。用纸包裹,换纸研数拾次,去尽油,以色白再研纸无油成霜为度(明·《证治准绳》)。

【现代炮制经验】

1. 取千金子捣如泥状[①],用吸油纸包好[②],压榨[③]去油[④],研细,过筛(大连、山东)。

注:[①]碾碎如泥,过 20 孔筛,用麻布盖好,蒸至热透(黑龙江、辽宁、北京、重庆)。

[②]先用元书纸包好,再包 2~3 层粗草纸与麻袋(天津)。

[③]置强烈阳光处,最好在夏季榨霜,或取方砖两块烧热,上下放平,将药包放在两砖中间,置炉旁,用低温烘烤。操作时应注意防毒,要加强工具的管理(天津)。

[④]将榨饼用铁船将药碾碎后再压榨,反复 2~5 次(保定、浙江)。每两天换 1 次研 1 次,反复 6~7 次(苏州)。取出垫纸一层,晒干或烘干,再碾碎过筛,如此 2 次,至油尽(重庆)。次日取下碎末再碾轧,更换新纸再压榨(天津)。

2. 取千金子研如泥状,包一二层草纸,再包一二层折表纸,置太阳处(注意勿使灰尘混入),晒至油透满纸,再研 1 次,换纸再晒,如此 3~4 次至油尽,研细过筛即可(长沙)。

3. 取千金子碾成糊状,抹在瓦盖上,去净油后成乳白色,刮下研细,过筛即可(山西)。

【现代炮制规范】

1. 取千金子,去皮取净仁,照制霜法制霜,即得。(药典 2020)

2. 取千金子,去皮取净仁,照制霜法制霜。(河南 2005)

3. 取生千金子,除去外壳,将果仁碾碎,用吸油纸多层包裹,压榨去油,如此反复操作数次,至油几净、粉末松散,取出碾细,过筛。(广西 2007)

4. 取生千金子,除去外壳,将果仁碾碎。用吸油纸多层包裹,加热微炕或蒸后,压榨去油,至油几净,取出碾细,过筛。(湖南 2010)

5. 取生千金子,去壳,研成糊状,用吸水纸包裹,压榨,间隔 1 日剥去纸,研散;如此反复多次,至油几尽,质地松散时,研成粉末。(浙江 2005)

6. 取饮片千金子,去皮取净仁,照制霜法制霜,即得。(陕西 2007)

7. 将千金子去壳取仁,研成粗粉,照制霜法制霜,即得。(上海 2008)

8. 取净千金子,除去外壳,碾碎,压榨去油,碾细,过筛,或经加热后压去部分油脂,制成符合要求的松散粉末。(山西 1984)

9. 取净千金子,搓去外壳,果仁碾碎,用吸水纸包裹,置炉旁烤至油尽,取下,剥去纸,放凉;或碾碎后用纸包裹,微烤后压榨去油,至粉末松散,过筛。(江苏 2002)

10. 取净千金子,搓去外壳,用纸包裹,置炉旁烤至油尽取下,剥去纸,放凉,或碾碎后用纸包裹微烤后,压榨去油,碾细备用。(宁夏 1997)

11. 取净千金子,去皮壳取净仁,照制霜法制霜。(四川 2015)

12. 取净千金子,去皮取净仁,研碎,榨去油,过 40 目筛。(湖北 2009)

13. 取净千金子,去皮取净仁,碾碎成泥状,用布包严,置笼屉内蒸 15~30 分钟,压榨去油;如此反复操作,至不再粘结成饼,研细。(北京 2008)

14. 取净生千金子,去皮取净仁,照去油制霜法制成淡黄色松散粉末。(安徽 2005)

15. 取净千金子,除去外皮,取净仁,碾碎串成泥状,用麻布包好,置笼屉内蒸透,取出,榨去油,反复操作,至油榨不出时,研成面,过箩,放入铺有数层草纸的筐内,摊开,渗油,晾干。(吉林 1986)

16. (1) 取千金子,去皮取净仁,照制霜法制霜,即得。

(2) 取净千金子,搓去外皮,研碎,摊于多层的粗纸上,曝或火烘,反复换纸 3~5 次,至纸上无油痕为度;或压榨去油,研细,过筛。(江西 2008)

17. 制霜。取原药拣净杂质,研细,炒热,用草纸包数层,外加麻布包紧,压于重物之下 3~5 天后,取出,再研细过筛另换新纸包紧再压,如此反复数次,至油吸尽(亦可用榨油机去油),即可。(云南 1986)

18. 取净千金子,去皮取净仁,照制霜法制霜。(重庆 2006)

【饮片性状】 本品为均匀、疏松的淡黄色粉末,微显油性。味辛辣。

【性味与功效】 辛,温;有毒。泻下逐水,破血消癥;生品药性峻烈,毒副作用大,多作外用治疗顽癣,赘疣。经制霜后降低毒性,方可内服。

【使用注意】 体弱便溏者及孕妇禁服。千金子对胃肠黏膜有刺激作用,对中枢神经系统也有毒性作用。大量口服可产生头晕头痛、恶心流涎、剧烈呕吐、精神不振、腹痛腹泻、心悸、发热、冷汗自出、面色苍白、尿少而混浊、心率加快,甚至血压下降、大汗淋漓、四肢厥冷、气息微弱、呼吸浅促、舌光无苔、脉细欲绝。

【现代炮制机制研究】 目前,千金子的毒性成分和有效成分尚没有完全界定,药效学研究也是初步探讨了制霜对利尿和泻下的影响,还是无法阐明千金子制霜减毒的机制。李英霞等采用高效液相色谱法,测定了不同产地的千金子制霜前后脂肪油中两种泻下成分——千金子素 L1 和 L3(千金子素 L1 即 6,20-环氧千金二萜醇-5,15-二乙酸-3 苯乙酸酯,又称千金子甾醇或续随二萜酯;千金子素 L3 即千金二萜醇-5,15-二乙酸-3-苯甲酸酯,又可称为千金二萜醇二乙酸苯甲酸酯)的变化,发现去油制霜后,其两种成分的量也随之明显下降。经不同的方法加工炮制后,各样品的水浸出物、醇浸出物及醚浸出物均明显低于生品,3 种制霜品间,热霜、蒸霜的 3 种浸出物量则显著低于冷霜,揭示千金子炮制后所含成分有不同程度的损失。另外,于静之等采用 GC-MS 测定了千金子和千金子霜油中的脂肪酸成分,脂肪酸为碱催化甲酯化,结果制霜前后这些成分组成和含量变化不大,说明制霜对其影响不明显。而另有文献报道,碱催化只适合酯化脂肪而不适合酯化游离脂肪酸,酸催化适用范围广,二者均适合。千金子烘制后制霜能够降低毒性,且脂肪油含量与其毒性具有量化关系(成正比),由此建议千金子霜含油量限度标准从 18.0%~20.0% 可适当放宽为 18.0%~22.0%。千金子制霜后减轻炎性水肿的作用比生品明显增强,并认为含油量 22.3%~25% 的千金子霜作用最为明显。

【现代炮制工艺研究】 有报道,以秦皮乙素、七叶树苷为对照品,采用薄层扫描法和高效液相色谱法比较了千金子霜制新工艺[取净千金子仁100g,在铜盅或其他适宜容器内捣成泥状,装入滤纸筒内,置500ml索氏提取器内,加入石油醚(60~90℃)适量,水浴回流提取约8小时,将千金子渣倒出摊开,挥去石油醚,捣碎,重新置原装置中提尽脂肪油。将千金子渣倒出,挥去石油醚,研碎并完全过《中国药典》六号筛(100目),得千金子粉31.7g。将千金子脂肪油石油醚溶液过滤,减压回收石油醚至尽,得千金子油,密闭避光保存备用。取脂肪油6.66g于250ml烧杯中(按成品含油量20%计算),加40ml石油醚溶解,将过100目筛的千金子粉加入到盛有脂肪油溶液的烧杯中,然后用玻璃棒搅匀,置70℃水浴上,边蒸发边搅拌,使石油醚挥尽,过100目筛即得千金子霜]和传统制霜法,结果新法与传统制霜法的成品在脂肪油、秦皮乙素、七叶树苷的含量上均无显著性差异(*P*>0.05)。说明新法(提油返油法)制霜完全可以代替传统方法,不仅提高效率、更易控制成品质量,而且具有推广价值。

另有报道利用新研制的制霜设备,采用正交试验法,选择种仁前处理方式、加热温度和加热时间为3个因素,以千金子霜含油量及主要泻下成分续随二萜酯和千金二萜醇二乙酸苯甲酸酯含量为指标,综合评价其制霜工艺。千金子最佳制霜工艺为:种仁微炒后粉碎成泥状(粒度为40~60目),于55℃加热30分钟,出油率控制在51%~53%(g/g),出霜率控制在45%~47%。

另有采用正交试验法,以前处理加热方法、投料量、预热温度、压力为主要因素,选取不同水平,以脂肪油含量为指标,应用热压智能制霜机,优选千金子霜炮制工艺,同时制定热压智能制霜机SOP;通过正交试验,以脂肪油含量为指标,优选出的工艺为种仁微波高火加热1分钟预处理样品,投料量为100g,预热温度为75℃,压力为45MPa。

曹艳花以脂肪油、水浸出物、醇浸出物、秦皮乙素为指标,用 $L_9(3^4)$ 正交设计,经综合评判,确定千金子烘制的最佳工艺条件为140℃,烘制0.5小时;还用$L_8(4×2^4)$正交设计法确定了千金子最佳的蒸制工艺条件为126℃,蒸制30分钟。

参考文献

[1] 曹艳花.千金子饮片炮制规范化实验研究[D].济南:山东中医药大学,2003.

[2] 杨珺,王世岭,付桂英,等.千金子提取液对大鼠肺成纤维细胞增殖的影响及细胞毒性作用[J].中国临床康复,2005,9(27):101-103.

[3] 李英霞,侯立静.千金子制霜新工艺的研究[J].中成药,2010,32(8):1361-1365.

[4] 王英姿,张超,张兆旺.毒性中药千金子的炮制研究进展[J].齐鲁药事,2011,30(1):42-44.

[5] 于静之,侯立静,张会敏,等.毒性中药千金子制霜前后脂肪酸成分GC-MS分析[J].四川中医,2011,29(3):70-71.

[6] 寇秀颖,于国萍.脂肪和脂肪酸甲酯化方法的研究[J].食品研究与开发,2005,26(2):46-47.

[7] 孙付军,宋卫国,李英霞.千金子及不同含油量千金子霜急性毒性比较[J].中国药物警戒,2011,8(1):20-23.

[8] 孙付军,宋卫国,李英霞.千金子及不同含油量千金子霜利尿作用研究[J].辽宁中医杂志,2011,38(7):1450-1451.

[9] 李群,江波.千金子炮制工艺研究[J].中国现代中药,2007,9(9):14-15.

[10] 张振凌,张宏伟,王一硕.中药千金子炮制方法传承与规范化应用研究[C]//2013全国中药与天然药物高峰论坛暨第十三届全国中药和天然药物学术研讨会论文集.杭州:中国药学会中药和天然药物专业委员会 & 浙江省药学会,2013:54.

50. 马钱子
Maqianzi
STRYCHNI SEMEN

◆ 采制沿革 ◆

【来源】 为马钱科植物马钱子 *Strychnos nux-vomica* L. 的干燥成熟种子。野生及栽培均有,药用以栽培进口为主。

【采制】

1. **道地产区** 《本草纲目》:"番木鳖,生回回国,今西土邛州诸处皆有之。"现主产于越南、缅甸、泰国、斯里兰卡、老挝等地。

2. **采制方法** 栽培7年后结果,一般9—10月果实成熟时采收。将鲜果采集后,除去果肉,可见3~8枚种子,取出种子,在烈日下晒干即可。

【品质】 以个大饱满,质坚肉厚,色灰黄有光泽者为佳。

【贮藏】 密闭保存,置干燥处。

◆ 炮制规范 ◆

一、生马钱子

【古代炮制法则】

1. **净制**　刮去壳(清·《外科大成》)。泡去毛(清·《良朋汇集》)。刷去毛(清·《串雅补》)。泉水浸胀刮去毛(清·《串雅补》)。去油(清·《良朋汇集》)。以纸包压去油(清·《串雅补》)。

2. **切制**　切细(明·《证治准绳》)。刮去壳,咀片(清·《外科大成》)。泡去毛,研末(清·《良朋汇集》)。

【现代炮制经验】

1. **切片**　取原药材,用沙土磨去毛后,切片(河南)。

2. **浸泡**　取原药材,加水浸泡①洗净,刮去毛切 2 厘厚的片晒干②。

注:①夏季泡 5 天,冬季可稍延长,至泡胀为度(成都)。至能去毛为度(大连)。

②去净毛,否则毒性大(大连)。

3. **研细**　取原药材,用刀刮去毛,置火钵上烘 10~20 分钟,随烘随切 1~2 厘厚的片,再烘至充分干燥后研细即可(浙江)。

【现代炮制规范】

1. 除去杂质。(药典 2020,四川 2015,河南 2005,安徽 2005,江西 2008,天津 2012)

2. 取原药片,除去杂质及灰屑,同时去毛,打碎。(山西 1984)

3. 除去杂质,刮去毛茸,用时捣碎。(广西 2007)

4. 除去杂质,筛净灰屑。(宁夏 1997)

5. 除去杂质,筛去灰屑。(湖北 2009)

6. 将原药材,除去杂质,筛去灰屑。用时除去茸毛。(上海 2008)

7. 取药材马钱子,除去杂质。(陕西 2008)

8. 取原药材,除去杂质。筛去灰屑。(浙江 2005)

9. 取原药材,除去毛茸等杂质。(湖南 2010)

10. 取原药材,除去杂质,刮去茸毛,筛去灰屑。用时捣碎。(甘肃 2009)

11. 取原药材,除去杂质。(安徽 2005)

12. 取原药材,除去杂质。或取原药材,稍润,刮去茸毛,切薄片,干燥。(贵州 2005)

13. 取原药材,除去杂质。(重庆 2006)

14. 取原药材,拣去杂质。(江苏 2002)

15. 取原药拣净杂质,用时刮净绒毛,捣碎。(云南 1986)

【饮片性状】本品呈纽扣状圆板形或腰形薄片,常一面隆起,一面稍凹下。表面密被灰棕或灰绿色绢状茸毛,自中间向四周呈辐射状排列,有丝样光泽,已刮去毛者表面光滑。边缘稍隆起,较厚,有突起的珠孔,底面中心有突起的圆点状种脐。质坚硬,平行剖面可见淡黄白色胚乳,角质状,子叶心形,叶脉 5~7 条。气微,味极苦。

【性味与功效】苦,温;有大毒。归肝、脾经。通络止痛,散结消肿。用于跌打损伤,骨折肿痛,风湿痹痛,麻木瘫痪,痈疽疮毒,咽喉肿痛。

【使用注意】不可多服,亦不宜久服(可间断使用)。体质虚弱者及孕妇禁服,高血压、心脏病及肝肾功能不全者,亦应禁服或慎服。据报道,麝香、延胡索可增强马钱子的毒性,故不宜同用。本品有大毒,过量易致中毒,初期表现为头痛头晕,烦躁不安,继则颈项强硬,全身发紧,甚至角弓反张,两手握拳,牙关紧闭,面呈痉笑;严重者神志昏迷,呼吸急促,瞳孔散大,心律不齐,可因循环衰竭而死亡。故内服应注意炮制后用,严格控制剂量。

【现代毒理学研究】马钱子主要化学成分为生物碱如士的宁、伪番木鳖碱、马钱子碱等。此外,尚含有番木鳖苷、绿原酸等非生物碱成分。大部分的生物碱有毒性作用,毒性的强弱有差异。

马钱子有强烈毒性。马钱子仁对小鼠的 LD_{50} 灌服为 235mg/kg,腹腔注射为 77.8mg/kg;番木鳖碱(士的宁)及马钱子碱(布鲁生)给小鼠灌胃,LD_{50} 分别为 3.27mg/kg 和 233mg/kg,腹腔注射为 1.53mg/kg 和 69mg/kg。其中毒机制为破坏反射活动的正常过程,使兴奋在整个脊髓中扩散而呈特有的强直性痉挛。严重者可因呼吸肌强直性收缩而引起窒息。番木鳖碱(士的宁)还能加强阻止胆碱酯酶破坏乙酰胆碱的作用,使肠蠕动加强,致腹痛、腹泻。马钱子碱和士的宁极大剂量时,均可阻断神经肌肉传导,呈现箭毒样作用。马钱子也可直接损害肾小管上皮细胞,导致急性肾衰竭、尿毒症。

二、制马钱子

【古代炮制法则】

1. **油炸** 用牛油(炸)黄色炒干(明·《鲁府禁方》)。油扎(炸)(明·《外科启玄》)。用香油(炸)待浮起取出,乘热去皮为末(清·《良朋汇集》)。油(炸)去皮(清·《医宗金鉴》)。六两,水煮去皮,麻油炸黄不令焦枯(清·《串雅补》)。

2. **炒制** 去壳荚,炒至黑色(明·《寿世保元》)。炒焦去毛(清·《嵩厓尊生书》)。水磨切片炒研(清·《得配本草》)。

3. **甘草水煮** 六两用甘草水煮胀,去皮毛,用真麻油八两,放入锅内同煎至黄色,勿令焦枯(清·《串雅补》)。

4. **牛乳制** 脱脂酸牛奶浸后去毛(《珊瑚方(蒙文版)》)。

5. **土炒制** 一斤,泉水浸胀,刮去皮毛,劈作两片,日换山水二次,勿使移换地方,盛夏浸八九日,春秋十余日,严冬二十余日,尝之味淡不苦者,捞起晒干。掘向阳山上黄土斤余筛细,随掘随用,不可经宿,拌木鳖入锅炒燥,勿使焦黑,摊地去火毒,用筛格出即为细末,收贮严密,随证施用;清水煮胀,去皮晒燥,将酒坛黄泥杵碎筛细,拌木鳖烈火炒松,勿令太焦,筛去黄泥,将木鳖为细末或面糊为丸如芥子大(清·《串雅补》)。黄土炒,焦黄为度,不可太枯,筛取净末;……已见铁器,入砂锅内,黄土拌炒焦黄为度,石臼中捣磨,用细筛,筛去皮毛,拣净,末(清·《本草纲目拾遗》)。

【现代炮制经验】

1. **甘草水浸** 取马钱子与甘草加水同浸 20~30 天(每天换水,至甘草发白时,换新甘草再浸),洗净,去净毛切片或洗净后,加黄土炒至发胀,内呈焦黄色,搓去毛,筛净砸碎(河南、西安)。

2. **单炒**　取马钱子炒胀后,刮去毛,研细(成都)。

3. **砂炒**　马钱子1斤,砂适量(辽宁、内蒙古、北京、天津、保定、山东、南京、湖北、成都、云南)。

(1)先将砂炒热(约140℃),加入马钱子烫至深黄色[①],筛净砂土,刷去毛,或再研细即可。

注:[①]炒至表面鼓起(辽宁、山西)。炒10~20分钟,至焦黄色发泡(南京)。炒至鼓起,敲开内外均呈深红色(保定)。

(2)取马钱子加童便浸1周,水漂1天(换水3~4次),洗净,刮去皮及毛,切1分厚的片,晒干或烘干后,置已炒热之细砂中,用中等火炒至微胀,筛去细砂,研细(长沙)。

4. **酥制**

(1)香油炒:取马钱子片加香油炒至老黄色为度(吉林)。

(2)油炸:马钱子(或片)1斤。香油:1斤(成都);适量(辽宁)。或花生油适量(山东);或植物油适量(南京)。

取马钱子[①]置沸腾的油中炸至表面发胀呈焦黄色酥松,取出沥净油[②]。

注:[①]去毛马钱子(大连、山东)。带皮马钱子(南京、成都)。马钱子片(辽宁)。

[②]置铺有细砂的吸油纸上,上盖一层吸油纸,一层黄泥,吸尽油(大连)。用麦麸或锯末吸去油(辽宁)。操作时应戴口罩,以免中毒,炸过的油下次再用,勿作别用(山东)。

5. **绿豆煮、砂炒**　马钱子1斤,绿豆4两(湖北)。

取马钱子加水浸12小时后,加绿豆煮8小时,取出,刮去皮及毛,晒至半干时加黄砂炒酥,至呈老黄色,筛去砂即可。

6. **姜炙、砂炒**　先取生姜加水熬汁后,加入马钱子同煮,取出焙干或晒干,加黄土炒至发胀,切开时呈焦黄色,搓去毛砸碎即可(西安)。

7. **甘草、香油制**　马钱子1斤。甘草1两,香油2~3钱(辽宁);或甘草1两,香油适量(黑龙江)。

(1)取马钱子加水泡4天(每天换水2~3次),再加甘草水(先煎水去渣)泡1~2天,煮后,刮去皮切薄片,晒干,加香油炒至黄色,研细即可(辽宁)。

(2)取马钱子加甘草水浸15天(每天换水),刮去皮切片,晒干,加香油炸至微黄色,用纸吸尽油即可(黑龙江)。

【现代炮制规范】

砂烫马钱子

1. 取净马钱子,照烫法用砂烫至鼓起并显棕褐色或深棕色。(药典2020,天津2012)

2. 将生马钱子照炒法用砂拌炒至鼓起并显棕褐色或深棕色,筛去沙子,除去茸毛,切薄片,筛去灰屑。(上海2008)

3. 将洁净沙子置锅内炒至轻松,加入净马钱子,不断翻动,炒烫至棕褐色或深棕色,表面鼓起,内面红褐色,并起小泡时取出,筛去沙子,放凉,刮净毛。捣碎或供制粉用。(宁夏1997)

4. 取洁净沙子置锅内,炒至轻松后加入净马钱子,烫炒至鼓起并显棕褐色或深棕色,取出,筛去沙子,除去毛,放凉。制粉或捣碎用。(辽宁1986)

5. 取净马钱子,照烫法用砂烫制鼓起,并显棕褐色或深棕色。(湖北2009)

6. 取净马钱子,照烫法用油砂炒至鼓起并显棕褐色或深棕色,取出,筛去油砂。(湖南 2010)

7. 取净生马钱子,照烫法用砂烫至鼓起并显棕褐色或深棕色。(贵州 2005)

8. 取净马钱子,照烫法用砂烫至鼓起并显棕褐色或深棕色。(江西 2008)

9. 取净马钱子,照烫法用砂烫至鼓起并显棕褐色或深棕色。(河南 2005)

10. 取净马钱子,照烫法用砂烫至鼓起并显棕褐色或深棕色,部分有裂纹。用时捣碎。(重庆 2006)

11. 取净马钱子,照烫法用砂烫至鼓起并显棕褐色或深棕色。(四川 2015)

12. 取净细砂置锅内,用武火加热,炒至细砂呈滑利状态,加入净生马钱子,拌炒至马钱子鼓起,表面显棕褐色,内部呈红褐色时,出锅,筛去细砂,摊开,放凉。供制粉或捣碎用。(甘肃 2009)

13. 取沙子,置热锅中翻动,待其滑利,投入生马钱子,炒至表面鼓起,显棕褐色或深棕色,内面红褐色时,取出,筛去沙子,摊凉。(浙江 2005)

14. 制马钱子:取沙子,置锅内加热炒烫,加入净马钱子,不断翻动,炒至鼓起并显棕褐色或深棕色,取出,筛去沙子,放凉。(山西 1984)

15. 取沙子置锅内,用武火炒热,加入净马钱子炒至深棕色至棕褐色,使表面鼓起,并部分有裂纹时,取出,筛去沙子及毛灰,放凉。(江苏 2002)

16. 取生马钱子与甘草共置锅中,加适量水,用强火煮 2~3 小时,除去甘草,将马钱子捞出,置凉水中浸泡,适当换水,取出,晒干。另取净细砂,置锅中,用武火炒热后,放入马钱子,烫至鼓起,内呈黄褐色,取出,晾凉,筛去沙子,用时捣碎。每 100kg 马钱子,用甘草 5kg。(吉林 1986)

17. 取饮片马钱子,照烫法用砂烫至鼓起并显棕褐色或深棕色。(陕西 2007)

18. 取原药材,除去杂质,取河砂(河砂与药材的重量比例为 4∶1),置锅内,用武火 180~220℃炒至灵活状态时,加入净马钱子,烫(转锅 57 分钟)至外表面棕褐色、鼓起,内部红褐色、并起小泡时,取出,晒去河砂,晾凉,除去残存茸毛。(北京 2008)

19. 取净马钱子,照砂烫法,烫至表面深棕色至棕褐色,鼓起,并部分有裂纹。用时捣碎。(安徽 2005)

20. 将沙子置锅中加热炒烫,倒入生马钱子,用武火炒至鼓起,外面显棕褐色或深棕色,内面红褐色并起小泡时为度,取出,筛去沙子,用时捣碎。(广西 2007)

21. 先将细河砂放入锅内炒热,倒入马钱子,用文火拌炒,不断翻动,炒至鼓起发泡,呈棕黄色。取出筛净砂,刮净毛即可。(云南 1986)

油炸马钱子

1. 取生马钱子,投入沸油中,炸至表面呈深褐色并浮于油面时,取出,吸去油,刮净残留茸毛。用时捣碎。(广西 2007)

2. 将净生马钱子用凉水浸泡 7 天,捞出,去皮,再将酥油或植物油用文火炼沸,倒入去皮马钱子,用武火炒至全部鼓起,表面呈黄棕色,并浮于油面时,捞出,沥净油,放凉。每 100kg 净生马钱子,用酥油或植物油 10kg。(甘肃 2009)

3. (1) 取净马钱子,用水浸泡至透,捞出,刮去皮毛,切顶刀片 0.6mm 厚,晒干。另取麻油置锅内,加热至沸,倒入马钱子片,用武火炸至老黄色为度,取出,吸除油。每 500g 马钱子片,用麻油 150g。

（2）取净马钱子,加水煮沸,取出,再用水浸泡,捞出,刮去皮毛,微凉,切顶刀片 0.6mm 厚,晒干。另取麻油置锅内,加热至沸,倒入马钱子片,用文火炒至黄色为度,取出,放凉。每 500g 马钱子片,用麻油 30g。（河南 2005）

4. 取净马钱子放入烧滚热油中,用武火炸至表面呈深褐色,并浮于油面时,捞出,刮净残留茸毛,凉透。（江苏 2002）

5. 取净马钱子,投入沸油中,炸至表面呈深褐色,并浮于油面时,取出,吸去油,刮净残留茸毛。用时捣碎。（安徽 2005）

童便制马钱子

1. 原药放入童便（健康 7 岁以下儿童的小便）中浸约 49 天（夏季约 30 天）至鼓胀,取出,再用清水（长流水）漂 14~21 天,取出,刮去绒毛。再用水漂 7 天,捞出,沥干水,切成腰子片,晒干。（江西 2008）

2. 取马钱子置童便中浸泡 7 日,每 2 日换童便 1 次,取出,再用清水漂 7 日（每日换水）捞出晒干,砂炒泡刮净毛,即可。（云南 1986）

牛奶制马钱子

取马钱子,在牛奶中浸泡三昼夜（每日更换新牛奶,弃去前次浸泡牛奶）,第 4 日取出马钱子,置开水中浸泡一昼夜,刮去外种皮毛,剥开种子,去掉胚芽,晒干。或取马钱子适量,加水浸泡（夏季 3 天,冬季 7 天）,润后取出马钱子,刮去外种皮毛,剥开种子,去掉胚芽。洗净,用纱布包裹后挂在锅上（不接触锅底）,向锅内加入牛奶使药材浸没,煮沸 2 小时,取出洗净后,砸碎,晒干。（新疆 2010）

绿豆制马钱子

1. 取净马钱子与绿豆同置锅内,加水适量,煮 8 小时,捞出,除去绿豆,刮去毛皮,微凉,切顶刀片 0.6mm 厚,晒干。每 500g 马钱子,用绿豆 120g。（河南 2005）

2. 将净生马钱子,加绿豆和适量水,共煮 1 小时,捞出,搓去皮,晒干。每 100kg 净生马钱子,用绿豆 25kg。（甘肃 2009）

甘草制马钱子

取生马钱子用清水浸泡 3~4 天,捞出,用适量的草木灰或石灰加水共置锅中,煮熬 3~4 小时,捞取,刮去皮毛,晾干;另取甘草捣碎煮熬取汁,倒入马钱子,煮 4 小时,捞出,刨成薄片,干燥。每 100kg 马钱子,用甘草 10kg。（广西 2007）

【**饮片性状**】砂烫者形如马钱子,两面均膨胀鼓起,边缘较厚。表面棕褐色或深棕色,质坚脆,平行剖面可见棕褐色或深棕色的胚乳。微有香气,味极苦;油炸者中间略鼓,表面老黄色,质坚脆,有油香气,味苦;童便制者呈腰子片,类白色;牛奶制者呈角质类白色,有奶香气;绿豆制者呈角质类白色;甘草制者呈角质微黄色。

【**性味与功效**】苦,温;有大毒。归肝、脾经。通络止痛,散结消肿。用于跌打损伤,骨折肿痛,风湿痹痛,麻木瘫痪,痈疽疮毒,咽喉肿痛。炮制后降低马钱子的毒性。入丸、散剂。

【**使用注意**】不可多服,亦不宜久服（可间断使用）。体质虚弱者及孕妇禁服,高血压、心脏病及肝、肾功能不全者,亦应禁服或慎服。据报道,麝香、延胡索可增强马钱子的毒性,故不宜同用。本品有大毒,过量易致中毒,初期表现为头痛头晕,烦躁不安,继则颈项强硬,全身发紧,甚至角弓反张,两手握拳,牙关紧闭,面呈痉笑;严重者神志昏迷,呼吸急促,瞳孔散大,心律不齐,可因循环衰竭而死亡。故内服应注意炮制后用,严格控制剂量。

【现代炮制机制研究】炮制因受热温度和时间不同,其士的宁和马钱子碱含量也不同。随温度升高炮制时间延长,士的宁和马钱子碱的含量越来越低,同时异士的宁和异马钱子碱等开环化合物的含量显著增加。这是由于士的宁和马钱子碱在加热过程中醚键断裂开环,转变成它们相应的异型结构和氮氧化合物。转化后的这些生物碱毒性变小,且保留或增强了某些生物活性。马钱子砂烫后,水煎液中的锌、锰、钙、铁、磷等24种微量元素含量明显增高,而汞等9种有害元素含量大大降低。这也为马钱子炮制降低毒性提供了一定的依据。

有研究认为用传统中医的砂烫炮制法炮制马钱子后,马钱子碱量的下降不显著。维医的牛奶浸渍炮制技术可显著降低生马钱子中马钱子碱的量($P<0.05$),采用牛奶热渍炮制工艺对马钱子碱的影响具有极显著性($P<0.05$)。

【现代炮制工艺研究】有研究采用正交设计对爆压法炮制马钱子的工艺进行研究。结果:加热5分钟,气压达152kPa,马钱子中士的宁的含量均可达砂烫炮制的效果,符合2000年版《中国药典》炮制马钱子的标准。

有研究认为传统砂烫法炮制马钱子工艺不稳定,研究认为要控制砂烫法炮制马钱子的油砂温度,关键在于控制加入马钱子时油砂的温度并避免马钱子炒制过程中油砂温度的急剧升高。传统炮制方法一般均在油砂炒至滑利时加入马钱子,在230℃将马钱子翻炒3~4分钟,立即出锅筛去油砂。实验发现油砂翻砂至180℃左右即呈滑利状态,此时油砂温度太低,加入马钱子炒制容易出现"不及"。将马钱子埋入油砂后,由于马钱子吸热膨胀,油砂温度在230℃左右可维持3分钟左右,随后油砂温度急剧上升。为避免"伤火",可在油砂温度剧烈上升之前停止加热,利用油砂余温继续炒制。相比传统砂烫法炮制马钱子工艺,此法制备的炮制品质量更稳定。

传统砂烫法炮制马钱子工艺毒性降低,有研究探索烘焙法代替砂烫法炮制马钱子的可行性。采用正交试验方法考察烘焙温度、时间对马钱子中士的宁和马钱子碱含量的影响。结果烘焙法可以明显降低马钱子中士的宁和马钱子碱含量,表明烘焙法代替砂烫法炮制马钱子是可行的。

在优选砂烫马钱子炮制工艺中,采用正交试验法,以马钱子碱、士的宁含量为指标,评价油砂粒度、砂料比、炒制温度、炒制时间对马钱子质量的影响。结果最佳炮制工艺为中砂(300~600μm),砂料比7:1,炒制温度(190±5)℃,炒制时间4分钟。

有研究采用单因素试验和正交试验法优选醋泡马钱子的炮制工艺,考察醋种类、药液比、醋浸时间、水漂时间对马钱子中毒性成分马钱子碱和士的宁含量的影响。醋泡马钱子的最佳炮制工艺为:选用香醋、药液比3:14,醋浸时间1天,水漂时间1天,马钱子碱和士的宁平均质量分数分别为0.1315%,0.1773%。

三、马钱子粉

【古代炮制法则】泡去毛,研末(清·《良朋汇集》)。

【现代炮制规范】

1. 取制马钱子,粉碎成细粉,照马钱子"含量测定"项下的方法测定士的宁含量后,加适量淀粉,使含量符合规定,混匀,即得。(药典2020)

2. 取砂烫马钱子,粉碎成细粉。照马钱子"含量测定"项下的方法测定士的宁含量后,加适量淀粉,使含量符合规定限量,混匀,即得。(重庆 2006)

3. 取饮片制马钱子,粉碎成细粉,照马钱子"含量测定"项下的方法测定士的宁含量后,加适量淀粉,使含量符合规定,混匀,即得。(贵州 2005)

4. 取制马钱子,粉碎成细粉,测定士的宁的含量后,加适量淀粉,使含量符合规定,混匀,即得。(江苏 2002)

5. 取制马钱子,粉碎成细粉,过 80 目筛,照"含量测定"项下的方法测定士的宁及马钱子碱含量后,加适量淀粉,使含量符合规定,混匀,即得。(甘肃 2009)

6. 取制马钱子,粉碎成细粉,照"含量测定"项下的方法测定士的宁含量后,加适量淀粉,使含量符合规定,混匀。(安徽 2005)

7. 取制马钱子,粉碎成细粉,照"含量测定"项下的方法测定士的宁含量后加适量淀粉,使含量符合规定,混匀,即得。(江西 2008)

8. 取制马钱子,粉碎成细粉,照马钱子"含量测定"项下的方法测定士的宁含量后,加适量淀粉,使含量符合规定,混匀,即得。(广西 2007)

9. 取制马钱子,粉碎成细粉,照马钱子"含量测定"项下的方法测定士的宁含量后,加适量淀粉,使含量符合规定,混匀,即得。(湖南 2010)

10. 取制马钱子,粉碎成细粉,照马钱子"含量测定"项下的方法测定士的宁含量后,加适量淀粉,使含量符合规定,混匀,即得。(天津 2012)

11. 取制马钱子,粉碎成细粉,照《中国药典》(1985 年版一部)马钱子项下"含量测定"的方法测定士的宁的含量后,加淀粉混合调节使士的宁($C_{21}H_{22}N_2O_2$)的含量为 0.78%~0.82%。(辽宁 1986)

12. 取制马钱子,粉碎成细粉,照《中国药典》1977 年版马钱子项下"含量测定"方法测定士的宁的含量后,加淀粉混合调节使士的宁含量为 0.80%。(山西 1984)

13. 取制马钱子,粉碎成细粉。(河南 2005)

14. 取制马钱子,粉碎成细粉。照《中国药典》1977 年版马钱子"含量测定"项下的方法测定士的宁含量后,加适量淀粉,使士的宁含量为 0.78%~0.82%。(宁夏 1997)

15. 取制马钱子,粉碎成细粉。照马钱子"含量测定"项下的方法测定士的宁含量后,加适量淀粉,使含量符合规定,混匀,即得。(四川 2015)

16. 取尿制马钱子,用滑石粉炒至黄色,筛去滑石粉,研末,即得(樟帮法)。(江西 2008)

【饮片性状】本品为黄褐色粉末。气微,味极苦。

【性味与功效】苦、温;有大毒。归肝、脾经。通络止痛,散结消肿。炮制后降低马钱子的毒性。入丸、散剂。

【使用注意】不可多服,亦不宜久服(可间断使用)。体质虚弱者及孕妇禁服,高血压、心脏病及肝、肾功能不全者,亦应禁服或慎服。据报道,麝香、延胡索可增强马钱子的毒性,故不宜同用。本品有大毒,过量易致中毒,初期表现为头痛头晕、烦躁不安,继则颈项强硬,全身发紧,甚至角弓反张,两手握拳,牙关紧闭,面呈痉笑;严重者神志昏迷,呼吸急促,瞳孔散大,心律不齐,可因循环衰竭而死亡。故内服应注意炮制后用,严格控制剂量。

参考文献

[1] 国家中医药管理局《中华本草》编委会.中华本草:第6册[M].上海:上海科学技术出版社,1999:222.

[2] 杨仓良.毒药本草(修订版)[M].北京:中国中医药出版社,1993:117.

[3] 杨文宁,刘洋,唐明敏,等.马钱子炮制方法和炮制机理概述[C]//中华中医药学会中药化学分会第九届学术年会论文集(第一册).厦门:中华中医药学会,2014.

[4] 阿米娜·阿巴斯,杨伟俊,地力努尔·吐尔逊江,等.传统维医牛奶浸渍炮制工艺对马钱子中马钱子碱和士的宁的影响[J].中成药,2013,35(9):1980-1984.

[5] 瞿群威,吴凤涛,沈玉杰,等.正交实验探讨爆压法炮制马钱子的最佳条件[J].时珍国医国药,2001,12(11):984-985.

[6] 汤淮波,吴萍,胡海,等.改良砂烫法炮制马钱子的实验研究[J].中南药学,2010,8(6):461-464.

[7] 朱磊,刘刚,刘婉莹,等.烘焙法炮制马钱子的工艺研究[J].中国当代医药,2012,19(11):130-131.

[8] 徐颖,刘玉杰,孙涛,等.砂烫马钱子炮制工艺优选[J].中国实验方剂学杂志,2013,19(5):25-28.

[9] 王晓崴,易炳学,龚千锋,等.正交试验法优选醋泡马钱子的炮制工艺[J].中国实验方剂学杂志,2013,19(21):13-15.

51. 马兜铃
Madouling
ARISTOLOCHIAE FRUCTUS

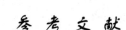 采制沿革

【来源】 为马兜铃科植物北马兜铃 *Aristolochia contorta* Bge. 或马兜铃 *Aristolochia debilis* Sieb.et Zucc. 的干燥成熟果实。前者商品为"北马兜铃",后者商品为"南马兜铃"。马兜铃药材商品主要来源于野生资源。

【采制】

1. 道地产区 《本草品汇精要》"生关中,河东、河北、江淮、襄、浙州郡亦有之。道地:信州、滁州"。现代北马兜铃主产于辽宁开原、新宾、西丰、宽甸、岫岩、凌源、凤城、清源、本溪、桓仁,吉林柳河、白山、永吉、辉南、磐石、靖宇,黑龙江林口、海林、尚志、五常,内蒙古喀喇沁旗,河北保定、定州、兴隆、崇礼,北京密云、平谷,山东淄博、沂水、临朐、济宁、聊城,河南嵩县、栾川、内乡,山西蒲县、武乡、运城、山阴等地;马兜铃主产于安徽枞阳、岳西、滁州,江苏南京、东海,浙江兰溪、寿昌、临安、淳安等地(马兜铃的根用作青木香,故马兜铃果实产量甚少)。

2. 采制方法 《本草品汇精要》"二月取根,七月、八月取实,暴干"。现代一般于9—10月果实由绿变黄时采收。将果实从果柄处摘下,在烈日下随晒随翻至干(采摘时间过早则商品皱缩,过晚刚开裂)。

【品质】 以身干、个大、黄绿色、完整而不开裂,种子充实者,无杂质者为佳。通常认为北马兜铃个大较佳。

【贮藏】置干燥处。

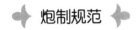 炮制规范

一、马兜铃

【古代炮制法则】

1. **净制** 凡使,采得后,去叶并蔓了,用生绢袋盛,于东屋角畔悬令干了,劈作片,取向里子,去隔膜并令净。用子,勿令去革膜不尽,用之并皮(宋·《雷公炮炙论》)。细剉和皮子(宋·《太平圣惠方》)。去壳(宋·《普济本事方》)。去筋膜(宋·《急救仙方》)。去丝蒂(宋·《扁鹊心书》)。去老梗(元·《活幼心书》)。去土(元·《卫生宝鉴》)。去子(明·《普济方》)。去皮,用肉(明·《奇效良方》)。取子用(清·《本草备要》)。

2. **切制** 劈作片(宋·《经史证类备急本草》)。细剉(宋·《太平圣惠方》)。为末(明·《本草纲目》)。

【现代炮制经验】

1. **挑拣** 取原药材,拣净杂质,摘去果柄,刷净或洗净泥垢,搓碎去筋,晒干即可。

2. **切段** 取原药材,切2~3分长段(贵州)。

【现代炮制规范】

1.(1)除去杂质,筛去灰屑,搓碎。

(2)除去杂质及果柄,切段。(江西 2008)

2. 除去杂质,搓碎,筛去灰屑。(山西 1984)

3. 除去杂质,筛去灰屑,搓碎。(宁夏 1997,河南 2005,湖北 2009)

4. 除去杂质,筛去灰屑,搓碎或切段,干燥。(四川 2015,重庆 2006)

5. 将原药除去果梗等杂质,成串的撕开,筛去灰屑。(上海 2008)

6. 取原药材,除去果梗等杂质,筛去灰屑。(浙江 2005)

7. 取原药材,除去果柄等杂质,筛去灰屑。(湖南 2010)

8. 取原药材,除去杂质,搓碎。(安徽 2005)

9. 取原药材,除去杂质,剪去果柄,搓碎。(甘肃 2009)

10. 取原药材,除去杂质,筛去灰屑,搓碎。(江苏 2002,贵州 2005)

11. 取原药材,除去杂质、茎叶及果柄,筛去碎屑,搓碎,即得。(黑龙江 2012)

12. 生马兜铃:除去杂质,筛去灰屑,搓碎。(广西 2007)

13. 生用:取原药搓去瓤皮,拣净杂质,筛净灰屑即可。(云南 1986)

【饮片性状】马兜铃为不规则的小碎片。果皮黄绿色或棕褐色,有波状棱线;种子扁平而薄,钝三角形或扇形,边缘有翅,中央棕色,周边淡棕色;种仁心形,呈乳白色,有油性,气特异,味苦。

【性味与功效】苦,微寒。归肺、大肠经。清肺降气,止咳平喘,清肠消痔。生品苦寒,长于清肺降气,止咳平喘,清肠消痔。

【使用注意】本品味苦而寒,内服过量可致呕吐。虚寒喘咳及脾虚便溏者禁服。含马兜铃酸,可引起肾脏损害等不良反应;儿童及老年人慎用;孕妇、婴幼儿及肾功能不全者禁用。

【现代毒理学研究】马兜铃主要含马兜铃酸、马兜铃内酰胺和倍半萜类等。马兜铃酸类、马兜铃内酰胺类是马兜铃肾脏毒性的主要成分,大量或长期服用可引起肾脏损害等不良反应。马兜铃急性毒性反应试验,LD_{50} 为 34.0g/(kg·d)。兔皮下注射马兜铃酸 7.5mg/kg,可引起严重的肾炎,5~6 天后才能恢复;剂量增加至 20mg/kg,则出现血尿、尿少、尿闭、后肢不全麻痹、脉搏不整、呼吸困难、角膜反射减退,最后因呼吸停止而死。

二、炒马兜铃

【古代炮制法则】焙干用(宋·《小儿药证直诀》、明·《本草乘雅半偈》)。慢火炒干(宋·《经史证类备急本草》)。

【现代炮制经验】取马兜铃置热锅中,用微火炒至棕黄色具焦斑(浙江)。

【现代炮制规范】

1. 取净马兜铃,置锅内,用文火加热,炒至表面具焦斑,出锅,放凉。(甘肃 2009)

2. 取马兜铃,炒至表面色变深,微具焦斑时,取出,摊凉。(浙江 2005)

【饮片性状】本品同马兜铃,为不规则的碎块,表面具焦斑。

【性味与功效】苦,微寒。归肺、大肠经。清肺降气,止咳平喘,清肠消痔。炒制后减少其苦寒之性,并可矫正苦劣之味,减少恶心或呕吐的副作用。

【使用注意】本品味苦而寒,内服过量可致呕吐。虚寒喘咳及脾虚便泄者禁服。含马兜铃酸,可引起肾脏损害等不良反应;儿童及老年人慎用;孕妇、婴幼儿及肾功能不全者禁用。

【现代炮制机制研究】研究认为,高温处理可使马兜铃酸 A 发生降解,与生品相比,马兜铃炒制后毒性成分马兜铃酸 A 下降 19.85%,但下降程度低于蜜制品。

三、蜜马兜铃

【古代炮制法则】入药炙用(宋·《经史证类备急本草》)。

【现代炮制经验】马兜铃 1 斤,蜜 3~4 两。水 1 两或适量(吉林、北京、辽宁、江苏、西安、山西、山东、上海、浙江);5~6 两(天津、四川、贵州、内蒙古、河南、江西、厦门、重庆)。

(1)先将蜜熬黄(或再加水)后,加入马兜铃内拌匀,稍润后,用微火炒至蜜尽,呈老黄色不粘手为度。

(2)先将马兜铃炒 3~5 分钟,至有香味,或炒焦后,加入蜜拌匀,再用微火炒 15 分钟,至焦黄微粘结,搅之则散,或炒至不粘手为度(南京、重庆)。

【现代炮制规范】

1. 除去茎叶、果柄等杂质,洗净泥土,晒干,搓碎。另取炼蜜,用开水化开,喷淋于马兜铃内,拌匀,稍润。置锅中,用文火炒至呈老黄色、不粘手时,取出,晾凉。每 100kg 马兜铃,用炼蜜 30~35kg。(吉林 1986)

2. 取净马兜铃,加蜜水(将炼蜜加适量的开水稀释)拌匀,稍闷,置锅内用文火加热,炒至不粘手为度,取出,放凉。每 100kg 马兜铃,用炼蜜 25kg。(山西 1984)

3. 取净马兜铃,照蜜炙法用文火炒至不粘手,取出,放凉。(湖南 2010)

4. 取净马兜铃,照蜜炙法用文火炒至黄色,烘干。每 100kg 净马兜铃,用炼蜜 40kg。(贵州 2005)

5. 取净马兜铃,照蜜炙法炒至不粘手。(河南 2005)

6. 取净马兜铃,照蜜炙法,炒至不粘手。每 100kg 马兜铃,用炼蜜 25kg。(安徽 2005)

7. 取净马兜铃,照蜜炙法炒至不粘手,呈棕红色。每 100kg 马兜铃,用炼蜜 25kg。(湖北 2009)

8. 取炼蜜,加适量开水稀释,加入净马兜铃,闷透,置锅内,用文火加热,炒至不粘手为度,出锅,放凉。每 100kg 净马兜铃,用炼蜜 25kg。(甘肃 2009)

9. 取炼蜜,用水适量稀释后,加入马兜铃饮片,稍闷,待蜜水吸尽,置锅内,用文火炒至不粘手为度,取出,摊凉,即得。每 10kg 马兜铃饮片,用炼蜜 5kg。(黑龙江 2012)

10. 取炼蜜加开水适量化开,加生马兜铃,拌匀,稍闷,置锅内用文火炒至不粘手,取出,放凉。每 100kg 马兜铃用炼蜜 30kg。(广西 2007)

11. 取马兜铃,筛去泥土,除去杂质,以开水少许及炼蜜制成的蜜液拌匀,稍闷,置锅内用微火拌炒,炒至不粘手,取出,放凉。每 100kg 净马兜铃用炼蜜 30kg。(辽宁 1986)

12. 取马兜铃,与炼蜜拌匀,稍闷,炒至不粘手时,取出,摊凉。每 100kg 马兜铃,用炼蜜 25kg。(浙江 2005)

13. 取原药材,除去杂质,串碎,筛去灰屑。取马兜铃,置锅内加热,随即将炼蜜淋入,搅拌均匀,炒至蜜不粘手,微显火色,取出,放凉。每 100kg 净马兜铃,用炼蜜 50kg。(天津 2012)

14. 取原药材,除去杂质,筛去灰屑,加工成碎块,取炼蜜,加适量沸水稀释,淋入马兜铃块中,拌匀,闷润 2~4 小时,置热锅内,用文火炒至不粘手时,取出,晾凉。每 100kg 净马兜铃,用炼蜜 30kg。(北京 2008)

15. 取炼蜜,用适量开水稀释后,将净马兜铃倒入拌匀,稍闷,置锅内,用文火加热,炒至不粘手为度,取出,放凉。每 100kg 马兜铃,用炼蜜 25kg。(宁夏 1997)

16. 取净马兜铃,照蜜炙法用文火炒至不粘手为度。每 100kg 马兜铃,用蜜 25kg。(江西 2008)

17. 取马兜铃种子,每 50kg 用蜂蜜 15~20kg,放入锅内熔化,以适里沸水稀释后,取出,洒入马兜铃内拌匀,吸润约 2 小时,用文火炒至呈黄棕色,不粘手为度,取出,晾冷即可。(云南 1986)

18. 取净马兜铃段,照蜜炙法炒至不粘手,呈深黄色。每 100kg 马兜铃,用炼蜜 30kg。(重庆 2006)

19. 取马兜铃,照蜜炙法用炼蜜拌炒至蜜汁吸尽。每 100kg 马兜铃,用炼蜜 40kg。(上海 2008)

20. 取净马兜铃段,照蜜炙法炒至不粘手。每 100kg 马兜铃,用炼蜜 30kg。(四川 2015)

21. 取炼蜜加开水适量化开,与净马兜铃拌匀,稍闷,炒至不粘手,取出。每 100kg 马兜铃,用炼蜜 25kg。(江苏 2002)

【饮片性状】本品形如马兜铃,表面黄棕色或红棕色,微显光泽,略带黏性。具蜜香气,味微甜。

【性味与功效】苦,微寒。归肺、大肠经。清肺降气,止咳平喘,清肠消痔。生品苦寒,长于清肺降气,止咳平喘,清肠消痔。蜜炙能缓和苦寒之性,增强润肺止咳功效,并可矫正苦劣之味,减少恶心或呕吐的副作用,临床常用蜜马兜铃。

【使用注意】本品味苦而寒,内服过量可致呕吐。虚寒喘咳及脾虚便泄者禁服。含马兜铃酸,可引起肾脏损害等不良反应;儿童及老年人慎用;孕妇、婴幼儿及肾功能不全者禁用。

【现代炮制机制研究】马兜铃生品苦寒味劣,易致恶心呕吐,研究发现蜜炙后能缓和药性,增强润肺止咳功效,且可矫味,避免呕吐,有"蜜炙甘缓而润肺"之说。中药马兜铃中主要毒性成分为马兜铃酸类物质,研究发现,马兜铃经蜜炙后马兜铃酸类物质含量显著降低,且有新的物质生成,或者毒性成分在炮制后发生了化学反应,使其结构发生改变,致使其所引起的毒性作用降低,马兜铃急性毒性反应试验,蜜马兜铃较马兜铃半数致死量大,$LD_{50}=62.6g/(kg \cdot d)$,约为其 1.84 倍。

【现代炮制工艺研究】有研究以马兜铃酸含量为指标,采用正交试验法对恒温干燥法蜜炙马兜铃的炮制工艺进行优选。最佳炮制工艺为:加蜜量35%,烘制温度110℃,烘制时间60分钟。又有研究以炮制温度,加蜜量为考察因素,用$L_9(3^4)$正交试验表安排试验。以马兜铃酸 A 含量、水浸出物得率、醇浸出物得率、色度差(ΔE_{ab})、成品性状为考查指标,采用综合加权评分法考察马兜铃蜜制的最佳工艺为:加蜜量35%,炒制温度180℃,炒制时间20分钟。

参 考 文 献

[1] 杨标,施敏,李正红,等.马兜铃和蜜马兜铃毒性研究[J].江西中医药,2013,44(371):51-52.

[2] 刘美凤,刘璟,吕浩然,等.马兜铃提取条件的优化以及炮制减毒的研究[J].广州化工,2011,39(9):83-85.

[3] 董立莎,尚明英,蔡少青.马兜铃品种、产地考证及炮制历史沿革的研究[J].中国中药杂志,2003,28(10):927-931,966.

[4] 杨标,李正红,杨武亮,等.不同炮制方法对马兜铃中马兜铃酸类物质含量的影响[J].时珍国医国药,2012,23(10):2553-2555.

[5] 张金莲,张的凤,罗文华,等.正交实验优选恒温干燥法蜜炙马兜铃降毒炮制工艺[J].时珍国医国药,2007,18(11):2710-2711.

[6] 张金莲,姚冬琴,龚千锋,等.多指标综合加权评分法优选马兜铃蜜制工艺[J].中成药,2012,34(2):321-324.

52. 小叶莲
Xiaoyelian
SINOPODOPHYLLI FRUCTUS

采制沿革

【来源】系藏族习用药材。为小檗科植物桃儿七 *Sinopodo phyllum hexandrum*(Royle)Ying 的干燥成熟果实。药材商品多来源于野生,西藏、青海等地有栽培。

【采制】

1. **道地产区**　主产于太白山、二郎山一线以西的甘肃、青海、四川西部和西藏等地。

2. **采制方法**　秋季果实成熟时采摘,除去杂质,干燥。

【品质】以果实完整、色泽新鲜、果肉厚、种仁富油性为佳。

【贮藏】置干燥处。

炮制规范

【古代炮制法则】小叶莲最早载于《月王药诊》,藏医药文献《四部医典》《晶珠本草》等亦有关于小叶莲的记载。

【现代炮制规范】

1. 取原药材,除去杂质。(甘肃 2009)

2. 取原药材,除去杂质,晾干即得。(青海 2010)

【饮片性状】本品呈椭圆形或近球形,多压扁。表面紫红色或紫褐色,皱缩,有的可见露出的种子。顶端稍尖,果梗黄棕色,多脱落。果皮与果肉粘连成薄片,易碎,内具多数种子。表面红紫色,具细皱纹,一端有小突起;质硬;种仁白色,有油性。气微,味酸甜、涩;种子味苦。

【性味与功效】甘,平;有小毒。调经活血。用于血瘀经闭,难产,死胎,胎盘不下。

【现代毒理学研究】小叶莲主要化学成分为木脂素类、黄酮类及皂苷、鞣质和多糖等成分。木脂素类成分主要为鬼臼毒素,黄酮类成分主要为槲皮素和山奈酚等。药理实验结果表明,小叶莲含有的鬼臼毒素有抗癌作用、抗单纯性疱疹病毒和免疫抑制、抗生育等作用,但毒性较大。而黄酮部分毒性较小,有镇咳、平喘、祛痰、抑菌作用。

有研究利用 HPLC 分析方法分析小叶莲化学成分与毒性的关系,小叶莲中毒性成分鬼臼毒素和 4′-去甲基鬼臼毒素的含量分别为 4.205 3mg/g 和 0.971 3mg/g。急性毒性试验结果表明小叶莲的 LD_{50} 为 0.909 8g/ml,95% 置信区间为 0.729 3~1.889 0g/ml。

参考文献

[1] 叶耀辉,马越兴,张恩慧,等. 藏药桃儿七与小叶莲 HPLC 分析及其毒性差异研究[J]. 中国实验方剂学杂志,2014,20(18):80-84.

53. 天仙子
Tianxianzi
HYOSCYAMI SEMEN

采制沿革

【来源】为茄科植物莨菪 *Hyoscyamus niger* L. 的干燥成熟种子。天仙子药材商品多来源于野生。

习用品:广东、广西习惯使用的天仙子,为爵床科植物岩水蓑衣 *Hygrophila saxatilis* Ridl. 的种子,又称南天仙子。有健胃清热之功,但多用于疮科消肿,排脓之痛。

【采制】

1. **道地产区**　《神农本草经》"生海滨川谷及雍州"。《本草图经》"道地秦州"。《药性粗评》"江南川谷处处有之"。由此可见,天仙子一直以天水为道地产区。

现在天仙子主产于河南、内蒙古、甘肃、辽宁等地。

2. **采制方法** 《蜀本图经》记述:六月、七月采子,日干。现在一般于夏、秋二季果皮变黄色时,采摘果实,暴晒,打下种子,筛去果皮、枝梗,晒干。

【**品质**】种子饱满,均匀者为佳。

【**贮藏**】置通风干燥处。

❧ 炮制规范 ❧

一、天仙子

【**古代炮制法则**】

1. **净制** 以水淘去浮者(唐·《外台秘要》)。取子洗,暴干(宋·《经史证类备急本草》)。新汲水淘三十遍,浮者尽去(宋·《圣济总录》)。

2. **切制** 曝干捣服(晋·《肘后备急方》)。别捣,重筛用(宋·《雷公炮炙论》)。研细末(宋·《经史证类备急本草》)。捣为末(明·《普济方》)。

【**现代炮制经验**】取原药材,拣净杂质[①],筛去泥土即可。

注:①勿用水洗(长沙)。

【**现代炮制规范**】

1. 除去杂质,簸去灰屑。(江西 2008)

2. 除去杂质,筛净泥屑。(辽宁 1986)

3. 除去杂质,筛去果皮、枝梗。(广西 2007)

4. 除去杂质,筛去灰屑。(吉林 1986,宁夏 1997,河南 2005)

5. 除去杂质。(四川 2015,重庆 2006)

6. 取原药,除去杂质。筛去灰屑。(浙江 2005)

7. 取原药材,除去杂质,筛去灰屑。(山西 1984,北京 2008)

8. 取原药材,除去杂质、果壳及果柄,筛去灰屑。(甘肃 2009)

9. 取原药材,除去杂质。(天津 2012)

10. 取原药材,除去杂质及残留果壳果柄,筛去灰屑。(贵州 2005)

11. 取原药材,除去杂质及果皮、枝梗,干燥,筛去灰屑。(湖南 2010)

12. 取原药拣去杂质及残留果壳、果柄,筛去灰屑。(江苏 2002)

13. 取原药材,除去残留果壳、果柄及杂质,筛去碎屑。(安徽 2005)

【**饮片性状**】本品呈类扁肾形或扁卵形。表面棕黄色或灰黄色,有细密的网纹,略尖的一端有点状种脐。切面灰白色,油质,有胚乳,胚弯曲。气微,味微辛。

【**性味与功效**】苦、辛,温;有大毒。解痉止痛,平喘,安神。用于胃脘挛痛,喘咳,癫狂。

【**使用注意**】心脏病、心动过速、青光眼患者及孕妇禁用。

【**现代毒理学研究**】天仙子的主要化学成分为生物碱,包括莨菪碱、莨菪胺、东莨菪碱等,同时含有脂肪、香豆素类、黄酮类、甾醇类、鞣质和萜类化合物。所含的东莨菪碱、阿托品等生物碱是其发挥药理和毒理作用的主要成分,阿托品 5~10mg 即可产生中毒症状,最低致死量为 80~130mg, 东莨菪碱最小致死量为 100mg。根据实验证明, 天仙子阿托品为 0.06%~0.2%, 莨菪碱为 0.02%~0.2%。以成人体重 60kg 计算, 天仙子在 41.67~266.67mg/kg 即可产生中毒症状, 致死量约为 666.67mg/kg。中毒机制主要是通过麻痹副交感神经的神经末梢, 产生典型的毒蕈碱样作用, 进而产生中枢抗胆碱作用。中毒表现有口干、吞咽困难、声音嘶哑、皮肤和黏膜干燥潮红、头痛、发热、心动过速、瞳孔散大、视物模糊、排尿困难, 严重者可致谵妄、狂躁、眩晕, 或表现反应迟钝、精神衰颓、昏睡等抑制症状, 最后可因血压下降、呼吸衰竭而死亡。

有研究以"大毒"中药天仙子水煎液进行急性毒性试验时, 未见小鼠中毒死亡现象, 不能测得其 LD_{50} 值。因此, 有必要进一步通过生物学方法筛选出天仙子中的毒性部位和毒性成分, 明确其毒效物质基础, 以保证临床用药安全。

二、醋制天仙子

【古代炮制法则】 以三年大醋浸莨菪子, 一伏时出之, 熬令变色, 熟捣如泥(唐·《备急千金要方》)。修事十两, 以头醋一镒, 煮尽醋为度, 却用黄牛乳汁浸一宿, 至明, 看牛乳汁黑, 即是莨菪子, 大毒, 晒干别捣重筛用(宋·《雷公炮炙论》)。

【现代炮制规范】 无现代炮制规范收载。

【性味与功效】 苦、辛, 温; 有大毒。解痉止痛, 平喘, 安神。用于胃脘挛痛, 喘咳, 癫狂。

【使用注意】 心脏病、心动过速、青光眼患者及孕妇禁用。

【现代炮制机制研究】 有研究利用紫外分光光度法、质谱法、色谱法等方法对清炒、醋炒炮制前后的化学成分进行系统评价: 天仙子炮制前后挥发油成分大多数含量均下降; 生品与炮制品中脂肪酸化学成分含量无变化; 清炒后可使天仙子中氢溴酸东莨菪碱、硫酸阿托品、消旋山莨菪碱的含量分别降低 0.015 7mg/g、0.020 2mg/g、0.000 602mg/g, 而醋制后天仙子中氢溴酸东莨菪碱、硫酸阿托品、消旋山莨菪碱的含量分别增加 0.038 6mg/g、0.044 6mg/g、0.000 748mg/g; 表明炮制前后对其多糖的影响不大。急性毒性试验: 小鼠口服天仙子生品、清炒品与醋制品水煎液的最大耐受量分别是 200g/kg、190g/kg 和 192g/kg, 分别相当于临床用量的 5 333 倍、7 917 倍和 8 000 倍; 生品与两种炮制品镇痛效果无显著性差异; 天仙子醋制品抗炎作用最好, 强于炒制品和生品。

【现代炮制工艺研究】 有研究以氢溴酸东莨菪碱、硫酸阿托品的含量为指标, 用正交设计试验法对醋天仙子炮制工艺进行优选, 结果表明醋天仙子的最佳工艺是每 100kg 天仙子加 40kg 米醋, 闷润 2 小时, 微波低火干燥 4 分钟。

参 考 文 献

[1] 蒋一帆, 高建超, 田春华, 等. 毒性药材天仙子的文献研究及风险探讨[J]. 中国药物警戒, 2016, 13(3): 165-168, 172.

[2] 国家中医药管理局《中华本草》编委会. 中华本草精选本[M]. 上海: 上海科学技术出版社, 1998: 1973-1975.

[3] 王岩. 天仙子炮制原理初步探讨[D]. 沈阳: 辽宁中医药大学, 2009.

［4］LONGO V G. Behavioral and electroencephalographic effects of atropine and related compounds［J］. Pharmacological research,1966,18(2):965-996.

［5］王岩,白宗利,李军,等.正交试验法优选醋天仙子炮制工艺［J］.中成药,2009,31(7):1070-1072.

54. 木鳖子
Mubiezi
MOMORDICAE SEMEN

采制沿革

【来源】为葫芦科植物木鳖 *Momordica cochinchinensis*（Lour.）Spreng. 的干燥成熟种子。木鳖子商品多来源于野生。

【采制】

1. **道地产区** 《本草图经》:"木鳖子,出朗州及南中,今湖岭诸州及杭、越、全、岳州亦有之。"《宝庆本草折衷》"出朗州,及南中、湖、岭荆南,杭、越、全、岳、宜州"。由此可见,木鳖子一直以河池及成都为道地产区。

现在木鳖子主产于广西南宁、桂平、靖西、博白、贵县;四川丹棱、夹江;湖北咸宁、恩施、孝感等地。

2. **采制方法** 《宝庆本草折衷》"七、八、九、十月采实,取核子"。现代一般于冬季(10—11月)采收成熟果实,剖开,晒至半干,除去果肉,取出种子,干燥。或拌以草木灰,吸去果肉汁液,剥出种子,晒干。

【品质】以籽粒饱满,外皮坚硬、体重、种仁黄白色、不泛油者为佳。

【贮藏】置干燥处。

炮制规范

一、木鳖子

【古代炮制法则】

1. **净制** 去壳(唐·《仙授理伤续断秘方》)。去皮(宋·《三因极一病证方论》)。去壳、油(宋·《严氏济生方》)。炮过去壳,刮去贴肉绿皮(明·《鲁府禁方》)。碗片刮去皮毛(清·《串雅内编》)。米泔水泡去皮毛(清·《串雅补》)。一斤水浸一日,用陈酒四吊,煎百沸脱去皮毛(清·《串雅补》)。

2. **切制** 细切(唐·《仙授理伤续断秘方》)。去壳研(宋·《普济本事方》)。竹刀切片(元·《瑞竹堂经验方》)。切作片,捣烂(明·《普济方》)。

【现代炮制经验】

1. **捣碎** 取原药材,去净杂质或洗净,连壳捣碎即可。

2. **去壳** 取原药材,去净杂质,去外壳,取净仁,捣碎或研细即可。

【现代炮制规范】

1. 去壳取仁,用时捣碎。(药典 2020,江西 2008,天津 2012)

2. 除去杂质,抖泡,筛去灰屑。(湖北 2009)

3. 除去杂质,配方时去壳取仁,捣碎。(湖北 2009)

4. 除去杂质,去壳取仁,捣碎。(四川 2015,重庆 2006)

5. 除去杂质,筛去灰屑。(辽宁 1986)

6. 除去杂质,洗净,晒干,用时连壳捣碎,或去壳取仁,捣碎。(河南 2005)

7. 除去杂质,用时去壳,取仁,捣碎。(吉林 1986)

8. 除去杂质、洗净、干燥,用时去壳取仁、捣碎。(辽宁 1986)

9. 拣去杂质,去壳取仁,捣碎。(宁夏 1997)

10. 将原药除去杂质,洗净,干燥。用时去壳取仁,拣去油粒,捣碎。(上海 2008)

11. 取药材木鳖子,除去杂质,去壳取仁。(陕西 2007)

12. 取原药材,除去杂质。(北京 2008)

13. 取原药材,除去杂质。用时捣碎。(安徽 2005)

14. 取原药材,除去杂质。用时去壳取仁,捣碎,即得。(黑龙江 2012)

15. 取原药材,除去杂质。用时去壳取仁,捣碎。(贵州 2005)

16. 取原药材,拣去杂质,筛去灰屑。(江苏 2002)

17. 取原药材,去壳取仁,用时捣碎。(山西 1984)

18. 取原药,洗净,干燥。用时去壳,捣碎。(浙江 2005)

19. 除去杂质,用时去壳取仁,捣碎。(广西 2007)

【饮片性状】为不规则的碎块。呈黄白色,碎块的一面有时可见绒毛样的灰绿色内果皮,富油性。有特殊的油腻气,味苦。

【性味与功效】苦、微甘,凉;有毒。散结消肿,攻毒疗疮。用于疮疡肿毒,乳痈,瘰疬,痔瘘,干癣,秃疮。

【使用注意】孕妇慎用。

【现代毒理学研究】木鳖子含脂肪油约 44%,油中含多种脂肪酸。木鳖子脂肪酸中不饱和脂肪酸占 41.91%,且大部分是具生物活性的物质。含多种皂苷,其皂苷元有木鳖子酸、丝石竹皂苷元及木鳖子素水解产生的齐墩果酸等;还有游离的齐墩果酸、氨基酸、固醇、海藻糖。

木鳖子具有如下毒性或作用。①细胞毒性:木鳖子素有很强的细胞毒性;②对心血管系统的作用:木鳖子的水浸出液、乙醇-水浸出液和乙醇浸出液对犬、猫及兔等麻醉动物有降压作用。但毒性较大,无论静脉或肌内注射,动物均于数日内死亡。木鳖子皂苷于大鼠静脉注射,可使血压暂时下降,呼吸短暂兴奋,心搏加快。急性毒性试验研究表明,小鼠口服木鳖子水提取物的半数致死量 LD_{50} 为 4.03g/kg,腹腔注射木鳖子水提取物半数致死量 LD_{50} 为 146.17mg/kg;小鼠单次灌胃给予木鳖子总皂苷的 LD_{50} 为 1.490g/kg。

二、木鳖子霜

【古代炮制法则】去壳纸捶出油(宋·《类编朱氏集验医方》)。

【现代炮制经验】

1. 取净仁研细,用草纸或毛头纸包好,置炉台上用砖压住,烘去油(经常换纸),至油尽成霜为度（大连、云南）。

2. 取净仁研细，蒸上大汽后，用碎稻草包好，装进榨床，趁热榨尽油，晒干，研细过筛即可（江西）。

【现代炮制规范】

1. 取净木鳖子仁，炒热，研末，用纸包裹，加压去油。（药典 2020，四川 2015，河南 2005，天津 2012）

2. 取净仁，炒热，研末，用纸包裹，反复换纸或加压去油。（江西 2008）

3. 取净仁，炒熟，研末，用草纸包裹数层，外加麻布包紧，压榨去油，反复多次，至草纸不再现油迹，色由黄变灰白色，呈现松散状时，研细。（宁夏 1997）

4. 取木鳖子仁，炒热，研末，用纸包裹，加压去油。（湖北 2009）

5. 取木鳖子仁，研成糊状，用吸水纸包裹，压榨，间隔一日剥去纸研散。如此反复多次，至油几尽，质地松散时，研成粉末。（浙江 2005）

6. 取生木鳖子仁，炒热，研末，用吸油纸多层包裹，加压去油，如此反复操作数次，至油几净，粉末松、散，取出碾细，过筛。（广西 2007）

7. 取净木鳖子，去壳取仁，炒热，研碎，用吸水纸包裹，压榨去油，至粉末松散，研细，过筛。（江苏 2002）

8. 取净木鳖子，去壳取仁，炒热，研碎，用吸水纸包裹，压榨去油至粉末散，研细。（贵州 2005）

9. 取净木鳖子，去壳取仁，照去油制霜法，制成白色或灰白色松散粉末。（安徽 2005）

10. 取净木鳖子仁，炒热，研末，用吸油纸包裹，加压去油，反复多次，至纸上油迹由黄变为灰白色，呈松散粉末时。（重庆 2006）

11. 制霜：取木鳖子去壳取仁，研细，炒热，用草纸包数层，外加麻布包紧，压于重物之下 3~5 日后，取出，再研细过筛，另换新纸包紧再压，如此反复数次，至油吸尽，颜色由黄变灰白色，呈现松散，即可。（云南 1986）

【饮片性状】 本品为白色或灰白色的松散粉末。有特殊的油腻气，味苦。

【性味与功效】 苦、微甘，凉；有毒。散结消肿，攻毒疗疮。制霜后毒性降低。

【现代炮制机制研究】 有研究采用紫外分光光度法和高效液相色谱法比较制霜炮制前后木鳖子中齐墩果酸的含量，制霜炮制后木鳖子中齐墩果酸含量为 0.528mg/g，高于生品中含量（0.247mg/g）。制霜炮制提高了木鳖子中齐墩果酸的含量，说明了传统去油制霜炮制方法不但使脂肪油含量降低，减轻了药物的毒性，同时也使有效成分含量增加。

【现代炮制工艺研究】 木鳖子制霜除先加热后研末去油的工艺外，也有报道先研末再在去油过程中加热的炮制方法：将木鳖子仁置研钵中研如泥状，均匀平铺于吸油纸上，用数层吸油纸包裹，取加热的电熨斗挤压熨烫，使吸油纸吸除木鳖子粉中的脂肪油，反复多次操作，至药物由黄绿色变成黄白色，呈松散的粉末状，吸油纸上无明显的油迹，即得木鳖子霜。

有报道对木鳖子制霜工艺及机制进行系统的研究，认为木鳖子制霜的最佳条件为：压制温度为 60℃，压制时间为 20 分钟，药材粒度为 10 目；木鳖子霜质量标准为：水分不得过 8.0%，总灰分不得过 6.0%，酸不溶性灰分不得过 0.60%，酸值不得过 2.0，过氧化值不得过 1.0，水溶性浸出物不得少于 10.0%，醇溶性浸出物不得少于 19.0%，齐墩果酸不得少于 0.15mg/g，含脂肪油应为 15.0%~25.0%。木鳖子制霜后，其抗炎、镇痛和体外抑菌作用较原药材增强,通过比较木鳖子不同含油霜抗炎、镇痛和抑菌作用,发现20%含油霜抗炎、镇痛作用最好,10%含油霜抑菌作用最好。

三、焦木鳖仁

【古代炮制法则】炒焦(宋·《太平惠民和剂局方》)。干炒(金·《儒门事亲》)。去壳、炒熟(明·《普济方》)。去壳油,炒黄色(明·《普济方》)。

【现代炮制经验】

1. **煨木鳖** 先将干净的木材灰炒热后,加入木鳖子,用慢火(100~150℃)炒至外壳干裂有响声,外皮呈焦黄色时,去净硬壳,捣碎即可(西安)。

2. **炒木鳖**

(1)炒:取净仁炒至焦枯,油尽为度(成都)。

(2)砂烫:取净仁拌炒,用微火炒至老黄色,去砂,研细即可(湖北)。

【现代炮制规范】

1. 取净木鳖子仁,照清炒法炒至青烟出尽,白烟初起为度。用时碾碎。(四川2015,重庆2006)

2. 取木鳖捣破外壳,取净仁放入锅内,用文火炒至黑褐色,开始冒白烟,取出,用时捣碎。(云南2005)

【饮片性状】本品同木鳖子,表面棕褐色至黑褐色。

【性味与功效】苦、微甘,凉;有毒。散结消肿,攻毒疗疮。炒制后毒性降低。

【使用注意】孕妇慎用。

【现代炮制工艺研究】有报道应用炒药机炮制木鳖子更有利于去除木鳖子种仁的绿表皮:取净木鳖子去壳后,置大铁锅内加沸水浸泡5~10分钟。先以武火将炒药机锅内温度提高至120℃左右时,将木鳖子从大铁锅捞出,由炒药机进料口倒入15kg左右于机内,同时关闭进料口和出料口,拨动正转开关,接通电源,不停转动的同时关闭鼓风机用文火加温,运机使机内的木鳖子在炒药机转动时相互撞搓而挠掉种仁绿表皮,从而达到炮制目的。如炒药机内的木鳖子种仁绿表皮未搓净以前无水分时,打开进料口从进料口喷些沸水,使机内的药物保持一定的湿度,这样有利于搓掉木鳖子种仁的绿表皮。反复操作使炒药机内木鳖子种仁绿表皮完全搓净时,再炒干有芳香味时拨动倒转开关,打开出料口,放出炒药机内的木鳖子,晾干,用大眼筛去种仁绿表皮掺渣或簸出即可入药。每炮制一次,从浸泡至出料约需40分钟。

参考文献

[1] 郑蕾,杨若飞,杨甫,等.木鳖子提取物对小鼠急性毒性实验研究[J].中国药师,2017,20(12):2242-2243,2290.

[2] 汪斌,程德怀,黄带,等.木鳖子中总皂苷的提取分离工艺及其急性毒性的研究[J].安徽医药,2011,15(2):147-149.

[3] 张振凌,王一硕,赵丽娜,等.木鳖子制霜前后总皂苷含量的比较[J].中药材,2008,31(4):492-493.

[4] 张振凌,王一硕,赵丽娜 . 木鳖子制霜炮制前后齐墩果酸含量的比较[J]. 中成药,2008,30(9):1321-1323.

[5] 韩丽丽 . 木鳖子制霜工艺及机理研究[D].济南:山东中医药大学,2011.

[6] 乌斯琴,司邓脑日布 . 应用炒药机炮制蒙药木鳖子效果好[J].北方药学,2012,9(3):34.

55. 巴豆
Badou
CROTONIS FRUCTUS

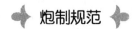 采制沿革

【来源】为大戟科植物巴豆 *Croton tiglium* L. 的干燥成熟果实。药材商品均为野生。

【采制】

1. **道地产区** 《名医别录》"生巴郡川谷"。苏颂:"今嘉州、眉州、戎州皆有之。……戎州出者,壳上有纵文,隐起如线,一道至两三道,彼土人呼为金线巴豆,最为上等,他处亦稀有。"李时珍:"此物出巴蜀,而形如菽豆,故以名之。"由此可见,巴豆一直以四川及重庆为道地产区。

现在主产于四川宜宾,重庆合川、江津、万州,福建莆田、诏安、南安,广东从化、增城,广西横州等地。现以四川为道地产区,产量大,质量较佳,习惯称"川巴豆"。

2. **采制方法** 《经史证类备急本草》记述八月采,阴干。现在一般于夏末秋初白露前后,当种子成熟时采收。当种子成熟果皮尚未裂开时采摘,摘下后阴干或堆集在一起,经2~3 天,使其发汗变色,然后晒干。用木板或其他工具敲开果壳,簸净杂质,收集种子。

【品质】商品巴豆分为壳巴豆和巴豆米,一般不分等级,均为统货。以粒大,饱满,种仁色黄白者为佳。

【贮藏】置阴凉干燥处。

炮制规范

一、生巴豆

【古代炮制法则】

1. **净制** 去皮、心(汉·《金匮要略方论》)。去皮、膜、心(南齐·《刘涓子鬼遗方》)。刮去心(梁·《本草经集注》)。去壳(宋·《太平圣惠方》)。

2. **切制** 别捣令如膏(汉·《金匮要略方论》)。研(汉·《金匮要略》)。打破剥皮(梁·《本草经集注》)。敲碎(宋·《经史证类备急本草》)。合皮㕮咀(唐·《外台秘要》)。擘开作二片(宋·《类编朱氏集验医方》)。和壳捶碎(明·《普济方》)。碾(明·《普济方》)。

【现代炮制经验】取原药材,敲去外壳,簸出内仁,晒干或烘干,搓去外皮即可。

【现代炮制规范】

1. 去皮取净仁。(药典 2020,河南 2005,天津 2012)

2. 除去杂质,去壳取仁。（湖南 2010）

3. 除去杂质,去皮取仁,供外用。（宁夏 1997）

4. 除去杂质,用时去壳取仁;外用研末。（2007）

5. 拣净杂质,除去果壳,簸出种子,置日光下曝晒或烘干,搓去外皮,簸净,取仁。（山西 1984）

6. 拣净杂质,去皮取净仁。（四川 2015,重庆 2006）

7. 取原药,去壳取仁。（江西 2008）

8. 取原药材,除去杂质,置日光下曝晒或烘干后去外壳,取仁。（安徽 2005）

9. 取原药材,去皮,取净仁。（江苏 2002）

10. 去壳,用时去皮取净仁。（湖北 2009）

11. 去皮取净仁,外用。（辽宁 1986）

12. 生巴豆仁:取原药,用时取出种子,剔除油黑者。（河南 2005）

13. 原巴豆:将原药除去杂质,筛去灰屑。（江西 2008）

14. 巴豆:除去杂质,筛去灰屑。（云南 1986）

15. 巴豆:取原药材,去皮取净仁。（贵州 2005）

16. 巴豆仁:将原巴豆除去果壳及种皮,取仁。（上海 2008）

【饮片性状】本品呈卵圆形,一般具三棱。表面灰黄色或稍深,粗糙,有纵线 6 条,顶端平截,基部有果梗痕。破开果壳,可见 3 室,每室含种子 1 粒。种子呈略扁的椭圆形,表面棕色或灰棕色,一端有小点状的种脐和种阜的疤痕,另端有微凹的合点,其间有隆起的种脊;外种皮薄而脆,内种皮呈白色薄膜;种仁黄白色,油质。气微,味辛辣。

【性味与功效】辛、热;有毒。外用蚀疮。用于恶疮疥癣、疣痣。

【使用注意】本品孕妇忌服用,因其可致滑胎。不可过量及长时间使用,与襄草相恶,不宜与大黄、黄连、藜芦同时使用。另同服牵牛会降低药效。

【现代毒理学研究】巴豆主要含有巴豆油、蛋白质、二萜及其酯类、生物碱等成分。巴豆的毒性部位主要集中在巴豆油,而巴豆油的毒性又集中在巴豆油的甲醇提取部位,为巴豆油中佛波醇酯类物质,巴豆油中含有几十种佛波醇酯类物质。巴豆含毒性球蛋白,可溶解红细胞,并具有剧烈致泻作用,早期出现恶心、呕吐、腹痛、米泔样便,也可有呕血、便血。晚期出现四肢厥冷、肌肉痉挛、脱水、电解质紊乱及昏迷等。常因心、肾衰竭而死亡。

有研究以巴豆中的有效成分巴豆苷和有毒成分巴豆毒蛋白的含量作为监控指标,设立不同温度、不同厚度和不同烘制时间进行考察。确立好各因素水平后,以最佳烘制工艺炮制得到一批巴豆,将其与生巴豆作急性毒性试验和胃肠推进试验的对比。结果最佳烘制工艺为烘制温度 180℃,铺放厚度 3cm,烘制时间 90 分钟。生品的 LD_{50} 为 888mg/kg,炮制品的 LD_{50} 为 2 139mg/kg。

二、巴豆霜

【古代炮制法则】以巴豆剥去壳,取净肉,去肉上嫩皮,纸包水湿,入慢火中煨极熟,取起,另以绵纸包之,缓缓捶去其油,纸湿则另换,以成白粉为度（宋·《苏沈良方》、清·《幼幼集成》）。

【现代炮制经验】

1. **冷压**　取巴豆仁[①]研细,用吸油纸包好,或再包麻布,压榨去油,反复换纸压研,至油尽为度,研细过筛(黑龙江、河南、江苏、浙江、广东)。

注:①用稠面汤拌匀,晒干,搓去外皮(西安、山东)。捶去外壳,炒至裂口,轻研去壳(成都)。

2. **热压**　取巴豆仁研细,用吸油纸包好,置太阳下晒或炉旁烘烤,压榨去油①,反复换纸,至油尽为度,研细过筛(江西-南城、湖北、长沙、贵州)。

注:①夹在两块热砖中晒或烘烤,操作后用冷水洗手(大连、河南)。用热熨斗烫(云南)。至含油量10%为度(北京)。

3. **蒸压**　取巴豆仁研细①,用吸油纸包好,蒸热后压榨去油,反复换纸与蒸压,至油尽为度,研细过筛(辽宁、河北保定、西安)。

注:①晒焦或烘焦去皮,研细过20孔筛(重庆)。操作后用冷水洗手(西安)。

【**现代炮制规范**】

1. 取巴豆仁,照制霜法制霜,或取仁碾细后,照【含量测定】项下的方法,测定脂肪油含量,加适量的淀粉,使脂肪油含量符合规定,混匀,即得。(药典2020,天津2012)

2. 取净巴豆仁,捣碎,蒸热,压榨去油,至粉末松散,取出碾细,或取仁碾细后,照【含量测定】项下的方法,测定脂肪油含量,加适量的淀粉,使脂肪油含量符合规定,混匀,即得。(江苏2002)

3. 取净巴豆仁,碾成细末或捣烂如泥,压榨去油,至松散成粉不再粘结成饼。或取净巴豆仁研细后,照《中国药典》(1985年版)一部中巴豆【含量测定】项下的方法,测定脂肪油含量,加适量的淀粉使含脂肪油量应为18%~20%。(辽宁1986)

4. 取净巴豆仁,碾成细末或捣烂如泥,用吸油纸包好经烘烤或蒸热,压榨去油,反复换纸,至松散成粉不再粘结成饼。照《中国药典》(1977年版)一部中巴豆【含量测定】项下的方法,测定脂肪油含量应为18%~20%。(山西1984)

5. 取净巴豆仁,碾成细泥状,用吸油纸包严,加热微炕,榨去油,至松散不再粘结成饼,过筛。(宁夏1997)

6. 取净巴豆仁,照去油制霜法,制成淡黄色松散粉末。(安徽2005)

7. 取净巴豆仁,照制霜法制霜,或取仁碾细后,照【含量测定】项下的方法,测定脂肪油含量,加适量淀粉,使脂肪油含量符合规定,混匀,即得。(浙江2005)

8. 取净巴豆仁,照制霜法制霜,至油尽为度,碾细。或用榨油机榨至其含油量为18.0%~20.0%。(重庆2006)

9. 取净巴豆仁,照制霜法制霜,至油尽为度,碾细。或用榨油机榨至其含油量为18%~20%。(四川2015)

10. 取生巴豆仁,碾成细末或捣烂如泥,用吸油纸多层包裹,加压去油,至油几净、松散成粉不再粘结成饼时,取出碾细,过筛。(湖南2010)

11. 取生巴豆仁,研成糊状,用吸水纸包裹,压榨,间隔1日剥去纸,研散。如此反复多次,至油几尽,质地松散时,研成粉末。(浙江2005)

12. 取原药材,除去杂质,取净巴豆,去皮取净仁,碾碎成泥状,用布包严,置笼屉内蒸45分钟,压榨去油,如此反复操作,至不再粘结成饼,研细,即得。或取仁研细后,照【含量测定】项下的方法,测定脂肪油含量,加适量的淀粉,使脂肪油含量符合规定,混匀,即得。(北京2008)

13. 取净巴豆,照制霜法制霜,或取仁碾细后。照【含量测定】项下的方法,测定脂肪油含量,加适量的淀粉,使脂肪油含量符合规定,混匀,即得。(河南2005)

14. ①取巴豆仁,照制霜法制霜,或取仁碾细后,测定脂肪油含量,加适量的淀粉,使脂肪油含量符合规定,混匀,即得。②取净仁,碾成细末或捣烂如泥,用草纸包裹,烈日曝晒,反复换纸吸去油或压榨去油,至松散成粉不粘结为度。(江西 2008)

15. ①取生巴豆仁,碾成细末或捣烂如泥,用吸油纸多层包裹,加压去油,至油几净、松散成粉不再粘结成饼时,取出碾细,过筛。②取生巴豆仁,碾碎如泥,微热,压榨除去大部分油脂后,取残渣研制成松散粉末或取生巴豆仁碾细后,照【含量测定】项下的方法,测定脂肪油含量,加适量的淀粉,使脂肪油含量符合规定,混匀。(广西 2007)

16. ①取水胶用沸水化开,或用适量淀粉制浆,拌入巴豆内,置曝日下晒裂,除去皮,取仁串成泥状,用麻布包好,置笼屉内蒸透,取出榨油。如此反复操作至油榨不出时,取出,压面,过箩,摊放在铺有数层草纸的筐内,渗油,晾干。②取巴豆仁,经微热后,用压榨法除去部分油脂或取巴豆仁,碾碎;按以下方法测定脂肪油量的方法测定,加适量淀粉,使脂肪油含量符合 18%~20%,混匀,即得。(吉林 1986)

注:脂肪油测定方法,取炮制品约 5g,精密称定,置索氏提取器中,加乙醚 100ml,回流提取(6~8 小时)至脂肪油提尽,收集提取液,置已干燥至恒重的蒸发皿中,在水浴上低温蒸干,在 100℃干燥 1 小时,放冷,精密称定,即得。

17. 将巴豆仁研成粗粉,照制霜法制霜;或取巴豆仁研细后照【含量测定】项下的方法,测定脂肪油含量,加适量的淀粉混匀,使脂肪油含量符合规定,即得。(上海 2008)

18. 制霜:取巴豆去壳取仁,炒热,碾成细末,用草纸包数层,外加麻布包紧,压于重物之下 3~5 日,取出。再研细过筛,乃换新纸包紧再压,如此反复数次,至油吸尽,颜色由黄变灰白色时,取出,呈现松散,即可。(云南 1986)

【饮片性状】本品为粒度均匀、疏松的淡黄色粉末,显油性。

【性味与功效】辛、热,有毒。外用蚀疮。用于恶疮疥癣,疣痣。巴豆具有泻下冷积,逐水退肿,祛痰利咽的作用,生品有剧毒,多制成巴豆霜用,以降低毒性、缓和药性。

【使用注意】本品孕妇忌服用,因其可致滑胎。不可过量及长时间使用,与蘘草相恶,不宜与大黄、黄连、藜芦同时使用。另同服牵牛会降低药效。

【现代炮制机制研究】巴豆和巴豆霜石油醚提取物经 GC-MS 分析,鉴定了 14 种组分,分别占二者石油醚提取物总量的 98.17% 和 99.03%,其中有 10 个化合物相同,4 个化合物不同。10 个相同的化合物相对百分含量都有不同程度的变化,其中炮制后相对质量百分数显著增加的有肉豆蔻酸、棕榈酸、亚油酸、硬脂酸,其中以亚油酸含量最高,在巴豆和巴豆霜中分别占总量的 55.90% 和 64.28%。炮制后相对百分含量显著降低的有葵酸、9,12-十六碳二烯酸甲酯、9-十六碳烯酸甲酯、油酸、13-二十二碳烯酸、花生酸。4 个不同化合物中,巴豆中有而在巴豆霜中未检测到的化合物是 2,4-壬二烯醛、12-甲基-十四碳酸甲酯、亚油酸甲酯;巴豆霜中有而巴豆中未检测到的是十一碳酸。

巴豆中含有巴豆毒蛋白,能够溶解兔、猪、蛇、鸡的红细胞,遇热可失去活性,采用十二烷基硫酸钠-聚丙烯酰胺凝胶(SDS)电泳对不同炮制方法和不同加热时间制备的巴豆霜进行蛋白含量测定和电泳图谱分析,结果发现巴豆霜不同炮制品 SDS 图谱中,分子量 15~170kDa 内的特征性条带有 6 条,加热后有明显的条带消失现象。有研究者采用双缩脲法测定生巴豆、中医传统巴豆霜、维医巴豆霜的总蛋白含量分别为 35.375mg/g、22.395mg/g、21.425mg/g,制霜后总蛋白含量显著下降。

【现代炮制工艺研究】有报道用石油醚提取巴豆油的制霜法,先脱脂再将巴豆渣粉碎过筛,待粉末完全通过 100 目筛时,再把一定量的巴豆油返回至粉末中,加适量填充剂混匀即可。该法既使粉末达到入药要求的粒度,又便于准确调控含油量和准确分取剂量,并且符合毒剧药宜单独粉碎成细粉后,才能用等容积递加法逐步与其他药物的细粉混合均匀的制剂要求。

维医将巴豆仁置于铜冲中捣至泥状,捏在一起,用吸油纸包裹,外层用"各立衣克买提"泥包裹(药物∶泥 =1∶100,每 100g 泥中放一个蛋清,1g 阿勒泰粗羊毛),在烘箱中 110℃烘烤 2 小时,去纸,重复上述方法 4~5 次后,冷却放凉后取出药物细粉。

另有报道,采用烘制工艺:烘制温度 180℃,铺放厚度 3cm,烘制时间 90 分钟。该法既能降低巴豆的毒性,又使有效成分巴豆苷维持在较高水平,并且炮制工艺经济简便、安全高效。

有研究运用灵芝菌和白僵菌对巴豆进行固体发酵处理,形成"灵巴菌质"和"白巴菌质",而且这两种发酵品的毒力明显下降,且低于传统炮制的巴豆霜,为毒性中药减毒炮制提供了新的研究思路。

参 考 文 献

[1] 金锋,张振凌,任玉珍,等 . 巴豆的化学成分和药理活性研究进展[J]. 中国现代中药,2013,15(5):372-375.

[2] 肖祖平 . 基于毒性物质基础的巴豆质量控制研究[D]. 广州:广州中医药大学,2014.

[3] 曾宝,黄孟秋,唐君苹,等 . 巴豆炮制新工艺及其生品与炮制品的对比研究[J]. 中药材,2012,35(3):371-375.

[4] 胡静,高文远,凌宁生,等 . 巴豆和巴豆霜挥发性成分的 GC-MS 分析[J]. 中国中药杂志,2008,33(4):464-465.

[5] 陈彦琳,杜杰,白宗利,等 . 十二烷基硫酸钠-聚丙烯酰胺凝胶(SDS)电泳比较加热前后巴豆霜蛋白成分的变化[J]. 世界科学技术(中医药现代化),2010,12(6):948-951.

[6] 姜林,黄文娟 . 中维医巴豆霜脂肪油和总蛋白质的比较[J]. 中华中医药杂志,2011,26(9):2094-2097.

[7] 姜玉娟,盛秀梅,朱凤琴,等 . 巴豆霜炮制新工艺研究[J]. 中医药信息,1999(3):63-64.

[8] 黄文娟 . 巴豆中维医炮制品化学成分及药理作用对比研究[D]. 乌鲁木齐:新疆医科大学,2010.

[9] 潘扬,吴晓峰,涂霞,等 . 中药巴豆经炮制与发酵后毒性效应的比较[J]. 食品与生物技术学报,2011,30(5):788-792.

56. 白果
Baiguo
GINKGO SEMEN

◆ **采制沿革** ◆

【来源】为银杏科植物银杏 *Ginkgo biloba* L. 的干燥成熟种子。白果商品大多来源于栽培。

【采制】

1. **道地产区**　《绍兴本草》"诸处皆产之,唯宣州形大者佳"。李时珍"生江南,以宣城者为胜"。欧阳修有诗赞曰:"绛囊因入贡,银杏贵中州。"由此可见,白果一直以华东及安徽为道地产区。

现主产于辽宁盖州、庄河、凤城,河南信阳、南阳、许昌,山东泰安、临沂、莱芜,湖北黄冈、孝感,广西兴安、临桂,四川温江、乐山,浙江杭州、宁波、诸暨,安徽宁国、宣城,江苏南京、泰兴等地。

2. **采制方法**　《绍兴本草》记述七月八月采实暴干。现在一般于10—11月果实成熟时采收,收集种子,堆放地上或浸入水中,使外种皮腐烂或除去肉质外种皮、洗净,将种子置于沸水中稍煮或稍蒸一下,然后晒干(至剥开种仁无浆汁呈粉性方可,需数个月)或烘干。

【品质】以身干、粒大、色白、种仁肥壮充实、色黄绿、粉性足、无霉无蛀者为佳。

【贮藏】置通风干燥处。

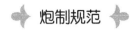

炮制规范

一、白果

【现代炮制经验】取原药材,拣净杂质,洗净晒干,去壳取肉,或用时捣碎即可。

【现代炮制规范】

1. 除去杂质,筛去碎屑。(湖北 2009)

2. 除去杂质。(河南 2005,江西 2008)

3. 取原药材,除去杂质。用时去壳及霉、油者。捣碎。(浙江 2005)

4. 取原药材,除去杂质,筛去灰屑。(江苏 2002)

5. 取原药材,除去杂质,筛去碎屑。(安徽 2005)

6. 生白果:取原药材,除去杂质,筛去碎屑。(广西 2007)

【饮片性状】本品略呈椭圆形,一端稍尖,另端钝。表面黄白色或淡棕黄色,平滑,具2~3条棱线。中种皮(壳)骨质,坚硬,内种皮膜质,种仁宽卵球形或椭圆形,一端淡棕色,另一端金黄色,横断面外层黄色,胶质样,内层淡黄色或淡绿色,粉性,中间有空隙。气微,味甘、微苦。

【性味与功效】甘、苦、涩,平;有毒。敛肺定喘,止带缩尿。用于痰多喘咳,带下白浊,遗尿尿频。

【使用注意】生食有毒。不可多食用,多食令人胪胀,壅气动风,小儿多食昏霍,发惊引疳。不可与鳗鲡鱼同食,会患软风。另有实邪者忌服。

【现代毒理学研究】白果的主要化学成分有银杏酸、黄酮、萜内酯、多糖、蛋白质等。主要毒性物质为银杏酸类、吡哆醇类及氰类化合物。银杏外种皮中含有的银杏酸具有潜在的致敏、致突变作用和强烈的细胞毒性,可引起严重的过敏反应、基因突变、神经损伤。另有研究认为氰化物不是引起白果急性中毒的毒性物质;采用斑马鱼毒性试验及小鼠LD_{50}急性毒性试验对银杏酸类(GAs)进行急性毒性评价,GAs致斑马鱼中毒呈给药时间和浓度依赖性,毒性反应较慢,无急性毒性症状;小鼠口服 GAs 后,并未出现急性中毒症状,死亡集中发生于给药后3~4天,LD_{50}为 7.89g/kg,95% 置信区间为 7.19~8.68g/kg,处于低毒级别,

GAs毒性可能与作用于鞘脂类代谢、甘油磷脂代谢及原发性胆汁酸的生物合成通路而与引起毒性反应有关;采用斑马鱼毒性试验及小鼠LD_{50}急性毒性试验对吡哆醇类(MPN)进行急性毒性评价,MPN可对斑马鱼幼鱼有神经毒性的影响,且对斑马鱼脏器形态、胚胎孵化具有一定影响;小鼠口服MPN出现抽搐、惊厥等急性毒性症状,中毒剂量与死亡剂量相近,LD_{50}为35.20mg/kg,95%置信区间为33.18~37.33mg/kg,MPN中毒后的毒性表现与白果中毒症状相符,提示MPN是引起白果急性中毒的主要毒性物质。MPN及其苷类成分是促使谷氨酸转化为γ-氨基丁酸的辅助因子,而该转化反应是通过谷氨酸脱羧酶(GAD)的作用抑制神经递质的传导,进而产生神经毒性症状例如青筋暴露、间歇性痉挛、呕吐、阵颤、全身性惊厥等。

二、白果仁

【古代炮制法则】

1. **净制** 去壳(明·《增补万病回春》)。四两,一半去白膜,一半去红膜(明·《寿世保元》)。去皮心(清·《本草纲目拾遗》)。

2. **切制** 去壳切碎(明·《增补万病回春》)。擂烂(明·《寿世保元》)。去壳打碎(明·《寿世保元》)。捣烂(清·《傅青主女科》)。

【现代炮制经验】取原药材,拣净杂质,洗净晒干,去壳取肉,或用时捣碎即可。

【现代炮制规范】

1. 取白果,除去杂质及硬壳,用时捣碎。(药典2020,宁夏1997,河南2005,重庆2006,山东2012,天津2012)

2. 取净白果,除去硬壳,拣去霉粒。(江苏2002)

3. 取净白果,除去硬壳、杂质。用时捣碎。(安徽2005)

4. 取净白果,除去杂质及硬壳,用时捣碎。(湖北2009)

5. 取药材白果,除去杂质及硬壳。(陕西2007)

6. 取原药材,除去硬壳及杂质,筛去碎屑。(湖南2010)

7. 取原药材,除去杂质及硬壳。(北京2008)

8. 取原药材,除去杂质及硬壳。用时捣碎。(贵州2005)

9. 除去硬壳,取仁,用时捣碎。(吉林1986,广西2007)

10. 除去杂质及硬壳。用时捣碎。(辽宁1986)

11. 将原药敲去外壳,除去霉粒等杂质,筛去灰屑。(上海2008)

12.(1)取白果,除去杂质及硬壳,用时捣碎。

(2)除去杂质,去壳取仁。(江西2008)

【饮片性状】本品为去壳的种仁,宽卵球形或椭圆形,一端淡棕色,另一端金黄色,横断面外层黄色,胶质样,内层淡黄色或淡绿色,粉性,中间有空隙。气微,味甘、微苦。

【性味与功效】甘、苦、涩,平;有毒。敛肺定喘,止带缩尿。用于痰多喘咳,带下白浊,遗尿尿频。生食有毒。去壳为去非药用部分。

【现代炮制机制研究】胚芽是含毒性成分最高的部位,其重量占可食部位总重量的2.82%,但含有的GAs却占可食部位中GAs的62.1%,含有的MPN占3.87%,去除白果中的胚芽,可有效地降低白果可食用部位的毒性。

三、炒白果仁

【古代炮制法则】炒黄（明·《增补万病回春》）。去壳切碎炒（明·《景岳全书》）。炒香（清·《串雅内编》）。

【现代炮制经验】取白果肉用微火炒至黄色，用时捣碎即可（大连、山东）。

【现代炮制规范】

1. 取白果仁，置锅内用文火炒至黄色，并有香气时取出放凉，用时捣碎；或取生白果蒸熟晒干去壳或炒后去壳，用时捣碎。（广西 2007）

2. 取净白果，用文火炒至表面显黄色，取出，放凉，去壳取仁或取白果仁蒸透，取出，干燥。（江苏 2002）

3. 取净白果仁，置锅内用微火炒至有香气，取出，放凉，用时捣碎。（辽宁 1986）

4. 取净白果仁，用文火加热，炒至表面显黄色，并有香气逸出时取出，放凉，用时捣碎。（宁夏 1997）

5. 取净白果仁，照炒黄法，炒至有香气。用时捣碎。（安徽 2005）

6. 取净白果仁，照清炒法炒至有香气，用时捣碎。（湖北 2009）

7. 取净白果仁，照清炒法炒至有香气，用时捣碎。（药典 2020）

8. 取净白果仁，照清炒法炒至有香气，用时捣碎。（江西 2008）

9. 取净白果仁，照清炒法用文火炒至表面显黄色，有香气逸出；或蒸熟。用时捣碎。（贵州 2005）

10. 取净白果仁，照清炒法炒至有香气。用时捣碎。（河南 2005）

11. 取净白果仁，照清炒法炒至黄色有香气，用时捣碎。（重庆 2006）

12. 取净白果仁，置锅内，文火炒至表面显黄色，有香气逸出时，取出，放凉。（山东 2012）

13. 取白果仁，置锅中，用文火炒至黄色，取出，晾凉。用时捣碎。（吉林 1986）

【饮片性状】本品同白果仁，表面焦黄色，有香气。

【性味与功效】甘、苦、涩，平；有毒。敛肺定喘，止带缩尿。炒后毒性降低。

【使用注意】同白果。

【现代炮制机制研究】有研究以白果仁炒制前后萜类内酯的变化探讨其炮制机制，发现炒制后白果萜类成分的种类及成分的量均产生了相应的变化。

四、熟白果仁

【古代炮制法则】

1. **蒸制** 同糯米蒸（明·《滇南本草》）。

2. **煮制** 去皮心煮熟蜜饯（清·《本草纲目拾遗》）。

【现代炮制经验】取白果蒸至上汽为度，去壳晒干（成都）。

【现代炮制规范】

1. 取净白果，照清炒法炒至表面显黄色，去壳；或取白果仁，蒸透，取出，干燥。（河南 2005）

2. 取净白果仁，照蒸、煮、煨法至透，取出，干燥。用时捣碎。（湖北 2009）

3. 蒸法：取鲜或干白果拣净杂质，放入甑内，用武火蒸约 2 小时，取出，晒干，用时捣碎

去壳,即可。(云南 1986)

【饮片性状】形如白果仁,色泽加深,质酥脆。

【性味与功效】甘、苦、涩,平;有毒。敛肺定喘,止带缩尿。熟透后不易发霉,毒性降低。

【使用注意】同白果。

五、煨白果

【古代炮制法则】火煨去壳用(明·《本草品汇精要》)。煨(清·《食物本草会纂》)。

【现代炮制规范】

1. 取净白果,用湿草纸裹好,置灰火中煨至有香气,取出,打破去壳。(江西 2008)

2. 烧煨:取面粉与水混合后,包裹白果投入子母火中烧煨,烧至包面焦黑色时,取出去面、去壳即可。(云南 1986)

【饮片性状】形如白果仁,表面色泽加深,显油润,有香气。

【性味与功效】甘、苦、涩,平;有毒。敛肺定喘,止带缩尿。煨制后毒性降低。

【使用注意】同白果。

六、蜜白果仁

【古代炮制法则】去皮心煮熟蜜钱(清·《本草纲目拾遗》)。

【现代炮制规范】先将蜂蜜置锅内,加热至沸,倒入捣碎的白果仁,用文火炒至表面呈黄色,不粘手为度,取出,放凉。每 100kg 白果仁,用炼熟蜂蜜 12kg(河南 2005)。

【饮片性状】为粉末状,表面黄色。味甘。

【性味与功效】甘、苦、涩,平;有毒。敛肺定喘,止带缩尿。蜜制后增强其润肺定喘止咳的作用,毒性下降。

【使用注意】同白果。

【现代炮制机制研究】有研究比较白果不同部位及不同炮制品中 4 种萜内酯类成分、白果酸和总银杏酸的含量差异,发现白果不同部位中均含有 4 种内酯类成分,以胚中 4 种内酯成分总量最高,4 种内酯类成分总量(μg/g)顺序为:胚(1600.14)>中种皮(1592.93)>胚乳(767.57)>内种皮(654.78)>去皮白果仁(650.74)>白果仁(642.76)>全白果(417.43)>去皮蒸白果仁(286.61)>去皮煮白果仁(269.57)>去皮炒白果仁(261.30);白果酸和总银杏酸的含量顺序为:胚>内种皮>中种皮>胚乳;白果不同炮制品中白果酸和总银杏酸含量顺序为:全白果>白果仁>去皮白果仁>煮白果仁>炒白果仁、蒸白果仁。表明通过去皮及加热炒、蒸、煮制可明显降低白果中白果内酯和银杏内酯 A、B、C 的含量和白果酸和总银杏酸的量。

有研究认为加工温度与干燥速度是白果中毒性物质含量的主要影响因素。50℃以下加工,白果中 GAs 与 MPN 含量变化较小。50℃及更高温度(60℃、70℃、80℃、90℃、100℃),同时保持白果湿度条件下,白果中 MPN 损失率达 90% 以上,但高温快速干燥过程中,白果中 MPN 含量几乎不变。GAs 在高温(90℃、100℃)处理后的白果中含量减少约 55%。这提示 MPN 的含量变化可能与自身含有酶的转化有关,温度过低则酶活力不够,快速干燥过程中白果的水分迅速流失,在水分少的条件下酶活力下降,MPN 的减少亦非常有限。比较白果样品处理前后的色谱图,保湿、保温 60℃放置 12 小时后,白果样品中的 MPN 峰显著降低至难以辨认,同时色谱图中另外 3 个峰明显增高。温度越高则白果中 MPN 转化速率越快,且存在平衡点。3 个转化产物在加热开始时,随加工的时间延长而增加,温度越高则转化产物增长越多,速率越快,提示白果中各成分在加热过程中存在一定的平衡状态,最终达到稳定的状态。经过对照品比对,其中 1 个转化产物确定为 4′-O-甲基吡哆醇-5′-葡萄糖(MPN-5′-glucoside)。推测这是 MPN 在白果自身含有的葡萄糖苷酶作用下的生物转化产物。采用模式生物斑马鱼比较 MPN 与 MPN-5′-glucoside 的毒性,结果显示 MPN-5′-glucoside 的毒性明显小于 MPN。

【现代炮制工艺研究】新鲜白果采用控温控湿设备或在控湿条件下以其他加热设备控制温度 60℃条件下,使其含水量保持 50% 以上,维持 7 小时,之后加热至 90~100℃,进行加热干燥至需要的含量,并再继续保持温度 1 小时。生产的低毒白果可作为各类白果产品开发的原料。

参考文献

[1] 周桂生. 银杏种子资源化学研究[D]. 南京:南京中医药大学,2013.

[2] 钱怡云. 白果复合毒性物质基础及其减毒机制研究[D]. 南京:南京中医药大学,2017.

[3] BARON-RUPPERT G,LUEPKE N P. Evidence for toxic effects of alkylphenols from *Ginkgo biloba* in the hen's egg test(HET)[J]. Phytomedicine,2001,8(2):133-138.

[4] 刘平平,潘苏华. 银杏叶制剂中银杏酚酸研究进展[J]. 中国中药杂志,2012,37(3):274-277.

[5] AHLEMEYER B,SELKE D,SCHAPER C,et al. Ginkgolic acids induce neuronal death and activate protein phosphatase type-2C[J]. European journal of pharmacology,2001,430(1):1-7.

[6] HECKER H,JOHANNISSON R,KOCH E,et al. In vitro evaluation of the cytotoxic potential of alkylphenols from *Ginkgo biloba* L.[J]. Toxicology,2002,177(2-3):167-177.

[7] 罗曼,鲍家科,熊慧林,等. 白果仁萜类内酯成分的指纹图谱研究[J]. 中成药,2011,33(9):1465-1469.

[8] 张群群,张学兰,李慧芬,等. 白果不同部位及不同炮制品中 4 种萜内酯类成分含量比较[J]. 辽宁中医药大学学报,2015,17(10):45-47.

[9] 李转梅,张学兰,李慧芬,等. 白果不同部位及不同炮制品中白果酸和总银杏酸定量比较[J]. 中成药,2015,37(1):164-168.

57. 肉豆蔻

Roudoukou

MYRISTICAE SEMEN

 采制沿革

【来源】为肉豆蔻科植物肉豆蔻 *Myristica fragrans* Houtt. 的干燥种仁。药材商品以栽培为主。

【采制】

1. **道地产区** 《经史证类备急本草》"生胡国,胡名迦拘勒"。《广志》"生秦国及昆仑"。

《本草图经》"出胡国,今惟岭南人家种之"。由此可见,肉豆蔻主产于岭南一带。

现在主要产于印度尼西亚的马鲁古群岛、爪哇岛、苏门答腊岛,以及新加坡、西印度群岛等。我国岭南地区有引种栽培。

2. **采制方法** 《本草品汇精要》记述六月、七月取食,暴干。现在一般于栽培 6~7 年开始结果,10 年后产量增多,25 年达盛产期,结果期为 60~70 年。每年有 2 次熟果期,采收 2 次,一次在 4—6 月,另一次在 11—12 月。早晨采摘成熟果实,除去果皮,将肉质果实纵剖开,内有红色网状的假种皮包围着种子,将假种皮剥下,再敲脱壳状的种皮,将种仁用石灰乳浸一天,取出后再缓火(60℃以下)焙干。也有不浸石灰乳而直接在 45℃ 的低温慢慢烤干,经常翻动,温度先高后低,干种仁摇之作响即可。若高于 45℃,脂肪溶解,失去香味,质量下降。

【品质】以个大、体重、坚实、油足、香气浓者为佳。

【贮藏】置阴凉干燥处,防蛀。

✦ 炮制规范 ✦

一、肉豆蔻

【古代炮制法则】

1. **净制** 去皮(唐·《外台秘要》)。去壳(宋·《太平圣惠方》)。

2. **切制** 捣为散(宋·《经史证类备急本草》)。切片子(宋·《洪氏集验方》)。一个作两片(宋·《类编朱氏集验医方》)。切碎,纸包捶(明·《增补万病回春》)。锉如豆大(明·《景岳全书》)。

【现代炮制经验】取原药材,加开水泡透,用微火蒸后切片。

【现代炮制规范】

1. 除去杂质,洗净,干燥。(药典 2020,宁夏 1997,四川 2015,河南 2005,江西 2008,湖北 2009)

2. 取原药材,除去杂质,洗净,干燥。(江苏 2002,贵州 2005,湖南 2010)

3. 取原药材,除去杂质,洗净,干燥。用时捣碎。(甘肃 2009)

4. 取原药材,除去杂质。用时捣碎。(安徽 2005)

5. 取原药材,除去杂质及灰屑,洗净,干燥。(山西 1984)

6. 生肉豆蔻:除去杂质,洗净,干燥。(广西 2007)

7. 净肉豆蔻:除去杂质。(吉林 1986)

【饮片性状】本品呈卵圆形或椭圆形或碎粒状。表面灰棕色或灰黄色,有时外被油粉(石灰粉末)。全体有浅色纵行沟纹和不规则网状沟纹。种脐位于宽端,呈浅色圆形突起,合点呈暗凹陷。种脊呈纵沟状,连接两端。质坚,断面显棕黄色相杂的大理石花纹,宽端可见干燥皱缩的胚,富油性。气香浓烈,味辛。

【性味与功效】辛,温。温中行气,涩肠止泻。用于脾胃虚寒,久泻不止,脘腹胀痛,食少呕吐。

【现代毒理学研究】肉豆蔻的毒性成分是肉豆蔻醚,黄樟醚也往往作为肉豆蔻毒性变化的指标。肉豆蔻炮制后,二者的含量降低,则说明肉豆蔻的毒性降低。药理实验考察肉豆蔻的急性毒性,给小鼠水煎液灌胃给药已达到164%的浓度,达到1g/kg以上,仍未见死亡,而剂量已为人的300倍以上。用生肉豆蔻粉末混悬液给小鼠灌胃,也未发现肉豆蔻粉对小鼠有急性毒性作用。有学者发现肉豆蔻的急性毒性很弱,以10mg/kg这一剂量给大鼠灌胃未发现毒性作用(6~7mg/kg的剂量对人有心理病理副作用)。黄樟醚可能是口腔黏膜下纤维症的致病因素,因为黄樟醚能够降低中性粒细胞的抗菌活性和其分泌超氧化物阴离子的能力,因此抑制了中性粒细胞的抗病能力,从而导致了口腔疾病的发生。肉豆蔻醚服用过量可导致中毒,发生昏迷、瞳孔散大以及惊厥等现象。

有研究采用肉豆蔻挥发油灌胃给药途径,分别给予生药3.60~14.93g/kg的挥发油,观察并计算小鼠给予肉豆蔻挥发油的LD_{50}为生药7.67g/kg。

二、煨肉豆蔻

【古代炮制法则】

1. **煨制**　三枚去壳,以大麦面二两,用水和如饼剂子,裹豆蔻于煻灰火内煨,面黄熟为度(宋·《太平圣惠方》)。去皮,以醋面裹煨,令面熟为度,捣为散(宋·《太平圣惠方》、宋·《经史证类备急本草》)。煨(宋·《伤寒总病论》)。去壳,面裹煨令黄(宋·《圣济总录》)。包湿纸裹煨(宋·《太平惠民和剂局方》)。二十五个,每个入丁香二个共五十个在内讫,别用生姜研烂取汁,和面裹煨熟,和面研之(宋·《小儿卫生总微论方》)。面煮煨(宋·《妇人大全良方》)。每个作两片,安乳香在内面煨(宋·《类编朱氏集验医方》)。大肉豆蔻一枚,剜小孔子,入乳香三小块在内,以面裹煨,面熟为度,去面(元·《世医得效方》)。枣肉包裹(明·《普济方》)。麸裹煨,炒(明·《普济方》)。

2. **麸炒**　麸炒,煨熟(明·《普济方》)。

【现代炮制经验】

1. **面煨**　肉豆蔻100斤。白面:70斤(北京);适量(黑龙江、吉林、辽宁、山西、河南、山东、南京、湖北、江西、厦门、成都、重庆、贵州)。

(1)取肉豆蔻用白面做皮包好[①],置热滑石粉中煨至面皮焦黄,剥去面皮即可(吉林、辽宁、北京)。

注:[①]先加水浸湿后沾滑石二层,再如上法上六层面衣(皮),阴干至七成(北京)。

(2)取肉豆蔻用面皮包好,或再包双麻纸,于热砂土或细土中炒(火不宜大),炒至面皮焦糊,或油性渗出时,剥去面皮即可(山西、河南)。

(3)取肉豆蔻用面皮包好,在炭火中或热灰中煨至面皮焦黄,剥去面皮,趁热切片即可(江西、湖北、贵州、成都、南京、云南)。

2. **麦麸煨**　肉豆蔻1斤,麦麸半斤(苏州)。

取原药材,洗净,立即撩起,润6小时后,盖上麦麸,用微火煨至外皮呈老黄色,筛去麦麸,趁热切片。

3. **滑石粉烫**　肉豆蔻10斤。滑石粉:5斤(保定);适量(天津)。

先将滑石粉炒至约130℃,再加入肉豆蔻,烫至微现枯燥形态时,筛去滑石粉即可。

【现代炮制规范】

麸煨肉豆蔻

1. 取净肉豆蔻,加入麸皮,麸煨温度150~160℃,约15分钟,至麸皮呈焦黄色,肉豆蔻呈

棕褐色,表面有裂隙时取出,筛去麸皮,放凉。用时捣碎。每100kg肉豆蔻,用麸皮40kg。(药典2020)

2. 将原药除去杂质,洗净,稍润,照煨法(麸皮煨)用生麸皮拌炒至外显老黄色,筛去麸皮,趁热切厚片,筛去灰屑。每100kg肉豆蔻,用生麸皮50kg。(上海2008)

3. 取麦麸和肉豆蔻,同置热锅内,用文火加热,至肉豆蔻表面呈棕黄色,麦麸呈焦黄色时,取出,筛去麦麸,放凉。用时捣碎。每100kg肉豆蔻,用麦麸40kg。(山西1984)

4. 取蜜炙麸皮,置热锅中翻动,待其冒烟,投入肉豆蔻,迅速翻炒至表面深黄色时,取出,筛去麸皮,趁热切厚片。每100kg肉豆蔻,用蜜炙麸皮20~25kg。(浙江2005)

5. 煨肉豆蔻 取净肉豆蔻,加生麸皮,照煨制法用文火炒至麸皮呈焦黑色时取出,放置过夜,筛去麸皮,捣碎。每100kg净肉豆蔻,用生麸皮200~300kg。(贵州2005)

6. 取净肉豆蔻,照麸煨法,煨至外表呈棕黄色,趁热切厚片。或用时打碎。每100kg肉豆蔻,用麦麸50kg。(安徽2005)

7. 取净肉豆蔻和麦麸同时置锅内,微火徐徐加热拌炒至麦麸呈焦黄色,取出,筛去麦麸,放凉。每100kg肉豆蔻用麦麸40kg。(辽宁1986)

8. 取净肉豆蔻,加入麸皮,置锅内,用文火加热,徐徐翻动,炒至麸皮呈焦黄色,取出,摊开,放凉,筛去麸皮。每100kg净肉豆蔻,用麸皮100kg。(甘肃2009)

9. 取生麸皮置锅内炒热,加入净肉豆蔻,用文火炒至外皮呈老黄色,取出,筛去麸皮,立即将肉豆蔻入密闭容器中,趁热切厚片。每100kg肉豆蔻,用生麸皮50kg。(江苏2002)

面煨肉豆蔻

1. 取面粉加适量水,做成团块,压成薄片,将肉豆蔻逐个包裹,或用清水将肉豆蔻表面湿润,如水泛丸法包裹面粉3~4层,晒至半干,倒入已炒热的滑石粉或河砂中,翻动加热,炒至面皮焦黄色时,取出。筛去滑石粉或河砂,剥去面皮,放凉,用时捣碎。每100kg肉豆蔻,用滑石粉50kg。(山西1984)

2. 取净肉豆蔻用面粉加适量水拌匀,逐个包裹或用清水将肉豆蔻表面湿润后,如水泛丸法裹面粉3~4层,倒入已炒热的滑石粉或沙中,拌炒至面皮呈焦黄色时,取出,过筛,剥去面皮,放凉。每100kg肉豆蔻,用滑石粉50kg。(浙江2005,河南2005)

3. 取净肉豆蔻用面粉加适量水拌匀,逐个包裹或用清水将肉豆蔻表面湿润,如水泛丸法裹面粉3~4层,倒入已炒热的滑石粉或砂中,拌炒至面皮呈焦黄色时,取出,过筛,剥去面皮,放凉。用时打碎。每100kg肉豆蔻,用滑石粉50kg。(四川2015)

4. 取净肉豆蔻用面粉加适量水拌匀,逐个包裹或用清水将肉豆蔻表面湿润后,如水泛丸法裹面粉3~4层,倒入炒热的滑石粉或沙中,拌炒至面皮呈焦黄色时,取出,过筛,剥去面皮,放凉。用时打碎。每100kg肉豆蔻,用滑石粉50kg。(宁夏1997)

5. 取面粉,加适量水,做成团块,压成薄片,将肉豆蔻逐个包裹;或用清水将肉豆蔻表面湿润后,用泛丸法包裹面粉,反复湿润,加面粉滚动,包裹至3~4层,晒至半干,投入已炒热的滑石粉内,拌炒至面皮呈焦黄色时,取出,筛去滑石粉,剥去面皮,取出肉豆蔻。每100kg净肉豆蔻,用面粉50kg。(甘肃2009)

6. 取净肉豆蔻用面粉加适量水拌匀,逐个包裹或用清水将肉豆蔻表面湿润后,如水泛丸法裹面粉3~4层,倒入已炒热的滑石粉或沙中,拌炒至面皮呈焦黄色时,取出,过筛,剥去面皮,放凉。每100kg肉豆蔻,用滑石粉50kg。(江西2008)

7. 取净肉豆蔻,用面粉加适量水拌匀,逐个包裹或用清水将肉豆蔻表面湿润后,如水泛丸法裹面粉3~4层,倒入已炒热的滑石粉或砂中,拌炒至面皮呈焦黄色时,取出,过筛,剥去面皮,放凉,粉碎。每100kg肉豆蔻,用滑石粉50kg。(湖南2010)

8. 取净肉豆蔻,用面粉加适量水拌匀,逐个包裹或用清水将肉豆蔻表面湿润后,如水泛丸法裹面粉3~4层,倒入已炒热的滑石粉或砂中,拌炒至面皮呈焦黄色时,取出,过筛,剥去面皮,放凉。每100kg肉豆蔻,用滑石粉50kg。(湖北2009)

9. 取净肉豆蔻,用水搓面或湿纸包裹,埋于热火中煨,至面或纸焦黄,取出,剥去面或纸。(江西2008)

10. 取面粉,用清水和成面团,压成薄饼状,用面饼将肉豆蔻逐个包裹,皮厚约15mm,晾至半干;或用清水将肉豆蔻渍湿,如水泛丸法,包裹面粉3~4层,晾至半干,投入已炒热的滑石粉或沙中,煨炒至面皮呈焦黄色,透出芳香气味时,取出,筛去滑石粉或沙子,剥去面皮,放凉;或趁热剥去面皮,及时切成厚片,放凉。每100kg净肉豆蔻,用滑石粉50kg。沙子的用量,以煨炒时能将肉豆蔻全部掩埋,并剩余部分为宜。(山东2012)

11. 取净肉豆蔻用面粉加适量水拌匀,逐个包裹;或用清水将肉豆蔻表面湿润后,如水泛丸法包裹面粉3~4层,倒入已炒热的滑石粉或砂中,拌炒至面皮呈焦黄色时,取出过筛,剥去面皮,趁热切厚片。每100kg肉豆蔻,用滑石粉50kg,面粉适量。(江苏2002)

12. 将肉豆蔻浸水中,捞出,以做"元宵"的方法,挂上3层面粉衣,晾至七成;另取滑石粉置锅中炒热,投入面粉裹后的肉豆蔻,用强火煨至面粉焦黄色为度,取出,剥去面衣,用时捣碎。每100kg肉豆蔻,用白面粉30kg,滑石粉50kg。(吉林1986)

13. 将面粉用微火炒至轻松或冒烟气,倾入生肉豆蔻,不断均匀翻动,至肉豆蔻枯黄爆裂有香气,取出筛去面粉,用时捣碎或趁热切厚片,干燥;或取生肉豆蔻用面粉加适量水拌匀,逐个包裹或用清水将肉豆蔻表面湿润后,如水泛丸法裹面粉3~4层,倒入已炒热的滑石粉或沙中,拌炒至面皮呈焦黄色时,取出,过筛,剥去面皮,放凉。每100kg肉豆蔻用滑石粉50kg。(广西2007)

14. 取原药用面粉与水混合后包裹如汤圆,置火上烧至包面焦糊,取出,剥去面皮,用时捣碎。(云南1986)

滑石粉煨肉豆蔻

1. 取滑石粉置锅内,用中火加热,至滑石粉呈灵活状态时,加入肉豆蔻煨至棕黄色时,取出,筛去滑石粉,放凉,用时捣碎。每100kg肉豆蔻,用滑石粉30kg。(山西1984)

2. 取原药材,除去杂质,取滑石粉,置热锅内,用文火炒至灵活状态,加入净肉豆蔻,缓缓翻动,炒至表面稍鼓显微黄色,取出,筛去滑石粉,晾凉。每100kg净肉豆蔻,用滑石粉40kg。(北京2008)

3. 取原药材,除去杂质。取净肉豆蔻倒入已炒热之滑石粉中,拌炒至内里酥松,呈棕褐色,滑石粉粘于种仁外部,取出。筛去滑石粉,放凉。每100kg净肉豆蔻,用滑石粉40kg。(天津2012)

4. 取净肉豆蔻,用滑石粉拌炒至里面酥松呈棕褐色,滑石粉粘于肉果外部,取出,筛去滑石粉。每100kg肉豆蔻,用滑石粉40kg。(江西2008)

5. 先将滑石粉置锅内炒热,再放入净肉豆蔻,不断翻动,煨至滑石粉粘于肉豆蔻外面,肉豆蔻内里酥松,变红色时,取出,筛去滑石粉或放入水中,反复冲洗,至肉豆蔻外皮不附着

滑石粉时即可,用时捣碎。(吉林 1986)

6. 取滑石粉,置热锅内,用文火炒至灵活状态,加入净肉豆蔻,缓缓翻动,炒至表面稍鼓显微黄色,取出,筛去滑石粉。每 100kg 肉豆蔻,用滑石粉 40kg。(福建 2012)

蛤粉煨肉豆蔻

1. 取蛤粉,置锅内,加热炒至滑利状态时,投入净肉豆蔻,适当翻动,至肉豆蔻呈棕黄色时,取出,晒取蛤粉,放凉。每 100kg 净肉豆蔻,用蛤粉 30~50kg。(甘肃 2009)

2. 蛤粉炒　取原药 0.5kg 加蛤粉同量,用文火炒至肉蔻发泡,呈棕褐色,取出,晾冷,筛去蛤粉,将肉蔻碾成细粉或用时捣碎。(云南 1986)

【饮片性状】本品形如肉豆蔻,表面为棕褐色,有裂隙。气香,味辛。

【性味与功效】辛,温。温中行气,涩肠止泻。肉豆蔻生品含大量油脂,有滑肠之弊,并具有较强的刺激性。煨制后固涩作用增强,常用于脾胃虚寒,久泻不止,脘腹胀痛,食少呕吐。另外煨制或炒制后,其毒性成分肉豆蔻醚含量明显下降,起到减毒的目的。

【使用注意】大肠素有火热及中暑热泄暴注,肠风下血,胃火齿痛及湿热积滞方盛,滞下初起,皆不宜服。

【现代炮制机制研究】有研究比较了炮制前后化学成分的质与量的变化,揭示肉豆蔻的炮制原理:肉豆蔻经炮制后,挥发油中成分发生了质和量的变化,其中炮制后有 13 个新成分增加,4 个成分消失,且止泻成分甲基丁香酚、甲基异丁香酚含量增加,毒性成分肉豆蔻醚、黄樟醚含量降低。肉豆蔻炮制后止泻成分甲基丁香酚、甲基异丁香酚的增加,可能主要是由于挥发油受热后某些成分发生转变。

【现代炮制工艺研究】为了简化工艺,节省面粉,现在肉豆蔻多采用(湿)麸煨、切片麸炒、滑石粉煨、蒸法进行加工。王正益等通过实验发现肉豆蔻中挥发油和脂肪油的含量与炮制温度、时间和辅料的种类有密切关系,提出温度以 100~180℃为宜,不能超过 200℃,时间以 50 分钟为宜。面裹煨以 170~190℃,20 分钟为宜。蒸法为肉豆蔻用清水泡 1 小时,取出蒸 2 小时,干燥。

李军东等设计了卧式滚筒炒药机来代替人工煨制肉豆蔻。

三、肉豆蔻霜

【古代炮制法则】面包煨去油,取霜(明·《秘传证治要诀及类方》)。面包捶去油(清·《良朋汇集》)。去油净(清·《吴鞠通医案》)。

【现代炮制经验】

1. 取肉豆蔻微热后,压榨去油,在日光下曝晒,再加热榨油,研细过筛即可(重庆)。

2. 取肉豆蔻研细,平铺在白纸上,再覆盖 1~2 张白纸,用木炭烧红的砖块在纸上来回熨热,砖冷再烧红,反复操作,常换纸,至纸上无油迹,研细过筛即可(江西)。

3. 肉豆蔻 1 斤,麦麸半斤。先将麦麸炒黄后,加入肉豆蔻炒热,筛去麦麸,研细摊在草纸上,再包数层纸,压榨去净油即可(湖北)。

【现代炮制规范】

1. 将净肉豆蔻,研成粗粉,照制霜法,反复操作数次,至粉末松散且不粘结成饼为度,研细。(湖南 2010)

2. 将生肉豆蔻研成粗粉,用吸油纸包,压榨去油,每隔一天换纸,换纸时将肉豆蔻粗粉

再研粉后再压,如此反复操作数次,至油几净,研细。(广西 2007)

3. 将原药除去杂质,洗净,干燥,研成细粉,照制霜法去油成霜,即得。(上海 2008)

4. 取净肉豆蔻,打碎,研为粗末,在草纸上均匀铺放约 1.5cm 厚的粗末,上面再盖草纸,摊洒,并调换吸油纸,至纸上微有油迹,细末外表转黄褐色,手捻松散不成团为度。(江西 2008)

5. 取净肉豆蔻,研成泥状,用草纸或布包严,用微火加热,压榨去油,至呈松散粉末。(福建 2012)

6. 取净肉豆蔻,照去油制霜法,制成淡黄色或棕黄色的松散粉末。(安徽 2005)

7. 取煨肉豆蔻,碾成粗粉,照制霜法,用吸水纸 3~4 层包裹,烘烤制霜,必要时换纸,至纸上无油渍时取出,研成细粉。(贵州 2005)

8. 一法:将锅以武火加热,置麸皮于锅内,俟起烟时,投入净肉豆蔻,缓缓翻动,炒至外表老黄色,取出,筛去麸皮,放冷后研末。每 100kg 肉豆蔻,用麸皮 40kg。二法:取净肉豆蔻,用湿面粉包裹,晾至八成干,于锅内用热砂炒至面粉呈焦褐色,取出,筛去砂,冷后剥去面粉,研末。每 100kg 肉豆蔻,用面粉 50kg。(湖北 2009)

【饮片性状】本品为淡红棕色或黄棕色松散的粉末。微具特异香气,味辛。

【性味与功效】辛,温。温中行气,涩肠止泻。制霜后,其毒性成分肉豆蔻醚含量也明显下降,起到减毒的目的。

【使用注意】大肠素有火热及中暑热泄暴注,肠风下血,胃火齿痛及湿热积滞方盛,滞下初起,皆不宜服。

【现代炮制工艺研究】李宏斌采用的炮制方法:先将肉豆蔻粉碎成直径 0.3~0.5cm 的小颗粒,然后拌入适量赤石脂粉(1:1.2),置锅内,炒至肉豆蔻起焦斑时取出,筛去赤石脂粉,即可。大量炮制肉豆蔻时,可用烘箱 150℃,90 分钟烘制。

参考文献

[1] 江苏新医学院.中药大辞典[M].上海:上海人民出版社,1977:894.

[2] 贾天柱,李洁,周粮,等.肉豆蔻不同炮制品止泻作用及急性毒性比较[J].中国中药杂志,1997,22(4):216-218.

[3] 贾天柱,沙明,王忠海,等.肉豆蔻不同炮制品挥发油中肉豆蔻醚、黄樟醚的 HPLC 法测定[J].中国中药杂志,1997,22(7):410-411.

[4] 周燕华,李爱媛,周芳,等.均匀试验法对肉豆蔻炮制工艺的研究[J].中国中药杂志,1998,23(8):470-471.

[5] HALLSTRÖM H,THUVANDER A. Toxicological evaluation of myristicin[J]. Natural toxins,1997,5(5):186-192.

[6] SHIEH D H,CHIANG L C,SHIEH T Y. Augmented mRNA expression of tissue inhibitor of metalloproteinase-1 in buccal mucosal fibroblasts by arecoline and safrole as a possible pathogenesis for oral submucous fibrosis[J]. Oral oncology,2003,39(7):728-735.

[7] HUNG S L,CHEN Y L,CHEN Y T. Effects of safrole on the defensive functions of human neutrophils[J].

Journal of periodontal research,2003,38(2):130-134.

[8] 韩蕾,马颖芳,袁子民,等.肉豆蔻挥发油的药理毒理研究[J].中华中医药学刊,2007,25(5):900-904.

[9] 袁子民.中药肉豆蔻炮制原理研究[D].沈阳:辽宁中医药大学,2006.

[10] 王正益,张振凌,吴建刚,等.肉豆蔻炮制的初步研究(摘要)[J].河南医药,1984,4(6):386-387.

[11] 贾天柱,袁昌鲁,曹克慧,等.肉豆蔻不同炮制品挥发油中肉豆蔻醚、黄樟醚的薄层扫描测定[J].中国中药杂志,1991,16(5):275-278,317.

[12] 贾天柱,夏凡,王忠海,等.肉豆蔻炮制品质量标准研究[J].中国中药杂志,1998,23(4):215-217,255.

[13] 李军东,刘月霞.肉豆蔻炮制方法的改进[J].基层中药杂志,1996,10(1):22.

[14] 李宏斌.肉豆蔻炮制工艺的改进[J].基层中药杂志,2001,15(6):36-37.

58. 苦杏仁
Kuxingren
ARMENIACAE SEMEN AMARUM

✤ 采制沿革 ✤

【来源】为蔷薇科植物山杏 *Prunus armeniaca* L. var. *ansu* Maxim.、西伯利亚杏 *Prunus sibirica* L.、东北杏 *Prunus mandshurica*(Maxim.)Koehne 或杏 *Prunus armeniaca* L. 的干燥成熟种子。商品来源于野生、栽培均有。

【采制】

1. **道地产区** 《名医别录》"生晋山川谷"。苏颂:"今处处有之。……山杏不堪入药。杏仁今以从东来,人家种者为胜。"由此可见,苦杏仁最先出现于山西,后逐渐普及全国各地。现时则以"苦"为用,主产于北方各省区,尤以内蒙古近年产量较大。山杏主产于辽宁、河北、内蒙古东部、山东、江苏等地,有野生,亦有栽培,以栽培为佳;东北杏主产于东北各地,系野生;西伯利亚杏主产于东北、华北地区,系野生;杏主产于东北、华北及西北等地,多系栽培。以内蒙古东部、辽宁、河北、吉林产量最大。

2. **采制方法** 《本草图经》记述五月采,破核去双仁者。现在一般于夏季果实成熟后采收,由于气候与品种的不同,也有迟到秋季采收者。采收后除去果肉,击破果核、取出种子,晒干即得(不可火烘,否则易出油,酸败而失效)。另外一方法:收集果核,置通风干燥处,使其自然干燥。经过伏天后,核仁水分自然蒸发一部分,然后击破核壳,拣取其仁,使其阴干。

【品质】以粒大均匀、饱满、个完整、味苦者为佳。苦杏仁通常按大小肥瘦分为三等。

【贮藏】置阴凉干燥处,防蛀。

✤ 炮制规范 ✤

一、苦杏仁

【古代炮制法则】别捣令如膏,乃稍纳药末中,更下粗罗(汉·《金匮要略方论》)。捶碎

（宋·《经史证类备急本草》）。捣烂（元·《瑞竹堂经验方》）。洁古云须细研之（明·《本草发挥》）。锉碎（明·《医学纲目》）。

【现代炮制规范】

1. 用时捣碎。（药典2020）

2. 取原药材,除去杂质及褐色油粒,筛去灰屑。（江苏2002）

3. 取原药材,除去杂质。（天津2012）

4. 取原药材,除去杂质、残留的硬壳和褐色油粒及霉烂者,筛去灰屑,用时捣碎。（甘肃2009）

5. 取原药材,除去褐色油粒、杂质。（安徽2005）

6. 取原药材,除去核壳等杂质,干燥。（湖南2010）

7. 取药材苦杏仁,除去杂质。（陕西2007）

8. 将原药除去杂质,筛去灰屑。（上海2008）

9. 除去杂质及硬壳和褐色油粒。（辽宁1986）

10. 除去杂质及褐色油粒,筛去灰屑。用时捣碎。（贵州2005）

11. 除去杂质。（四川2015）

12. 除去杂质,用时捣碎。（山西1984,宁夏1997,河南2005,江西2008,湖北2009,重庆2006）

13. 除去杂质。（广西2007）

【饮片性状】本品呈扁心形。表面黄棕色至深棕色,一端尖,另端钝圆,肥厚,左右不对称,尖端一侧有短线形种脐,圆端合点处向上具多数深棕色的脉纹。种皮薄,子叶2枚,乳白色,富油性。气微,味苦。

【性味与功效】苦,微温;有小毒。归肺、大肠经。降气止咳平喘,润肠通便。种皮完整有保护作用,对贮藏有利,用时要捣碎,有利于成分的煎出。

【使用注意】阴虚咳嗽及大便溏泄和亡血者忌服。

【现代毒理学研究】苦杏仁的化学成分主要有苦杏仁苷、苦杏仁油、苦杏仁酶、樱叶酶、β-紫罗兰酮、己醛（hexanal）、多种氨基酸、挥发性成分和微量元素等成分。中毒原因主要在于苦杏仁苷分解所产生的氢氰酸的缘故,因较大量的氢氰酸对延髓各生命中枢先兴奋后麻痹,并抑制酶的活性,阻碍新陈代谢,引起组织窒息而中毒。苦杏仁苷分解产生的氢氰酸为剧毒物质,极微量应用能镇静呼吸中枢显示止咳作用,稍大量用则对人体产生毒害,致死量约为0.05g。临床证实,成人对苦杏仁用量若限制在10~20g,即为"无毒",而超过20g,即为"有毒"。

有研究采用不同动物及不同注射方式,研究苦杏仁中苦杏仁苷的LD_{50},结果苦杏仁苷LD_{50}小鼠静脉注射为25g/kg;大鼠静脉注射为25g/kg,腹腔注射为8g/kg。苦杏仁苷口服易在胃肠道分解出氢氰酸,故毒性比静脉注射大40倍左右。

二、燀苦杏仁

【古代炮制法则】汤浸去尖及两仁者（汉·《伤寒杂病论》）。去皮尖（汉·《伤寒杂病论》）。凡使,须以沸汤浸少时,去皮膜,去尖,擘作两片（宋·《经史证类备急本草》）。用之汤浸去赤皮（唐·《新修本草》）。泡去皮尖（宋·《产育宝庆集》）。不去皮尖（元·《丹溪心法》)。

【现代炮制经验】取原药材,置开水锅中浸泡,或煮至皮皱起,放冷或倾入冷水中搓去皮,晒干,簸去皮即可。

【现代炮制规范】

1. 取净苦杏仁,照燀法去皮。用时捣碎。(药典 2020)

2. 取净苦杏仁,照燀法去皮。用时捣碎。(湖北 2009)

3. 取净苦杏仁,照燀法沸水烫至种皮颜色变深,取出,置冷水中略泡或趁热搓下、除去种皮,选除种皮未搓下者及油黑者后,及时晒干或低温烘干,簸去灰屑。用时捣碎。(湖南 2010)

4. 取净苦杏仁,照燀法燀去皮。用时捣碎。(安徽 2005)

5. 取净苦杏仁,投入沸水锅中,略烫至外皮由皱缩至微胀,能搓去种皮时,捞出,放冷水中浸泡,除去种皮,晒干,用时捣碎。(山西 1984)

6. 取净苦杏仁,投入沸水锅中,翻动片刻,燀至种皮由皱缩至舒展,取出,立即放入冷水中浸泡,捞起擦之(随捞随擦),使皮肉分离,淘净,去皮,干燥。(辽宁 1986)

7. 取净苦杏仁,置沸水锅中略烫,至外皮微胀时,捞出,用凉水稍浸,搓去种皮,晒干后簸净,取仁。(宁夏 1997)

8. 除去杂质,置沸水锅中燀至外皮微皱时,捞出,浸入凉水中,搓去种皮,晒干,去皮。(吉林 1986)

9. 取原药材,干后簸净,收集种仁。除去杂质,置沸水中烫至种皮微胀时,取出,放入冷水中,取出,除去种皮,晒干后簸净,收集种仁。(北京 2008)

10. 取原药,除去杂质及油黑者,投入 10 倍量以上的沸水中,翻动片刻,取出,搓去种皮,干燥。用时捣碎。(浙江 2005)

11. 取饮片苦杏仁,照燀法去皮,低温干燥。(陕西 2007)

12. 取生苦杏仁,除去杂质,在 10 倍量沸水中燀 5 分钟,取出,去皮,及时干燥,用时捣碎。(广西 2007)

13. 取净苦杏仁,置沸水锅中,烫 5~10 分钟,至外皮微胀时捞出,用凉水稍浸,搓去种皮,晒干后簸净,取仁;或烫 5~10 分钟后,捞出,干燥。(江苏 2002)

14. 取净苦杏仁,置沸水锅中,稍烫俟皮微皱起,捞出,放凉水中稍浸,搓去种皮,晒干,簸去皮。(甘肃 2009)

15. 取净苦杏仁,照燀法去皮,用时捣碎。(四川 2015,重庆 2006)

16. 取净苦杏仁,照燀法去皮。用时捣碎。(河南 2005)

17. 取净苦杏仁,照燀法沸水燀 5~10 分钟,立即置冷水中,略泡,取出,搓去种皮,低温干燥,簸净。用时捣碎。(贵州 2005)

18. ①取净苦杏仁,照燀法去皮,用时捣碎。②取净苦杏仁,置沸水中燀至皮鼓起,捞出,浸入冷水中,搓去皮,干燥。(江西 2008)

19. 将带皮苦杏仁,投入沸水锅中略燀,至外皮微皱,立即放入清水中略浸,捞起擦之(随捞随擦),使皮肉分离,淘净,干燥。除去皮屑及褐色油粒,切碎。(上海 2008)

20. 取原药放入缸或盆内用沸水烫,待皮微鼓胀时,用手捻或用木板搓去皮,晾干或晒干,用时打碎。(云南 1986)

【饮片性状】本品呈扁心形。表面乳白色或黄白色,一端尖,另端钝圆,肥厚,左右不对称,富油性。有特异的香气,味苦。

【性味与功效】苦,微温;有小毒。归肺、大肠经。降气止咳平喘,润肠通便。燀去种皮是杀酶保苷的过程,有利于苦杏仁苷的保存。

【使用注意】阴虚咳嗽及大便溏泄和亡血者忌服。

【现代炮制工艺研究】有研究以苦杏仁苷含量和灭酶程度的综合评分为指标,在单因素试验基础上,通过正交试验考察燀制时间、加水量对苦杏仁燀制工艺的影响。采用 HPLC 测定苦杏仁苷含量,结果苦杏仁最佳燀制工艺为:燀制时间 10 分钟,加水量 10 倍。

三、炒燀苦杏仁

【古代炮制法则】须泡去皮乃熬,勿取两人者,作煮不熬(汉·《金匮要略方论》)。熬黑(汉·《伤寒论》)。熬别作脂(汉·《伤寒论》)。诸有膏脂药,皆先熬黄黑,别捣令如膏(梁·《本草经集注》)。熬令变色(唐·《千金翼方》)。用之汤浸去过皮熬令黄(唐·《新修本草》)。去皮熬捣作脂(唐·《食疗本草》)。酥熬(唐·《外台秘要》)。烂煮令香,取出,研(宋·《博济方》)。去皮尖炒(汉·《金匮要略》)。微炒(唐·《食疗本草》)。炒令香熟(宋·《普济本事方》)。炒令焦(宋·《严氏济生方》)。

【现代炮制经验】

1. **炒黄**　取杏仁用微火炒至微黄色带有焦斑,或黄色并有焦香味,放冷或用时捣碎(黑龙江、北京、保定、西安、河南、山东、镇江、浙江、福州)。

2. **麸炒**　取杏仁加麦麸炒黄为度(河南)。

【现代炮制规范】

1. 取燀苦杏仁,照清炒法炒至黄色,用时捣碎。(药典 2020,天津 2012)

2. 取燀苦杏仁置锅内,用文火炒至种仁微黄色,取出放凉。(江苏 2002)

3. 取燀苦杏仁或苦杏仁,照炒黄法,炒至种仁微黄色,或挂火色,有香气。(安徽 2005)

4. 取燀苦杏仁,置锅中,用文火炒至微黄色时,取出,晾凉,用时捣碎。(吉林 1986)

5. 取燀苦杏仁,置锅内,用文火加热,炒至表面微黄色,略带焦斑时取出,放凉。用时捣碎。(山西 1984)

6. 取燀苦杏仁,照清炒法炒至黄色。用时捣碎。(四川 2015,重庆 2006)

7. 取燀苦杏仁,照清炒法炒至黄色,用时捣碎。(河南 2005)

8. 取燀苦杏仁,照清炒法炒至黄色,用时捣碎。(贵州 2005)

9. 取燀苦杏仁,照清炒法炒至黄色,用时捣碎。(江西 2008)

10. 取燀苦杏仁,照清炒法炒至黄色。用时捣碎。(湖北 2009)

11. 取燀苦杏仁,照清炒法炒至黄色。(陕西 2007)

12. 取燀苦杏仁,用文火炒至黄色,用时捣碎。(广西 2007)

13. 取燀苦杏仁,置锅内用微火炒至黄色,取出,放凉。用时捣碎。(辽宁 1986)

14. 取燀苦杏仁,炒至表面微具焦斑时,取出,摊凉。用时捣碎。(浙江 2005)

15. 取燀苦杏仁,置热锅内,用文火炒至表面微黄色,略带焦斑时,取出,晾凉。(北京 2008)

16. 取燀苦杏仁置锅内,用文火加热,炒至表面微有黄色,取出,晾凉。(宁夏 1997)

17. 取净燀苦杏仁,置锅内,用文火加热,炒至表面微黄色,有香气逸出,出锅,放凉。(甘肃 2009)

18. 炒苦杏仁(带皮):取苦杏仁,置锅内,炒至呈显火色,取出,放凉。(天津 2012)

19. 麸炒苦杏仁:取燀苦杏仁,照麸炒法炒至黄色,用时捣碎。每 100kg 苦杏仁,用麸皮 18kg。(河南 2005)

【饮片性状】本品形如燀苦杏仁,表面黄色至棕黄色,微带焦斑。有香气,味苦。

【性味与功效】苦,微温;有小毒。归肺、大肠经。降气止咳平喘,润肠通便。炒制后可减少脂肪油,减少滑肠的副作用。

【使用注意】阴虚咳嗽及大便溏泄和亡血者忌服。

【现代炮制工艺研究】有研究采用薄层色谱法比较各炮制品及生品之间的化学成分变化,高效液相色谱法测定各炮制品及生品中苦杏仁苷的含量,优选微波炮制苦杏仁参数。结果表明:微波炮制苦杏仁的苦杏仁苷含量不低于传统炮制苦杏仁,在优选的微波条件下明显优于传统方法,微波炮制苦杏仁的最佳工艺参数为每 30g 净苦杏仁 80% 火力微波加热 4 分钟。

又有研究以苦杏仁苷含量为指标,采用正交试验法,结果微波炮制苦杏仁的最佳工艺为:火力为中火,加热时间为 4 分钟,药物载重量为 100g。

有研究采用正交试验法,以苦杏仁苷为指标,考察温度、时间、物料厚度对苦杏仁苷的影响,结果表明最佳炮制工艺为:将净苦杏仁置电热干燥箱中,150℃烘烤 30 分钟。

四、蒸苦杏仁

【古代炮制法则】汤浸去皮尖,细研,以绢袋成甑中蒸,乘热绞取脂(宋·《太平圣惠方》)。

【现代炮制规范】

1. 取净苦杏仁,平铺于蒸笼内,厚度 3~5cm,置沸水锅上大流量蒸汽蒸约 30 分钟,取出,干燥。(山东 2012)

2. 取原药,除去杂质及油黑者,置适宜容器内,蒸至上汽,续蒸半小时,取出,干燥。用时捣碎。(浙江 2005)

【饮片性状】本品形如苦杏仁,断面微角质样。

【性味与功效】苦,微温;有小毒。归肺、大肠经。降气止咳平喘,润肠通便。蒸制是杀酶保苷的过程,有利于苦杏仁苷的保存。

【使用注意】阴虚咳嗽及大便溏泄和亡血者忌服。

【现代炮制工艺研究】有研究以灭酶程度和含苦杏仁苷量为评价指标,采用蒸汽流量、蒸制时间和厚度的四因素、三水平 $L_9(3^4)$ 正交试验法,优选苦杏仁的最佳蒸制工艺为:杏仁厚度铺置 3~5cm,以大流量蒸汽蒸制 30 分钟。

五、苦杏仁霜

【古代炮制法则】去皮尖炒令黄黑捣为末,用纸三两重裹压去油,又换纸油尽令如粉白(宋·《圣济总录》)。依巴豆一法去油(明·《普济方》)。热汤泡去皮,以绵纸包之,木槌缓缓捶去油,此物极难得干,必数十换纸,方得油净,以成白粉为度(清·《幼幼集成》)。

【现代炮制经验】

1. 将杏仁碾细装布袋内,置甑内蒸熟取出,置铁圈内压成饼,榨净油质,取出晒干,碾细即可(江西、重庆)。

2. 取杏仁,用吸油纸包裹,外包粗草纸,最外再包裹粗麻袋,用绳捆紧,压榨去油;或在阳光下(最好在夏季进行)压榨,次日取出杏仁碎末,用碾再压榨至油净(碾时更换新纸),碾细过箩即可(天津、南京、苏州、长沙)。

3. 将杏仁碾碎后,同上法包好,将包夹于两块热砖中间在炉旁烘烤(温度不可过高),使油被纸吸尽,研细过箩即可(天津)。

4. 将杏仁砸碎,放草纸上,待油被纸吸收一部分后晒干即可(辽宁)。

【现代炮制规范】

1. 生苦杏仁碾碎,在吸油纸上暴晒或烘烤,趁热包起,压榨去油,如此反复数次,至油几尽,研粉。(广西 2007)

2. 取净苦杏仁,照制霜法制霜。(重庆 2006)

3. 取净苦杏仁,照制霜法制霜。(四川 2015)

4. 取净苦杏仁,碾碎,在吸油纸上暴晒或烘烤,趁热包起,压榨去油,如此反复数次,至油几尽,研粉。(湖南 2010)

5. 取净焯杏仁,照去油制霜法,制成乳白色或淡黄色的松散粉末。(安徽 2005)

6. 取焯苦杏仁,用碾串成泥状,用麻布包好,置笼屉内蒸透,取出,榨去油,反复操作至油榨不出时,研成面,过箩,放入铺有数层草纸的筐内,渗油,再蒸 60 分钟,晒干,碾碎。(吉林 1986)

7. 取焯苦杏仁,捣碎如泥,用草纸包裹后,置于烈日下暴晒,反复换纸,吸去油分。(江西 2008)

8. 将去皮苦杏仁研成粗粉,按制霜法去油成霜。(上海 2008)

【饮片性状】本品为乳白色或淡黄色的松散粉末。

【性味与功效】苦,微温;有小毒。归肺、大肠经。降气止咳平喘,润肠通便。制霜后可减少部分脂肪油,缓和其润肠通便的作用。

【使用注意】阴虚咳嗽及大便溏泄和亡血者忌服。

六、苦杏仁泥

取焯苦杏仁,捣成泥状。(贵州 2005)

七、苦杏仁饼

取苦杏仁,轧去油,成薄片状。(天津 2012)

八、蜜苦杏仁

1. 先将蜂蜜置锅内,加热至沸,倒入焯苦杏仁,用文火炒至深黄色,不粘手为度,取出,放凉。每 100kg 焯苦杏仁,用炼蜜 12kg。(河南 2005)

2. 取炼蜜,用适量开水稀释后,加入净焯苦杏仁拌匀,闷透,置锅内,用文火加热,炒至棕黄色不粘手为度,出锅,放凉。每 100kg 焯苦杏仁,用炼蜜 10kg。(甘肃 2009)

3. 取燀苦杏仁,照蜜炙法炒至不粘手。每 100kg 燀苦杏仁,用炼蜜 10kg。(陕西 2007)

【现代炮制机制研究】苦杏仁的炮制原理是通过加热降低苦杏仁中苦杏仁酶的活性,减少苦杏仁苷分解为氢氰酸,保持苦杏仁止咳平喘功效,降低毒性。另有研究表明苦杏仁经微波加工处理之后,苦杏仁苷酶可完全地被抑制,并且苦杏仁苷含量几乎没有降低。

参 考 文 献

[1] 杨云,张晶,陈玉婷.天然药物化学成分提取分离手册(修订版)[M].北京:中国中医药出版社,2003:458-459.

[2] SINGH P P,SALDAÑA M D A. Subcritical water extraction of phenolic compounds from potato peel[J]. Food research international,2011,44(8):2452-2458.

[3] 郭晓庄.有毒中草药大辞典[M].天津:天津科技翻译出版公司,1992:290.

[4] 孙飞,王晓清,别甜甜,等.正交试验优选苦杏仁的燀制工艺[J].中国实验方剂学杂志,2014,20(1):28-30.

[5] 张玲,姚乾元,谢鸿霞.微波炮制苦杏仁的研究[J].中国中药杂志,1991,16(3):146-147,190.

[6] 朱卫星,张彦东,常惠礼,等.微波炮制苦杏仁的正交试验研究[J].现代医院,2010,10(6):23-25.

[7] 付志玲,房敏峰,王启林,等.烘法炮制苦杏仁工艺及影响因素研究[J].云南民族大学学报(自然科学版),2010,19(2):140-142,149.

[8] 周倩,杨书斌,孙立立,等.正交试验法优选蒸苦杏仁炮制工艺[J].中成药,2012,34(3):532-534.

59. 苍耳子
Cang'erzi
XANTHII FRUCTUS

采制沿革

【来源】为菊科植物苍耳 *Xanthium sibiricum* Patr. 的干燥成熟带总苞的果实。药材商品均为野生。

【采制】

1. **道地产区** 《救荒本草》"生安陆川谷及六安田野,今处处有之"。《本草图经》:"出安陆川谷及江东、幽州、蜀中、六安田野,处处有之。"《博物志》:"洛中有人驱羊入蜀,胡枲子多刺,粘缀羊毛,遂至中国,故名羊负来。俗呼为道人头。"由此可见,苍耳子最先出现于四川及安徽,后逐渐普及全国各地。

现主产于山东荣成、文登、菏泽,江西宜春,湖北黄冈、孝感,江苏苏州、徐州等地。

2. **采制方法** 《神农本草经汇通》卷一记述七月七,九月九可采,日干用。现在一般于8—10月果实成熟时割取全株晒干,打下果实,去净梗叶或用石碾将刺除去即可。另有将苍耳子装在麻袋里用脚踩,除掉硬刺后再入药。现代多用碾米机、苍耳子去刺机除刺。

【品质】以粒大、饱满、色绿黄者为佳。

【贮藏】置干燥处。

✦ 炮制规范 ✦

一、苍耳子

【古代炮制法则】

1. **净制** 去心,取黄精用竹刀细切拌(宋·《雷公炮炙论》)。去刺(明·《普济方》)。鲜者连根带叶……洗净(清·《外科大成》)。去毛敲损(清·《外科证治全生集》)。

2. **切制** 捣末(宋·《经史证类备急本草》)。捶碎(明·《普济方》)。切碎(清·《外科大成》)。

【现代炮制经验】取原药材,碾串(勿碾碎),或用木棒冲去刺,筛去碎末及刺即可。

【现代炮制规范】

1. 除去杂质。(药典 2020,四川 2015,重庆 2006,天津 2012)

2. 取药材苍耳子,除去杂质,去尖刺。(陕西 2007)

3. 取原药材,除去杂质,炒至表面黄褐色,香气逸出时,取出,摊凉。去刺,筛净。(浙江 2005)

4. 取原药材,除去杂质,置热锅内,用中火炒至表面黄棕色,有香气逸出时,取出,去刺,晾凉,筛去碎屑。(北京 2008)

5. 取原药材,除去杂质,碾筛去刺。(山西 1984)

6. 取原药材,除去杂质。(江苏 2002)

7. 除去杂质。(江西 2008)

8. 取原药材,除去杂质,轧扁。(2005)

9. 取原药材,除去杂质。(贵州 2005)

10. 除去杂质,用时捣碎。(宁夏 1997)

11. 除去杂质。(河南 2005)

12. 除去杂质。(湖北 2009)

13. 去刺:取原药置石臼内用木棒舂去刺或炒黄后再舂,取出筛净灰刺,即可。(云南 1986)

【饮片性状】本品呈纺锤形或卵圆形,长 1~1.5cm,直径 0.4~0.7cm。表面黄棕色或黄绿色,全体有钩刺痕,顶端 2 枚较粗的刺,分离或相连,基部有果梗痕。质硬而韧,横切面中央有纵隔膜,2 室,各有 1 枚瘦果。瘦果略呈纺锤形,一面较平坦,顶端具 1 突起的花柱基,果皮薄,灰黑色,具纵纹。种皮膜质,浅灰色,子叶 2,有油性。气微,味微苦。

【性味与功效】辛、苦,温,有毒。散风寒,通鼻窍,祛风湿。生苍耳子以消风止痒力强,常用于皮肤痒疹和其他皮肤疾病。

【使用注意】本品散气耗血,血虚引起的头痛、痹痛忌服。不宜与猪肉、马肉、米泔同服。

【现代毒理学研究】苍耳子主要含有挥发油、脂肪油、酚酸及其衍生物、杂环类化合物、倍半萜内酯类化合物及其他类成分,毒性成分为水溶性苷类化合物中的苍术苷及其衍生物

（贝壳杉烯苷类化合物）。苍耳子毒性作用的靶器官主要是肝脏，其毒性作用与苍耳子引起动物肝脏的脂质过氧化损伤和影响肝细胞能量代谢机制有关。

有研究分别制备苍耳子炒品水提取物（样品Ⅰ）、炒品70%乙醇提取物（样品Ⅱ）、生品水提取物（样品Ⅲ）、生品70%乙醇提取物（样品Ⅳ）4个受试样品，采用急性毒性试验方法观察苍耳子4个样品对小鼠一次性灌胃给药的毒性反应，并得出药物对小鼠的半数致死量（LD_{50}）。结果苍耳子急性毒性试验样品Ⅰ、Ⅱ、Ⅲ、Ⅳ对小鼠一次性灌胃给药的LD_{50}分别为（原生药）155.9g/kg、317.8g/kg、167.7g/kg、275.4g/kg，LD_{50} 95%置信区间分别为（原生药）140.7~172.8g/kg、287.1~351.8g/kg、151.5~185.6g/kg、240.1~315.9g/kg。

二、炒苍耳子

【古代炮制法则】微炒（宋·《太平圣惠方》）。炒令香，捣去刺，使腹破（宋·《经史证类备急本草》）。入药炒用（宋·《经史证类备急本草》）。炒（宋·《圣济总录》）。微炒存性（明·《医学纲目》）。炒熟，去外刺，取仁（明·《本草乘雅半偈》）。炒捶碎（清·《医门法律》）。其仁炒，去皮研面，制烧饼食（清·《本草崇原》）。

【现代炮制经验】

1. **炒** 取苍耳子炒至微黄或深黄色后，碾串去刺，再筛去碎末即可（吉林、北京、河南、镇江、湖北、成都、重庆、贵州）。

2. **麸炒** 苍耳子1斤。麦麸：2两（湖北）；适量（河南）。

取苍耳子加麦麸炒至老黄色。或先将锅烧热，撒入麦麸至冒烟时，加入苍耳子，炒至金黄色，筛去麦麸即可。

【现代炮制规范】

1. 取净苍耳子，照清炒法炒至黄褐色，去刺，筛净。（药典2020）

2. 取净苍耳子，照清炒法炒至黄褐色，去刺，筛净。（河南2005）

3. 取净苍耳子，照清炒法炒至黄褐色或焦黄色，放冷，去刺，筛净。（重庆2006）

4. 取净苍耳子，置锅内，用文火炒至表面深黄色，有香气逸出时，取出，晾凉。去刺，用时捣碎。（宁夏1997）

5. 取净苍耳子，置锅内，用文火加热炒至黄褐色，取出，撞去刺，筛净。（山西1984）

6. 取净苍耳子，照清炒法炒至黄褐色或焦黄色，放冷，去刺，筛净。（四川2015）

7. 取生苍耳子，置锅内用文火炒至黄色，取出，擦去毛刺，筛去刺屑，放凉。（广西2007）

8. 取药材苍耳子，除去杂质，照清炒法炒至黄褐色，去刺，筛净；或取饮片苍耳子，照清炒法炒至黄褐色。（陕西2007）

9. 取原药除去杂质，照清炒法炒至黄褐色，微具焦斑，碾去刺尖，筛去灰屑。（上海2008）

10. 取净苍耳子，照炒黄法炒至刺焦棕黄色，取出，筛去刺屑。（安徽2005）

11. 取净苍耳子，照清炒法炒至深黄色，取出，碾去毛刺，筛去刺屑，放凉。（湖南2010）

12. 除去杂质，筛去灰屑，洗净泥土，晒干，另置锅中，用文火炒至深黄色，取出晾凉，用碾串去刺，簸净。（吉林1986）

13. 取苍耳子除去杂质。置锅内用微火炒至黄褐色、去刺、筛净。（辽宁1986）

14. 取苍耳子置锅内，用文火炒至刺呈深棕色，取出，去刺，筛去刺屑。（江苏2002）

15. 取净苍耳子,照清炒法炒至黄褐色,去刺,筛净。（湖北 2009）

16. 炒苍耳子　①取净苍耳子,照清炒法炒至黄褐色,去刺,筛净。②取净苍耳子,用文火炒至黄褐色,取出,搓去刺,筛去灰屑,用时打碎。（江西 2008）

17. 麸炒苍耳子　取净苍耳子,照麸炒法炒至深黄色,去刺,筛净。每100kg 苍耳子,用麸皮 9kg。（河南 2005）

【饮片性状】本品形如苍耳子,表面黄褐色,有刺痕。微有香气。

【性味与功效】辛、苦,温;有毒。散风寒,通鼻窍,祛风湿。苍耳子炒制后,利于碾去硬刺和煎出药效,同时能降低其毒性。

【使用注意】本品散气耗血,血虚引起的头痛、痹痛忌服。不宜与猪肉、马肉、米泔同服。

【现代炮制机制研究】早期研究认为苍耳子脂肪油中所含的毒蛋白是其主要毒性成分之一,经过加热炮制可使毒蛋白变性失活,达到减毒的目的。

水溶性苷类苍术苷及羧基苍术苷可抑制体内 ADP/ATP 对蛋白的转运,并带来严重的血糖下降,从而导致体内代谢紊乱,因此被认为是苍耳子毒性的主要成分。朵睿等研究了炒制,即对苍耳子进行了净制、炒黄、炒焦和炒炭加工炮制,测定其有毒成分羟基苍术苷和苍术苷的含量。结果显示,生品中羟基苍术苷的含量较高,而炒黄后其含量下降达90%,炒制过程中羟基苍术苷转化为苍术苷,炒焦的炮制品中基本不含羟基苍术苷,苍术苷含量也小幅下降。有研究观察苍耳子炒制前后贝壳杉烯苷类成分对小鼠肝脏指数、血清氨基转移酶及肝脏组织中丙二醛含量的影响。苍耳子生、炒品均可使肝组织的 GPT、GOT、丙二醛的含量升高并对肝脏有脂质过氧化损伤,但苍耳子炒品较苍耳子生品对肝脏的损伤轻,表明苍耳子炒制后具有降毒的作用。

【现代炮制工艺研究】张典瑞等以苍耳子脂肪油和水浸出物为指标,对苍耳子不同炮制品进行比较。结果表明,苍耳子经炒制和230℃烘 7 分钟后,其脂肪油和水浸出物含量均有显著提高。又以脂肪油为指标,采用正交设计研究炒制苍耳子的工艺,最佳工艺参数为炒制温度 210℃,时间 16 分钟;采用 CR340-460 电热炒药机炒制苍耳子的优选工艺参数为炒制温度 230℃,时间 11 分钟。有报道认为,砂炒苍耳子的炮制工艺优于清炒苍耳子。

据新报道,采用单因素试验和正交试验,考察砂炒苍耳子的温度、时间、药砂比 3 个因素对苍耳子中毒性成分含量的影响。结果砂炒苍耳子降低毒性的最佳工艺为温度 140℃,药砂比 1:15(g/g),时间 12 分钟。以炒制温度和炒制时间为变量,采用均匀试验设计,以稀乙醇浸出物、脂肪油含量、总酚酸、苍术苷和羧基苍术苷的含量为评价指标。结果苍耳子的最佳炒制工艺为炒制温度 260℃,炒制时间 9 分钟。

参考文献

[1] 黄运新.苍耳子的化学成分和药理作用研究概述[J].山东畜牧兽医,2015,36(12):55-57.

[2] 汪洋.中药苍耳子的毒性物质基础及中毒机制研究[D].上海:第二军医大学,2010.

[3] 张婷婷.苍耳子毒效学及毒性机制研究[D].泸州:泸州医学院,2010.

[4] 陈代宏.苍耳子的炮制方法与药效及成分的关系[J].内蒙古中医药,2008,27(5):54-55.

[5] 胡迪,王耀登,吴慧,等.苍耳子炒制前后挥发油和脂肪油成分GC-MS分析[J].湖北中医药大学学报,2012,14(6):29-31.

[6] 吴慧.苍耳子炒制前后毒性、成分比较及其质量分析研究[D].武汉:湖北中医药大学,2012.

[7] 朵睿,陈燕,刘玉红,等.苍耳子炒制对羧基苍术苷和苍术苷的影响[J].中成药,2013,35(2):353-356.

[8] 盛昌翠,宋世伟,聂磊,等.苍耳子炒制前后贝壳杉烯苷类成分毒性比较研究[J].时珍国医国药,2015,26(2):359-360.

[9] 张典瑞,孟敏.苍耳子炮制工艺的探讨[J].中成药,1994,16(11):22-23.

[10] 张典瑞,程慧玲.正交法优选炒苍耳子工艺参数[J].中药材,1996,19(7):347-349.

[11] 徐涛.苍耳子炮制工艺的改进[J].湖北中医杂志,2007,29(12):60.

[12] 王盈,符彬,张宏棋,等.砂炒苍耳子降低毒性的最佳工艺研究[J].医药导报,2014,33(1):93-96.

[13] 胡迪,安靖,李蒙,等.多指标综合评价法优选苍耳子炒制工艺[J].中成药,2015,37(5):1060-1064.

60. 吴茱萸

Wuzhuyu

EUODIAE FRUCTUS

 采制沿革

【来源】 为芸香科植物吴茱萸 *Euodia rutaecarpa*（Juss.）Benth.、石虎 *Euodia rutaecarpa*（Juss.）Benth.var.*officinalis*（Dode）Huang 或疏毛吴茱萸 *Euodia rutaecarpa*（Juss.）Benth.var.*bodinieri*（Dode）Huang 的干燥近成熟果实。药材商品多为栽培,少量野生。

【采制】

1. 道地产区 《本草精品汇要》:"道地以临江军越州吴地。"陈藏器:"吴茱萸南北总有,以吴地为好所以有吴之名。"苏颂:"吴茱萸,生上谷川谷及冤句,今处处有之,江浙、蜀汉尤多。"由此可见,吴茱萸一直以浙江绍兴为道地产区,后逐渐普及全国各地。

现主产于浙江缙云、临安、建德,江西樟树、上饶、吉安等,贵州铜仁、凯里,湖南常德,广西百色、柳州,云南昭通、文山,重庆涪陵以及陕西汉中等地。以浙江,贵州铜仁、凯里,湖南常德,江西为道地产区。

2. 采制方法 《备急千金要方》记述"九月采,停陈久者良"。现在一般于处暑前后(8月下旬)或秋季,当吴茱萸由绿色变为茶绿色或黄绿色,而心皮尚未分离时(近成熟时)即可采收(过熟则分瓣开裂,习称"开口",味淡,质次;过早采收质嫩,产率低,质量亦差)。采摘时净果穗成串剪下,应立即摊开日晒,晚上收回亦须摊开,切勿堆积,易发酵。干后用手或木棒搓揉,使果粒脱落,筛取果实,拣尽枝、叶、果柄等杂质。连晒 7~8 天至干。如遇到阴雨天气,用微火烘干,但温度不超过 60℃。晒干或烤干时,须经常翻动,使之干燥一致。

【品质】 以饱满、色绿、香气浓郁者为佳。吴茱萸通常按果实的大小分大花吴茱萸、中花吴茱萸和小花吴茱萸。以大花(粒)吴茱萸为佳。

【贮藏】 置阴凉干燥处。

🔶 **炮制规范** 🔶

一、吴茱萸

【古代炮制法则】

1. **净制** 洗,汤洗七遍(汉·《金匮要略方论》、汉·《伤寒论》)。先去叶核并杂物了(宋·《经史证类备急本草》)。瓦上出油(宋·《苏沈良方》)。汤洗去黑水(宋·《苏沈良方》)。拣出枝梗(宋·《太平惠民和剂局方》)。泡淡(宋·《扁鹊心书》、清·《吴鞠通医案》)。洗去苦味,日干(元·《汤液本草》)。去目闭口,沸汤洗通三次(明·《普济方》)。净刷去土(明·《奇效良方》)。热汤泡去头水,晒干(明·《医宗粹言》)。陈者,加温水,洗去尘垢(明·《寿世保元》)。开口者勿用(清·《医宗必读》)。

2. **切制** 杵碎(元·《汤液本草》)。晒干,捣(元·《卫生宝鉴》、明·《证治准绳》)。去芦(明·《普济方》)。锉(明·《普济方》)。

【现代炮制经验】

1. **洗净** 取原药材,抢水洗净,晒干(湖北)。

2. **浸泡** 取原药材,加沸水浸2分钟,或加滚水泡透,晒干(西安、广东)。

【现代炮制规范】

1. 除去杂质。(药典2020,湖南2005,湖北2009)

2. 除去粗梗及杂质。(四川2015,重庆2006)

3. 除去杂质,筛去灰屑。(江西2008)

4. 除去杂质,去梗。(辽宁1986)

5. 除去杂质及果柄、枝梗。(山西1984)

6. 除去杂质及果柄。(宁夏1997)

7. 取药材吴茱萸,除去杂质。(陕西2007)

8. 取原药材,除去果柄、枝及杂质,筛去碎屑。(安徽2005)

9. 取原药材,除去杂质及果柄,筛去灰屑。(湖南2010)

10 取原药材,除去杂质及果柄、枝梗,筛去灰屑。(江苏2002,贵州2005)

11. 生吴茱萸:除去杂质,投入沸水中浸2分钟,捞出,晒干。(广西2007)

12. 净吴茱萸:除去果梗及杂质,筛去灰屑。(吉林1986)

【饮片性状】本品呈球形或略呈五角状扁球形,直径2~5mm。表面暗黄绿色至褐色,粗糙,有多数点状突起或凹下的油点。顶端有五角星状的裂隙,基部残留被有黄色茸毛的果梗。质硬而脆,横切面可见子房5室,每室有淡黄色种子1粒。气芳香浓郁,味辛辣而苦。

【性味与功效】辛、苦,热;有小毒。散寒止痛,降逆止呕,助阳止泻,用于厥阴头痛,寒疝腹痛,寒湿脚气,经行腹痛,脘腹胀痛,呕吐吞酸,五更泄泻。生品多外用。

【使用注意】阴虚火旺者忌服。

【现代毒理学研究】吴茱萸有小毒,含有多种生物碱,对中枢神经有兴奋作用,大量可致神经错觉、视力障碍。服用后可出现猩红热样药疹,表现为四肢皮肤灼热、瘙痒不适,出现针尖大小鲜红色丘疹,压之褪色,颈前及上胸融合成片,界限不清,皮温升高。中毒后主要表现为：强烈的腹痛、腹泻、视物模糊、错觉、脱发、胸闷、头痛、眩晕或皮疹。

有研究比较吴茱萸全组分、水提组分、醇提组分和挥发油不同组分对小鼠急性毒性的影响。按照经典小鼠急性毒性试验方法，进行吴茱萸不同组分的小鼠急性毒性研究，试验数据用 Bliss 法计算半数致死量（LD_{50}），千克体重法计算最大耐受值（MTD），连续给药观察 14 天，结果吴茱萸不同组分对小鼠急性毒性的强度为：挥发油 > 全组分 > 醇提组分 > 水提组分，吴茱萸挥发油 LD_{50} 值为 2.70ml/（kg·d），95% 置信区间为 2.58~2.84ml/（kg·d）；吴茱萸全组分、醇提组分、水提组分无法作出 LD_{50}，MTD 试验结果按含生药量计算分别为 15.6ml/（kg·d），70.6ml/（kg·d），80.0ml/（kg·d），分别相当于临床 70kg 的人每千克日常用量的 242.7 倍、1098.2 倍和 1244.4 倍。

二、制吴茱萸

【古代炮制法则】在古代，多以其他辅料炮制，如清炒、火炮、煮制、蒸制、煎制、泡制、醋制、醋煮、酒制、焙制、煨制、浸制、黑豆制、大豆制、童便制、酒醋制、补骨脂制、黄连制、牵牛炒制、药制、糯米制、盐童便制、复制等，没有甘草水制的记载。

【现代炮制经验】吴茱萸 10 斤。甘草：5 两（吉林、大连、河南）；10 两（北京、天津、保定、山西、南京、上海、重庆）；1 斤（浙江、湖北）；1 斤 4 两（苏州、长沙）；2 斤（厦门）；2 斤半（山东、福州）；3 斤（吉林）；适量（辽宁）。水：1 斤半（苏州）；2 斤（上海）；3 斤半（北京）；15 斤（长沙）。

（1）先取甘草煎汤后，去渣[①]，趁热加入吴茱萸泡至裂开[②]，晒干[③]。

注：[①]加水煮沸 10 分钟（上海）。煮半小时，连甘草一起浸泡（山东）。用文火煮开后再煎半小时（苏州）。煎至 4 斤（浙江）。加水 35 斤煎至 30 斤（北京）。加水 15 斤煮沸 2 小时（长沙）。

[②]洗泡（辽宁），洗泡 3 次（厦门）。泡 10~15 分钟（福州、浙江、上海）。冷浸 1 小时（吉林、湖北）。2 小时（长沙）。共煮数沸或煮 2~3 开至透（天津、保定）。闷 3 小时（北京）。至水分全渗入，晾干去甘草（山东）。2~4 天（河南）。

[③]用微火炒干（辽宁、北京）；略炒（河南、重庆）；用文火炒至微有火色（山西）。

（2）取吴茱萸与甘草加入沸水中烫 10~15 分钟至裂开时，晒干，拣去甘草即可（南京、山东）。

【现代炮制规范】

1. 取甘草捣碎，加适量水，煎汤，去渣，加入净吴茱萸，闷润吸尽后，炒至微干，取出，干燥。每 100kg 吴茱萸，用甘草 6kg。（药典 2020，江苏 2002，四川 2015，湖南 2005）

2. 取甘草捣碎，加适量水煎汤，去渣，加入生吴茱萸，闷润吸尽甘草水后，用文火炒至微干，取出，晒干。每 100kg 吴茱萸用甘草 6kg。（广西 2007）

3. 取甘草捣碎，加水（1:5），煎汤，去渣，加入净吴茱萸，闷润吸尽后，炒至微干，取出晒干。每 100kg 吴茱萸，用甘草 6kg。（重庆 2006）

4. 取甘草捣碎，置锅内加适量水煎煮两次，去渣，合并滤液，趁热加入净吴茱萸拌匀，闷润吸尽后，用文火加热炒干，取出，晒干或低温干燥。（山西 1984）

5. 取甘草片，加水（1:5）煎煮两次，每次 1 小时，滤过，滤液合并，趁热加入饮片吴茱萸拌匀，闷润，俟汤吸尽后，用文火炒至微干，取出，低温干燥。每 100kg 吴茱萸，用甘草 6kg。（陕西 2007）

6. 取甘草片或碎块，加适量水，煎汤，去渣，加入净吴茱萸，闷润吸尽后，炒至微干，取

出,干燥。每 100kg 吴茱萸,用甘草 6kg。(湖北 2009)

7. 取甘草片置锅内,加水(1:5)煎煮两次,合并煎液,去渣,趁热加入净吴茱萸拌匀,稍润,待药汁吸尽,用文火炒干,取出,晾凉。每 100kg 吴茱萸,用甘草 6kg。(宁夏 1997)

8. 取净甘草片,置锅内加适量水,煎汤,去渣,加入净吴茱萸,闷润吸尽后,炒至微干,取出,晾干。每 100kg 吴茱萸用甘草 6kg。(辽宁 1986)

9. 取净吴茱萸,用甘草汁照药汁炙法炒至微干,低温干燥。每 100kg 净吴茱萸,用甘草 6kg。(贵州 2005)

10. 取原药材,除去杂质。与甘草煎液同置锅内,煮至汤被吸尽,取出,干燥。每 100kg 吴茱萸,用甘草片 6kg。甘草煎液制法:取甘草片 6kg,加水适量(约甘草量的 12 倍)煎煮两次,第一次 2 小时,第二次 1 小时,合并煎液,滤过,取滤液(约 42L)。(北京 2008)

11. 甘草制吴茱萸:取净吴茱萸,先将定量甘草片,加适量水煎取汁,去渣,趁热加入净吴茱萸,泡至裂开或煮沸至透,待汁吸尽,用文火炒微干,取出,干燥。(安徽 2005)

12. 将原药除去梗等杂质;另取甘草捣碎,加适量水,煎汤,去渣,加入净吴茱萸闷润吸尽后,干燥,筛去灰屑。每 100kg 吴茱萸,用甘草 6kg。(上海 2008)

13. 取甘草,加适量清水,熬煮至甘草味淡,捞出甘草。将净吴茱萸倒入甘草水中,煮 1~2 沸,捞出,摊开晒干或烘干。每 100kg 净吴茱萸,用甘草 6.25kg。(天津 2012)

14. 取甘草捣碎,加适量水,煎汤,去渣,加入净吴茱萸,闷润吸尽后,炒至微干,取出,低温干燥。每 100kg 吴茱萸,用甘草 6kg。(江西 2008)

15. 泡吴茱萸:取净甘草捣碎,加水适量,煎汤,去渣,加入吴茱萸,浸泡约 2 小时,然后取出,低温干燥。每 100kg 吴茱萸,用甘草 6kg。(江西 2008)

16. 制吴茱萸:取甘草片、食盐共置锅中,加适量水熬汁,捞出渣,将吴茱萸倒入锅中,煮至汁尽时,取出,晒干,晾凉。每 100kg 吴茱萸,用甘草 5kg、盐 2kg。(吉林 1986)

17. 制吴茱萸:取甘草捣碎,加盐及适量水煎汤,趁热去液,加入吴茱萸,闷润吸尽甘草盐水后,用文火炒至微干,取出,晒干。再照炒黄法炒爆。每 100kg 吴茱萸,用甘草 6kg,盐 2kg。(湖南 2010)

【饮片性状】本品形如吴茱萸,表面棕褐色至暗褐色。

【性味与功效】辛、苦,大热;有小毒。温中止痛、理气止痛。经甘草水制后,有减缓其毒性的作用,无明显耗气伤阴之弊,适于虚寒之证。

【使用注意】阴虚火旺者忌服。

【现代炮制工艺研究】有研究采用正交 $L_9(3^4)$ 试验设计,以吴茱萸碱、吴茱萸次碱及柠檬苦素的含量为指标,考察甘草用量、闷润时间、炒制温度、炒制时间 4 个因素,筛选出了制吴茱萸的最佳工艺为每 100kg 吴茱萸,用甘草 6kg 煎汤,闷浸 6 小时,于 230℃条件下炒制 10 分钟。

有研究采用吴茱萸脂溶性及水溶性成分指标图谱技术,单因素试验考察甘草用量、闷润时间、炒制温度、炒制时间 4 个因素对制吴茱萸炮制工艺的影响,结果表明制吴茱萸的最佳炮制工艺为:药材:甘草 =100:6,闷润 3 小时,180℃炒制 10 分钟。

有研究采用 $L_9(3^4)$ 正交试验设计,以吴茱萸碱、吴茱萸次碱两种生物碱的总含量为评价指标,考察甘草用量、烘干温度、烘干时间三因素,甘草制吴茱萸的最佳炮制工艺为:甘草汁用量 6.5%,烘干温度 60℃,烘干时间 8 小时。

三、盐吴茱萸

【古代炮制法则】先去叶核并杂物了,用大盆一口,使盐水洗一百转,自然无涎,日干。任入丸散中用。修事十两,用盐二两,研作末,投东流水四斗中,分作一百度洗,别有大效(宋·《经史证类备急本草》)。拣净,半两,用盐二钱,水一盏煮之。如此换水煮十四次,各至水尽,遍数足晒干,炒令紫黑色(宋·《小儿卫生总微论方》)。盐炒(元·《丹溪心法》)。盐汤洗,焙干(明·《寿世保元》、清·《本草汇》)。盐汤泡过,焙干(明·《医宗必读》)。盐汤浸去烈汁焙干用,陈久者良,闭口者多毒(明·《本草通玄》)。泡去第一次汁,盐水微炒(清·《霍乱论》)。

【现代炮制经验】

1. **盐水炒** 吴茱萸 10 斤,食盐 2~3 两,水适量(黑龙江、成都、保定、辽宁)。

(1)将吴茱萸用盐水喷匀,微火炒干(辽宁、西安、重庆)。

(2)取吴茱萸微炒或炒至略香后,加盐水拌匀,再炒干(黑龙江、保定)。

2. **盐砂炒** 吴茱萸 1 斤。食盐 2 钱,水、砂适量(重庆);食盐 4 钱,开水 1 两半,油砂 1 斤半(长沙)。

(1)先将砂炒热,加入吴茱萸炒胀,筛去砂,趁热喷入盐水炒干(重庆)。

(2)先将油砂炒热,加入甘草水浸过的吴茱萸,炒至裂开,呈浅黄色时,筛去油砂,趁热喷淋盐水,边喷边拌,闷半小时,晒干(长沙)。

【现代炮制规范】

1. 取净吴茱萸,用食盐水拌匀,闷润至盐水被吸尽,置锅内,用文火炒至稍鼓起、裂开,取出,放凉。每 100kg 吴茱萸,用食盐 2kg。(山东 2012)

2. 取净吴茱萸,用盐水拌匀,稍闷,置锅内用文火炒干,取出,晾凉。每 100kg 吴茱萸,用食盐 3kg。(宁夏 1997)

3. 取净吴茱萸,照盐水炙法炒至裂开为度。(湖南 2005)

4. 取净吴茱萸,照盐水炙法炒至干。每 100kg 吴茱萸,用盐 2kg。(四川 2015)

5. 取制吴茱萸,加盐水拌匀,稍润,置锅内用微火炒干,取出,放凉。每 100kg 吴茱萸用盐 3kg。(辽宁 1986)

6. 盐制吴茱萸:取净甘草,打碎,加水约 12 倍量,煎煮,去渣,取汁,趁热加入净吴茱萸,泡至发胀,取出,低温干燥,再照盐水炙法用文火炒至发泡。每 100kg 净吴茱萸,用甘草 10kg、食盐 1.2kg。(贵州 2005)

7. 盐炙吴茱萸:取净吴茱萸,照盐水炙法炒至裂开,稍膨起。(重庆 2006)

8. 泡吴茱萸:取吴茱萸,用开水泡约 1 小时至顶端开口,再置锅内炒热,洒入盐水至发香气,焙干。每 100kg 吴茱萸,用食盐 3kg。(江西 2008)

【饮片性状】本品形如吴茱萸,表面棕褐色至暗褐色。略有咸味。

【性味与功效】辛、苦,大热;有小毒。温中止痛、理气止痛。经盐制后引药下行,适于疝气疼痛。

【使用注意】阴虚火旺者忌服。

【现代炮制工艺研究】有研究针对市售盐吴茱萸质量差异较大,建立了盐吴茱萸的质量标准,建议盐吴茱萸的质量标准暂定为:水分含量不得高于 15.0%,总灰分含量不得高于

1.00%,醇浸出物含量不得低于30.0%,吴茱萸碱和吴茱萸次碱总量不得低于0.12%,柠檬苦素含量不得低于1.0%。

四、炒吴茱萸

【古代炮制法则】炒(汉·《金匮要略方论》)。熬(唐·《外台秘要》)。汤浸七遍,暴干。炒令熟(宋·《太平圣惠方》)。炒令焦(宋·《太平圣惠方》)。水浸去盐,淀,炒(宋·《圣济总录》)。净拣用水淘七遍微炒(宋·《圣济总录》)。水浸一宿炒干(明·《普济方》)。汤浸去性,炒黄(明·《普济方》)。去枝。滚水加盐泡五次,去毒,炒(明·《仁术便览》)。去梗,浸泡三次,炒黑(明·《济阴纲目》)。

【现代炮制经验】取吴茱萸用微火炒15~20分钟,至裂开呈焦黑色,或炒至发泡,色稍深为度(南京、成都)。

【现代炮制规范】取净吴茱萸,照清炒法炒至透出香气,较原色稍深为度。(四川2015,重庆2006)

【饮片性状】本品形如吴茱萸,表面棕褐色至暗褐色。略有焦香气。

【性味与功效】辛、苦,大热,有小毒。温中止痛、理气止痛。经炒制后,可缓和过去辛散之性,各种情况均可用,但不如其他炮制品在某一方面的作用强。

【使用注意】阴虚火旺者忌服。

【现代炮制工艺研究】有研究采用高效液相色谱法测定吴茱萸碱及吴茱萸次碱的含量,对吴茱萸炮制工艺进行优选。结果表明:烤制时间80分钟,烤制温度100℃,放置厚度1cm为最佳炮制条件。

五、姜汁制吴茱萸

【古代炮制法则】唐代《食疗本草》有“脚气冲心可和生姜汁饮”,为后世姜汁制法的雏形。

【现代炮制经验】吴茱萸1斤,生姜4两(成都)。

取吴茱萸加姜汁与适量水浸透后炒干。

【现代炮制规范】取净吴茱萸,照姜汁炙法炒干。每100kg吴茱萸,用生姜25kg。(贵州2005)

【饮片性状】本品形如吴茱萸,表面棕褐色至暗褐色。略有姜香气。

【性味与功效】辛、苦,大热;有小毒。温中止痛、理气止痛。姜制长于温胃止呕。

【现代炮制工艺研究】有研究采用$L_9(3^4)$正交试验设计,以吴茱萸碱、吴茱萸次碱及柠檬苦素的含量为指标,考察姜用量、闷润时间、炒制温度、炒制时间4个因素对姜制吴茱萸炮制工艺的影响,结果其最佳炮制工艺为:药材与干姜比例为100∶7.5,闷润4小时,160℃炒制8分钟。

有研究采用吴茱萸脂溶性及水溶性成分指纹图谱技术,考察姜用量、闷润时间、炒制温度、炒制时间4个因素对制吴茱萸炮制工艺的影响。结果最佳炮制工艺为:药材与干姜用量比100∶7,闷润时间2小时,炒制温度150℃,炒制时间8分钟。

六、黄连制吴茱萸

【古代炮制法则】同黄连一处炒,各半两(明·《奇效良方》)。凡使汤浸去苦汁六七遍,然后用盐水或黄连炒(明·《医学入门》)。用川黄连二两,吴茱萸二两,汤泡七次,同炒香,拣出,各自为末(清·《握灵本草》)。

【现代炮制经验】吴茱萸 1 斤,黄连 2 两(山东、成都)。

(1)取黄连加沸水浸泡后,取汁浸吴茱萸,至汁被吸尽后炒干(成都)。

(2)取黄连加水煮半小时后,加入吴茱萸炒干,簸去黄连即可(山东)。

【现代炮制规范】

1. 取黄连,加水煎煮,取汁浸润吴茱萸,待黄连水被吸尽,再炒干。每 100kg 吴茱萸,用黄连 10.6kg。(四川 2015)

2. 取黄连,加水煎煮,取汁浸润吴茱萸,待黄连水被吸尽,再炒干。每 100kg 吴茱萸,用黄连 12kg。(重庆 2006)

3. 连吴茱萸:将净黄连片置锅内,加水适量,煎煮 2 次,去渣,合并 2 次煎液,趁热加入净吴茱萸中,拌匀,稍润,待黄连汁液被吸尽后,文火炒干,取出,放凉。每 100kg 吴茱萸,用黄连 10kg。(山东 2012)

4. 黄连炒:取原药拣净杂质及果柄,每 50kg 吴萸用黄连 1kg,先将黄连用水适量,置锅内煮沸约 1 小时,滤渣取汁,与吴茱萸拌匀,稍吸片刻,炒至水干,有香辣气,呈黑褐色,取出,晾冷即可。(云南 1986)

【饮片性状】本品形如吴茱萸,表面棕褐色至黑褐色。有香辣气。

【性味与功效】辛、苦,大热;有小毒。温中止痛、理气止痛。黄连炮制后减少其温燥之性,适合于肝胆不和,呕吐吞酸。

【使用注意】阴虚火旺者忌服。

七、醋吴茱萸

【古代炮制法则】若用醋煮,即先沸醋三十余沸,后入萸,待醋尽(晒)干,每用十两,使醋一溢为度(宋·《经史证类备急本草》)。一两用米醋一中盏浸一宿,掘一地坑可深五六寸,用炭火烧令赤,去灰入萸及醋用盆合勿令泄气,候冷取出(宋·《太平圣惠方》)。醋炒(宋·《博济方》)。醋浸一宿,炒令黄色(宋·《圣济总录》、明·《普济方》)。米醋熬(宋·《三因极一病证方论》)。

【现代炮制经验】

吴茱萸 1 斤。醋:2 两(成都);4 两(山东);适量(河南)。

(1)取吴茱萸加醋浸透,炒干(成都)。

(2)取甘草水浸过的吴茱萸加醋炒干(山东)。

【现代炮制规范】

1. 取净吴茱萸,照醋炙法炒至裂开为度。每 100kg 吴茱萸,用醋 18kg。(河南 2005)

2. 取净吴茱萸,照醋炙法炒至干。每 100kg 吴茱萸,用醋 12.5kg。(重庆 2006)

3. 醋吴茱萸:取净吴茱萸,照醋炙法炒至干。每 100kg 吴茱萸,用醋 12.5kg。(四川 2015)

【饮片性状】本品形如吴茱萸,表面棕褐色至暗褐色。略有醋香气。

【性味与功效】辛、苦,大热,有小毒。温中止痛、理气止痛。醋制后增强入肝的趋向,适宜于厥阴头痛,寒疝腹痛,寒湿脚气,经行腹痛,脘腹胀痛。

【使用注意】阴虚火旺者忌服。

八、酒吴茱萸

【古代炮制法则】 酒煮服(唐·《食疗本草》)。酒浸一宿炒(宋·《圣济总录》)。拣净,好酒少许洗焙(元·《卫生宝鉴》)。酒浸,炒令香熟(明·《普济方》)。酒洗(清·《医宗金鉴》)。

【现代炮制经验】 吴茱萸1斤。酒:2两(成都);4两(山东)。

(1) 取吴茱萸加酒浸透,炒干(成都)。

(2) 取甘草水浸过的吴茱萸加酒炒干(山东)。

【现代炮制规范】

1. 取净吴茱萸,照酒炙法炒至裂开为度。每100kg吴茱萸,用酒12kg。(河南2005)

2. 将净吴茱萸置锅内,加白酒,拌匀,吸尽,用文火炒至表面黑褐色至黑色,微发泡,有香气,取出,晾凉,筛去碎屑。每100kg净吴茱萸,用白酒10kg(云南2005)

3. 酒炒:取原药拣净杂质及梗,筛净灰屑置于锅内,每50kg加白酒5kg,用文火边炒边洒,炒至呈黑褐色,微发泡,有香辣气,取出,晾冷即可。(云南1986)

【饮片性状】 本品形如吴茱萸,表面黑褐色至黑色,微发泡,有香辣气。略有酒香气。

【性味与功效】 辛、苦,大热;有小毒。温中止痛、理气止痛。酒制后能增强吴茱萸温通行气止痛的作用。

【使用注意】 阴虚火旺者忌服。

【现代炮制机制研究】 据现代药理研究,吴茱萸所含生物碱有镇痛、抗炎、降压及使体温上升的药理作用,其主要成分为吴茱萸碱和吴茱萸次碱,前者比后者多1个甲基,由于甲基的存在阻碍了另一位上氮氢的释放,同时氮原子所在双键共轭系统消失,因此碱性大大增强。吴茱萸次碱没有以上因素,同时由于氮氢存在反而显出酸的性质。两种生物碱在酸性环境下表现出不同的变化。因此不同的辅料对各成分影响不同,用醋制后吴茱萸次碱含量下降,盐制吴茱萸碱及次碱含量都较生品高,认为盐制吴茱萸具有增加溶出的作用。

另据报道,对吴茱萸不同炮制品的镇痛消炎作用做了研究和分析,证明甘草制吴茱萸镇痛消炎作用最强,对加工后生物碱的含量变化研究表明:在加工过程中,由于水溶性成分的损失使单位重量药物中,吴茱萸新碱含量增加,相反羟基吴茱萸碱的含量减少,而吴茱萸碱和次碱变化不大,由于各成分比例的变化,炮制和生品的作用会发生变化。对吴茱萸及甘草炮制品进行定性、定量比较,结果表明:吴茱萸及炮制品均含有生物碱和辛弗林,只是含量有一定变化。

吴茱萸含挥发油0.4%以上,是吴茱萸中另一重要成分,油中主要成分吴茱萸烯为油的香气成分,具有一定的药理活性,专家认为药物的燥性与挥发油有关,吴茱萸经过炮制后其成分有了明显变化,含量减少,辛香之气大大减弱,去苦烈汁,去涎,降低副作用。挥发油按生品、醋制品、甘草制品、盐制品得率依次下降,盐制品挥发油含量下降最多,仅为生品的一半。生品挥发油共79个组分,甘草制品共81个,其中甘草制品挥发油中有13个化合物在样品中未被检出,生品挥发油中3个化合物在样品中未被检出。另外,经甘草炮制后,挥发油各组分含量发生了改变,其中像β-水芹烯、β-罗勒烯及月桂烯等主要成分的含量也有较大变化,由于甘草不含挥发油,因此这些组分的改变都来自吴茱萸的药材本身。对吴茱萸及其醋制品、盐制品、甘草炮制品的17种氨基酸进行分析,结果表明,各种方法炮制后氨基酸总量有所下降,但变化不大,提示炮制后降低毒性与所含氨基酸无关。

根据吴茱萸炮制前后多糖的含量变化,以探讨甘草炙吴茱萸的炮制机制,结果生品总糖含量为39.30%,得率为5.01%;制品总糖含量为48.37%,得率为6.19%,较生品多糖得率上升了23.54%。结论:吴茱萸经甘草炙后,多糖得率显著上升。

参 考 文 献

[1] 黄伟,赵燕,孙蓉.吴茱萸不同组分对小鼠急性毒性试验比较研究[J].中国药物警戒,2010,7(3):129-134.

[2] 马青青,陈国华,赵超,等.正交试验法优选制吴茱萸的炮制工艺[J].中国实验方剂学杂志,2010,16(13):35-38.

[3] 陈国华,马青青,周欣,等.指纹图谱技术优选甘草炙吴茱萸的炮制工艺[J].中国实验方剂学杂志,2012,18(17):31-35.

[4] 郭昊,曹岗,丛晓东,等.正交试验法优选甘草制吴茱萸的炮制工艺[J].中华中医药学刊,2013,31(2):326-328.

[5] 石典花,孙立立.盐吴茱萸质量标准研究[C]//中华中医药学会中药炮制分会2011年学术年会论文集.北京:中华中医药学会中药炮制分会,2011:368-372.

[6] 陈维旗,廖建萍,任卫琼.正交设计法优选吴茱萸炮制工艺研究[J].中医药导报,2005,11(4):69-70.

[7] 马青青,龚小见,陈华国,等.正交试验法优选姜制吴茱萸的炮制工艺[J].中国实验方剂学杂志,2011,17(19):81-84.

[8] 陈华国,马青青,周欣,等.指纹图谱技术优选姜制吴茱萸的炮制工艺[J].中国实验方剂学杂志,2013,19(1):32-36.

[9] 张韬,张世臣,魏璐雪.吴茱萸及其炮制品中生物碱的含量测定[J].中国中药杂志,1994,19(7):409-411,447.

[10] 蒋建春,陆兔林.吴茱萸不同炮制品镇痛抗炎作用的研究[J].时珍国药研究,1997,8(5):421.

[11] 张韬,张世臣,魏璐雪.中药吴茱萸炮制前后挥发油成分分析[J].中国中药杂志,1994,19(6):341-343,383.

[12] 张晓凤,高南南,刘红玉,等.吴茱萸炮制前后挥发油成分及毒性的比较研究[J].解放军药学学报,2011,27(3):229-232.

[13] 李群,王易宾,李成韶,等.吴茱萸炮制前后生物碱及毒性比较[J].中成药,1993,15(4):19-21,49.

[14] 李晓萌,郭昊,单琪媛,等.甘草炙吴茱萸炮制前后多糖含量比较研究[J].中华中医药学刊,2012,30(11):2426-2427.

61. 鸦胆子

Yadanzi

BRUCEAE FRUCTUS

◆ 采制沿革 ◆

【来源】为苦木科植物鸦胆子 *Brucea javanica* (L.) Merr. 的干燥成熟果实。药材商品多来源于野生。

【采制】

1. **道地产区**　清《本草纲目拾遗》中记载鸦胆子"……此物出闽广云贵,虽诸家本草未收,药肆中皆有之"。清代地域分布与当前差异不大,"闽广云贵"即为现代的福建、广东、云南、贵州等地。《植物名实图考》中记载"鸦蛋子生云南……",说明鸦胆子曾以别名"鸦蛋子"生长于云南。《药物出产辨》中记载"鸦胆子产广东北江,惠州博罗等处亦有出"。由此可见,福建、广东、云南、贵州是鸦胆子的道地产地。

现主产于我国广东、福建、台湾、广西、海南和云南等省区;云南生于海拔 950~1 000m 的旷野或山麓灌丛中或疏林中。亚洲东南部至大洋洲北部也有分布。

2. **采制方法**　《本草纲目拾遗》记载"用小铁锤轻敲其壳,壳破肉出,其大如米"。现 7—12 月果实成熟,果皮变黑紫色时分批采收,扬净,晒干。

【品质】药材以粒大、饱满、种仁色白、油性足者为佳。

【贮藏】置干燥处。

❖ 炮制规范 ❖

一、鸦胆子

【古代炮制法则】鸦胆子始载于《本草纲目拾遗》,记载有"去壳"的炮制要求。

【现代炮制规范】

1. 除去果壳及杂质。(药典 2020,河南 2005,天津 2012)

2. 取原药材,除去杂质。用时去壳。(全国规范 1988)

3. 除去杂质,配方时捣碎;鸦胆子仁:将净鸦胆子砸破,除去壳。(甘肃 1980)

4. 除去果壳及杂质,取净仁用。(广东 1984)

5. 除去果壳及杂质,洗净泥土,捞出,晒干,用时捣碎。(吉林 1986)

6. 除去果壳及杂质。(河南 2005)

7. 取原药材,除去杂质。用时打碎。(安徽 2005)

8. 除去杂质及果壳。(四川 2002,重庆 2006)

9. 除去杂质,用时去壳取仁。(广西 2007)

10. 除去果壳及杂质,用时去壳取仁。(江西 2008)

11. 取原药材,除去杂质。(北京 2008)

12. 将原药材除去杂质,淘净,干燥,筛去灰屑。(上海 2008)

13. 除去果壳和杂质。用时捣碎。(辽宁 1986)

14. 除去杂质,用时去壳。(宁夏 1997,湖北 2009)

15. 取药材鸭胆子,除去杂质。(陕西 2007)

16. 取原药材,除去杂质。用时除去果壳。(浙江 2005)

17. 取原药材,除去果壳及杂质。用时捣碎。(山西 1984)

18. 取原药材,除去杂质,干燥。(湖南 2010)

19. 取原药材,除去杂质。用时打碎。(安徽 2005)

20. 取原药挑净杂质,用时去壳取仁,用桂圆肉包裹或用胶囊装吞服。(云南 1986)

21. 取原药材,除去杂质,筛去灰屑。(江苏 2002,贵州 2005)

22. 除去杂质及外壳。用时捣碎。(内蒙古 1977)

【饮片性状】本品呈卵形,长 6~10mm,直径 4~7mm。表面黑色或棕色,有隆起的网状皱纹,网眼呈不规则的多角形,两侧有明显的棱线,顶端渐尖,基部有凹陷的果梗痕。果壳质脆而硬,种子卵形,长 5~6mm,直径 3~5mm,表面类白色或黄白色,具网纹;种皮薄,子叶乳白色,富油性。气微,味极苦。

【性味与功效】苦,寒;有小毒,归大肠、肝经。清热解毒,截疟,止痢;外用腐蚀赘疣。

【使用注意】对胃肠道有刺激作用,可引起恶心、呕吐、腹痛,对肝、肾亦有损害,故不宜多服久服。脾胃虚弱呕吐者禁服。

【现代毒理学研究】鸦胆子的主要成分为苦木内酯、生物碱、三萜和脂肪酸类,其中苦木内酯类成分是鸦胆子的特征性成分,也是鸦胆子的有效活性成分。其中的鸦胆子苷、鸦胆苦醇等可能是鸦胆子的主要毒性成分。急性中毒表现为中枢神经系统抑制、呕吐、腹泻、尿量减少、四肢软弱甚至瘫痪,还有肝损伤,外用过敏反应等。鸦胆子全组分、水提组分、醇提组分的小鼠口服 LD_{50} 分别为 3.14g/kg、4.023g/kg、3.320g/kg,分别相当于临床日用量的 110 倍、140.8 倍、116 倍,腹泻、尾部发绀是主要的急性毒性症状。

二、鸦胆子霜

【古代炮制法则】去壳搥去油(清·《本草纲目拾遗》)。去壳纸包压去油(清·《本草纲目拾遗》)。

【现代炮制规范】取原药去壳取仁,炒热后碾碎,用草纸包裹数层,外加麻布包紧,压于重物之下 1~2 日,使纸吸油,反复数次,至油尽为度,取出,即可(亦可用榨油机去油)。(云南 1986)

【饮片性状】本品为类白色或黄白色的粉末状。有油腥气,味极苦。

【性味与功效】味苦,寒;有小毒,归大肠、肝经。清热解毒,截疟,止痢;外用腐蚀赘疣。压油制霜可去除部分油脂,从而降低毒性成分的含量,减少毒性。

【使用注意】对胃肠道有刺激作用,可引起恶心、呕吐、腹痛,对肝肾亦有损害,故不宜多服久服。脾胃虚弱呕吐者禁服。

参 考 文 献

[1] 傅丽霞,黄崇刚,林明宝,等. 鸦胆子苦木内酯类成分及其药理活性研究进展[J]. 中国药理学通报,
2016,32(11):1481-1486.

[2] 陈义杰. 中药鸦胆子的研究进展[C]// 华东区第二十次中兽医科研协作与学术研讨会论文集. 杭州:
中兽医学杂志,2011:222-224.

[3] 梁晶. 鸦胆子油乳致肝损害 9 例临床分析[J]. 安徽医药,2007,11(1):93-94.

[4] 柴惠敏. 外用鸦胆子过敏 1 例[J]. 山西中医,2008,24(7):13.

[5] 孙蓉,杨倩,张作平,等. 鸦胆子不同组分对小鼠急性毒性的比较研究[J]. 中国药物警戒,2010,7(2):
73-77.

62. 牵牛子

Qianniuzi

PHARBITIDIS SEMEN

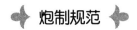 采制沿革

【来源】为旋花科植物裂叶牵牛 *Pharbitis nil*（L.）Choisy 或圆叶牵牛 *Pharbitis purpurea*（L.）Voigt 的干燥成熟种子。牵牛子商品来源于野生及栽培。

【采制】

1. **道地产区**　宋《本草图经》云："牵牛子，旧不著所出州土，今处处有之。"《本草品汇精要》载"道地:越州"，即今之浙江绍兴市。

现全国各地均有分布和出产。

2. **采制方法**　《本草品汇精要》载"采:二月取子。收:暴干"。现一般于 8—10 月果实成熟、果壳未开裂时，将藤割下，晒干，打出种子，除去杂质，即可。

【品质】以身干，颗粒均匀、饱满、无果壳等杂质者为佳。

【贮藏】置干燥处。

炮制规范

一、牵牛子

【古代炮制法则】

1. **净制**　淘去浮者，揩拭干热，取末……余滓不用(宋·《苏沈良方》)。洗净(宋·《圣济总录》)。拣净(金·《儒门事亲》)。取仁(元·《世医得效方》)。生取末(元·《世医得效方》)。去头尾(明·《普济方》)。水淘去浮者取沉者晒干(明·《医学入门》)。取子，淘去浮者，舂去皮(清·《本草从新》)。

2. **切制**　研烂取头末用(宋·《小儿药证直诀》、清·《医宗说约》)。取粉(宋·《传信适用方》)。去皮取末(宋·《疮疡经验全书》)。舂去皮用(清·《本草备要》)。

【现代炮制经验】取原药材，拣净杂质，洗净，晒干或用微火烘干。

【现代炮制规范】

1. 除去杂质。用时捣碎。(药典 2020，天津 2012)

2. 除去杂质，洗净，干燥，用时捣碎。(江西 2008)

3. 除去杂质，洗净，晒干，用时捣碎。(宁夏 1997)

4. 除去杂质。用时捣碎。(四川 2015，河南 2005，重庆 2006，湖北 2009)

5. 将原药淘净，干燥，除去瘪粒等杂质，筛去灰屑。(上海 2008)

6. 取原药，除去杂质，洗净，干燥。用时捣碎。(浙江 2005)

7. 取原药材，除去杂质，淘去瘪粒，干燥。用时捣碎。(贵州 2005)

8. 取原药材，除去杂质，淘去瘪粒及果壳，干燥。(江苏 2002)

9. 取原药材,除去杂质,洗净,干燥。(湖南 2010)

10. 取原药材,除去杂质、瘪粒及果壳。用时捣碎。(安徽 2005)

11. 取原药材,拣去杂质,洗净,干燥。(山西 1984)

12. 生牵牛子:除去杂质,用时捣碎。(广西 2007)

【饮片性状】本品似瓣状,长 4~8mm,直径 3~5mm。表面灰黑色或淡黄白色,背面有一条浅纵沟,腹面棱线的下端有一点状种脐,微凹。质硬,横切面可见淡黄色或黄绿色皱缩折叠的子叶,微显油性。气微,味辛、苦,有麻感。

【性味与功效】苦,寒;有毒。泻水通便,消痰涤饮,杀虫攻积。用于水肿胀满,二便不通,痰饮积聚,气逆喘咳,虫积腹痛。

【使用注意】孕妇禁用,体质虚弱者慎服。不宜多服久服,以免引起头晕头痛、呕吐、剧烈腹痛腹泻、心率加快、心音低钝、语言障碍、突然发热、血尿、腰部不适,甚至高热昏迷,四肢冰冷,口唇发干,全身皮肤青紫,呼吸急促短浅等中毒反应。不宜与巴豆、巴豆霜同用。

【现代毒理学研究】牵牛子的化学成分主要有牵牛子苷、生物碱类、糖类、蛋白质、固醇化合物类、色素及脂肪油等。牵牛子的毒性表现在 3 方面:①牵牛子苷及其他一些成分对胃肠的直接刺激可引起呕吐、腹痛、腹泻及黏液血便等症状,继而产生脱水及电解质紊乱等现象;②牵牛子可直接损害肝、肾,导致肾衰竭,引起少尿、血尿和蛋白尿;③重者尚可损及神经系统,发生语言障碍、昏迷等。实验表明,牵牛子静脉注射 1mg/kg,对麻醉犬、兔的血压、呼吸无明显影响,对小鼠皮下注射的 LD_{50} 为 37.5mg/kg。

二、炒牵牛子

【古代炮制法则】炒熟(唐·《仙授理伤续断秘方》、宋·《史载之方》)。用新瓦入火(爆),得通赤,便以牵牛顿在瓦上,自然一半生一半熟,不得拨动(宋·《博济方》、宋·《普济本事方》)。微炒捣取头末有力(宋·《旅舍备要方》、明·《医宗粹言》)半生半炒(宋·《伤寒总病论》)。一斤,生捣末八两,馀淬以新瓦炒香再捣,取四两(宋·《圣济总录》、清·《串雅内编》)。炒黄,取末(宋·《小儿卫生总微论方》)。瓦上炒,令干(宋·《洪氏集验方》)。烧热瓦上匀铺,不可拨动,盖欲半生半熟(宋·《类编朱氏集验医方》)。五两,内将二两生杵取末半两,余三两于铫内炒,候匀熟便杵为末,称三分(明·《普济方》)。炒焦(明·《普济方》)。炒,锅内煮数沸(明·《奇效良方》)。一斤,炒碾,头末半斤(明·《奇效良方》)。炒研煎汤,并取头末(明·《本草蒙筌》)。半生半炒取头末(清·《幼幼集成》)。头末炒半生(清·《串雅内编》)。

【现代炮制经验】

1. **炒黄** 取牵牛子用微火炒至微香、鼓起并呈黄色,或有爆裂声为度;或用时再捣碎(黑龙江、吉林、大连、北京、天津、山西、西安、山东、镇江、浙江、江西、成都、贵州、云南)。

2. **炒焦** 取牵牛子置热锅中,炒至微焦发胀并有香味为度(保定)。

3. **砂烫** 先将砂炒热,再加牵牛子炒胀后,筛去砂,再碾细即可(重庆)。

【现代炮制规范】

1. 取净牵牛子,照清炒法炒至稍鼓起。用时捣碎。(药典 2020)

2. 除去杂质,洗净,捞出,晒干;另置锅中,用文火炒至微鼓起时,取出,晾凉,用时捣碎。(吉林 1986)

3. 取净牵牛子,照炒黄法,炒至微鼓起,表面微焦。(安徽 2005)

4. 取净牵牛子,照清炒法炒至稍鼓起。用时捣碎。(湖北 2009)

5. 取净牵牛子,照清炒法文火炒至稍鼓起,颜色加深。(湖南 2010)

6. 取净牵牛子,照清炒法炒至鼓起、爆裂、有香气,取出,放凉,用时捣碎。(江西 2008)

7. 取净牵牛子,照清炒法炒至微鼓起、有香气逸出。用时捣碎。(贵州 2005)

8. 取净牵牛子,照清炒法炒至稍鼓起,用时捣碎。(河南 2005)

9. 取净牵牛子,照清炒法炒至稍鼓起。用时捣碎。(四川 2015,重庆 2006)

10. 取净牵牛子,置锅内,用文火炒至微鼓起,表面微焦,取出放凉。(江苏 2002)

11. 取净牵牛子,置锅内,用文火加热,炒至微鼓起,颜色加深时,取出,晾凉,用时捣碎。(宁夏 1997)

12. 取净牵牛子,置锅内,用文火加热炒至微鼓起,有香气时,取出,放凉。(山西 1984)

13. 取牵牛子,炒至表面稍鼓起、有爆裂声、香气逸出时,取出,摊凉。用时捣碎。(浙江 2005)

14. 取牵牛子,除去杂质,置锅内用微火炒至稍鼓起,取出,放凉。用时捣碎。(辽宁 1986)

15. 取生牵牛子,置锅内用文火炒至稍鼓起,取出,放凉,用时捣碎。(广西 2007)

16. 取饮片牵牛子,照清炒法炒至稍鼓起。(陕西 2007)

17. 取原药材,除去杂质,置热锅内,用文火炒至表面颜色变深,微鼓起时,取出,晾凉。(北京 2008)

18. 清炒:取原药拣净杂质,放入锅内,用文火炒至膨胀,呈黑色,有香气,取出,晾冷,筛去灰屑,用时捣碎。(云南 1986)

【饮片性状】本品形如牵牛子,表面黑褐色或黄棕色,稍鼓起。微具香气。

【性味与功效】苦、寒;有毒。泻水通便,消痰涤饮,杀虫攻积。炒制后有利于煎煮,同时降低药物寒凉性。

【使用注意】不宜与巴豆、巴豆霜同用。

【现代炮制机制研究】有研究发现牵牛子(黑丑、白丑)生熟饮片水提液的紫外谱线组有明显差异。牵牛子炒制品较生品中咖啡酸含量均有不同程度的降低。

【现代炮制工艺研究】有研究采用正交试验法,对炒制工艺的炒制时间、炒制温度、投药量 3 个因素进行考察,以咖啡酸和咖啡酸乙酯及浸出物百分含量为指标,采用高效液相色谱法优选出炒牵牛子的最佳炮制工艺为:取牵牛子 200g,炒制 8 分钟。

三、蜜牵牛子

【现代炮制规范】取净牵牛子,置锅内,照蜜炙法炒至不粘手为度(河南 2005)。

【性味与功效】苦,寒;有毒。泻水通便,消痰涤饮,杀虫攻积。蜜炙后有利于降低药物劣性。

【使用注意】不宜与巴豆、巴豆霜同用。

参考文献

[1] 敖冬梅,魏群. 牵牛子研究进展[J]. 中国中医药信息杂志,2003,10(4):77-80.

[2] 孙方成. 牵牛子及其所致的副作用[J]. 中医杂志,1964(5):29.

[3] DUGAN G M,GUMBMANN M R. Toxicological evaluation of Morning glory seed:subchronic 90-day feeding study[J]. Food and chemical toxicology,1990,28(8):553-559.

[4] SOLYOM L,KINGSTONE E. An obsessive neurosis following morning glory seed ingestion treated by aversion relief[J]. Journal of behavior therapy and experimental psychiatry,1973,4(3):293-295.

[5] 张颂,陈昭文,强美玉,等. 牵牛子的研究[J]. 南京药学院学报,1959,(4):36-40.

[6] 田连起,石延榜,李波,等. 牵牛子炒制前后紫外谱线组研究[C]//全国第二届中药药效提高与有效成分分析研讨会论文集. 2010:152-155.

[7] 冯鑫,袁杰,金传山,等. 不同产地牵牛子生品及炒制品咖啡酸含量测定[J]. 安徽中医药大学学报, 2016,35(2):91-93.

[8] 鞠成国,王巍,侯影,等. 中药牵牛子炮制工艺研究[C]//全国第二届中药药效提高与有效成分分析研讨会论文集. 2010:20-22.

63. 急性子

Jixingzi

IMPATIENTIS SEMEN

❀ 采制沿革 ❀

【来源】为凤仙花科植物凤仙花 *Impatiens balsamina* L. 的干燥成熟种子。商品多来源于栽培。

【采制】

1. **道地产区** 明《救荒本草》言"人家园圃多种,今处处有之"。《本草纲目》载"凤仙人家多种之,极易生"。《本草汇言》云"凤仙花,人家园圃多种之"。均言其极易生长,多被栽种于房前屋后园圃之中。并未列明具体的道地产地。《药物出产辨》中记载"急性子产广东三水属"。

现全国大部分地区均有分布,主产于江苏苏州、南通、南京;浙江兰溪、金华;河北保定;天津郊区;安徽蚌埠、阜阳等地。

2. **采制方法** 《本草纲目》载"生青熟黄,犯之即裂"。《本草汇言》载"四月开花结子"。并未列明具体的采制方法。现通常夏、秋季果实即将成熟时采收,晒干,除去果皮和杂质。

【品质】以颗粒饱满、棕褐色者为佳。

【贮藏】置通风干燥处。

✤ 炮制规范 ✤

一、急性子

【古代炮制法则】捣碎（明·《景岳全书》）

【现代炮制规范】

1. 取原药材，除去果皮及杂质。（全国规范 1988，贵州 2005）

2. 取原药材，除去杂质。（北京 2008）

3. 取原药材，除去杂质，用时捣碎。（山西 1984，安徽 2005）

4. 除去杂质，用时捣碎。（内蒙古 1977）

5. 除去杂质，筛去灰屑。（吉林 1986）

6. 将原药除去杂质，淘净，干燥，筛去灰屑。（上海 2008）

7. 取原药材，除去果皮、灰屑等杂质。（江苏 2002）

8. 取原药，除去果皮等杂质。筛去灰屑。（浙江 2005）

9. 除去杂质，洗净，干燥。（江西 2008）

10. 除去杂质，洗净，晒干。用时捣碎。（河南 2005）

11. 除去杂质，筛去灰屑，配方时捣碎。（湖北 2009）

12. 取原药材，除去杂质，抢水洗净，干燥。（湖南 2010）

13. 除去杂质，干燥。（重庆 2006，四川 2015）

14. 取药材急性子，除去杂质，洗净，干燥。（陕西 2007）

15. 除去杂质，筛去杂质，洗净，干燥。（宁夏 1997）

【饮片性状】本品呈椭圆形、扁圆形或卵圆形，长 2~3mm，宽 1.5~2.5mm。表面棕褐色或灰褐色，粗糙，有稀疏的白色或浅黄棕色小点，种脐位于狭端，稍突出。质坚实，种皮薄，子叶灰白色，半透明，油质。气微，味淡、微苦。

【性味与功效】微苦、辛，温；有小毒。破血，软坚，消积。用于癥瘕痞块，经闭，噎膈。

【使用注意】内无瘀积者及孕妇禁用。

【现代毒理学研究】急性子的主要化学成分为脂肪油、黄酮类、萘醌类、皂苷类、多肽及蛋白质类、多糖类、挥发油类及微量元素等，挥发油可能是其毒性成分之一。通过对急性子油进行急性毒性试验考察，给小鼠灌胃，24 小时内连续 2 次给药，给药初期可见小鼠大量出汗、躁动不安、食量减少，4 天后开始好转，停药后症状消失，且未造成小鼠死亡。LD_{50} 未测出，试验证明急性子油对小鼠的 LD_{50} 大于 72g/（kg·d），急性子油的密度为 0.9g/ml，相当于急性子生药 LD_{50} 大于 360g/（kg·d）。

二、炒急性子

【古代炮制法则】微炒用（清·《得配本草》）。炒（清·《本草纲目拾遗》）。

【现代炮制规范】

1. 取净急性子，置锅内，文火炒至变色，有香气逸出时，取出，放凉。（山东 2012）

2. 取净急性子，照清炒法炒至有香气。（重庆 2006）

3. 取急性子,除去杂质和残留的果皮,照清炒法炒至有香气。(四川 2015)

【饮片性状】 形同急性子,表面色泽加深,种皮破裂。

【性味与功效】 微苦、辛、温;有小毒。破血,软坚,消积。用于癥瘕痞块,经闭,噎膈。孕妇慎用。炒制后挥发油减少,同时有利于其他成分煎出。

【使用注意】 孕妇慎用。

【现代炮制机制研究】 有研究比较急性子炒制前后挥发性成分的组成和含量,发现炒制前后其挥发性成分的组成和含量变化较大,炒制后急性子在香料、香精和食品工业中应用价值较高,然而炒制前后急性子的药理作用变化不大。

参 考 文 献

［1］李琼阁,胡敦梅,丁玉峰. 中药急性子化学成分及药理作用的研究进展［J］. 中国药师,2012,15(2):262-264.

［2］陈明霞,王相立,张玉杰. 中药急性子油类成分分析及毒性考察［J］. 中国中药杂志,2006,31(11):928-929.

［3］曹利,卢金清,叶欣,等. HS-SPME-GC-MS 联用分析急性子生品和炒制品挥发性成分［J］. 中国实验方剂学杂志,2017,23(2):69-74.

64. 蛇床子
Shechuangzi
CNIDII FRUCTUS

采制沿革

【来源】 为伞形科植物蛇床 *Cnidium monnieri*(L.)Cuss. 的干燥成熟果实。蛇床子商品均来源于野生资源。

【采制】

1. **道地产区** 《本草图经》《经史证类备急本草》《本草蒙筌》多认为"全国处处有之,而扬州、襄州者胜"。《本草品汇精要》载"今处处有之。道地:扬州、襄州、南京"。扬州即今之江苏扬州市,襄州即今之湖北襄樊市,南京即今之江苏南京市。《药物出产辨》中记载"蛇床子广东广西各属均有出。以江苏镇江府为多"。可见,江苏是蛇床子的道地产地之一。

现主产于河北保定、邯郸、沧州;山东沾化;浙江金华、宁波;江苏镇江、苏州、扬州、盐城、徐州;四川温江、金堂、崇州等地。

2. **采制方法** 《神农本草经》记载"蛇床子五月采实,阴干";《新修本草》《本草纲目》《名医别录》《经史证类备急本草》与之类似。而《本草蒙筌》中提到"蛇床子,近秋收采,背日阴干"。《本草品汇精要》载"采:五月取实。收:阴干"。现通常夏、秋二季果实成熟时采收,除去杂质,晒干。

【品质】 以颗粒饱满、色灰黄、气味浓厚、无杂质者为佳。

【**贮藏**】置干燥处。

❖ 炮制规范 ❖

一、蛇床子

【**古代炮制法则**】

1. **净制**　去皮壳(元·《世医得效方》)。去埃土(元·《活幼心书》)。
2. **切制**　碾为细末(明·《普济方》)。去壳取仁微研用(清·《长沙药解》)。

【**现代炮制经验**】取原药材,拣净杂质,筛去泥沙即可。

【**现代炮制规范**】

1. 除净杂质,筛去灰屑。(吉林1986)

2. 除去杂质,筛去灰屑。(河南2005,江苏2008,湖北2009)

3. 除去杂质。(四川2015,重庆2006,广西2007)

4. 除去杂质及灰屑。(辽宁1986)

5. 将原药除去杂质,筛去灰屑。(上海2008)

6. 取药材蛇床子,除去杂质及灰屑。(陕西2007)

7. 取原药,除去杂质。筛去灰屑。(浙江2005)

8. 取原药材,除去杂质,干燥,筛去灰屑。(湖南2010)

9. 取原药材,除去杂质,筛去灰屑。(山西1984,贵州2005,北京2008)

10. 取原药材,除去杂质。(天津2012)

11. 取原药材,筛去灰屑,除去杂质。(江苏2002)

12. 取原药材,筛去碎屑,除去杂质。(安徽2005)

13. 广蛇床子　生用:取原药拣净杂质,筛去灰屑,即可。(云南1986)

【**饮片性状**】本品为双悬果,呈椭圆形,长2~3mm,直径约为2mm。表面灰黄色或灰褐色,顶端有2枚向外弯曲的柱基,基部偶有细梗。分果的背面有薄而突起的纵棱5条,接合面平坦,有2条棕色略突起的纵棱线。果皮松脆,揉搓易脱落。种子细小,灰棕色,显油性。气香,味辛凉,有麻舌感。

【**性味与功效**】辛、苦,温;有小毒。归肾经。燥湿祛风,杀虫止痒,温肾壮阳。外用适量,多煎汤熏洗,研末调敷。

【**使用注意**】下焦湿热或相火易动,精关不固者禁服。

【**现代毒理学研究**】蛇床子含有香豆素类、油酸、亚油酸、挥发油、苯并呋喃类、色原酮类化合物等成分。蛇床子醇提物小鼠灌胃给药的LD_{50}为原生药17.45g/kg,为临床剂量的116倍;连续给药90天对大鼠的一般状况、血液学指标、血液生化有一定影响,对各剂量组肝脏脏器系数有影响,提示蛇床子醇提物可能对肝脏产生毒作用。小鼠单次灌胃给予蛇床子素的急性毒性反应表现和死亡情况,运用SPSS13.0统计软件对相关数据进行处理,得其LD_{50}为3.45mg/kg,95%置信区间为3.03~4.03mg/kg,表明蛇床子素具有一定的毒性。相关研究指出,蛇床子外用7.5mg/cm^{2}有皮肤光毒性,3.33mg/cm^{2}没有致敏作用,3.75mg/cm^{2}会对皮肤产生刺激,30mg/cm^{2}没有急性皮肤毒性,说明蛇床子外用没有明显的刺激作用和急性毒性,但是存在皮肤光毒性。

二、炒蛇床子

【古代炮制法则】炒(唐·《仙授理伤续断秘方》)。微炒(宋·《本草衍义》)。炒令香(宋·《普济本事方》)。凡使,先须慢火微炒过,方入药用(宋·《太平惠民和剂局方》)。炒令焦黄(明·《普济方》)。入药取仁炒用(明·《本草蒙筌》)。入丸散用布包,按去皮壳,取净仁微炒(明·《医学入门》)。炒黑(清·《幼科释谜》)。

【现代炮制规范】取净蛇床子,照清炒法炒至发香为度。(江西 2008)

【饮片性状】本品同蛇床子,表面焦黄色,有焦香气。

【性味与功效】辛、苦,温;有小毒。归肾经。燥湿祛风,杀虫止痒,温肾壮阳。外用适量,多煎汤熏洗,研末调敷。炒制后减少蛇床子的挥发油,减轻其对胃肠道的轻微刺激作用。

【使用注意】下焦湿热或相火易动,精关不固者禁服。

【现代炮制工艺研究】现代多生用,无炮制工艺研究报道。

参考文献

[1] 华桦,赵军宁,鄢良春,等.蛇床子毒性效应谱及剂量-反应关系研究[J].中药药理与临床,2012,28(5):134-137.

[2] 黎为能,肖刚,卢笛,等.蛇床子素对小鼠的半数致死量测定[J].现代医药卫生,2013,29(10):1444-1445.

65. 蓖麻子
Bimazi
RICINI SEMEN

◆ 采制沿革 ◆

【来源】为大戟科植物蓖麻 *Ricinus communis* L. 的干燥成熟种子。蓖麻子商品大部分来源于栽培,在全国各地均有分布和出产。

【采制】

1. **道地产区** 《本草图经》云:"蓖麻子,旧不著所出州郡,今在处有之。"《本草品汇精要》载"道地:明州、儋州"。明州即今之浙江宁波市,儋州即今之海南儋州市。《药物出产辨》载:"蓖麻子产区甚广,以安南东京内埠为多出。广东北江、清远、下四府各省均有出。"其中,东京指今越南河内市,北江、清远分别为今广东肇庆市、清远市,下四府则是今之广东高州市、雷州市和广西合浦县及海南岛。

现全国各地均有分布和出产。

2. **采制方法** 《蜀本图经》云:"秋收子,冬采根,日干。"后世本草沿用。《本草品汇精要》载:"秋取实,冬取根。收:暴干。"现方法与古代一致,秋季采摘成熟果实,晒干,除去果壳,收集种子。

【品质】 以身干、颗粒均匀、饱满、无果壳等杂质者为佳。

【贮藏】 置阴凉干燥处。

❖ 炮制规范 ❖

一、蓖麻子

【古代炮制法则】

1. 净制 去皮(宋·《太平圣惠方》)。去皮枝,取仁(明·《普济方》)。去油用。去壳,油(明·《普济方》)。去壳膜(明·《奇效良方》)。去壳(明·《外科理例》)。去壳取仁(明·《寿世保元》)。去皮,取仁(明·《医学纲目》)。

2. 切制 去皮,别研,细研(宋·《太平圣惠方》)。去壳,研如泥(宋·《小儿卫生总微论方》)。去皮,拍为二片(宋·《经史证类备急本草》)。打碎(明·《外科正宗》)。去壳,捣用(清·《医宗说约》)。研粉去净油方妥(清·《外科证治全生集》)。

【现代炮制经验】 取原药材,拣净杂质,或用时再去外壳即可。

【现代炮制规范】

1. 用时去壳,捣碎。(药典 2020)

2. 除去杂质,用时去壳,捣碎。(辽宁 1986,宁夏 1997,四川 2015,河南 2005,重庆 2006,广西 2007,江西 2008,湖北 2009)

3. 除去杂质,用时去壳取仁,捣碎。(吉林 1986)

4. 将原药除去杂质,筛去灰屑。(上海 2008)

5. 取药材蓖麻子,除去杂质。(陕西 2007)

6. 取原药,除去杂质。筛去灰屑。用时除去壳及霉、油者。(浙江 2005)

7. 取原药材,除去杂质,用时去壳,捣碎。(山西 1984)

8. 取原药材,除去杂质,用时去壳取仁。(江苏 2002)

9. 取原药材,除去杂质。(北京 2008,湖南 2010)

10. 取原药材,除去杂质。用时捣碎,去壳取仁。(贵州 2005)

11. 取原药材,除去杂质。用时去壳,捣碎。(安徽 2005)

12. 取原药拣净杂质,用时捣碎。(云南 1986)

【饮片性状】 本品呈椭圆形或卵形,稍扁。表面光滑,有灰白色与黑褐色或黄棕色与红棕色相间的花斑纹。一面较平,一面较隆起,较平的一面有 1 条隆起的种脊;一端有灰白色或浅棕色突起的种阜。种皮薄而脆。胚乳肥厚,白色,富油性,子叶 2,菲薄。气微,味微苦辛。

【性味与功效】 甘、辛,平;有毒。泻下通滞,消肿拔毒。用于大便燥结,痈疽肿毒,喉痹,瘰疬。

【使用注意】 孕妇及便滑者禁服。本品内服、外用均可能引起中毒,重者可危及生命。有报道外用蓖麻子还可致过敏性休克。

【现代毒理学研究】 蓖麻子以油脂、氨基酸、蛋白质和生物碱成分为主,也含有挥发油、鞣质、皂苷,主要有毒成分为蓖麻碱和蓖麻毒素即"蓖麻毒蛋白",中毒机制与毒蛋白的结构相关,蓖麻毒蛋白的结构主要为 A、B 两条结构链,而 B 结构链上存在着 2 个半乳糖特异结合位点,会与细胞膜表面的糖蛋白进行特异性结合,使得蓖麻毒蛋白进去到细胞内,干扰细胞器高尔基体和内质网的运作,使得细胞器无法合成蛋白质,从而导致细胞的凋亡。但是,也有研究发现蓖麻毒蛋白的中毒机制与其摄入量有关,大剂量的中毒机制是直接通过抑制蛋白质的合成而导致细胞的死亡,小剂量是通过诱导体内的细胞产生细胞因子,使得体内的脂质氧化损伤和诱导其他靶细胞的凋亡。

蓖麻毒蛋白是毒性最强的植物毒蛋白之一,其毒力效果为砒霜的几十倍,是眼镜蛇毒力效果的十几倍。小鼠灌胃给药蓖麻毒蛋白的 LD_{50} 为 $(14.32 \pm 8.36)\,mg/kg$。

二、蓖麻子霜

【古代炮制法则】用蓖麻子五升,捣烂,以水一斗煮之,有沫撇起,待沫尽乃止,去水,以沫煎至点灯不炸,滴水不散为度(明·《本草纲目》)。

【现代炮制规范】

1. 取净蓖麻子,去壳取仁,照制霜法去油制霜。(贵州 2005)

2. 制霜:取净蓖麻仁,将外壳击破后去壳取仁,炒热碾为粗粉,将粉末包上数层草纸,外加麻布包紧,压于重物之下 1~2 日,反复数次,至油尽为度,即可。(云南 1986)

【饮片性状】本品为灰白色粗粉末。

【性味与功效】甘、辛,平;有毒。泻下通滞,消肿拔毒。去油后可降低蓖麻子的毒性。

【使用注意】孕妇及便滑者禁服。

【现代炮制机制研究】蓖麻子去油制霜一方面通过除去部分油脂而减少毒性成分的含量,另外通过加热可使毒蛋白变性而降低毒性。

参 考 文 献

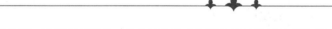

[1] 豆传娜,宋晓平,郭晓静. 蓖麻籽化学成分研究及杀螨活性部位筛选[J]. 黑龙江畜牧兽医,2007(6):85-86.

[2] 聂伟,殷切,刘小华. 蓖麻毒蛋白作用的研究进展[J]. 中国畜牧兽医文摘,2016,32(10):80.

[3] 喻梅辉,窦强,乔璋. 蓖麻籽毒素(毒旦白)对小白鼠致死中量(LD_{50})的测定[J]. 八一农学院学报,1984(3):27-28.

66. 蒺藜

Jili

TRIBULI FRUCTUS

◆ 采制沿革 ◆

【来源】为蒺藜科植物蒺藜 *Tribulus terrestris* L. 的干燥成熟果实。商品来源有野生及栽培。

【采制】

1. **道地产区**　《本草图经》曰："蒺藜子,生冯翊平泽或道傍。"《救荒本草》载:"蒺藜子,生冯翊平泽或道傍,今处处有之。"《药性粗评》云:"蒺藜子……生西北汉翊诸郡。"《本草经疏》载:"蒺藜有两种,一种同州沙苑白蒺藜,一种秦州刺蒺藜。"此处蒺藜为秦州刺蒺藜。《本草汇言》载:"刺蒺藜……此药产于山东诸路及秦州,多生路旁。"《植物名实图考》载:"北方至多,车辙中皆有之。"陶隐居云:"长安最饶,人行多着木履。"《晋书》:"蜀诸将烧营遁走,出兵追之。关中多蒺藜,军士着软材平底木屐前行,蒺藜悉着屐,然后马步得进,则此物盛产于西北。今南方间有之,亦不甚茂。"冯翊即今之陕西西安市,秦州即今之甘肃天水市。《药物出产辨》记载:"蒺藜,产湖北襄阳、樊城,但不及河南怀庆、禹州之多出。秋季新。直隶武城县亦有。三伏后收成。野产,山东省曹州府亦有出。九月新。"综上可见,古代蒺藜主产于北方地区,尤以陕西西安、甘肃天水、河南怀庆(即今之河南焦作市)及禹州市为道地产区。

现主产于河南、河北、山东、安徽等地;此外,四川、江苏、云南、陕西、新疆、青海、吉林、辽宁、山西、内蒙古、黑龙江、湖北、湖南等地亦产。

2. **采制方法**　《本草图经》曰:"七月、八月采实,暴干。又冬采。"《本草品汇精要》载:"采:七八月取实。收:暴干。"《药物出产辨》记载"三伏后收成"。后世本草基本沿用此说,认为七八月采收,晒干较好。与现代采制方法基本一致,通常秋季果实成熟时采割植株,晒干,打下果实,除去杂质。

【品质】药材以颗粒均匀、饱满坚实、色黄绿者为佳。

【贮藏】置干燥处,防霉。

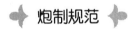

炮制规范

一、蒺藜

【古代炮制法则】

1. **净制**　去角尖(唐·《外台秘要》)。去角(宋·《苏沈良方》)。去尖(宋·《小儿药证直诀》)。春去刺用(宋·《经史证类备急本草》)。捣去刺(宋·《传信适用方》)。擦去刺(明·《医学纲目》)。研去刺(明·《审视瑶函》)。

2. **切制**　生捣为末(宋·《经史证类备急本草》)。日干,春去刺,然后杵为末(宋·《经史证类备急本草》)。去刺,捣末(清·《痧胀玉衡》)。连刺生捣(清·《本草求真》)。

【现代炮制经验】药材,碾去刺即可(北京、天津、西安、山东、长沙、福州、云南)。

【现代炮制规范】

1. 除去杂质。(药典2020)

2. 除去杂质,筛去灰屑。(江苏2002,江西2008)

3. 除去杂质。(宁夏1997,河南2005,湖北2009)

4. 取原药材,除去杂质。(贵州2005,湖南2010)

5. 取原药材,串去刺尖,水洗,晒干,除去杂质。(天津2012)

6. 取原药材,碾去硬刺,除去杂质。(安徽2005)

7. 除去杂质。(广西2007)

8. 取原药拣净杂质,放在石臼内,用木棒撞去刺尖,簸净杂质及细刺灰屑,即可。(云南1986)

【饮片性状】本品由 5 个分果瓣组成,呈放射状排列,常裂为单一的分果瓣,分果瓣呈斧状;背部黄绿色,隆起,有纵棱和多数小刺,并有对称的长刺和短刺各 1 对,尖刺大多是撞去,留下刺的基部,两侧面粗糙,有网纹,灰白色。质坚硬。气微,味苦、辛。

【性味与功效】辛、苦,微温;有小毒。平肝解郁,活血祛风,明目,止痒。用于头痛眩晕,胸胁胀痛,乳闭乳痈,目赤翳障,风疹瘙痒。

【使用注意】血虚气弱及孕妇慎服。

【现代毒理学研究】蒺藜主要含有皂苷类、黄酮类、生物碱、多糖类等化合物,其他尚含甾醇类、氨基酸类、萜类、脂肪酸、无机盐等成分。有报道蒺藜中所含的生物碱能造成羊四肢麻痹,很可能是生物碱经过长时间在中枢神经系统与色胺有关的神经元中积累,并不可逆地与某一神经基因 DNA 序列相互作用所致。去刺目的是便于应用。小鼠灌胃给药对蒺藜的最大耐受量为 54.4g/(kg·d),其最大耐受倍数为 362.7 倍,表明蒺藜毒性甚小,临床应用基本安全。未测出 LD_{50} 值。

二、炒蒺藜

【古代炮制法则】

炒制 微炒去刺(宋·《太平圣惠方》)。去刺微炒(宋·《博济方》)。炒,以新砖磨去刺(宋·《伤寒总病论》)。炒,瓦擦,扬去细碎刺(宋·《普济本事方》)。炒杵去刺(宋·《妇人大全良方》)。炒赤去尖刺(元·《世医得效方》)。炒,杵去皮(明·《普济方》)。炒,去梗(明·《医学纲目》)。炒,瓦擦捣细(明·《医学纲目》)。

【现代炮制经验】

1. **炒黄** 取刺蒺藜,用微火炒至微黄色,有香气为度(辽宁、西安)。

2. **炒去刺** 取刺蒺藜置锅内,用微火炒至黄色有香气,碾去刺即可(河南)。

3. **麸炒** 先将锅烧热,撒入麦麸,至冒烟时,加入已去刺的蒺藜炒至微黄色,筛去麦麸即可(河南)。

【现代炮制规范】

1. 取净蒺藜,照清炒法炒至微黄色。(药典 2020)

2. 取净蒺藜,照清炒法炒至微黄色、硬刺发泡时,取出,去刺。(贵州 2005)

3. 取净蒺藜,照清炒法炒至微黄色。(河南 2005)

4. 取生蒺藜,置锅内用文火炒至微黄色,取出,放凉,去刺及灰屑。(广西 2007)

5. 取饮片蒺藜,照清炒法炒至微黄色;或取药材蒺藜,除去杂质,照清炒法炒至微黄色,去尖刺。(陕西 2007)

6. 取原药,炒至表面微黄色时,取出,摊凉。(浙江 2005)

7. 取原药,照清炒法炒至黄色,碾去刺尖,除去果柄等杂质,筛去灰屑。(上海 2008)

8. 取原药材,照清炒法炒至微黄色。(湖南 2010)

9. 用碾串碎并簸去尖刺及杂质,另置锅中,以文火炒至变黄色时,取出,晾凉。(吉林1986)

10. 取蒺藜除去硬刺及杂质。置锅内用微火炒至微黄色、取出、用时碾碎。(辽宁 1986)

11. 取净蒺藜,置锅内,用文火加热,炒至微黄色,取出,晾凉,去刺。(宁夏 1997)

12. 取净蒺藜,用文火炒至焦黄色,取出,轻碾或搓去刺,筛去灰屑。(江苏 2002)

13. 取净蒺藜,用文火炒至焦黄色,取出,轻碾或搓去刺,筛去灰屑。(江西 2008)

14. 取净蒺藜,照清炒法炒至微黄色。(湖北 2009)

15. 清炒:取原药拣净杂质,放入锅内,用文火炒至微黄色,有香气,取出,撞去细刺,簸净细刺灰屑,即可。(云南 1986)

【饮片性状】本品形同蒺藜,表面颜色加深,略有焦香气。

【性味与功效】辛、苦,微温;有小毒。平肝解郁,活血祛风,明目,止痒。用于头痛眩晕,胸胁胀痛,乳闭乳痈,目赤翳障,风疹瘙痒。炒制目的是缓和药性并易于去刺。

【使用注意】血虚气弱及孕妇慎服。

【现代炮制机制研究】有研究根据蒺藜炮制前后的化学成分变化探讨其炮制机制,发现炒制对蒺藜脂肪油的含量和其中的脂肪酸组分没有影响;蒺藜生炒品挥发性成分有显著差别,在蒺藜炒制过程中,可挥发出一部分毒性、刺激性成分;蒺藜经清炒法、烘制法炮制后,其总皂苷含量下降,皂苷元含量增加,其机制可能为其皂苷经炒制转化为结构性质更为稳定的蒺藜皂苷元成分。

【现代炮制工艺研究】有研究以水浸出物、70% 乙醇浸出物、总黄酮和总皂苷为评价指标,对炮制温度、炮制时间、翻炒频率,采用 $L_9(3^4)$ 正交试验设计考察蒺藜的炮制工艺,筛选出最佳炮制工艺为 1 000W 功率加热,炒制 6 分钟,翻炒频率为 20 次 /min。

三、盐蒺藜

【现代炮制经验】刺蒺藜 10 斤,盐 2~4 两(北京、山东、天津)。

(1)取刺蒺藜加盐水拌匀,稍闷,置铁锅或烧热的铁锅内,用微火炒至微黄色,有香味。

(2)取刺蒺藜炒至微黄后,加入盐水微炒或炒至略干,晒干碾去刺(天津、保定、贵州)。

【现代炮制规范】

1. 取净蒺藜,照盐灸法(炮制通则)炒至表面黄色。每 100kg 蒺藜,用食盐 2.4kg。(河南 2005)

2. 取炒蒺藜,照盐水炙法用蜜麸皮炒至表面呈黄色。每 100kg 净蒺藜,用食盐 1.2kg。(贵州 2005)

3. 取蒺藜,置锅内加热。炒至显微黄色,喷淋盐水,炒至微干取出,放凉。每 100kg 净蒺藜,用盐 1kg。(天津 2012)

4. 取蒺藜饮片,喷淋盐水,稍润,待盐水吸尽,用文火炒至表面呈微黄色,取出,摊凉,即得。每 100kg 蒺藜饮片,用食盐 3kg。(黑龙江 2012)

5. 取净蒺藜,用食盐水拌匀,稍闷,置锅内,文火炒至微黄色时,取出,放凉。每 100kg 蒺藜,用食盐 2kg。(山东 2012)

6. 取去刺的净蒺藜,用盐水拌匀,闷润,待盐水被吸尽后,置炒制容器内用文火炒至微黄色,取出,摊晾。每 100kg 蒺藜,用盐 2kg。(广东 2011)

7. 取生蒺藜,置锅内加盐水拌匀,稍闷,用文火炒至黄色,取出,放凉,去刺。每 100kg 蒺藜用食盐 2kg。(广西 2007)

8. 取原药材,除去杂质,去刺,筛去灰屑。取净蒺藜,喷淋适量盐水,拌匀,闷润 1~2 小时,至盐水吸尽,置热锅内,用文火炒至微黄色,有香气逸出时,取出,晾凉。每100kg净蒺藜,用食盐3kg。(北京2008)

9. 取净刺蒺藜,照盐炙法①,炒干,表面呈黄色。每100kg刺蒺藜,用食盐2kg。(安徽2005)

【饮片性状】本品形同蒺藜,表面颜色加深,略有咸味。

【性味与功效】辛、苦,微温;有小毒。平肝解郁,活血祛风,明目,止痒。用于头痛眩晕,胸胁胀痛,乳闭乳痈,目赤翳障,风疹瘙痒。盐炙目的可能是引药下行,取补虚治风的作用。

【使用注意】血虚气弱及孕妇慎服。

【现代炮制机制研究】有许多文献认为蒺藜通常不入补剂,不应盐炙,但也有学者认为久服蒺藜有"发白复黑,齿落更生"之效,现代研究也证实蒺藜有强壮性功能与抗衰老作用,能提高精子数及其活力,增强女性卵巢功能,蒺藜多用于"肝肾不足内受风热毒邪"所致之病症,认为蒺藜通常目的可能是引药下行,取补虚治风的作用。

参考文献

[1] 苏卫东,徐雅娟. 蒺藜的研究进展[J]. 长春中医药大学学报,2006,22(3):72-74,92.

[2] BOURKE C A,STEVENS G R,CARRIGAN M J. Locomotor effects in sheep of alkaloids identified in Australian Tribulus[J]. Australian veterinary journal,1992,69(7):163-165.

[3] 夏蕾,王丽霞,牟稷征. 制何首乌和白蒺藜对小鼠毒性作用的实验研究[J]. 中国医院用药评价与分析,2010,10(1):34-35.

[4] 张超,王英姿,孙秀梅. 炒制对蒺藜中脂肪油的含量影响及GC-MS分析[C]// 2014年全国中药炮制学术年会暨中药饮片创新发展论坛及协同创新联盟会议论文集. 南京:南京中医药大学,2014:9.

[5] 李瑞海,冯琳,马欣悦,等. 炮制对蒺藜皂苷类成分的影响[J]. 中成药,2015,37(7):1526-1529.

[6] 王鹏,黄伟,彭宇生. 蒺藜炮制工艺研究[J]. 内蒙古中医药,2007,26(8):15-16.

[7] 徐敏友,蒋纪洋. 蒺藜炮制沿革及炮制作用探讨[J]. 中成药,1995,17(4):19-20.

67. 榼藤子
Ketengzi
ENTADAE SEMEN

◆ 采制沿革 ◆

【来源】系民族习用药材。为豆科植物榼藤子 *Entada phaseoloides*(Linn.)Merr. 的干燥成熟种子。商品均来源于野生。

【采制】

1. **道地产区** 《南方草木状》言其"生南海"。《本草拾遗》言其"生岭南山林"。《本草图经》《宝庆本草折衷》载"生广南山林间"。可见,古时榼藤子道地产地为岭南地区。现主产于中国台湾、福建、广东、广西、云南、西藏等地,为历史悠久的民间常用药。

2. **采制方法**　《本草拾遗》载"剖中人用之"。《本草品汇精要》载"采：熟时取子，收：暴干"。与现代采制方法基本一致。现通常秋、冬二季采收成熟果实，取出种子，干燥。

【**品质**】以粒大、饱满、无虫蛀者为佳。

【**贮藏**】置干燥处。

✦ 炮制规范 ✦

一、榼藤子

【**古代炮制法则**】去壳（宋·《太平圣惠方》）。擘破（明·《普济方》）。

【**现代炮制规范**】取原药材，除去杂质。（北京 2008）

【**饮片性状**】本品为扁圆形或扁椭圆形或切片。表面棕红色至紫褐色，具光泽，有细密的网纹，有的被棕黄色细粉。一端有略凸出的种脐。质坚硬。种皮厚，种仁乳白色，子叶2。气微，味淡，嚼之有豆腥味。

【**性味与功效**】微苦，凉；有小毒。入肝、脾、胃、肾经。补气补血，健胃消食，除风止痛，强筋硬骨。用于水血不足，面色苍白，四肢无力，脘腹疼痛，纳呆食少；风湿肢体关节痿软疼痛，性欲减退。

【**使用注意**】不宜生用。本品有毒，内服不可过量。

【**现代毒理学研究**】榼藤子化学成分主要包括硫酰胺类、苯乙酸衍生物类、脂肪油类、苷类、蛋白质、糖类等。含毒成分为榼藤子皂苷。榼藤子仁的中毒症状表现为头晕、呕吐，血压急剧下降，呼吸减缓而死亡。

云南中医学院对榼藤子水煎液（生药 2.1g/d）进行了小鼠急性毒性试验，未测出 LD_{50} 值，单次灌胃小鼠的最大耐受量为生药 62.7g/kg。肖二等采用灌胃给药的方式，观察榼藤子生品及不同炮制品对小鼠造成的急性毒性反应，测得榼藤子生品及不同炮制品对小鼠的 LD_{50} 分别为 27.1g/kg、35.1g/kg、42.1g/kg，安全性炮制品较生品高。

二、炒榼藤子

【**古代炮制法则**】取子中仁，碎为粉，熬（唐·《本草拾遗》）。去壳，以酥蜜涂炙黄（宋·《太平圣惠方》）。烧，研（宋·《太平圣惠方》）。以七八重湿纸裹煨，良久胀起，取去壳用肉，细切，碾罗为散（宋·《太平圣惠方》）。榼藤子烧成黑炭，微存性，米饮调服，治五痔（宋·《本草衍义》）。擘破，炙（宋·《普济方》）。

【**现代炮制规范**】炒熟后去壳，研粉。（药典 2020，河北 2003）

【**饮片性状**】本品为类白色至淡黄色的粉末。气微香。

【**性味与功效**】微苦，凉；有小毒。入肝、脾、胃、肾经。补气补血，健胃消食，除风止痛，强筋硬骨。用于水血不足，面色苍白，四肢无力，脘腹疼痛，纳呆食少；风湿肢体关节痿软疼痛，性冷淡。炒制后降低毒性。

【**使用注意**】内服不可过量。

【**现代炮制机制研究**】榼藤子炒熟或焙熟后，榼藤子中的榼藤酰胺类或皂苷类成分的含量下降，说明加热炮制可导致榼藤子内在成分分解，以动物实验测定 LD_{50}，结果表明榼藤子经炒焦炮制后对小鼠的毒性有显著降低。

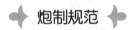

［1］广东省农林水科学技术服务站经济作物队．南方主要有毒植物［M］.北京：科学出版社，1970：116.

［2］云南省食品药品监督管理局．云南省中药材标准（2005 年版）：第三册·傣族药［S］.昆明：云南科技出版社，2007：103-104，396.

［3］肖二，熊慧，赵应红，等.榼藤子及其炮制品的急性毒性及对胃肠运动的影响［J］.中药材，2010，33（11）：1704-1707.

［4］肖二.傣药榼藤子炮制前后质量分析及其毒理与药效研究［D］.武汉：中南民族大学，2011.

68. 罂粟壳

Yingsuqiao

PAPAVERIS PERICARPIUM

◆ 采制沿革 ◆

【来源】为罂粟壳科植物罂粟 *Papaver somniferum* L. 的干燥成熟果壳。罂粟壳商品大部分来源于栽培，原产金三角地区。

【采制】

1. **道地产区** 《本草图经》云："罂子粟，旧不著所出州土，今处处有之，人家园庭多莳以为饰。"《药性粗评》载："江南处处有之，园圃多植之以为饰焉。"可见古时罂粟并无明确的产地，是园圃的栽培观赏植物。《药物出产辨》记载："罂粟壳，原产印度，后流入云南，至今各省无不有之。"

现因罂粟可制成毒品，国家禁止种植。原产印度及金三角地区，现主产于我国甘肃省武威市、张掖市、金昌市、白银市，武威市勤锋农场是中国内地唯一合法种植区。

2. **采制方法** 《本草图经》云"俟其饼焦黄则采之"。《本草品汇精要》载"采：秋取实。收：日干"。《药性粗评》载"秋待罂黄采之"。采收方法与现代基本一致。现通常于秋季将成熟果实或已割取浆汁后的成熟果实摘下，破开，除去种子和枝梗，干燥。

【品质】以个大、色黄白，质坚皮厚者为佳。

【贮藏】置干燥处，防蛀。

◆ 炮制规范 ◆

一、罂粟壳

【古代炮制法则】

1. **净制** 去顶盖及蒂穰（宋·《普济本事方》、明·《普济方》）。去瓣（宋·《三因极一病证方论》)。去枝梗(宋·《传信适用方》)。去穰盖筋膜令净(宋·《妇人大全良方》、宋·《类编朱氏集验方》)。凡用以水洗润,去蒂及筋膜,取外薄皮(明·《医学纲目》)。用热水泡软,擘去筋膜(明·《医宗粹言》)。

2. **切制**　细研(宋·《太平圣惠方》)。细剉(宋·《小儿卫生总微论方》)。捣碎(宋·《洪氏集验方》)。去瓣,细切(宋·《三因极一病证方论》)。细拍碎(宋·《传信适用方》)。擘破(明·《普济方》)。剉成片子(明·《奇效良方》)。用热水泡软,擘去筋膜,切成丝(明·《医宗粹言》)。

【现代炮制经验】

1. **切块**　取原药材,拣净杂质,剪成小块(西安)。

2. **洗切**　取原药材,拣净杂质,用水快洗后,切1~2分厚的片或剪成4分方块,晒干(成都)。

3. **闷润**　取原药材,拣净杂质,洗净闷润[1],切1~2分厚片[2],晒干。

注:[1]洗浸5分钟,润10分钟(上海);润12小时(北京);润透(辽宁、山西、河南、山东、重庆)。

[2]4分厚段(北京);小者横切成两块,大者直切成4块(上海)。

【现代炮制规范】

1. 除去杂质,捣碎或洗净,润透,切丝,干燥。(药典2020)

2. 除去杂质,捣碎或洗净,润透,切丝。(宁夏1997,河南2005,江西2008)

3. 除去杂质,去柄,捣碎或抢水洗净,沥干,润透,切丝或块,干燥,筛去灰屑。(湖北2009)

4. 将原药除去果梗等杂质,捣碎;或洗净,润透,切丝,干燥,灰屑。(上海2008)

5. 取药材罂粟壳,除去杂质,洗净,润透,切丝,干燥,筛去种子及灰屑;或取药材罂粟壳,除去杂质,捣碎,筛去种子及灰屑。(陕西2007)

6. 取原药,除去种子、枝梗等杂质,用时捣碎,或洗净,润软,切丝,干燥。(浙江2005)

7. 取原药材,除去杂质,捣碎;或洗净,润透,切丝。(贵州2005)

8. 取原药材,除去杂质,捣碎或洗净,润透,切丝。(湖南2010)

9. 取原药材,除去杂质,干燥;或去柄,捣碎。(江苏2002)

10. 取原药材,除去杂质,去柄,洗净,闷透,切丝2~3mm或切块8~12mm,干燥。或除去杂质,去柄,捣碎。(山西1984)

11. 取原药材,除去杂质,用时捣碎。(安徽2005)

12. 取原药材,除去杂质及柄,加工成碎块,或洗净,闷润4~8小时,至内外湿度一致,切窄丝,干燥。(北京2008)

13. 除去杂质,去柄,筛去灰屑,用时捣碎。(辽宁1986)

14. 除去果柄及杂质,洗净,润透,切丝;或干燥,用时捣碎(未去净种子的应放入蒸制容器内蒸约半小时,再切丝。或蒸后再干燥。用时捣碎)。(四川2015,重庆2006)

15. 生罂粟壳:除去杂质及果柄,切成丝,筛去灰屑。(广西2007)

16. 除净梗及壳内种子等杂质,剪成小块。(吉林1986)

【饮片性状】本品呈不规则的丝或块。外表面黄白色、浅棕色至淡紫色,平滑,偶见残留柱头。内表面淡黄色,有的具棕黄色的假隔膜。气微清香,味微苦。

【性味与功效】酸、涩、平;有毒。敛肺,涩肠,止痛。生品以止痛力胜,收敛作用亦强。

【使用注意】脾胃有寒者慎服。易成瘾,不宜常服。孕妇及儿童禁用;运动员慎用。本品按《麻醉药品和精神药品管理条例》管理。

【现代毒理学研究】罂粟壳化学成分以苄基异喹啉类生物碱为主,包括吗啡、可待因、那可丁、罂粟碱等。罂粟壳服用过量可致急性中毒,其症状表现为:最初为烦躁不安、谵妄、呕吐、全身乏力,继而头晕、嗜睡、脉搏由开始快而逐渐减慢且弱、瞳孔极度缩小可如针尖大、呼吸浅表而不规则(一般 8~10 次 /min,甚者 2~4 次 /min)、伴发绀。可有肺水肿、多汗、体温下降、手足发冷、肌肉松弛,最后死于呼吸麻痹,死亡前瞳孔散大。

罂粟壳少量长期服用可致慢性中毒,其症状表现为:成瘾。亦可见厌食、便秘、早衰、阳痿、消瘦、贫血等。

二、醋罂粟壳

【古代炮制法则】

1. **醋炙** 去核,醋涂炙(宋·《三因极一病证方论》、明·《医学纲目》)。去穣,米醋涂炙黄(明·《普济方》)。

2. **醋炒** 水洗润,去蒂及筋膜,取薄皮,醋炒(宋·《扁鹊心书》、明·《本草通玄》)。去顶盖穣,醋浸二宿,炒干(金·《脾胃论》)。以水洗润,去蒂及筋膜,取外薄皮,阴干细切,以米醋拌炒入药(明·《景岳全书》、清·《本草述钩元》)。

3. **醋煮** 去顶穣蒂,醋煮一宿(明·《医学纲目》)。

【现代炮制规范】

1. 取净药材丝,照醋炙法炒干。(湖南 2010)

2. 取净罂粟壳,加醋拌匀,闷透,置锅内,炒干。(山东 2012)

3. 取净罂粟壳丝,或将完整的果实破碎,照醋炙法炒干。每 100kg 净罂粟壳丝,用醋 25kg。(四川 2015)

4. 取净罂粟壳丝,照醋炙法炒干。(江西 2008)

5. 取净罂粟壳丝,照醋炙法炒干。(贵州 2005)

6. 取净罂粟壳丝,照醋炙法炒干。(河南 2005)

7. 取生罂粟壳,加醋搅拌,闷透,置锅内炒干,取出,放凉。(广西 2007)

8. 醋炙罂粟壳:取净罂粟壳丝,或将完整的果实破碎,照醋炙法炒干。每 100kg 净罂粟壳丝,用醋 25kg。(重庆 2006)

【饮片性状】本品形如罂粟壳丝,表面微黄色,略有醋味,味酸,微苦。

【性味与功效】酸、涩,平;有毒。敛肺,涩肠,止痛。"醋制止痢",醋制罂粟壳止痢效果好。

【使用注意】脾胃有寒者慎服。易成瘾,不宜常服。孕妇及儿童禁用;运动员慎用。本品按《麻醉药品和精神药品管理条例》管理。

三、蜜罂粟壳

【古代炮制法则】去蒂盖,蜜炒黄(宋·《太平惠民和剂局方》)。细剉,蜜水洒匀,炒黄(宋·《小儿卫生总微论方》)。去枝梗,剉,蜜炒黄脆,以蜜炒黄紫焦色(宋·《传信适用方》)。去上下蒂顶隔,剉成片子,蜜炒令赤色,净称(明·《奇效良方》)。汤泡去内穣,去蒂,切丝,蜜水拌炒(明·《外科正宗》)。

【现代炮制经验】罂粟壳 10 斤,蜂蜜 2~2 斤半(辽宁、北京、西安);2 斤半(天津、山东、重庆);3 斤(大连);3 斤 12 两(厦门);4 斤(云南)。

(1) 先将蜜炼好①,再加罂粟壳拌匀,稍闷,用微火炒至黄色不粘手为度。

注:①加少许水(云南);加 1/3 蜜量的沸水(北京);加蜜量一半的水(大连、山东)。

(2) 先将罂粟壳炒焦后,再加蜜,炙至不粘手为度(重庆)。

【现代炮制规范】

1. 取净罂粟壳丝,照蜜炙法炒至放凉后不粘手。(药典 2020)

2. 取净罂粟壳丝,照蜜炙法炒至放凉后不粘手。(江西 2008)

3. 取净罂粟壳丝,照蜜炙法炒至放凉后不粘手。(贵州 2005)

4. 取净罂粟壳丝,照蜜炙法炒至放凉后不粘手。(河南 2005)

5. 取炼蜜,加适量沸水稀释,加入净罂粟壳丝或块,拌匀,稍闷,置炒制容器内,用文火加热,炒至不粘手时,取出,放凉。每 100kg 罂粟壳,用炼蜜 35kg。(湖北 2009)

6. 取炼蜜,用开水稀释后,放入净罂粟壳丝或块,拌匀,稍闷,置锅内,用文火加热,炒至不粘手为度,取出放凉。每 100kg 罂粟壳丝,用炼蜜 15kg。(山西 1984)

7. 取炼蜜用开水化开,喷淋于罂粟块内,拌匀,待蜜水被吸尽后,置锅中,用文火炒至不粘手时,取出,晒干。每 100kg 罂粟壳,用炼蜜 25kg。(吉林 1986)

8. 取炼蜜用适量开水稀释后,加入净罂粟壳,拌匀,用文火炒至不粘手,取出放凉。每 100kg 罂粟壳,用炼蜜 25kg。(江苏 2002)

9. 取炼蜜用适量开水稀释后,加入净罂粟壳丝或块,拌匀,稍闷,置锅内,用文火加热,炒至不粘手为度,取出,晾凉。每 100kg 罂粟壳丝,用炼蜜 25kg。(宁夏 1997)

10. 取生罂粟壳,加经沸水稀释后的炼蜜搅拌,闷透,置锅内,用文火炒至表面黄色,放凉后不粘手,即得。(广西 2007)

11. 取原药材,除去杂质、柄及籽,捣碎或喷淋清水,润透。切丝,干燥。将锅加热,取净罂粟壳丝或块置锅内,加热,随即将炼蜜淋入,炒至蜜不粘手为度,取出,放凉。每 100kg 净罂粟壳,用炼蜜 30~50kg。(天津 2012)

12. 取净药材丝,照蜜炙法炒至放凉后不粘手。(湖南 2010)

13. 取净罂粟壳,照蜜炙法,炒至不粘手。每 100kg 罂粟壳,用炼蜜 25kg。(安徽 2005)

14. 取净罂粟壳、用开水适量及炼蜜制成的蜜水拌匀、闷润至蜜水被吸尽,置锅内用微火炒至放凉后不粘手,取出。每 100kg 罂粟壳用炼蜜 20kg。(辽宁 1986)

15. 取净罂粟壳丝,或将完整的果实破碎,照蜜炙法炒至放凉后不粘手。每 100kg 净罂粟壳丝,用炼蜜 30kg。(四川 2015)

16. 蜜炙罂粟壳:将生罂粟壳,照蜜炙法拌炒至放凉后不粘手。每 100kg 生罂粟壳用炼蜜 30kg。(上海 2008)

17. 蜜炙罂粟壳:取净罂粟壳丝,或将完整的果实破碎,照蜜炙法炒至放凉后不粘手。每 100kg 净罂粟壳丝,用炼蜜 30kg。(重庆 2006)

【饮片性状】本品形如罂粟壳丝,表面微黄色,略有黏性,味甜,微苦。

【性味与功效】酸、涩,平;有毒。敛肺,涩肠,止痛。"须加甘补""蜜制止嗽",蜜制后可增强其润肺止咳作用。易成瘾,不宜常服;孕妇及儿童禁用;运动员慎用。本品按《麻醉药品和精神药品管理条例》管理。

<h1 style="text-align:center">参 考 文 献</h1>

[1] 于荣敏,王春盛,宋丽艳. 罂粟科植物的化学成分及药理作用研究进展[J]. 上海中医药杂志,2004,38(7):59-61.

<h2 style="text-align:center">69. 鹤虱 <small>附:南鹤虱、华南鹤虱</small></h2>
<h3 style="text-align:center">Heshi</h3>
<h3 style="text-align:center">CARPESII FRUCTUS</h3>

◆ 采制沿革 ◆

【来源】 为菊科植物天名精 *Carpesium abrotanoides* L. 的干燥成熟果实。鹤虱商品均来源于野生资源。

习用品:

(1)南鹤虱:为伞形科植物野胡萝卜 *Daucus carota* L. 的干燥成熟果实。主产于江苏、河南、湖北、浙江。南鹤虱驱蛔力较强,毒性小,应用范围广,已成为鹤虱主流商品。

(2)华南鹤虱:为伞形科植物小窃衣 *Torilis japonica*(Houtt.)DC. 的干燥成熟果实。主产于湖南、广西、福建、四川等地,在云南昆明、广东、新疆等地使用,华南鹤虱驱蛔作用则较弱。

(3)东北鹤虱:紫草科植物东北鹤虱 *Lappula heteracantha*(Ledeb.)Gurke. 的果实。主产于东北凌源、彰武、沈阳、大连等地。仅东北三省习用,东北鹤虱驱蛔作用则较弱。

(4)鹤虱风:为伞形科植物野胡萝卜 *Daucus carota* L. 的干燥全草。杀虫消积,并兼解毒消肿,消气祛痰。

【采制】

1. **道地产区** 《开宝本草》曰"出波斯者为胜,今上党亦有"。《本草图经》曰"出西戎,今江淮、衡湘间皆有之"。《经史证类备急本草》载"生平原川泽"。《本草品汇精要》同时收载天名精与鹤虱,可能并非同一物。关于天名精,载:"《本草图经》曰:生平原川泽,江湖间皆有之。"关于鹤虱,载"地:生西戎,今江、淮、衡、湘间皆有之。道地:滁州、成州"《药物出产辨》记载:"鹤虱,产广东北江、清远、大湾、连州等处。"古代鹤虱原为外来品种,后被地产的天名精取代,分布广泛,长江、淮河流域均有分布,广东也有分布。道地产地为安徽滁州、甘肃成县。

现天名精主产于河南、山西、陕西、甘肃、湖北等地。

2. **采制方法** 《本草图经》曰"采无时"。《经史证类备急本草》载"五月采"。《本草品汇精要》载天名精"采:五月取。收:暴干"。鹤虱"采:不拘时取子。收:阴干"。

现9—10月秋季果实成熟时采收,晒干,除去杂质。

【品质】以粒均匀、饱满、嚼之有黏性、表面有光泽者为佳。

【贮藏】置阴凉干燥处。

炮制规范

一、鹤虱

【古代炮制法则】

1. **净制** 拣净(宋·《小儿卫生总微论方》)。去土(元·《世医得效方》)。

2. **切制** 为散。捣碎。细研(宋·《经史证类备急本草》)

【现代炮制经验】取原药材,拣净杂质即可。

【现代炮制规范】

1. 除去杂质,筛去灰屑。(吉林 1986)

2. 除去杂质,晒干。(四川 2015,重庆 2006)

3. 除去杂质。(河南 2005)

4. 除去杂质及残存果柄,筛去灰屑。(宁夏 1997,广西 2007,江西 2008)

5. 除去杂质及灰屑。(辽宁 1986)

6. 取原药材,除去杂质,筛去灰屑。(贵州 2005)

7. 取原药材,除去杂质、残存果柄,筛去碎屑。(安徽 2005)

8. 取原药材,除去杂质。(北京 2008,湖南 2010,天津 2012)

9. 取原药材,除去杂质及残存果柄,筛去泥屑。(江苏 2002)

10. 取原药材,拣去杂质及残存果柄,筛去泥屑。(山西 1984)

11. 取原药拣净杂质及灰屑,用时白布包煨。(云南 1986)

【饮片性状】本品呈圆柱状,细小。表面黄褐色或暗褐色,具多数纵棱。顶端收缩呈细喙状,先端扩展成灰白色圆环;基部稍尖,有着生痕迹。果皮薄,纤维性,种皮菲薄透明,子叶2,类白色,稍有油性。气特异,味微苦。

【性味与功效】苦、辛,平;有小毒。归脾、胃经。杀虫消积。

【使用注意】孕妇慎用。

【现代毒理学研究】鹤虱果实中含缬草酸、油酸、正己酸、右旋亚麻酸、豆甾醇和天名精内酯、天名精酮等内酯化合物。

天名精含有天名精酮和天名精内酯等成分,小鼠药理实验证明,给一定量服用后,在短暂兴奋后即转入抑制,四肢肌肉松弛呈麻醉状态,大剂量则引起阵发性惊厥而致死,认为这种成分有一定的毒性。

二、炒鹤虱

【古代炮制法则】纸上微炒过(唐·《颅囟经》、宋·《太平圣惠方》)。炒净(宋·《扁鹊心书》)。炒黄(明·《证治准绳》)。微炒用(清·《本草汇》)。炒热(清·《本草备要》)。炒熟(清·《本草汇纂》)。炒熟(清·《本草从新》)。

【**现代炮制经验**】取鹤虱用微火炒至黄色或黑色,有香气为度(大连、成都)。

【**现代炮制规范**】取净鹤虱,照清炒法用文火炒至黄色或黑褐色、有香气溢出。(贵州 2005)

【**饮片性状**】本品同鹤虱,表面黄褐色或黑褐色,有焦香气。

【**性味与功效**】苦、辛,平;有小毒。归脾、胃经。杀虫消积。炒制后减少部分挥发油,从而降低毒性。

【**使用注意**】孕妇慎用。

附:南鹤虱、华南鹤虱

南鹤虱
Nanheshi
CAROTAE FRUCTUS

🌺 采制沿革 🌺

【**来源**】为伞形科植物野胡萝卜 *Daucus carota* L. 的干燥成熟果实。南鹤虱商品均来源于野生资源。

【**采制**】

1. **道地产区** 《植物名实图考》载:"野胡萝卜,《救荒本草》,按此草处处有之。"古代应为广布品种。现主产于江苏、河南、湖北、浙江。

2. **采制方法** 古代用子,未列明采制方法。现通常秋季果实成熟时割取果枝,晒干,打下果实,除去杂质。

【**品质**】以粒完整、洁净、揉搓香气浓郁者为佳。

【**贮藏**】置通风干燥处。

🌺 炮制规范 🌺

一、南鹤虱

【**古代炮制法则**】

1. **净制** 拣净(宋·《小儿卫生总微论方》)。去土(元·《世医得效方》)。

2. **切制** 为散。捣碎。细研(宋·《经史证类备急本草》)

【**现代炮制经验**】取原药材,拣净杂质即可。

【**现代炮制规范**】

1. 取原药材,除去杂质,筛去灰屑。(北京 2008)

2. 取原药材,除去杂质。(天津 2012)

3. 取原药材,除去杂质及梗,筛去泥屑,用时捣碎。(山西 1984)

4. 将原药材除去硬梗等杂质,筛去灰屑。(上海 2008)

5. 取原药材,除去杂质及残存果柄,筛去泥屑。(江苏 2002)

6. 取原药材,除去果梗等杂质。筛去灰屑。(浙江 2005)

7. 取原药材,除去残存果柄、杂质,筛去碎屑。(安徽 2005)

8. 除去杂质及残存果柄,筛去灰屑。(江西 2008)

9. 除去杂质,筛去灰屑。(河南 2005)

10. 除去杂质及粗梗。(湖北 2009)

11. 取原药材,除去杂质,干燥,筛去灰屑。(湖南 2010)

12. 除去杂质及长果柄。(重庆 2006)

13. 除去杂质。(四川 2002)

14. 取原药材,除去杂质及残存果柄,筛去灰屑。(贵州 2005)

15. 取原药材,除去杂质,拣去枝梗及残存果柄,筛去灰屑。(甘肃 2009)

【饮片性状】本品为双悬果,呈椭圆形,多裂为分果,分果长 3~4mm,宽 1.5~2.5mm。表面淡绿棕色或棕黄色,顶端有花柱残基,基部钝圆,背面隆起,具 4 条窄翅状次棱,翅上密生 1 列黄白色钩刺,刺长约 1.5mm,次棱间的凹下处有不明显的主棱,其上散生短柔毛,接合面平坦,有 3 条脉纹,上具柔毛。种仁类白色,有油性。体轻。搓碎时有特异香气,味微辛、苦。

【性味与功效】苦、辛,平;有小毒。归脾、胃经。杀虫消积。用于蛔虫病,蛲虫病,绦虫病,虫积腹痛,小儿疳积。

【使用注意】孕妇慎用。

【现代毒理学研究】南鹤虱果实含挥发油约 2%,其中含细辛醚、巴豆酸、甜没药烯等。不挥发性部分含有细辛醛和甾醇类物质。尚含黄酮类、糖、季铵型生物碱(可能是乙酰胆碱)、氨基酸、胡萝卜苦苷和扩张冠状血管的成分。

野胡萝卜种子醇提取物的水溶性部分:有两种季铵型生物碱,一种从化学及药理上均确定其为胆碱,故有胆碱样作用;另一种则尚未确定。在动物实验中(大鼠子宫、大鼠小肠、离体豚鼠、猫支气管等),还显示有罂粟碱样作用。

二、南鹤虱仁

【现代炮制规范】取净南鹤虱,搓取种仁。(贵州 2005)

【饮片性状】种仁类白色,有油性。体轻。搓碎时有特异香气,味微辛、苦。

【性味与功效】苦、辛,平;有小毒。归脾、胃经。杀虫消积。用于蛔虫病,蛲虫病,绦虫病,虫积腹痛,小儿疳积。以种仁入药,杀虫消积作用更强,也便于成分的煎出。

【使用注意】孕妇慎用。

三、炒南鹤虱

【古代炮制法则】微炒用(清·《本草汇》)。炒熟(清·《本草从新》)。

【现代炮制规范】

1. 取净南鹤虱,照清炒法炒黄。(重庆 2006)

2. 取南鹤虱,照清炒法(通则)炒至微黄。(四川 2015)

【饮片性状】本品同南鹤虱,表面色泽加深,微有焦香气。

【性味与功效】苦、辛,平;有小毒。归脾、胃经。杀虫消积。用于蛔虫病,蛲虫病,绦虫病,虫积腹痛,小儿疳积。炒制后一方面便于有效成分的煎出,另一方面减少部分挥发性的毒性成分。

【使用注意】孕妇慎用。

华南鹤虱
Huananheshi
TORILIS FRUCTUS

✦ 采制沿革 ✦

【来源】本品为伞形科植物小窃衣 *Torilis japonica*(Houtt.)DC. 的干燥成熟果实。商品来源于野生品。

【采制】

1. **道地产区** 古代本草未见华南鹤虱及小窃衣的记载。华南鹤虱驱蛔作用则较弱。现主产于湖南、广西、福建、四川等地,在昆明、广东、新疆等地使用。

2. **采制方法** 古代本草未见华南鹤虱及小窃衣的记载。现秋季果实成熟时割取果枝,晒干,打下果实,除去杂质。

【品质】以粒完整、洁净、揉搓香气浓郁者为佳。

【贮藏】置通风干燥处。

✦ 炮制规范 ✦

华南鹤虱

【古代炮制法则】

1. **净制** 拣净(宋·《小儿卫生总微论方》)。去土(元·《世医得效方》)。

2. **切制** 为散。捣碎。细研(宋·《经史证类备急本草》)。

【现代炮制经验】取原药材,拣净杂质即可。

【现代炮制规范】取原药材,除去果梗等杂质,筛去灰屑。(湖南 2010)

【饮片性状】为矩圆形的双悬果,多裂为分果,分果长 3~4mm,宽 1.5~2mm。表面棕绿色或棕黄色,顶端有微突的残留花柱,基部圆形,常残留有小果柄。背面隆起,密生钩刺,刺的长短与排列均不整齐,状似刺猬。接合面凹陷成槽状,中央有一条脉纹。体轻,搓碎时有特异香气。味微辛、苦。

【性味与功效】苦、辛,平;有小毒。归脾、胃经。杀虫消积,除湿止痒。用于虫积腹痛,泻痢,疮疡溃烂,阴痒带下,湿疹。

【使用注意】尚不明确。

【现代毒理学研究】华南鹤虱(小窃衣)的主要化学成分为挥发性成分以及多种倍半萜成分。其毒性成分可能也是其活性成分,关于其毒理学研究鲜有报道。

参考文献

[1] 秦付林,何雪莲,张洁,等.中药鹤虱的研究进展[J].亚太传统医药,2008,4(11):136-137.

[2] 国家中医药管理局《中华本草》编委会.中华本草[M].上海:上海科学技术出版社,1999.

[3] 国家医药管理局中草药情报中心站.植物药有效成分手册[M].北京:人民卫生出版社,1986:224.

第十一章 动 物 类

70. 干蟾
Ganchan
SICCUS BUFO

采制沿革

【来源】为蟾蜍科动物中华大蟾蜍 *Bufo bufo gargarizans* Cantor 或黑眶蟾蜍 *Bufo melanostictus* Schneider 的干燥全体。药材商品来源于野生品。

【采制】

1. 道地产区　同蟾酥。药材商品均系野生来源。主产于山东、河北、江苏、浙江、四川、湖南、湖北、辽宁、吉林等地。

2. 采制方法　《名医别录》:"五月五日取东行者,阴干用。"现一般夏、秋两季捕捉,捕得后,先刮取蟾酥,再将蟾蜍用开水烫死,干燥或杀死后除去内脏,将体腔撑开晒干。再放烘箱上烤,随时翻动,以免烧着。最好放密闭室内用硫黄熏,如不烘熏,则易发臭。

【品质】以个大、身干、完整者为佳。

【贮藏】置通风干燥处,防蛀。

炮制规范

一、干蟾

【古代炮制法则】五月五日取得,日干或烘干用(明·《本草纲目》)。

【现代炮制经验】取原药材洗净,晒干,去头足,切成小块即可(镇江、苏州、上海、浙江、江西)。

【现代炮制规范】

1. 除去杂质,洗净,晒干,去爪,切块。(湖北 2009)

2. 除去杂质及灰屑,剪去头爪,切成小方块。(山东 2012)

3. 取药材干蟾,刷去灰屑、泥土,剪去头爪,切成方块。(陕西 2007)

4. 取原药材,除去杂质及灰屑、头爪,切成小块。(湖南 2010)

5. 取原药材,除去杂质及爪,加工成小块。(北京 2008)

6. 刷去灰屑,泥土,剪去头爪,切成方块。(河南 2005)

7. 刷去泥土灰屑,剪去头爪,除去内脏,略润,切小方块。干燥。(四川 2015、重庆 2006)

【饮片性状】本品呈不规则的块片状,扁平。外皮粗糙,多疣状突起,背部灰褐色,腹部黄白色,有明显的黑色斑纹。四肢屈曲向外伸出。除去内脏者呈扁片状,可见突起的中央脊椎。质韧,不易折断。气腥臭,味咸而麻舌。

【性味与功效】辛、凉,有毒。归肝、脾、肺经。解毒散结;消积利水;杀虫消疳。主治痈疽,疔疮,发背,瘰疬,恶疮,症瘕癖积,膨胀,水肿,小儿疳积,破伤风,慢性咳喘。

【使用注意】孕妇忌用。

【现代毒理学研究】干蟾的化学成分胆甾醇、β-谷甾醇、脂蟾毒配基、华蟾毒精、蟾毒灵、日蟾毒它灵等,与蟾酥相似。毒理学与蟾酥也相似,但毒性远低于蟾酥。

二、制干蟾

【古代炮制法则】

1. **浸** 焙干去皮爪,酒浸去肉用(清·《本草求真》)。阴干,酒浸三日,焙干用(清·《得配本草》)。

2. **煅** 今人皆于端午日捕取,风干,黄泥固济,煅存性用(明·《本草纲目》、清·《得配本草》)。

3. **复制** 其毒在眉棱皮汁中,去皮肠爪,酒浸一宿,酥炙干用(清·《本草汇》)。去皮爪,酒浸一宿,又用黄精自然汁浸一宿,涂酥,炙干用(明·《本草纲目》)。

【现代炮制经验】

1. **燎制** 取干蟾在火上燎至发泡,并有焦香味为度(山东)。

2. **砂烫** 先将砂炒热[①],倒入干蟾块,炒黄[②],筛去砂即可(镇江)。

注:①炒至 200℃(上海)。

②炒至有腥臭味发出,皮发泡,呈焦黄色(上海)。

【现代炮制规范】

1. 取河砂,置热锅内,用武火 180~220℃炒至灵活状态,加入干蟾块,烫至表面微焦黄发泡时,取出,筛去河砂,晾凉。(北京 2008)

2. 取净干蟾,照炒法用砂炒至鼓泡,微焦。(湖南 2010)

3. 取净干蟾,照砂烫法炒至鼓泡,微焦。或取净干蟾,在微火上燎至发泡,并有焦香味。(河南 2005)

4. 取净细砂,用武火炒热后,加入净干蟾,不断翻动,拌炒至微焦黄发泡时,取出,筛去细砂,摊凉,即得。(黑龙江 2012)

5. 取饮片干蟾,照砂烫法炒至鼓泡,微焦。(陕西 2007)

6. 取原药，抢水洗净，取出，用酒润软，切 3~4 块，干燥。另取沙子，置热锅中翻动，待其滑利，投入干蟾块，炒至表面微鼓起，内表面棕黄色时，取出，筛去沙子，摊凉。每 100kg 干蟾，用酒 10kg。（浙江 2005）

7. 取原药材，拣净杂质，切成 8~12mm 块。另取沙子置锅内炒松，加入干蟾块，用武火炒至表面呈焦黄色，取出，筛去沙子，放凉。（山西 1984）

8. 除去杂质，剪去头、爪，切成 4 块，照烫法炒至微焦，发泡，酥脆。（江西 2008）

9. 取砂置锅内，以武火炒烫 5~10 分钟后，投入净干蟾块，不断翻动，炒至鼓泡，外表微黑色，取出，筛去砂。（湖北 2009）

10. 将滑石粉或河砂置锅内，武火加热至翻动较滑利时，投入净干蟾块，翻炒至表面微焦，有焦臭气逸出时，迅速取出，筛去滑石粉或河砂，放凉。滑石粉、河砂用量，以烫炒时，能将干蟾块全部掩埋，并剩余部分为宜。（山东 2012）

11. 取净干蟾小块，照砂烫法炒至微焦发泡时取出。（四川 2015，重庆 2006）

12. 取原药材，刷净灰屑，用火烤至微黄色。（天津 2012）

13. 刷去灰土，剪去四肢，置铁纱网内，用文火烤至变色，取出，晾凉。用时切成小块。（吉林 1986）

14. 将原药除去杂质及头爪（头爪：头切至齐眉处），每只切成 4~6 块，用砂拌炒至微鼓起，筛去砂，洗净，干燥，筛去灰屑。（上海 2008）

【饮片性状】本品形同干蟾，表面鼓起或有焦斑，腥臭味不明显。

【性味与功效】辛、凉；有毒。归肝、脾、肺经。解毒散结，消积利水，杀虫消疳。主治痈疽，疔疮，发背，瘰疬，恶疮，癥瘕癖积，膨胀，水肿，小儿疳积，破伤风，慢性咳喘。炒制后可矫臭矫味，便于制剂。

【使用注意】孕妇忌用。

参考文献

［1］陈玉俊,项进,顾维,等.干蟾化学成分的研究［J］.中国中药杂志,1998,23（10）:620-621.

［2］曾洋,张爱军,文筱.干蟾皮的研究进展［J］.中国医药科学,2011,1（15）:29-31.

［3］李宗云,高慧敏,王智民,等.蟾酥、蟾皮有效部位镇痛作用及急性毒性研究［C］//第三届中医药现代化国际科技大会论文集.成都:中医药现代化国际科技大会,2010:290.

71. 土鳖虫（䗪虫）
Tubiechong（Zhechong）
EUPOLYPHAGA STELEOPHAGA

采制沿革

【来源】为鳖蠊科昆虫地鳖 *Eupolyphaga sinensis* Walker 或冀地鳖 *Steleophaga plancyi* (Boleny) 的雌虫干燥体。药材商品来源有野生或养殖。

注:来源于姬蠊科昆虫金边土鳖(东方厚片蠊)*Opisthoplatia orientalis* Burmeister 的干燥雌虫在一些地区也作土鳖虫使用。金边土鳖主产于广东、广西、福建及台湾等省的沿海各地。

【采制】

1. **道地产区** 《名医别录》载"生河东川泽及沙中,人家墙壁下土中湿处"。

现主产于江苏、浙江、河北、山东、河南、湖北、四川等地。以河南产量最大,江苏质量最佳。

2. **采制方法** 《本草图经》:暴干。

养殖土鳖虫,应根据饲养量的多少和繁殖发展的需要来安排,一般在9月下旬至11月上旬采收比较合适。野生土鳖虫,则在活动最频繁的季节,即6月中旬至9月中旬,根据土鳖虫怕光、昼伏夜出的特点,在晚上进行捕捉。把采收的土鳖虫放入缸或盆内用沸水烫死,晒干,或用清水洗净,晒干或微火烘干。有条件时,将烫死的土鳖虫放笼里蒸一下,再经太阳晒,既干燥快而且质量好。

【品质】药材以完整、色紫褐者为佳。

【贮藏】置通风干燥处,防蛀。

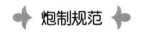

炮制规范

一、土鳖虫

【古代炮制法则】

1. **净制** 去足(汉·《金匮要略》)。

2. **切制** 为末(清·《握灵本草》)。研细用(清·《长沙药解》)。阴干,临时研(清·《本草求真》)。捣汁(清·《本草辑要》)。

【现代炮制经验】

1. **挑拣** 取原药材,拣净杂质(或洗净,晒干或烘干)即可。

2. **焙** 取原药材,用沸水泡洗,晒干,置微火上隔纸焙干至黄色为度(大连、云南)。

【现代炮制规范】

1. 除去杂质,筛去灰屑,用时捣碎。(宁夏 1997)

2. 除去杂质,筛去灰屑。(四川 2015)

3. 除去杂质,洗净,晒干。(河南 2005)

4. 除去杂质,洗净泥土,捞出,晒干。用时捣碎。(吉林 1986)

5. 取药材土鳖虫,除去杂质,洗净,干燥。(陕西 2007)

6. 取原药材,除去杂质,抢水洗净,捞出,沥干,晒干或烘干,筛去灰屑即得。(湖南 2010)

7. 取原药材,除去杂质,筛去碎屑,即得。(黑龙江 2012)

8. 取原药材,除去杂质,淘净,干燥。(江苏 2002)

9. 取原药材,除去杂质,洗净,干燥。(贵州 2005,甘肃 2009)

10. 取原药材,除去杂质。(天津 2012)

11. 置沸水中烫死,除去杂质,晒干或烘干。(广西 2007)

12. 拣去杂质,筛去灰屑,用甘草水洗净,干燥。每100kg土鳖虫,用甘草6kg(煎水适量,过滤去渣)。(湖北2009)

【饮片性状】本品呈扁平卵形。前端较窄,后端较宽,背部紫褐色,具光泽,无翅。前胸背板较发达,盖住头部;腹背板9节,呈覆瓦状排列。腹面红棕色,头部较小,有丝状触角1对,常脱落,胸部有足3对,具细毛和刺。腹部有横环节。质松脆,易碎。气腥臭,味微咸。

冀地鳖体型较大,背部黑棕色,通常在边缘带有淡黄褐色斑块及黑色小点。

【性味与功效】咸,寒;有小毒。破血逐瘀,续筋接骨。用于跌打损伤,筋伤骨折,血瘀经闭,产后瘀阻腹痛,癥瘕痞块。

【使用注意】年老体弱及月经期者慎服;孕妇禁用。

【现代毒理学研究】土鳖虫富含多种活性蛋白、氨基酸、脂肪酸、生物碱以及脂溶性和水溶性元素等。其毒性成分不明确。

有对其生物碱粗提取物进行急性毒性研究,结果显示其生物碱粗提取物小鼠灌胃的LD_{50}为294.26mg/kg,LD_{50}的95%平均置信区间为231.63~373.77mg/kg。

二、炒土鳖虫

【古代炮制法则】微炒令黄(宋·《太平圣惠方》)。炒焦(宋·《圣济总录》)。

【现代炮制经验】

1. **微炒**　取土鳖虫微炒即可(山东)。

2. **炒焦**　取土鳖虫炒至微焦(上海、浙江)。

【现代炮制规范】

1. 取净土鳖虫,照清炒法炒至微焦。(河南2005)

2. 取净土鳖虫,置锅内,用文火炒至微焦,取出,放凉。(江苏2002)

3. 取净土鳖虫,置锅内用文火炒至略见焦斑时,取出摊凉。(湖北2009)

4. 取净土鳖虫,照清炒法炒至起味取出,放凉。(福建2012)

5. 取土鳖虫,炒至腥气逸出,表面微有光泽时,取出,摊凉。(浙江2005)

6. 取净土鳖虫,置锅内,用文火加热,微炒,取出,晾凉。(宁夏1997)

7. 将原药除去杂质,洗净,及时干燥。照清炒法炒至微具焦斑,筛去灰屑。(上海2008)

8. 取土鳖虫,置锅内,文火炒至色泽加深时,取出,放凉。(山东2012)

【饮片性状】本品形同土鳖虫,略具焦臭。

【性味与功效】咸,寒;有小毒。破血逐瘀,续筋接骨。用于跌打损伤,筋伤骨折,血瘀经闭,产后瘀阻腹痛,癥瘕痞块。孕妇禁用。炒制后臭气减轻,可起到矫气矫味的作用。

【使用注意】年老体弱及月经期者慎服;孕妇禁用。

三、酒土鳖虫

【古代炮制法则】用酒浸化,晒干(清·《医宗说约》)。或炒或酒醉死用,炒焦(清·《得配本草》)。

【现代炮制经验】取土鳖虫用酒洗后,微炒去头足(重庆)。

【现代炮制规范】

1. 取净土鳖虫,照酒炙法炒至表面微焦。(安徽 2005)

2. 取净土鳖虫,照酒炙法炒至起昧取出,放凉。(福建 2012)

3. 取净土鳖虫,用白酒没洗洁净,置炒锅内按清炒法用文火微炒至焦脆,取出,筛去脱落的头皮及灰屑,达到洁净无污染,即得。每 100kg 土鳖虫,用白酒 10kg。(重庆 2006)

【饮片性状】本品形同土鳖虫,略具酒气。

【性味与功效】咸,寒;有小毒。破血逐瘀,续筋接骨。用于跌打损伤,筋伤骨折,血瘀经闭,产后瘀阻腹痛,癥瘕痞块。孕妇禁用。酒制后臭气减轻,可起到矫气矫味的作用,同时能增强其破血逐瘀的作用。

四、醋土鳖虫

【现代炮制规范】取净土鳖虫,照清炒法文火微炒至起昧取出,喷洒米醋摊凉,干燥。每 100kg 净土鳖虫,用米醋 20kg。(福建 2012)

【饮片性状】本品形同土鳖虫,略具醋气。

【性味与功效】咸,寒;有小毒。破血逐瘀,续筋接骨。用于跌打损伤,筋伤骨折,血瘀经闭,产后瘀阻腹痛,癥瘕痞块。孕妇禁用。醋炒制后臭气减轻,可起到矫气矫味的作用,同时能增强其破血逐瘀,续筋接骨的作用。

【使用注意】年老体弱及月经期者慎服;孕妇禁用。

五、酥制土鳖虫

【古代炮制法则】去足,炙研(宋·《圣济总录》、清·《本草必用》)。

【现代炮制规范】取酥油,置锅内,用文火加热化开,将净土鳖虫倒入,拌匀,用文火加热,炒至表面色泽加深时,出锅,筛去屑,放凉。每 100kg 净土鳖虫,用酥油 5kg。(甘肃 2009)

【饮片性状】本品形同土鳖虫,略有焦斑,有油光泽。

【性味与功效】咸,寒;有小毒。破血逐瘀,续筋接骨。用于跌打损伤,筋伤骨折,血瘀经闭,产后瘀阻腹痛,癥瘕痞块。孕妇禁用。酥制后臭气减轻,可起到矫气矫味的作用,同时能便于粉碎。

【使用注意】年老体弱及月经期者慎服;孕妇禁用。

六、制土鳖虫

【现代炮制规范】取净土鳖虫与甘草煎汤拌匀,以甘草汁被吸入饮片内为度取出,干燥。每 100kg 土鳖虫,用甘草 6kg。(福建 2012)

【饮片性状】本品形同土鳖虫,略具甜味。

【性味与功效】咸,寒;有小毒。破血逐瘀,续筋接骨。用于跌打损伤,筋伤骨折,血瘀经闭,产后瘀阻腹痛,癥瘕痞块。孕妇禁用。甘草汁制后臭气减轻,可起到矫气矫味的作用,同时能减少过敏的发生。

【使用注意】年老体弱及月经期者慎服;孕妇禁用。

参 考 文 献

［1］王立娜,王颖,朱明珠,等.土鳖虫的活性成分及药理研究进展[J].化工时刊,2017,31(6):34-36.

［2］田军鹏.地鳖虫生物碱的提取分离、结构鉴定及急性毒理研究[D].武汉:华中农业大学,2006.

72. 水蛭
Shuizhi
HIRUDO

🔷 采制沿革 🔷

【来源】为水蛭科动物蚂蟥 *Whitmania pigra* Whitman、水蛭 *Hirudo nipponica* Whitman 或柳叶蚂蟥 *Whitmania acranulata* Whitman 的干燥全体。水蛭药材商品有野生和养殖。

【采制】

1. **道地产区** 《千金翼方》谓华州贡产。《本草图经》:"今近处河中多有之。"并附有"蔡州水蛭"图。《药物出产辨》:"中国各省均有出产。"全国大部分地区有产。

目前养殖主要在江苏省宝应县、盐城,浙江嘉庆,江西都昌县,湖北应城等地。蚂蟥主产于山东、江苏、浙江等省;水蛭主产于广东、广西;柳叶蚂蟥产于陕西、河南、江苏、浙江等地。

2. **采制方法** 《本草品汇精要》记述:五月、六月取,暴干。

蚂蟥、柳叶蚂蟥主要生长于河泽池沼间,水蛭主要生长在稻田秧地及菜塘小涌之间。每年清明至小暑为繁殖旺季,一般在夏(6—7月)或秋二季旺产期捕捉。将猪血涂于竹筐内外,置稻田或河涌处,水蛭闻血腥气味,即来吸血而附于竹筐间,以此诱捕。捕捉后用水洗净,装器皿内,放入石灰或用酒闷死即可,或拌草木灰然后晒干,或用微火烘干亦可。蚂蟥晒干或烘干即为"宽水蛭";水蛭用线从中段穿起晒干或烘干即为"小水蛭";柳叶蚂蟥用沸水烫死,再用钉子将其钉在板上晒干或低温干燥,钉时常将其拉长,故干后条形较长即为"长条水蛭"。一年可采收2次,第一次在6月中下旬,将已繁殖两季的种蛭捞出加工出售;第二次在9月中下旬。水蛭的捕捞有多种方法,除用网捕外,还可采用以下4种简便易行的方法。

(1)竹筛收集法:用竹筛裹着纱布、塑料网袋,中间放动物血或动物内脏,然后用竹竿捆扎好后,放入池塘、湖泊、水库、稻田中,第二天收起竹筛,可捕到水蛭。

(2)竹筒收集法:把竹筒劈开两半,将中间涂上动物血,将竹筒复原捆好,放入水田、池塘、湖泊等处,第二天就可收集到水蛭。

(3)丝瓜络捕捉法:将干丝瓜络浸入动物血中吸透,然后晒(烘)干,用竹竿扎牢放入水田、池塘、湖泊,次日收起丝瓜络,就可抖出许多水蛭。

(4)草把捕捉法:先将干稻草扎成两头紧、中间松的草把,将动物血注入草把内,横放在水塘进水口处,让水慢慢流入水塘,4~5小时后即可取出草把,收取水蛭。

捕捉后加工方法多样:

(1)生晒法:将水蛭用线绳或铁丝穿起,悬挂在阳光下曝晒,晒干即可。

（2）水烫法：将水蛭洗净放入盆内，倒入开水，热水浸没水蛭 3cm 为宜，20 分钟后将烫死的水蛭捞出晒干。如果第一次没烫死，可再烫一次。

（3）碱烧法：将水蛭与食用碱的粉末同时放入器皿内，上下翻动水蛭，边翻边揉搓，待水蛭收缩变小后，再洗净晒干。

（4）灰埋法：将水蛭埋入石灰中 20 分钟，待水蛭死后筛去石灰，用水冲洗，晒干烘干。还可将水蛭埋入草木灰中 30 分钟待水蛭死后，筛去草木灰，水洗后晾干。

（5）烟埋法：将水蛭埋入烟丝中约 30 分钟，待其死后再洗净晒干。

（6）酒闷法：将高度的酒倒入盛有水蛭的器皿内，将其淹没，加盖封 30 分钟，待水蛭醉死后捞出，再用清水洗净，晒干。

（7）盐制法：将水蛭放入器皿内，放一层盐放一层水蛭，直到器皿装满为止。盐浸死的水蛭晒干即可。

（8）摊晾法：在阴凉通风处，将处死的水蛭平摊在清洁的竹竿、草帘、水泥板、木板等处，晾干即可。

（9）烘干法：可将处死的水蛭洗净后，采用低温（70℃）烘干技术烘干。

【品质】以条粗整、黑棕色、断面有光泽，无杂质者佳。习惯认为小水蛭为佳，宽水蛭、长条水蛭次之。

【贮藏】置干燥处，防蛀。

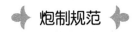 **炮制规范**

一、水蛭

【古代炮制法则】

1. **净制**　暖水洗去腥（汉·《伤寒论》）。水浸，去血子（宋·《伤寒总病论》）。腹中有子者去之（宋·《经史证类备急本草》）。

2. **切制**　杵碎（宋·《类证活人书》）。锉断（宋·《类证活人书》）。细锉（宋·《经史证类备急本草》）。每个作三截（金·《儒门事亲》）。锉碎（明·《普济方》）。取干者，用铁刀细切如小米大（清·《本草新编》）。切碎，如米大（清·《洞天奥旨》）。

【现代炮制经验】

1. **洗切**　取原药材洗净，切段晒干。

2. **润切**　取原药材洗净，浸泡 1 小时，闷透，切 2 分段晒干。

【现代炮制规范】

1. 洗净，切段，干燥。（药典 2020，宁夏 1997，河南 2005，江西 2008，湖北 2009，山东 2012）

2. 除去杂质，闷软，切段，干燥。（重庆 2006）

3. 除去杂质，切段，干燥。（四川 2015）

4. 除去杂质，洗净，切 10~15mm 长的小块，干燥。（山西 1984）

5. 将原药除去杂质，洗净，润透，切长段，干燥，筛去灰屑。（上海 2008）

6. 取药材水蛭洗净，切长段，干燥。（陕西 2007）

7. 取原药材,除去杂质,洗净,切段,干燥。(贵州 2005)

8. 取原药材,除去杂质,洗净,稍润,切段,干燥。(安徽 2005)

9. 取原药材,除去杂质。(天津 2012)

10. 取原药材,洗净,切中段,干燥。(湖南 2010)

11. 取原药洗净,切段,干燥。(江苏 2002)

12. 取原药材,除去杂质,用温水洗净,润软,切段,干燥。(辽宁 1986)

13. 净水蛭:除去杂质,洗净泥土,捞出,晒干。(吉林 1986)

14. 除去杂质,洗净,切短段,干燥。(广西 2007)

15. 取原药拣净杂质,即可。(云南 1986)

【饮片性状】本品呈不规则扁块状或扁圆柱形,有多数环节。背部黑褐色或黑棕色,稍隆起,用水浸后,可见黑色斑点排成 5 条纵纹;腹面平坦,棕黄色。两侧棕黄色,前端略尖,后端钝圆,两端各具 1 吸盘,前吸盘不显著,后吸盘较大。质脆,易折断,断面胶质状。气微腥。

【性味与功效】咸、苦,平;有毒。破血逐瘀,通经。水蛭生品有毒,多入煎剂,以破血逐瘀为主。

【使用注意】孕妇禁用。

【现代毒理学研究】水蛭主含蛋白质和水蛭素,水蛭素能阻止凝血酶对纤维蛋白原的作用,阻碍血液凝固;还含有肝素、抗血栓素及组胺样物质,是水蛭活血化瘀的物质基础,也是水蛭引起凝血功能失常的毒性成分。水蛭素比较稳定,胰蛋白酶和糜蛋白酶并不破坏其活性,而且水蛭素的某些水解片段仍有抑制凝血酶的作用,这就可以解释为何口服中药水蛭提取液仍然有疗效的原理。近代动物实验未能证实水蛭有毒或无毒。对水蛭进行亚急性毒性试验,家兔和大白鼠的脑、心、肝、肾等实质脏器未见损害,红细胞和体重也无异常变化。单味水蛭粉治疗高脂血症后,对本药的毒性进行观察,测定 24 例患者肝功能,结果治疗前后未见改变。用谢勃勤法复查出凝血时间 10 例,均未超出正常值。但也有服用水蛭后出现气血两虚症状及红细胞、血红蛋白、血小板减少,凝血时间延长,胃中有嘈杂感等的报道。若超大量内服更有中毒死亡实例。临床应用观察认为,作为干药材的水蛭毒性很低,但凡有凝血功能障碍或有潜在凝血功能障碍的患者要慎用。

有研究小鼠口服水蛭超细粉 MTD 为生药 19.2g/kg,水蛭水煎液的 LD_{50} 为生药 19.9g/kg。

二、水蛭粉

【现代炮制规范】取净水蛭,置超微粉碎机中,粉碎成超微粉。(山东 2012)

三、烫水蛭

【古代炮制法则】

1. **炒制** 熬去子杵碎(汉·《金匮要略方论》、宋·《类证活人书》)。微炒。炒令微黄(宋·《太平圣惠方》)。极难修制,须细锉后用微火炒令黄乃熟(宋·《经史证类备急本草》)。炒焦(宋·《普济本事方》)。炒去烟尽,另研(明·《医学纲目》)。晒干,锉细炒极熟(清·《本草汇》)。凡用须预先熬黑,七日置水中,不活者方用(清·《本草求真》)。

2. **焙制** 新瓦上焙干,为细末(宋·《经史证类备急本草》)。每个作三截,瓦上(爆)去气道为度(金·《儒门事亲》)。

3. **煨制** 微煨令黄(宋·《太平圣惠方》)。

4. **米制** 水浸,去血子,米炒(宋·《伤寒总病论》)。米炒黄(宋·《圣济总录》)。粳米同炒微焦用(宋·《圣济总录》)。糯米同炒黄去糯米(宋·《妇人大全良方》)。糯米同煎,米熟,去米(明·《普济方》)。

5. **石灰制** 须锉断,用石灰炒过再熬(宋·《类证活人书》)。用石灰慢火炒令焦黄色(宋·《严氏济生方》)。去子杵碎,用石灰炒紫黄色,去灰不用(明·《奇效良方》)。

6. **猪脂制** 采得之,当用堇竹筒盛,待干,又米泔浸一宿后暴,以冬猪脂煎令焦黄,然后用之(宋·《经史证类备急本草》)。

7. **炙制** 炙黄(明·《医学纲目》、清·《医宗金鉴》)。炙干,为末(清·《温病条辨》)。

8. **麝香制** 麝香炒(宋·《类编朱氏集验医方》)。

9. **盐制** 盐炒烟尽(元·《瑞竹堂经验方》)。盐炒精黄(明·《医宗必读》)。

10. **油制** 香油炒焦(清·《吴鞠通医案》)。

【**现代炮制经验**】

1. **单炒** 取水蛭用微火炒至焦黄色为度(辽宁、山东、浙江)。

2. **石灰炒** 取水蛭与石灰置锅内,用微火炒至淡黄色鼓起为度(江西)。

3. **滑石粉炒** 先将滑石粉炒热,放入水蛭,炒至呈黄色,筛去滑石粉即可(天津、山东)。

4. **砂烫** 取水蛭置热砂中,烫至焦黄色,至鼓起变酥,筛去砂或再研细(大连、山西、河南、湖北)。

【**现代炮制规范**】

1. 取净水蛭段,照烫法用滑石粉烫至微鼓起。(药典2020)

2. 取净水蛭段,照烫法用滑石粉炒至淡黄色、微鼓起,取出,筛去滑石粉,碾粉入药。每100kg水蛭,用滑石粉30~40kg。(江西2008)

3. 取净水蛭段,照烫法用滑石粉烫至微鼓起。(河南2005)

4. 取净水蛭段,照烫法用滑石粉烫至微膨起。(四川2015)

5. 取净水蛭段,照烫法用滑石粉烫至微鼓起,呈黄棕色。每100kg水蛭,用滑石粉40kg。(重庆2006)

6. 取原药材,除去杂质,大小分开。另取滑石粉置锅中,加热至滑利状态时,将适量水蛭投入,烫至鼓起,取出,筛去滑石粉,放凉。每100kg水蛭,用滑石粉30kg。(天津2012)

7. 先将滑石粉置锅内炒热,加入净水蛭段,烫至微鼓起,取出,筛去滑石粉,放凉。每100kg生水蛭用滑石粉30~50kg。(广西2007)

8. 取净滑石粉或沙子,置锅内用文火烧热后,加入净水蛭炒至微鼓起,取出,筛去滑石粉或沙子,放凉。每100kg水蛭,用滑石粉或沙子15kg。(江苏2002)

9. 取净水蛭,置炒热的滑石粉锅中,以文火炒至鼓起,微变色时,取出,筛去滑石粉,晾凉。(吉林1986)

10. 取净水蛭段,照滑石粉烫法,烫至微鼓起。(安徽2005)

11. 取净水蛭段,照滑石粉烫法烫至微鼓起。(湖南2010)

12. 取净水蛭段,照烫法用滑石粉烫至微鼓起。(湖北2009)

13. 取洁净滑石粉,置锅内加热,然后投入水蛭段,烫至膨胀鼓起,取出除去滑石粉,放凉。(辽宁1986)

14. 取滑石粉或沙子,置锅内炒热,加入水蛭,不断翻动,炒至鼓起,取出,晾凉,筛去滑石粉或沙子。每100kg水蛭,用滑石粉20kg。(宁夏1997)

15. 取水蛭段,放入已加热炒烫的滑石粉或沙子中,不断翻动搅拌,使受热均匀,炒至微鼓起时,取出,筛去辅料,放凉。(山西1984)

16. 先用洗净的河砂,置锅内炒热,入药炒至发泡,取出,筛去砂,晾冷,即可。(云南1986)

17. 取原药,润透,切段。另取滑石粉置热锅中翻动,待其滑利,投入切段的水蛭或原药,炒至表面微鼓起时,取出,筛去滑石粉,摊凉或轧碎。(浙江2005)

【饮片性状】本品呈不规则扁块状或扁圆柱形,略鼓起,表面棕黄色至黑褐色,附有少量白色滑石粉。断面松泡,灰白色至焦黄色。气微腥。

【性味与功效】咸,苦,平;有毒。破血逐瘀,通经。滑石粉炒后能降低毒性,质地酥脆,利于粉碎,多入丸散剂。

【使用注意】孕妇禁用。

【现代炮制机制和炮制工艺研究】水蛭加热炮制的目的是矫臭矫味,便于粉碎。大量的实验也表明,水蛭高温处理后,成分会发生很大变化,药效也有所下降。而滑石粉或沙子作为辅料,仅仅在炮制中作为传热的中间体,而非因去毒而用。

据报道,水蛭采用滑石粉烫制《中国药典》法(120~130℃,3~4分钟)和滑石粉烫制酥脆法(60~180℃,5~7分钟)时,温度过高影响药效,建议采用焙制法(40~50℃,30~40分钟)和低温电热烤制法(80~90℃,20分钟),以保证水蛭在临床中的药效作用。

四、制水蛭

【现代炮制规范】

1. 取净水蛭,照酒炙法炒至微黄色。每100kg水蛭,用白酒5kg。(重庆2006)

2. 取净水蛭,照酒炙法炒至微黄色。每100kg水蛭,用白酒5kg。(四川2015)

3. 取净水蛭段,置已将砂炒热的锅中,用小火拌炒,喷入酒,拌匀,继续炒至水蛭呈深黄色,筛去砂,晾冷。每100kg净水蛭段,用黄酒10kg。(贵州2005)

4. 取净水蛭段,用黄酒拌匀,闷润。将麦麸皮撒入热锅内,待冒烟时,炒至表面呈黄色,有特殊气味逸出时,迅速取出,筛去焦麦麸,放凉。每100kg水蛭丝,用黄酒10kg、麦麸皮10kg。(山东2012)

5. 取原药材,除去杂质,洗净,浸泡0.5~1小时,取出,闷润2~4小时,至内外湿度一致,切中段,干燥。取水蛭段,加黄酒拌匀,闷润1~2小时,至黄酒被吸尽,置热锅内,用文火炒干,取出,晾凉。每100kg水蛭段,用黄酒20kg。(北京2008)。

【饮片性状】本品为不规则的中段。背部黑色或黑褐色,有多数环节;腹面平坦,棕黄色。切面胶质状。质脆,易碎。气微腥,味咸苦,微有酒气。

【性味与功效】咸、苦、平;有毒。破血逐瘀,通经。酒制后能降低毒性,质地酥脆,同时增强活血化瘀的功效。

【使用注意】孕妇禁用。

【现代炮制机制和工艺研究】使用辅料酒炮制有利于有效成分的煎出;可缓和水蛭的寒性,免伤脾胃阳气;引药畅行,入血,增强其活血化瘀作用;可减弱水蛭的腥臭味。使用麦麸有显著的矫味赋色作用,且加热时间短,有利于保存原药的成分和药效,麸色还可作为简便、易行的火候指标。

有报道分别以醇溶性浸出物、水溶性浸出物、总灰分的含量为指标,比较砂烫水蛭、滑石粉烫水蛭、烘箱(60℃,100℃)烘制水蛭、烘箱(60℃,100℃)酒润烘制水蛭,结果:以水蛭切丝,烘箱60℃烘干至酥脆,取出喷洒适量黄酒为最佳炮制方法。

参考文献

[1] 刘斌. 水蛭的炮制作用研究[J]. 北京中医药大学学报,1995,18(3):36-37.

[2] 郦永平,唐德才,吕春英. 关于水蛭的毒性与用量[J]. 中医杂志,1997,38(10):635.

[3] 祝晓雯,宋嫄,金若敏,等. 水蛭超细粉及水煎液活血化瘀作用的比较研究[J]. 中药新药与临床药理,2011,22(1):33-37.

[4] 张万福. 水蛭炮制工艺改革的实验研究[J]. 时珍国医国药,1998,9(4):345.

[5] 汤晓,杜中惠,李强. 水蛭炮制工艺的实验研究[J]. 中国药业,2004,13(8):50.

73. 全蝎
Quanxie
SCORPIO

❖ 采制沿革 ❖

【来源】 为钳蝎科动物东亚钳蝎 *Buthus martensii* Karsch 的干燥体。目前全蝎药材商品多为野生或半野生。

【采制】

1. **道地产区** 《开宝本草》云:"蝎出青州,形紧小者良。"《本草纲目》转引苏颂《本草图经》云"今汴洛、河陕州郡皆有之"。清代《河南通志》《陕西通志》皆有全蝎出载记录。《大清统一志》说"出平阴县"。《药物出产辨》记载:"全蝎产湖北郧阳府,河南南阳府,山东等处均有出。"可见本品以河南、湖北、山东为道地产区。

野生全蝎产于甘肃、内蒙古、新疆,养殖全蝎主产于山东临朐、博山、栖霞、沂源、潍坊,河南洛阳、南阳、禹州、鹤壁,山西运城,河北邯郸,安徽、陕西、湖北、辽宁等省以及越南。以河南禹州、鹿邑产品最优,尤以禹州狼岗所产最著名。

2. **采制方法** 《蜀本草》记述:清明至谷雨前后捕捉者,称为"春蝎",此时未食泥土,品质较佳;夏季产量较多,称为"伏蝎"。饲养蝎一般在秋季,隔年收捕一次。野生蝎在春末至秋初捕捉,捕得后,先浸入清水中,待其吐出泥土,置沸水或沸盐水中,煮至全身僵硬,捞出,置通风处,阴干。

现一般春末至秋初捕捉,除去泥沙,先将活蝎放入清水,使其将腹中的杂物吐出,然后将蝎子捞起,置沸水或沸盐水中,煮至全身僵硬,捞出,置通风处,阴干。每年4—5月间捕捉加工的全蝎(春蝎),此时全蝎冬眠后开始活动,腹中食物少,尚未交配,出品率高,全蝎色泽纯正,质量最好,价格较贵。每年夏秋捕捉加工的全蝎(伏蝎),产量大。因其腹中含有杂质,如泥沙,加工前虽经清洗,但成品全蝎中含有一定的杂质,故品质较春蝎差。2020年版《中国药典》记载:春末至秋初捕捉,除去泥沙,置沸水或沸盐水中,煮至全身僵硬,捞出,置通风处,阴干。

【品质】以身干,虫体个大,完整,头尾足齐全,色淡黄棕色,有光泽者,盐霜少,有抽沟者为佳。

【贮藏】置干燥处,防蛀。

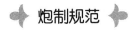 炮制规范

一、全蝎

【古代炮制法则】

1. **净制** 去足(宋·《圣济总录》)。去尾(宋·《太平圣惠方》)。汤浸泡去腹内土(宋·《洪氏集验方》)。去爪(宋·《校正集验背疽方》)。蝎尾去刺(宋·《类编朱氏集验医方》)。去尾足(宋·《类编朱氏集验医方》)。洗去头足(宋·《急救仙方》)。去足翅(元·《世医得效方》)。去梢(明·《普济方》)。洗去臊(明·《医学入门》、明·《寿世保元》)。去迋(明·《医学纲目》)。去钩(明·《审视瑶函》)。

2. **切制** 为末(宋·《太平惠民和剂局方》)。连血细研(宋·《传信适用方》、明·《保婴撮要》)。

【现代炮制经验】

1. 取原药材,加水浸漂去咸味,捞出晒干。

2. 使用前用微火焙干即可(黑龙江、大连)。

【现代炮制规范】

1. 除去杂质,洗净,干燥。(药典2020,宁夏1997,四川2015,河南2005,重庆2006,湖北2009,天津2012)

2. 除去杂质,洗净,干燥。如为盐水货则用清水漂两天,每天换水1~2次,洗净,取出,干燥。(广西2007)

3. 将原药,除去杂质,用水浸漂2~3天,每天换水2次,至几无咸味,晒或低温干燥,筛去灰屑。(上海2008)

4. 取药材全蝎,除去杂质,洗净,干燥。(陕西2007)

5. 取原药,除去杂质;如加工时用盐水煮者,水漂2~3天,至几无咸味时,洗净,干燥。(浙江2005)

6. 取原药材,除去杂质(含盐者用清水洗去盐质),干燥。(辽宁1986)

7. 取原药材,除去杂质,洗净,干燥。(山西1984,贵州2005)

8. 取原药材,除去杂质,洗净,漂去盐分,晒干。(江苏2002)

9. 取原药材,除去杂质;或洗净,干燥。(北京2008)

10. 取原药材,清全蝎除去杂质;盐全蝎清水没浸泡,至微有咸味时,取出,干燥。(安徽2005)

11. 取全蝎拣净杂质,用酒洗后晒干,即可。(云南 1986)

12. ①除去杂质,洗净,干燥。②除去杂质,洗净,漂去盐质,干燥。(江西 2008)

13. 除去泥土及钩等杂质,洗净(盐蝎须漂净盐分),捞出,晒干。(吉林 1986)

14. 加工方法与咸全蝎相同,所加食盐量较咸全蝎少,或用清水煮沸。(淡全蝎,湖北 2009)

15. 取原药材,洗净,除去杂质。如盐水全蝎则清水漂盐 2 天,每天换水 1~2 次,取出,晒干。(甘肃 2009)

【饮片性状】本品头胸部与前腹部呈扁平长椭圆形,后腹部呈尾状,皱缩弯曲,完整者体长约 6cm。头胸部呈绿褐色,前面有 1 对短小的螯肢和 1 对较长大的钳状脚须,形似蟹螯,背面覆有梯形背甲,腹面有足 4 对,均为 7 节,末端各具 2 爪钩;前腹部由 7 节组成,第 7 节色深,背甲上有 5 条隆脊线。背面绿褐色,后腹部棕黄色,6 节,节上均有纵沟,末节有锐钩状毒刺,毒刺下方无距。气微腥,味咸。

【性味与功效】辛,平;有毒。归肝经。息风止痉,通络止痛,攻毒散结。经煮制后,能使毒蛋白凝固变性,从而达到降低毒性之目的。

【使用注意】孕妇禁用。

【现代毒理学研究】蝎子产生的毒素称蝎子毒。主要含有多种昆虫的神经毒素和哺乳动物的神经毒素。尚含有心脏毒素、溶血毒素、透明质酸酶及磷脂酶等,即蝎毒可分为两大毒素:神经毒素和细胞毒素。蝎毒经腹腔注射可迅速扩散至全身(不通过血脑屏障),其半数致死量(LD$_{50}$)为 3~4mg/kg。蝎毒口服后,因毒性蛋白不易透过胃肠道黏膜,加上有胃酸作用,一般中毒症状不明显。

干药材全蝎毒性较低,但在临床上偶有不良反应发生。有过敏反应,临床上表现为全身剥脱性皮炎、大疱性表皮坏死松解症和剧烈腹痛。全蝎对心血管、泌尿系统也有损害。全蝎可产生剧烈的毒性反应,常常表现为呼吸系统毒性反应与神经系统中毒反应。全蝎蝎毒对骨骼肌有直接抑制作用,可诱发骨骼肌自发性颤搐和强直性收缩,最后导致不易恢复的麻痹。此外,全蝎提取液还可对非特异性免疫和体液免疫功能有抑制作用。

【现代炮制机制研究】全蝎以盐水煮烫的目的是刺激全蝎挣扎活动,以便吐出腹内的泥土。

二、盐全蝎(咸全蝎)

【古代炮制法则】去梢盐水炙(明·《普济方》)。

【现代炮制规范】将净全蝎放入清水中浸泡,漂净身上泥灰,然后放入 1% 盐水中浸泡 4~6 小时,捞出,以水冲洗 3~4 次,放入沸盐水中,水以没蝎为度,先用武火,待沸后用小火煮 30 分钟,不断翻动(待蝎子全身僵硬,脊背抽沟时)捞出,放通风处阴干。每 100kg 全蝎,用食盐 50kg。(湖北 2009)

【饮片性状】本品形同全蝎,表面有盐霜。味特咸。

【性味与功效】辛,平;有毒。归肝经。息风止痉,通络止痛,攻毒散结。盐制后可防腐。

【使用注意】孕妇禁用。

【现代炮制机制和炮制工艺研究】全蝎以盐水煮烫的目的是刺激全蝎挣扎活动,以便吐出腹内的泥土,另外盐水可以起到防腐的作用。

盐水炙法加工全蝎的工艺很多,如邵林等将每 1 000g 全蝎加 200g 食盐,加水适量,煮至蝎背抽沟,体硬直为度。田聚成按每 1 000g 活蝎加盐 150g,盐水煮 3~4 小时,待蝎身僵硬不弯曲、脊背抽沟时捞出,置通风处阴干。周淑芳等认为全蝎煮制前要用 20% 的淡盐水浸泡,煮制时将盐蝎比例为 2∶8 的盐水徐徐兑入煮蝎锅内,用武火煮 6~8 小时,至蝎背抽沟、握住毒针直立蝎体不弯为度。

三、薄荷制全蝎

【古代炮制法则】如无生薄荷,用干者同炒令焦用(明·《普济方》)。用龙脑薄荷叶裹,线系竹夹炙,候薄荷焦,去之,只用蝎(明·《普济方》)。七个,头尾全者,各用生薄荷裹定,外以麻线系定,火上炙(明·《普济方》)。七个,尾梢全者,每个用大叶薄荷裹上,用浸者麻黄(此麻黄系以热汤浸软,用姜汁浸半天)缠了,微以姜汁再浸,以竹筋上炙令表里焦黄色(明·《普济方》)。薄荷汁浸一夕,焙干(明·《普济方》)。干薄荷也酒浸开包炙亦可(明·《证治准绳》)。

【现代炮制经验】全蝎 10 斤,薄荷叶 1 斤 4 两,开水 10 斤(长沙)。

取薄荷叶加开水密盖闷泡 1 小时,待温去渣,加入全蝎轻轻搅动,洗去盐霜,再盖好,泡浸 0.5 小时,捞出晒干或烘干。

【现代炮制规范】

1. 先将薄荷洗净,捣烂,加水适量,压榨取汁,薄荷渣再加水适量重复压榨一次,合并汁液,即为"薄荷汁"。如用干薄荷,切段后加水煎煮二次,合并,取汁。取净全蝎,加薄荷汁拌匀,置锅内,用文火炒至薄荷汁被吸尽时,取出,晾干。每 100kg 净全蝎,用鲜薄荷 10kg 或干薄荷 3kg。(甘肃 2009)

2. 取原药材,除去杂质,用薄荷水洗净盐霜,捞出,沥干余水,晒干或低温干燥。每 100kg 全蝎,用薄荷叶 20kg。薄荷水制法:取薄荷叶加沸开水适量,盖密,泡半小时去渣,即得。(湖南 2010)

四、甘草洗全蝎

【现代炮制经验】全蝎 1 斤,甘草、生姜各 1 两。(厦门)

先将甘草、生姜放锅内煎汤至沸,使甘草出味,倾入全蝎浸洗干净,捞出晒干。

【现代炮制规范】除去杂质,用甘草水漂洗后,干燥。每 100kg 全蝎,用甘草 6kg。(福建 2012)

五、酒洗蝎

【古代炮制法则】酒炒(宋·《圣济总录》)。一个,酒浸软,竹刀切作二片(明·《普济方》)。酒洗瓦上焙(宋·《疮疡经验全书》)。

【现代炮制经验】取原药材,用水洗净,再用 75% 乙醇洗 1 次,晒干。(重庆)

【现代炮制规范】除去杂质,用酒漂洗后,去头尾足,干燥。每 100kg 全蝎,用白酒 20kg。(福建 2012)

参 考 文 献

[1] 余茂耘,韦传宝.蝎毒的生理活性成分及临床应用[J].中国临床康复,2004,8(9):1754-1755.

[2] 朱心强,郑一凡,黄幸纾.新鲜蝎毒汁的急性毒性及其热稳定研究[J].卫生毒理学杂志,1996,10(4):282.

[3] 陈秀敏.全蝎不良反应分析[J].时珍国医国药,2003,14(10):635.

[4] 李爱华,陈建明,常明荣.全蝎的配伍临床应用及不良反应[J].中华临床医学杂志,2005,6(9):60-61.

[5] 邵林,马湃.全蝎的鉴别、加工、储存及使用[J].山东中医杂志,1995,14(11):514-515.

[6] 田聚成.全蝎的加工方法[J].中药材,1986(4):10.

[7] 周淑芳,张玉柱.全蝎、穿山甲质量的探讨[J].中医药信息,1997,14(2):13.

74. 红娘子
Hongniangzi
HUECHUYS

✦ 采制沿革 ✦

【来源】为蝉科昆虫黑翅红娘子 *Huechys sanguinea* De Geer 的干燥虫体。红娘子药材商品均为野生。

附:有研究认为清朝以前使用的红娘子是传统的中药樗鸡,清朝以后及现代临床上使用的红娘子系蝉科(Cicadidae)红娘子属(*Huechys*)昆虫。其原昆虫有 3 种,即黑翅红娘子(*H.sanguinea* De Geer)、褐翅红娘子(*H.philaemata* Fabricius)、短翅红娘子(*H.thoracica* Distanti)。它与古代常用的红娘子(原名:樗鸡)完全不同。樗鸡的原昆虫是樗鸡科(Fulgoridae)的樗鸡,学名 *Lycorma delicatula* White。樗鸡在近代已不入药。

【采制】

1. **道地产区** 《神农本草经》"生川谷"。陶宏景"形如寒螯而小……樗树似漆而臭,今以此树上为好"。清代赵学敏在《串雅内编》中云:"红娘子正名樗鸡,生川谷臭樗树间……"《药物出产辨》"产湖北、河南、安徽、江苏等地"。药材红娘子在历史上的品种发生变迁。

现主产于湖南、河南、湖北、江苏、四川、安徽,河北等地;以湖南、河南产量较大。

2. **采制方法** 《本草品汇精要》记述:七月取,曝干。

现一般 7—8 月捕捉,一般在清早露水未干前,红娘子翅湿不能飞起,用手捕捉。因活的红娘子能发出一种类似巴豆粉的气味,故在捕捉时最好戴上手套及口罩,以免刺激皮肤及黏膜,还要防止刺激眼。或用蝇拍打落,用竹筷夹入布袋内。连布袋放入沸水中烫死,取出晒干。

【品质】以身干、翅黑、腹红、色鲜艳、完整不碎、新鲜者为佳。

【贮藏】置干燥通风处,防蛀。

❖ **炮制规范** ❖

一、生红娘子

【古代炮制法则】

1. **净制** 去头足翅(元·《世医得效方》)。
2. **切制** 另研(明·《仁术便览》)。

【现代炮制经验】取原药材,拣净杂质,除去头、足、翅即可。

【现代炮制规范】

1. 除去头、足、翅。(宁夏1997,河南2005)
2. 除去头、足、翅及杂质。(四川2015,重庆2006)
3. 除去杂质及头、足、翅。(山东2012)
4. 取原药材,除去杂质。(北京2008,天津2012)
5. 取原药材,除去头、足、翅及杂质。(湖南2010)
6. 生用:取原药材,除去头、足、翅。(山西1984)
7. 净红娘子:除去头、足、翅等杂质。(吉林1986)
8. 生红娘子:除去头、足、翅及杂质。(广西2007)
9. 生红娘子:除去杂质及头、翅、足。(福建2012)
10. 生红娘子:取原药材,除去头、足、翅等杂质。(安徽2005)

【饮片性状】本品为除去头、翅、足的干燥躯体,形似蝉而较小,前胸背板前狭后宽,黑色;中胸背板黑色,左右两侧有2个大块的斑块,呈朱红色;可见鞘翅残痕。雄虫在后胸腹板两侧有鸣器。腹部血红色,基部黑色,雌虫有黑褐色的产卵管。体轻,质脆。有特殊臭气。

【性味与功效】苦、辛,平,有毒。攻毒,通瘀破积。外用治瘰疬。生红娘子毒性较大,有腥臭味,多作外用。

【使用注意】本品有毒,内服宜慎,孕妇禁用。

【现代毒理学研究】传统认为红娘子含斑蝥素等,又含蜡、脂肪油及红、黑2种色素,其中斑蝥素是其有效和毒性成分。但有学者用GC-MS(气相色谱-质谱联用)对红娘子中的斑蝥素进行确证和定量,结果发现红娘子不含斑蝥素。小鼠急性毒性试验、鼠耳肿胀试验、人体皮肤发泡试验等表明,红娘子不会导致斑蝥素样中毒或其他中毒症状,提示红娘子几乎无毒性。

二、米炒红娘子

【古代炮制法则】去头足翅,水略润,同糯米微火炒透熟,去米另研(宋·《圣济总录》、明·《仁术便览》)。粳米同炒,粳米黄色,去粳米不用(明·《普济方》)。

【现代炮制经验】

1. **焙** 取红娘子与大米同焙,至米发黄时取出,筛去米即可(西安)。
2. **米炒** 红娘子1斤。大米:半斤(贵州);适量(江西、重庆)。或糯米:1斤(成都);适量(大连)。或黄米适量(辽宁)。

取红娘子与米共炒,至米变为黄色取出,筛去米即可。

【现代炮制规范】

1. 取红娘子,照米炒法炒至老黄色。每100kg红娘子,用米500kg。(河南2005)

2. 取净红娘,照米炒法,炒至米呈老黄色。每100kg红娘子,用米20kg。(湖南2010)

3. 取净红娘子,用米炒法炒至米呈焦黄色,虫体微挂火色时取出。每100kg红娘子,用米20kg。(重庆2006)

4. 取净红娘子,照米炒法,炒至米呈焦黄色。每100kg红娘子,用米20kg。(安徽2005)

5. 取净红娘子与米置锅内,用文火加热,拌炒至米呈老黄色为度,取出,筛去米粒,摊晾。每100kg红娘子,用米20kg。(宁夏1997)

6. 取生红娘子,照米炒法炒至米呈深黄色。(福建2012)

7. 用米炒法,炒至米呈焦黄色,虫体微挂火色时。每100kg红娘子,用米20kg。(四川2015)

8. 先将锅烧热,撒入浸湿的米,使其平贴锅上,加热至冒烟时投入生红娘子,共炒至米呈老黄色,取出,筛去米,放凉。每100kg红娘子用米20kg。(广西2007)

9. 将大米用清水浸湿后,在锅内均匀地平铺一层,用文火加热,待冒烟时,随即投入净红娘子,用笤帚在米上轻轻翻动,熏炒至表面带火色时,取出,筛去焦米,放凉;或先将锅烧热,放入大米,待冒烟时,迅速倒入净红娘子,翻炒至表面带火色,米呈黄褐色时,及时取出,筛去焦米,放凉。每100kg红娘子,用米20kg。(山东2012)

10. 先将米撒入锅内,至米冒烟时,倒入红娘子,用文火炒至老黄色为度,取出,筛去米粒,放凉。米炒,降低其毒性。每30kg红娘子,用米150kg。(山西1984)

11. 取原药材,除去杂质、头、足、翅;取糯米,置锅中加热,喷水少许至糯米粘锅上,待冒烟时,加入净红娘子,轻轻翻炒至糯米呈老黄色,取出,筛去米粒,摊凉,即得。每10kg净红娘子,用糯米5kg。(黑龙江2012)

12. 取原药材,去头、足、翅。再取糯米或大米,平铺于锅内(1.5~2cm厚)用文火加热,然后把去头、足、翅的红娘子放在烧热糯米(或大米)上,炒至米呈黄色,红娘子干脆为度,取出,除去米,放凉。每100kg红娘子用糯米15kg。(辽宁1986)

13. 取糯米置锅中加热,喷水少许,待糯米粘贴锅上冒出烟时,投入净红娘子,轻轻翻炒,至米变焦黄色时,取出,除去米粒,晾凉。每100kg红娘子,用糯米5kg。(吉林1986)

14. 将米淘净,置锅内,加热至米贴附锅上,微冒热气时,放入生红娘虫,轻轻翻炒,至米呈黄褐色,除去米及头、足、翅。每100g生红娘虫,用米100g。(上海2008)

15. 将米淘净,置锅内,加热至米贴附锅上,微冒热气时,放入生红娘虫,轻轻翻炒,至米呈黄褐色,除去米及头、足、翅。每10g生红娘虫,用米100g。(浙江2005)

【饮片性状】 形如生红娘子,表面呈老黄色。

【性味与功效】 苦、辛,平;有毒。攻毒,通瘀破积。用于血瘀经闭,狂犬咬伤。米炒后降低毒性,避免腥臭气味,以破瘀通经为主。

【使用注意】 本品有毒,内服宜慎,孕妇禁用。

【现代炮制机制和炮制工艺研究】 报道红娘子的炮制工艺研究比较少,一般采用去头、足、翅和米炒等炮制工艺降低毒性或除毒。但目前有人根据红娘子炮制工艺的实际调查分析，全国不少地方实际上已不炮制入药，并没有发生临床中毒现象。并且作药理毒性试验表明，红娘子不含斑蝥素样毒性成分。除红娘子传统的去头、足、翅和米炒等炮制方法，采用全虫生品入药是可行的，既保证了临床的使用安全，又提高了药材的利用率。

参 考 文 献

[1] 王淑敏,高士贤,郭忠奎,等.动物药红娘子的研究进展[J].基层中药杂志,1994,8(3):34-35.

[2] 江苏新医学院.中药大辞典:上册[M].上海:上海科学技术出版社,1977:1007.

[3]《中国药用动物志》协作组.中国药用动物志:第二册[M].天津:天津科学技术出版社,1983:103.

[4] 邓明鲁,高士贤.中国动物药[M].长春:吉林人民出版社,1981:116.

[5] 吉林省卫生厅.吉林省中药炮制标准[M].长春:吉林科学技术出版社,1986:101.

[6] 中华人民共和国卫生部药政管理局.全国中药炮制规范(一九八八年版)[M].北京:人民卫生出版社,1988:334

[7] 应钶,许荣寰.红娘子的炮制工艺研究[J].中药材,1991,14(6):26-31.

75. 金钱白花蛇
Jinqianbaihuashe
BUNGARUS PARVUS

 采制沿革

【来源】 为眼镜蛇科动物银环蛇 *Bungarus multicinctus* Blyth 的幼蛇干燥体。目前金钱白花蛇药材商品以野生为主,少量养殖。

【采制】

1. **道地产区** 《本草图经》云:"白花蛇,生南地及蜀郡诸山,今黔中及蕲州、邓州皆有之。其纹作方胜白花,喜蜇人足。"实指蕲蛇。今用之所谓"金钱白花蛇",入药始于广西民间,《饮片新参》对其药性有记载,其后渐渐成为大宗药材。

金钱白花蛇的主产区历史上在我国广东、广西、福建、浙江、江西、湖南、贵州、湖北和四川。现今尤以鄂西南的来凤县及湖南湘西龙山,重庆市的酉阳,以及贵州铜仁的野生资源较多。广东揭阳、南雄、饶平、信宜、阳江、新会、增城、惠来及江西余江、临川、波阳、弋阳、南康、靖安、南丰、南城、金溪、乐安、遂川、上犹、广丰等县进行人工饲养。

2. **采制方法** 春、秋两季捕捉孵出7~10天的幼蛇,剖开腹部,除去内脏,擦拭血迹,用乙醇浸泡处理后,盘成圆形,用竹签固定,干燥。以刚出生7天左右蜕完第1次皮的蛇体,加工为商品者色泽最好,质量最佳;若未蜕第1次皮而加工成的商品表皮无光亮,色泽较差。加工方法:将刚出壳7~15天的仔蛇装入布袋内扎紧袋口,置入水中,直至闷死为止。用小刀或剪刀在蛇的腹部从头至尾剖开,取出内脏净血迹,然后放入白酒中稍浸约5分钟,取出稍晾后,将蛇体盘成圆盘形,头位于中央稍翘起,尾部在外,并纳入口内;晒干或烘干。烘烤时,不能直接用火烘烤,安装 200W 的灯炮为热源,以免烤焦或断头断尾。

【品质】以头尾齐全,肉色黄白,盘径小者为佳。

【贮藏】置干燥处,防霉,防蛀。

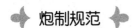 炮制规范

一、金钱白花蛇

【古代炮制法则】古代文献没有记载金钱白花蛇,所记载的"白花蛇"应指蕲蛇。金钱白花蛇(小白花蛇)收载于王一任的《饮片新参》:"金钱白花蛇,色花白,身细长,盘如钱大。治麻风瘫痪疥癣。"

【现代炮制经验】取原药材,去头尾即可。

【现代炮制规范】

1. 除去灰屑,切段。(宁夏 1997)

2. 除去灰屑,切段。干燥。(四川 2015)

3. 除去灰屑及头尾,或用时切段。干燥。(重庆 2006)

4. 除去杂质,用时去头、尾,剪 10mm 段。(吉林 1986)

5. 除去竹签、灰屑,切段。(湖北 2009)

6. 原品入药。(天津 2012)

7. 取原药材,除去灰屑,切段,去头尾。(山西 1984)

8. 取原药材,除去杂质,刷去灰屑,盘径大者除去竹签,切成:2~3cm 的段。(贵州 2005)

9. 取原药材,除去竹签及头。或用时切段。(安徽 2005)

【饮片性状】本品为圆盘状,盘径 3~6cm,蛇体直径 0.2~0.4cm。背部黑色或灰黑色,可见白色环纹及显著突起的脊棱,脊鳞扩大呈六角形,背鳞细密,通身 15 行,尾下鳞单行。气微腥,味微咸,略有酒气。

【性味与功效】甘、咸,温;有毒。祛风,通络,镇惊,攻毒。用于半身不遂,四肢麻木,抽搐痉挛,破伤风,关节酸痛,风湿顽痹,麻风。

【使用注意】阴虚血少及内热生风者禁服。孕妇忌服。

【现代毒理学研究】蛇毒是从毒蛇的毒腺中分泌出来的一种毒液,属于生物毒素。一般蛇毒的新鲜毒液呈蛋清样黏稠液体,振摇时易起泡沫,呈弱酸性,有特殊腥味,含水量为65%~80%,比重为 1.03~1.06,常温下易失活,置冰箱 1 周有部分失去活力。蛇毒中的蛋白类物质是蛇毒主要毒性成分,包括蛇毒素和酶两大类。银环蛇分泌的主要是神经毒素,毒液作用于突触后运动终板上的烟碱型乙酰胆碱受体,阻止乙酰胆碱的去极化作用,从而阻断神经肌肉传导,同时毒液作用于运动神经末梢突触前,通过线粒体对钙离子的积累,抑制小泡释放乙酰胆碱,引起神经肌肉传导阻滞。以上两条途径均可引起呼吸肌麻痹致呼吸衰竭。其次,毒液可作用于自主神经系统,抑制颈动脉窦化学感受器使缺氧加重,亦可直接抑制呼吸中枢,引起呼吸衰竭。这类神经毒素称突触后神经毒素,其作用特点似箭毒,又称似箭毒样神经毒素。神经毒素的这些症状,相当于中医风邪侵袭所致的临床表现,故称为"风毒"。但这类毒性反应是针对活体蛇或需要低温保存的蛇毒,作为干药材的金钱白花蛇的毒性

很低。

有试验表明:表达的 α-银环蛇毒素蛋白具有生物学活性,小鼠腹腔注射其 LD_{50} 约为 $1.28\mu g/g$。

二、酒金钱白花蛇

【古代炮制法则】金钱白花蛇古代本草未见收载,现代文献研究一般认为始载于《饮片新参》,故无古文献关于炮制的记载。

【现代炮制经验】

1. **酒浸** 取金钱白花蛇用酒浸透,或用黄酒浸泡 24 小时取出烘干。(北京、重庆)

2. **酒砂炒** 取金钱白花蛇,用酒润透,用砂炒酥即可。(湖北)

3. **酒酥** 金钱白花蛇 1 条,白酒 3 钱。(长沙)

取金钱白花蛇以微火烤热,放入白酒内淬制,酥烤至干,如次反复 2~3 次,至酒全部吸收,呈黄色时,研细即可。

4. **酒蒸** 取金钱白花蛇用黄酒拌匀,蒸后晒干。(山东)

【现代炮制规范】

酒金钱白花蛇

1. 取金钱白花蛇,与酒拌匀,稍闷,烘干。每 100kg 金钱白花蛇,用酒 25kg。(浙江 2005)

2. 取金钱白花蛇,除去头、尾及竹签,刷去灰屑,用适量黄酒润透,切段,干燥。每 100kg 金钱白花蛇,用黄酒 20kg。(山东 2012)

酒焙金钱白花蛇

(1)取白花蛇截头,用水洗净后晒干,放入盆内用适量的酒浸泡,每天翻动至骨肉能剥开,去骨取皮肉,用文火焙干或研粉即可。

(2)取金钱白花蛇,截去头,刷去杂质,用酒拌匀,浸吸约 1 小时,取出,置锅内用文火,焙干,研粉即可。(云南 1986)

酒酥金钱白花蛇

取净金钱白花蛇,除去头部,刮去鳞甲,温水洗净,切段,加黄酒拌匀,闷润一夜,无烟微火烘烤至表面呈黄色并膨胀发泡。每 100kg 净金钱白花蛇,用黄酒 25kg。(贵州 2005)

【饮片性状】酒金钱白花蛇同金钱白花蛇,具酒香气;酒焙金钱白花蛇为粉末状,气微腥,具酒香气;酒酥金钱白花蛇同金钱白花蛇,表面呈黄色并碰撞发泡,具酒香气。

【性味与功效】甘、咸,温;有毒。归肝经。祛风,通络,止痉。酒制后去除腥臭味,增强活血通络止痉的作用。

【使用注意】阴虚血少及内热生风者禁服。孕妇忌服。

参 考 文 献

[1]《中医大辞典》编辑委员会.中医大辞典:中药分册[M].北京:人民卫生出版社,1982:78,112,2239.

[2]江苏新医学院.中药大辞典[M].上海:上海科学技术出版社,1977:466,713.

［3］贾艳,胡延春,张乃生.蛇毒的毒性成分及其应用研究［J］.蛇志,2004,16（2）:23-32.

［4］胡延春,张乃生,邓俊良,等.α-银环蛇毒素基因的克隆及其非融合型原核表达［J］.遗传,2006,28（4）:463-469.

76. 虻虫
Mengchong
TABANUS

✦ 采制沿革 ✦

【来源】为虻科昆虫黄绿原虻 *Arylotus bivittateinus* Takahasi、复带虻 *Tabanus bivittatus* Matsumura、华广原虻 *Tabanus signatipennis* Portsch、指角原虻 *Tabanus yao* Macquart 或三重原虻 *Tabanus trigeminus* Coquillett、中华虻 *Tabanus mandarinus* Schiner 或山崎虻 *Tabanus yamasakii* Ouchi 等雌性成虫的干燥体。虻虫全国大部地区均有分布。多系野生。

【采制】

1. **道地产区** 《神农本草经》:"蜚虻……生川谷。"《名医别录》:"蜚虻,生江夏川谷。五月取,腹有血者良。"《本草图经》记为"蜚虻生江夏川谷,今并处处有之,而襄汉近地尤多"。《本草衍义》载有:"蜚虻……雄、霸州、顺安军沿塘泺界河甚多。"可见虻虫以产于江夏(湖北云梦、安陆)、霸州(河北境内)为道地。

今主产于广西、四川、浙江、江苏、湖南、湖北、山西、河南、辽宁等地。

2. **采制方法** 《名医别录》:"蜚虻,生江夏川谷。五月取,腹有血者良。"《本草品汇精要》记述:五月取,阴干。

现一般夏、秋二季捕捉后,用线穿起,晒干或阴干,也有用沸水烫死后再晒干者。

【品质】药材以身干、个大、完整者为佳。而湿润、个小、破碎者质次。

【贮藏】置通风干燥处,防蛀。

✦ 炮制规范 ✦

一、虻虫

【古代炮制法则】

1. **净制** 去头翅足(汉·《金匮要略方论》、宋·《太平圣惠方》)。去嘴翅(宋·《三因极一病证方论》)。去头足(清·《医宗金鉴》)。

2. **切制** 研细用(清·《长沙药解》)。为末(清·《温病条辨》)。

【现代炮制经验】

1. 取原药材,去净杂质,临用时去翅足即可。

2. 取虻虫用微火焙干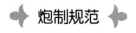或再研末(大连、成都)。

注:①焙5~6分钟至黄色为度(西安)。

【现代炮制规范】

1. 除去杂质(拣净杂质,去翅、足)。(江西 2008)

2. 除去杂质,筛去灰屑。(宁夏 1997)

3. 除去杂质。(四川 2015,河南 2005,重庆 2006)

4. 取药材虻虫,除去杂质。(陕西 2007)

5. 取原药材,除去杂质,去净足、翅,筛去碎屑,即得。(黑龙江 2012)

6. 取原药材,除去杂质、头、足、翅翼。(湖南 2010)

7. 取原药材,除去杂质。(全国规范 1988,安徽 2005,北京 2008,天津 2012)

8. 取原药材,筛去灰屑,除去头足翅翼。(江苏 2002)

9. 生用:取原药材,拣去杂质,筛去泥屑除去足翅。(山西 1984)

10. 生虻虫:除去杂质,筛净灰屑,去掉足、翅。(广西 2007)

11. 原药拣净杂质,筛去灰屑,除去足翅即可。(云南 1986)

12. 除去足、翅,筛去灰屑。(吉林 1986)

【饮片性状】为椭圆形干燥虫体,头部黑棕色而有光泽,有凸出的两只眼及长形的吸吻。背部黑棕色,有光泽;腹部黄褐色,有横纹节。质脆。气臭,味苦、咸。

【性味与功效】味苦、微咸,性凉;有毒。归肝经。能通经破血,消癥软坚。用于癥瘕积聚,少腹蓄血,血滞经闭,扑损瘀血。

【使用注意】孕妇忌服。气血虚弱,瘀结不甚者不宜用。

【现代毒理学研究】虻虫主要含有蛋白质、多肽、多糖、脂肪酸以及多种微量元素。纤溶性成分是其溶栓的有效成分,也可能是其引起不良反应的成分。鲜有其毒理学研究报道。

二、炒虻虫

【古代炮制法则】熬去翅足(汉·《金匮要略方论》)。去翅足熬(唐·《千金翼方》)。炒令微黄,去头翅足(宋·《太平圣惠方》)。去嘴翅足,炒焦(宋·《圣济总录》、宋·《三因极一病证方论》)。炒令微黄,去翅足(明·《普济方》)。去足翅,炒熟用(明·《证治准绳》)。炒枯,去翅足,研细用(清·《长沙药解》)。

【现代炮制经验】取虻虫置锅内,炒黄或炒热,放冷即可。(西安、重庆、广东)

【现代炮制规范】

1. 将原药除去杂质,清炒至微具焦斑,除去翅、足,筛去灰屑。(上海 2008)

2. 取净虻虫,用白酒浸泡,洗净,再置炒锅内,照清炒法用文火加热微炒,取出,筛簸除去脱落的翅足及灰屑。(重庆 2006)

3. 取净虻虫,照清炒法微炒。(江西 2008)

4. 取净虻虫,照清炒法微炒。(河南 2005)

5. 取净虻虫,置锅中,用文火微炒,取出,晾凉。用时捣碎。(吉林 1986)

6. 取净虻虫置锅内,用文火加热,微炒,取出放凉。(全国规范 1988,湖南 2010)

7. 取虻虫,除去杂质及翅、足,照清炒法微炒。(福建 2012)

8. 取虻虫,除去杂质及足、翅,置锅内,文火炒至带火色时,取出,放凉。(山东 2012)

9. 取原药,除去翅、足,炒至表面深黄色,微具焦斑时,取出,摊凉。筛去灰屑。(浙江 2005)

10. 取原药材,除去杂质,置锅中,用文火加热炒至干脆,取出,去净头、足、翅。(辽宁1986)

11. 取生虻虫,置锅内用文火炒至黄褐色或深褐色,质地麻脆为度,取出,放凉。(广西2007)

【饮片性状】形同虻虫,表面色泽加深。

【性味与功效】味苦、微咸,性凉;有毒。归肝经。能通经破血,消癥软坚。用于癥瘕积聚,少腹蓄血,血滞经闭,扑损瘀血。炒制后可矫臭,便于粉碎。

三、米炒虻虫

【古代炮制法则】去足翅,糯米炒(宋·《伤寒总病论》)。

【现代炮制经验】取虻虫与糯米合炒,至米呈黄色为度(辽宁)。

【现代炮制规范】

1. 取净虻虫,照米炒法炒至米呈深黄色。(江西2008)

2. 取净虻虫,照米炒法炒至米呈深黄色。每100kg净虻虫,用米20kg。(四川2015)

3. 除去杂质及翅、足,照米炒法炒至米呈焦黄色。(福建2012)

4. 取净虻虫,照米炒法炒至米呈深黄色。每100kg虻虫,用米20kg。(安徽2005)

5. 取净虻虫,照米炒法炒至米呈深黄色。每100kg虻虫,用米20kg。(河南2005)

6. 取净虻虫,照米炒法炒至米呈深黄色。每100kg净虻虫,用米20kg。(重庆2006)

7. 取净虻虫与米置锅内,用文火炒至米呈深黄色,取出,筛去米,摊凉。每100kg虻虫,用米20kg。(江苏2002)

8. 取净虻虫与米置锅内,用文火加热,拌炒至米呈深黄色为度。取出,筛去米粒,摊凉。每100kg虻虫,用米20kg。(全国规范1988,宁夏1997)

9. 取净虻虫与米置锅内,用文火加热,拌炒至米呈深黄色为度,取出,筛去米粒。每100kg净虻虫,用米20kg。(湖南2010)

10. 虻虫(米炒):先将米撒入锅内,待米冒烟时,加入净虻虫,用文火炒至微黄色为度,取出,晾凉,去足翅。每1kg虻虫,用米0.12kg。(山西1984)

11. 炒虻虫:将锅加热,撒入浸湿的米,使其平贴锅上加热至冒烟时,加入生虻虫,轻轻翻炒,至米呈黄棕色,取出,筛去米粒,放凉。每100kg生虻虫用米20kg。(广西2007)

【饮片性状】形同虻虫,表面色泽加深。

【性味与功效】味苦、微咸,性凉;有毒。归肝经。能通经破血,消癥软坚。用于癥瘕积聚,少腹蓄血,血滞经闭,扑损瘀血。米炒制后可矫臭,便于粉碎。

【使用注意】孕妇忌服。气血虚弱,瘀结不甚者不宜用。

四、焙虻虫

【古代炮制法则】炙干为末(清·《温病条辨》)。

【现代炮制规范】

1. 取净虻虫,照焙法炒至黄褐色或棕黑色,质地酥脆。(四川2015,重庆2006)

2. 取原药去净翅足,沸水泡洗,取出,晒干后,用铁筛或坑锅隔纸文火焙干,亦有用新瓦焙干,焙至色黄,取出,用时研细。(云南1986)

【饮片性状】形同虻虫,表面色泽加深,质地酥脆。

【性味与功效】味苦、微咸,性凉;有毒。归肝经。能通经破血,消癥软坚。用于癥瘕积聚,少腹蓄血,血滞经闭,扑损瘀血。焙制后可矫臭,便于粉碎。

【使用注意】孕妇忌服。气血虚弱,瘀结不甚者不宜用。

参考文献

[1] 李军德,黄璐琦,陈敏,等.中药虻虫研究进展[J].中国实验方剂学杂志,2010,16(8):228-230.

77. 斑蝥
Banmao
MYLABRIS

◆ 采制沿革 ◆

【来源】为芫菁科昆虫南方大斑蝥 *Mylabris phalerata* Pallas 或黄黑小斑蝥 *Mylabris cichorii* Linnaeus 的干燥体。斑蝥药材商品多来源于野生。

【采制】

1. **道地产区** 《名医别录》"生河东山谷"。吴普"生河内山谷"。《千金翼方》谓同州贡产。《本草图经》"生河东川谷,今处处有之"。《药物出产辨》:"各省均有出,广东以清远、石角、北江、惠州均有出。"可见全国大部分地区均产,以江苏镇江、南京,安徽蚌埠以及山西、山东、湖北为多。

目前在广西、安徽、湖北等地建立斑蝥养殖基地,多以研究为目的。

2. **采制方法** 《本草品汇精要》记述:七八月露中取,阴干。

斑蝥成虫4—5月开始为害,7—9月为害最烈,多群集取食大豆之花、叶,花生、茄子叶片及棉花的芽、叶、花等。7—8月间于清晨露水未干,斑蝥翅湿飞不起时捕捉,捕捉时宜戴手套及口罩,以免毒素刺激皮肤、黏膜。捕得后,置布袋中,用沸水烫死或置锅内蒸死,然后取出晒干。

【品质】以身干,虫体个大,完整,色鲜明,无腥油气味者为佳。

【贮藏】置通风干燥处,防蛀。

◆ 炮制规范 ◆

一、生斑蝥

【古代炮制法则】

1. **净制** 去头,去翅(宋·《全生指迷方》)。去头足翅(宋·《类编朱氏集验医方》)。去足翅(宋·《急救仙方》)。去头足(元·《外科精义》)。

2. **切制** 去头翅足,研(宋·《苏沈良方》)。

【**现代炮制经验**】取原药材,除去头、足、翅即可。

【**现代炮制规范**】

1. 除去杂质。(药典 2020,河南 2005,广西 2007,天津 2012)

2. 将原药除去杂质,筛去灰屑。(上海 2008)

3. 取原药,除去杂质,筛去灰屑。(浙江 2005)

4. 取原药材,除去头、翅、足及杂质。(安徽 2005,宁夏 1997,江,2002)

5. 取原药材,除去头、足、翅。(贵州 2005)

6. 取原药材,除去杂质,除去头、翅、足。(甘肃 2012)

7. 除去头、足、翅及杂质。(山西 1984,江西 2008,山东 2012,湖北 2009)

8. 除去杂质。(四川 2015)

9. 除去杂质。取活斑蝥,闷死或烫死,晒干。(重庆 2006)

10. 取药材斑蝥,除去杂质。(陕西 2009)

11. 取原药材,除去杂质及灰屑,干燥。(湖南 2010)

12. 取原药材,除去杂质及头、足、翅。(北京 2008)

13. 取原药拣净杂质,去净足翅,即可。(云南 1986)

14. 净斑蝥:除去头、足、翅及杂质。(吉林 1986)

【**饮片性状**】

南方大斑蝥 本品为除去头、翅、足的干燥躯体。略呈长圆形,背部黑色,有三条黄色或棕黄色的横纹,可见鞘翅残痕,胸腹部乌黑色。有特殊的臭气。

黄黑小斑蝥 体型较小,长 1~1.5cm。

【**性味与功效**】辛,热;有大毒。破血消癥,攻毒蚀疮。生斑蝥多外用,毒性大,以攻毒蚀疮为主。用于攻毒蚀疮。

【**使用注意**】本品有大毒,内服慎用;孕妇禁用。

【**现代毒理学研究**】斑蝥的主要成分为斑蝥素,斑蝥素是斑蝥抗癌的有效成分,也是其毒性的主要成分,其毒性剧烈,是一种发泡剂。毒素可从皮肤、胃肠道黏膜吸收,有强烈的局部刺激作用,内服可引起消化道炎症及黏膜坏死,经肾排出时可引起肾小球变性、肾小管出血,严重者可致急性肾衰竭,也可直接损伤心肌。还可使肝脂肪样变性。当毒素波及神经系统时,可直接导致神经组织变性或髓鞘消失,从而引起神经症状。斑蝥中还含有结合斑蝥素,如斑蝥酸镁、斑蝥酸钙、斑蝥酸钾、斑蝥酸钠等。这些斑蝥酸的结合物在酸性环境中能够游离出斑蝥酸或者斑蝥素,同时这些碱性离子的存在能够降低斑蝥素的毒性或刺激性。

小鼠灌胃给药,生斑蝥 LD_{50} 为 112.79mg/kg,米斑蝥 LD_{50} 为 180.67mg/kg,表明斑蝥炮制后,毒性降低。

【**现代炮制机制研究**】有文献报道斑蝥胸腹部含斑蝥素最高,头、足、翅含斑蝥素较低。头、足、翅毒性非剧,且三者总重只占全虫的 20% 左右,故斑蝥炮制时没有必要去头、足、翅。但仍有研究说明净选后除去头、足、翅再入药也是非常重要的。药物化学研究表明,除去头足翅的斑蝥与未去者相比,其抗癌成分 Mg、Zn、Cu 等元素的含量均有所提高,因此作用增强。

二、米炒斑蝥

【古代炮制法则】

1. **糯米炒** 以糯米同炒黄,去翅足(宋·《太平圣惠方》)。凡用斑蝥……之类,当以糯米同炒,看米色黄黑即为熟,便出之,去头足及翅翼,更以乱发裹之,挂屋东角一宿,然后用之,则去毒矣(宋·《经史证类备急本草》)。去翅足,用屋瓦盛入糯米同一处,匀炒,候米黄为度,以乳钵细杵罗过,不用米(元·《活幼心书》)。去头足,糯米炒令黑色,米黄为度,去米,就地隔纸出火毒,研为末(明·《普济方》)。去翅足,同粳米炒熟(明·《本草蒙筌》)。去头翅足,用大米炒(明·《医学纲目》)。去头足翅,水略润,同糯米微火炒透熟,去米,另研(明·《仁术便览》)。川米炒去翅足(清·《外科大成》)。去翅足,用糯米同浸一夜,炒干,去米不用,此米倒沟中(清·《良朋汇集》)。

2. **粟米炒** 斑蝥一两,去翅足,用粟米一升同斑蝥炒,令米焦黄,去米不用,细研(宋·《经史证类备急本草》)。

3. **秫米炒** 用秫米同炒黑,去羽足(宋·《类编朱氏集验医方》)。

【现代炮制经验】

1. **米焙** 取斑蝥与大米同焙至米焦黄色,筛去米,除去足、翅即可(西安)。

2. **米炒** 斑蝥1斤。糯米:1斤(江西、成都、贵州);2斤(重庆);适量(辽宁)。或小米适量(大连);或大米适量(湖北)。

(1)取斑蝥与米用微火炒至米呈黄色,筛去米即可。

(2)先用大火将米炒至冒烟,倒入斑蝥炒至透,筛去米即可(湖北)。

【现代炮制规范】

1. 取净斑蝥与米拌炒,至米呈黄棕色,取出,除去头、翅、足。每100kg斑蝥,用米20kg。(药典2020)

2. 取生斑蝥,加糯米或大米拌匀,置热锅内,文火加热,拌炒至米呈棕黄色,取出,摊开,放凉,筛去大米。每100kg生斑蝥,用大米20kg。(甘肃2012)

3. 取湿米置锅内,待炒至冒烟时,加入净斑蝥,用文火拌炒至米呈焦黄色,取出,筛去米粒,放凉。每10kg斑蝥,用米2kg。(江苏2002)

4. 取饮片斑蝥与米拌炒,至米呈黄棕色;或将锅刷湿,撒入适量白米,使锅底粘匀,加热至冒烟时,倒入饮片斑蝥,徐徐摇动,炒至微黄色。取出,晾凉,除去米粒及头、足、翅。每100kg斑蝥,用米20kg。(陕西2007)

5. 将米淘净,置锅内加热,至米贴附锅上,微冒热气时,放入生斑蝥,轻轻翻炒,至米呈黄褐色,除去米及头、足、翅。每100g生斑蝥,用米100g。(上海2008)

6. 将米用水浸湿后,置锅内,均匀平铺一层,文火加热,待冒烟时,加入净斑蝥,轻轻翻炒,至米呈黄棕色,取出,筛去米粒,晾凉。每100kg净斑蝥,用大米20kg。(北京2008)

7. 将米置锅内加热,喷水少许,至米粘锅上,待烟冒出时,加入净斑蝥,轻轻翻炒,至米呈黄棕色,取出,除去米粒,放凉。每1kg斑蝥用米2kg。(山西1984)

8. 取净斑蝥,照米炒法,炒至米呈黄棕色,取出,除去头、足、翅。每100kg斑蝥,用米20kg。(湖北2009)

9. 取净斑蝥,加糯米或大米照米炒法炒至米呈深黄色,取出,去米,除去头、脚、翅,放

凉。每 100kg 斑蝥,用米 20kg。(四川 2015)

10. 取净斑蝥,加糯米或大米照米炒法炒至米呈深黄色,取出,去米,除去头、足、翅,放凉。每 100kg 斑蝥,用米 20kg。(重庆 2006)

11. 取净斑蝥,照米炒制法炒至米呈黄棕色,取出,除头、足、翅。(湖南 2010)

12. 取净斑蝥与米拌炒,炒至米呈黄棕色,取出,除去头、翅、足。每 10kg 斑蝥,用米 2kg。(河南 2005)

13. (1) 取生斑蝥,除尽头、翅、足,与米拌炒,至米呈黄棕色,取出,筛去米。

(2) 取生斑蝥,除尽头、翅、足,用甘草水浸泡两小时,捞出晒干,与米拌炒,至米呈深黄色,取出,筛去米,每 100kg 斑蝥用米或糯米 50kg,每 100kg 斑蝥用甘草 20kg 熬水。(广西 2007)

14. 炒斑蝥:取粳米,置热锅中翻动,待其冒热气,投入生斑蝥,炒至米呈黄棕色时,取出,筛去米粒,摊凉,除去头、翅、足。每 10g 生斑蝥,用米 100g。(浙江 2005)

15. 米炒斑蝥:将净斑蝥与米同置锅内,文火加热,拌炒至米呈黄棕色,取出,除去米粒,放凉。每 100kg 斑蝥,用米 20kg。(宁夏 1997)

16. 米炒斑蝥:取净斑蝥,用米拌炒,至米呈黄棕色,取出,除去米及头、翅、足。每 100kg 斑蝥,用米 20kg。(江西 2008)

17. 米炒斑蝥:取净生斑蝥,照米炒法,炒至米呈黄色。每 100kg 斑蝥,用米 20kg。(安徽 2005)

18. 米炒斑蝥:取净生斑蝥,照米炒法用文火炒至米呈深黄色,斑蝥呈黄色。每 100kg 净生斑蝥,用米 100kg。(贵州 2005)

19. 斑蝥(糯米炒):将糯米放入锅内炒热,洒水少许至米粘贴锅上待冒出烟时,加入斑蝥,轻轻翻炒,炒至米焦黄,取出,去净米粒,去净足翅(每 0.5kg 斑蝥用糯米 0.5kg)。(云南 1986)

20. 斑蝥:取糯米或大米平铺于锅内(1.5~2cm 厚),用文火加热,然后将已去净头、足、翅的斑蝥铺在米上进行炒烫,至米黄药干为度,取出除去米。(辽宁 1986)

21. 制斑蝥:取糯米置锅中加热,喷水少许至糯米粘贴锅上,待烟冒出时,加入净斑蝥轻轻翻炒,至米变黄色时,取出除净米粒。每 100kg 斑蝥,用糯米 50kg。(吉林 1986)

【饮片性状】

南方大斑蝥 体型较大,头、足、翅偶有残留。色乌黑发亮,头部去除后的断面不整齐,边缘黑色,中心灰黄色。质脆易碎。有焦香气。

黄黑小斑蝥 体型较小。

【性味与功效】辛,热;有大毒。破血消癥,攻毒蚀疮。米炒后,降低毒性,矫正其气味,可内服。以通经,破血消癥为主。

【使用注意】本品有大毒,内服慎用;孕妇禁用。

【现代炮制机制和炮制工艺研究】斑蝥素在 84℃ 开始升华,其升华点为 120℃,米炒时锅温为 128℃,正适合于斑蝥素的升华,又不至于温度太高致使斑蝥焦化。当斑蝥与糯米同炒时,由于斑蝥均匀受热,使斑蝥素部分升华而含量降低,从而使其毒性降低。其次,斑蝥呈乌黑色,单炒难以判断炮制火候,而米炒既能很好地控制温度,又能准确地指示炮制程度。斑蝥通过米炒可使其 LD_{50} 升高,能显著地降低其毒性。

据报道以烘法代替米炒法对斑蝥进行炮制,结果表明 110℃烘 26 分钟、30 分钟者斑蝥素含量和米炒品比较相差甚微,与米炒品比较其 LD$_{50}$ 无显著差异。米炒法改为低浓度碱溶液炮制,碱溶液使斑蝥直接在虫体内转化为溶于水的斑蝥二钠盐,除了毒性降低、安全范围扩大外,体内外均显示较强的抗癌活性。

另有报道,比较米贴制、米炒制、米泔水制 3 种斑蝥米炒制方法,发现不同的米制斑蝥方法制得的斑蝥炮制品中,斑蝥素的含量有较大差异,以米贴炒法炮制品中斑蝥素的含量最佳,米贴采用糯米较大米好。

三、制斑蝥

【现代炮制经验】

甘草、糯米炒:斑蝥 1 斤,甘草 3 两,糯米 10 斤(广东)。

取斑蝥去头、足、翅,用甘草煎水泡过,晒干。再用糯米 1 斤同炒,至米呈金黄色,去掉已炒黄之糯米,另换糯米 1 斤,再炒至米呈金黄色,如此反复操作,10 次为止。

【现代炮制规范】取生斑蝥,用甘草煎水浸润,晒干,置热锅内,文火加热,再用大米拌炒至米呈棕黄色,取出,摊开,放凉,筛去大米。每 100kg 生斑蝥,用甘草 10kg,大米 20kg。(甘肃 2012)

【饮片性状】同米炒斑蝥。

【性味与功效】辛,热;有大毒。破血消癥,攻毒蚀疮。炒后,降低毒性,矫正其气味,可内服。以通经,破血消癥为主。

【使用注意】本品有大毒,内服慎用;孕妇禁用。

四、烘斑蝥

【古代炮制法则】去头足翼,瓦上焙干(明·《普济方》)。

【现代炮制经验】取斑蝥以小火焙或与大米同焙至米焦黄色筛去米,除去足即可(西安)。

【现代炮制规范】取净斑蝥,置恒温干燥箱内,120℃加热 35 分钟,取出,放凉。(山东 2012)

【性味与功效】辛,热;有大毒。破血消癥,攻毒蚀疮。烘制后,降低毒性,矫正其气味,可内服。以通经,破血消癥为主。

【使用注意】本品有大毒,内服慎用;孕妇禁用。

【现代炮制机制和炮制工艺研究】烘法炮制斑蝥机制与米炒相似,利用斑蝥能升华的特点,降低其含量,达到减毒的目的。另外烘后能矫味矫臭。

参考文献

[1] 李晓飞,陈祥盛,王雪梅,等.芫菁体内斑蝥素的含量及存在形式[J].昆虫学报,2007,50(7):750-754.

[2] 刘沁.斑蝥质量分析与毒性研究[D].南京:南京中医药大学,2011.

[3] 张振凌,王正益,孙水平,等.斑蝥不同炮制品药理作用的研究[J].中国中药杂志,1990,15(4):22-25,62.

［4］江林,胡元聪.斑蝥的不同炮制方法对斑蝥素含量的影响[J].中成药,1990,12(6):19.

［5］吴淑站.斑蝥炮制的历史沿革[J].山东医药工业,2002,21(6):30-32.

［6］王正益,张振凌,田圣志,等.斑蝥烘法新工艺刍探[J].中药通报,1986,11(7):22-24.

［7］董磊,谢丽娜,李超英,等.斑蝥不同米炮制方法及其质量评价[J].科技导报,2015,33(13):61-65.

78. 蛴螬
Qicao
LARVA HOLOTRICHIAE

采制沿革

【来源】 为鳃金龟科昆虫东北大黑鳃金龟 *Holotrichia diomphalia* Bates 及其近缘动物的幼虫干燥体。蛴螬药材商品多系野生。

【采制】

1. **道地产区** 《神农本草经》曰:"一名蟦齐,一名勃齐,生河内人家积粪草中,取无时,反行者,良。"现主产于江苏、安徽、四川、河北、山东、河南等地。

2. **采制方法** 《本草品汇精要》记述:采无时。

现一般夏秋二季捕捉,捕得后,用沸水烫死,干燥。

【品质】 药材以完整、条大、色黄者为佳。而破碎、个小者质次。

【贮藏】 置阴凉干燥处,密闭,防蛀。

炮制规范

一、蛴螬

【古代炮制法则】

切制 干研……生取汁(明·《本草纲目》)。

【现代炮制规范】

1. 取原药材,除去杂质,洗净,干燥。(全国规范 1988,湖南 2010,宁夏 1997)

2. 取原药材,除去杂质。(北京 2008,天津 2012)

3. 除去杂质,洗净,干燥。(河北 2003,江西 2008)

4. 取原药材,除净泥土,洗净,晒干。(山西 1984)

5. 取原药,除去杂质,洗净,干燥。(浙江 2005)

6. 除去杂质,洗净,晒干。(河南 2005)

7. 除去杂质,抢水洗净,捞出,干燥。(重庆 2006)

8. 除去杂质,迅速洗净,捞出,干燥。(四川 2015)

【饮片性状】 呈长圆形或弯曲成扁肾形虫体,长约 3cm,表面棕黄色、棕褐色或黄白色。全体有环节,头部较小,棕褐色;胸部有足 3 对,短而细,有很密的黄白色细毛;内呈空泡。体壳硬脆。气腥,味微咸。

【性味与功效】咸,性微温,有小毒。能破瘀,散结,止痛,解毒。用于血瘀经闭,癥瘕,外伤瘀痛,痛风,破伤风,喉痹,痈疽,丹毒。

【使用注意】孕妇禁用。

【现代毒理学研究】蛴螬的主要化学成分为氨基酸、多肽或蛋白质、微量元素与维生素、有机酸、多糖等。蛴螬提取物的小鼠急性经口 LD_{50} 及其 95% 置信区间为 48.73(46.43~51.14)g/kg。

二、炒蛴螬

【古代炮制法则】

1. **米炒** 凡收得后阴干,干后与糯米同炒,待米焦黑为度,然后去米用之,去口畔并身上肉毛并黑尘了,作三四截,碾成粉用之(宋·《雷公炮炙论》)。

2. **炒制** 干炒(宋·《普济本事方》)。炒枯存性研细用(清·《长沙药解》)。

【现代炮制规范】

1.(1)麸炒:取净蛴螬,照麸炒法炒至黄色,筛去麸皮。

(2)取蛴螬,除去杂质,清水洗净,捞出,干燥。放置炒锅内,按清炒法用文火微炒,不断翻动,炒至较原色变深,黄色焦脆,取出放凉,即得。(重庆 2006)

2. 取净蛴螬,照清炒法炒至起味。(福建 2012)

【饮片性状】本品同蛴螬,表面黄色有焦斑。气腥较弱,味微咸。

【性味与功效】咸,性微温;有小毒。能破瘀,散结,止痛,解毒。用于血瘀经闭,癥瘕,外伤瘀痛,痛风,破伤风,喉痹,痈疽,丹毒。炮制后可达到矫臭的目的,同时便于粉碎。

【使用注意】孕妇禁用。

【现代炮制机制研究】有研究对不同炮制方法蛴螬中的蛋白质、氨基酸、水溶性浸出物等含量进行分析,发现蛴螬麸炒后蛋白质含量较高,为 46.7%,但氨基酸的含量为 39.31%,明显低于烘干药材含量;80℃烘干的蛴螬中,氨基酸、水溶性浸出物含量均低于 50℃烘干蛴螬。

参 考 文 献

[1] 曹蔚,王萌,权伟,等.不同炮制方法对蛴螬蛋白质氨基酸等含量的影响[J].陕西中医,2010,31(12):1663-1665.

[2] KIM M S,BAEK M H,LEE M H,et al. A new easter-type serine protease cleaves a masquerade-like protein during prophenoloxidase activation in Holotrichia diomphalia larvae[J]. The journal of biological chemistry,2002,277(42):39999-40004.

[3] PIAO S F,KIM D K,PARK J W,et al. Overexpression and preliminary X-ray crystallographic analysis of prophenoloxidase activating factor Ⅱ,a clip domain family of serine protea-ses[J]. Biochimica et biophysica acta,2005,1752(1):103-106.

[4] 张庆镐,朴奎善,李基俊,等.蛴螬矿物元素和维生素含量分析[J].微量元素与健康研究,2002,19(1):30-31.

[5] DONG Q F,WANG J L,ZHANG S F,et al. The fat-soluble constituents of Holotrichia diomphalia larvae[J].

Chemistry of natural compounds,2009,45（4）:530-531.

[6] 金龙男,孙抒,杨万山,等.蛴螬提取物抗肿瘤作用的实验研究[J].山东医药,2007,47（27）:63-65.

79. 蜈蚣
Wugong
SCOLOPENDRA

✦ 采制沿革 ✦

【来源】为蜈蚣科动物少棘巨蜈蚣 *Scolopendra subspinipes mutilans* L. Koch 的干燥体。蜈蚣目前的商品来源主要是野生为主,少量养殖。

【采制】

1. **道地产区** 《名医别录》云:"蜈蚣生太吴川谷及江南,头足赤者良。"陶隐居云:"今赤足者良,多出京口、长山、高丽山、茅山,亦甚有腐烂积草处得之,勿令伤,暴干之。"《蜀本草》曰:"（蜈蚣）生山南川谷及出安、襄、邓、随、唐等州土间……"《本草纲目》曰:"蜈蚣西南处处有之。"《药物出产辨》曰"产湖北武昌、洪山、客昌等地"。可见江南、京口即今镇江至沿海的长江口南岸广大地区,为蜈蚣的传统产区之一。现主产于湖北、浙江、江苏、安徽四大产地,其次为湖南、河南等。

2. **采制方法** 《蜀本草》曰"七八月采之"。在浙江省明、清两代编纂的地方志——《岱山镇志》里曾有如下记载:"春夏之交,乡村儿童上山采捕以竹撑之……"一般春、夏二季捕捉,用竹片插入头尾,绷直,干燥。秋季采收的商品质量较优,但捕捉难度大,商品不易干燥,贮藏,多春季采收。人工养殖蜈蚣的加工:一般选择在11月,将已经采收的蜈蚣放进盆中,用60℃温水浸泡1~3分钟,取长宽与蜈蚣体长宽相等、两端削尖的薄竹片,一端刺入蜈蚣的头部下颚,另一端插进尾端,借竹片的弹力,使蜈蚣自然拉长,伸直展平。将竹片撑好的蜈蚣,以5~10条为1排,再用竹片夹好,放在通风阴凉处晾干。若遇阴雨天,则可采用炭火以较低的温度烘干,烘焙时注意温度不得超过80℃。

【品质】以条完整,体长,粗壮者为佳。特级:完整成条,体长在 16.5cm 以上。一级:完整成条,体长在 13cm 以上。二级:完整成条,体长在 10cm 以上。三级:完整成条,体长在 7cm 以上。碎蜈蚣:干货为蜈蚣断条,单节或相连几节。背部呈墨绿色,腹部呈黄色。无杂质,无虫蛀,无霉变。

【贮藏】置干燥处,防霉,防蛀。

✦ 炮制规范 ✦

一、蜈蚣

【古代炮制法则】

1. **净制** 去头足赤者(南齐·《刘涓子鬼遗方》)。去头尾(明·《医学纲目》)。去头、足、尾(明·《审视瑶函》)。（蜈蚣头）去嘴毒(元·《世医得效方》)。

2. **切制** 为末（宋·《小儿卫生总微论方》）。研如泥（宋·《严氏济生方》）。细剉（明·《奇效良方》）。

【现代炮制经验】

1. **剪碎** 取原药材，用时剪碎（北京、浙江）。

2. **去头足** 取原药材，去头足或再砸碎（大连、西安、长沙）。

【现代炮制规范】

1. 除去头足，用时捣碎。（吉林 1986）

2. 除去杂质。（重庆 2006）

3. 取原药，刷净，除去竹片，剪段；或用时除去竹片，剪断。（浙江 2005）

4. 取原药材，除去杂质，同时折碎。（山西 1984）

5. 取原药材，除去杂质。（北京 2008）

6. 取原药材，除去竹片，切段。（安徽 2005）

7. 取原药材，除去竹片，筛去灰屑。（江苏 2002）

8. 取原药材，除去竹片、头足，剪成小段，即得。（黑龙江 2012）

9. 取原药材，除去竹片及头、足，用时剪成小段。（宁夏 1997）

10. 取原药材，挑去杂质。（天津 2012）

11. 取原药材，用时除去头、足及支撑竹片，剪段或微火焙黄后剪段。（贵州 2005）

12. 去头、足及竹片。（湖北 2009）

13. 去头足，用时剪碎。（辽宁 1986）

14. 取原药材，除去竹片及头、足，剪段。（江西 2008）

15. 用时除去竹片，折断。（上海 2008）

16. 取原药材除去竹片，用时除去头足。（云南 1986）

【饮片性状】本品呈扁平长条形或长段。完整者由头部和躯干部组成，全体共22个环节。头部暗红色或红褐色，略有光泽，有头板覆盖，头板近圆形，前端稍突出，两侧贴有颚肢一对，前端两侧有触角一对。躯干部第一背板与头板同色，其余20个背板为棕绿色或墨绿色，具光泽，自第四背板至第二十背板上常有两条纵沟线，腹部淡黄色或棕黄色，皱缩；自第二节起，每节两侧有步足一对；步足黄色或红褐色，偶有黄白色，呈弯钩形，最末一对步足尾状，故又称尾足，易脱落。质脆，断面有裂隙。气微腥，有特殊刺鼻的臭气，味辛、微咸。

【性味与功效】辛，温；有毒。归肝经。息风镇痉，通络止痛，攻毒散结。生蜈蚣有毒，生用搜风定搐力强。

【使用注意】入煎剂多生用；孕妇禁用。

【现代毒理学研究】蜈蚣的化学成分主要有脂肪酸、蛋白质、氨基酸、酶和胆固醇等。少棘巨蜈蚣粗毒中有磷酸酶 A、蛋白水解酶、乙酰胆碱酯酶、精氨酸酯酶、类凝血酶、α-淀粉酶、纤维素酶、透明质酸酶、碱性磷酸酶和酸性磷酸酶等多种酶，还有羟肽酶、ATP 酶、核苷酸焦磷酸酶、氨基酸萘胺酶、精氨酸酯酶等。蜈蚣的毒性成分主要是两种类似蜂毒的物质，即组胺样物质和溶血蛋白质，能引起过敏性休克和心肌麻痹，并可抑制呼吸中枢。

蜈蚣的毒性主要存在于活体中，经加工后的药材蜈蚣毒活性较活体蜈蚣明显降低，陈久药材蜈蚣的毒活性又较新鲜药材降低。对我国少棘蜈蚣毒液的毒性进行测定结果表明，蜈蚣毒液的毒力属于高毒范围,两者在药理作用上也存在明显差别。溶血活性比较显示,蜈蚣的溶血活性物质主要集中在毒液之中;经干燥处理成药材的蜈蚣,较活体蜈蚣的溶血活性大大降低,随着药材贮存时间的延长,溶血活性又进一步降低。蜈蚣毒液与干燥全虫对血小板聚集的促进作用也有很大的差异。用电刺激方法取得的蜈蚣粗毒可观察到有溶血活性,而刚取过毒,立即被处死的蜈蚣虫体水提取物达 600mg/ml,未表现出溶血活性。小鼠皮下注射蜈蚣干燥全虫水煎提取物,对中枢的作用表现为抑制,并随剂量增大而加重。而蜈蚣粗毒(毒颚分泌液)对小鼠则表现为先兴奋、惊厥而后呼吸麻痹。

药材蜈蚣口服的毒性很低。用其干粉进行急性毒性试验不能测出 LD_{50}。蜈蚣研粉口服的最大耐受量(MTD)为生药 9.96g/kg。服药后实验动物未有明显行为异常,无动物死亡。以推荐临床成人日用 5 倍的剂量,给小鼠连续服用少棘蜈蚣 1 个月,动物体重、血红蛋白、内脏器官均无异常变化。此剂量相当 50kg 体重的成人日用少棘蜈蚣量 25~50g(34.2~68.4条)。口服蜈蚣粉 50g/kg(相当于 50kg 人体临床用量 5 条蜈蚣的 7~13 倍),动物服用未出现死亡。研究还证实,以相当于成人日用 25 条的剂量(超过推荐成人日用剂量 10 倍)给动物用药 30 天,观察骨髓细胞染色体与对照组无差异,由此认为药材蜈蚣无致突变作用。另有研究表明蜈蚣未显示出遗传毒性。但生殖系统的毒性目前尚不能排除,当属妊娠禁忌。

由于蜈蚣药材虫体上仍一定程度存在有组胺和溶血性蛋白质等成分,这些可引起溶血作用及过敏反应的毒性成分,可在临床应用中造成某些不良反应,包括过敏反应,及造成肝或肾功能损伤的可能。

二、焙蜈蚣

【古代炮制法则】 凡治蜈蚣,先以蜈蚣木末或柳蛀末于土器中,炒令木末焦黑,去木末,以竹刀刮去足甲用(南北朝·《雷公炮炙论》)。赤足者炙(唐·《千金翼方》)。去头足炙(宋·《圣济总录》)。焙干(宋·《急救仙方》)。瓦焙存性,为末(明·《本草纲目》)。头足焙研(清·《本经逢原》)。

【现代炮制经验】

1. 焙　取蜈蚣用微火焙干或焙黄(黑龙江、辽宁)。

2. 炒　取蜈蚣微炒至酥,研细(山东)。

【现代炮制规范】

1. 去竹片,洗净,微火焙黄,剪段。(药典 2020,河南 2005)

2. 除去杂质及霉坏虫蛀者,去竹片,洗净,微火焙黄,剪段。(广西 2007)

3. 取蜈蚣,除去竹片,洗净,微火焙黄,剪段。(山东 2012)

4. 取药材蜈蚣,除去竹片,洗净,微火焙黄,剪段。(陕西 2007)

5. 取原药材,除去竹片,洗净,微火焙黄,剪段。(湖南 2010)

6. 取原药材,用时除去头、足及支撑竹片,剪段或微火焙黄后剪段。(贵州 2005)

7. 去竹片,洗净,微火焙黄,剪段。(江西 2008)

8. 去竹片,洗净,微火焙黄,剪或切段,干燥。(四川 2015)

9. 取净蜈蚣,照焙法,焙至色加深,质脆。(安徽 2005)

10. 取蜈蚣,先将头足除去,用文火焙,焙至黑褐色,不得焦。(云南 1986)。

11. 取净蜈蚣,洗净,微火焙黄,剪段。(湖北 2009)

【饮片性状】本品为不规则的长段,形同蜈蚣,气微腥,臭气不甚明显。

【性味与功效】辛,温;有毒。归肝经。息风镇痉,通络止痛,攻毒散结。焙制后降低毒性,矫味矫臭,使之干燥酥脆,便于粉碎,多入丸散内服或外敷。

【使用注意】孕妇禁用。

【现代炮制机制研究】经加工后的蜈蚣较活体蜈蚣毒性大大降低,原因可能是药材蜈蚣经过开水烫和干燥加工,鲜体中所含的毒蛋白酶(60℃失活)部分或全部失活,使毒性明显降低;经过焙制后,毒性蛋白进一步变形减少,毒性下降。

三、酒蜈蚣

【古代炮制法则】

酒制 酒浸三日暴干(宋·《圣济总录》)。酒浸炙焦(宋·《圣济总录》)。酒炙令干。……酒炙黄(宋·《小儿卫生总微论方》)。日晒干,却用好酒半盏滴润,炙令脆(宋·《急救仙方》)。酒洗去粪,炙(元·《世医得效方》)。去头足,刮去腹中物,酒浸,炙香(明·《普济方》)。酒浸,炙黄,去头足(明·《寿世保元》)。酒洗炙干(清·《串雅补》)。去头,酒浸,炙黄,焙干(明·《景岳全书》)。大者……酒浸瓦焙二次(清·《外科大成》)。

【现代炮制经验】取原药材,去头足,以 75% 乙醇洗后,微火炒成微黄色(重庆)。

【现代炮制规范】

1. 取原药材,除去头、足,喷适量白酒,文火焙黄,剪长段。每 100kg 蜈蚣,用白酒 20kg。(湖南 2010)

2. 取蜈蚣段,用少量酒喷洒,搅匀,微火焙干。每 100kg 蜈蚣,用酒 20kg。(江西 2008)

【饮片性状】本品为不规则的长段,形同蜈蚣,有酒香气。

【性味与功效】辛,温;有毒。归肝经。息风镇痉,通络止痛,攻毒散结。酒制后增强其通络止痛的作用;焙制后降低毒性,矫味矫臭,使之干燥酥脆,便于粉碎,多入丸、散内服。

【使用注意】孕妇禁用。

四、酥炙蜈蚣

【古代炮制法则】

酥制 用羊酥炙黄色(宋·《小儿卫生总微论方》、明·《普济方》)。全者酥黄色(元·《外科精义》)。酥炙,去头足(明·《普济方》)。全者酥炙黄色(清·《外科大成》)。

【现代炮制经验】油制:取原药拣净杂质,油炸后服用(云南)。

参考文献

[1] 梁洁,黄华营. 药用蜈蚣的化学成分及药理活性研究近况[J]. 广西中医药,2005,28(4):6-7.

[2] 张保国,张大禄. 动物药[M]. 北京:中国医药科技出版社,2003:875-894.

[3] 肖培根. 新编中药志[M]. 北京:化学工业出版社,2002:330.

[4] 陈晓蕾. 蜈蚣胶囊、全蝎胶囊急性毒性实验[J]. 中药材,2008,31(6):898-899.

［5］陈正平.蜈蚣临床应用举隅［J］.实用中医药杂志,2011,27(8):551-552.

［6］任文华,张双全,宋大祥,等.少棘蜈蚣毒液溶血肽的分离纯化［J］.动物学报,2007,53(3):519-523.

［7］邓芬,方虹,王克勤.中药蜈蚣毒溶血活性试验［J］.中药材,1997,20(1):36-37.

［8］宋建徽,孟祥琴,王永利,等.蜈蚣提取物的中枢抑制作用及急性毒性［J］.河北医学院学报,1995,16(2):91-92.

［9］迟程,罗天诰.蜈蚣毒性及用量的探讨［J］.中国中药杂志,1990,15(6):48-50.

［10］毛小平,陈子珺,毛晓健,等.蜈蚣的部分药理研究［J］.云南中医学院学报,1999,22(3):1-3,7.

［11］迟程,罗天诰,杨明珍,等.云南墨江蜈蚣致突变试验研究［J］.云南中医学院学报,1994,17(1):17-18.

［12］冉永禄,吴刚,王金焕,等.墨江蜈蚣与少棘蜈蚣的比较研究Ⅱ.药效和毒理［J］.动物学研究,1996,17(1):79-83.

［13］李玉琴,郭守琴.常见中药不良反应及治疗［M］.北京:中医古籍出版社,2001:246.

80. 蕲蛇

Qishe

AGKISTRODON

❖ 采制沿革 ❖

【来源】为蝰科动物五步蛇 *Agkistrodon acutus* (Güenther)的干燥体。药材商品以野生为主。

【采制】

1. **道地产区**　《开宝本草》云"生南地及蜀郡诸山中"。《本草图经》云:"今黔中(今贵州省境内)及蕲州(今湖北蕲春县)、邓州(今河南邓州市)皆有之。"《本草蒙筌》云"惟取蕲州者"。《本草纲目》云:"花蛇,湖、蜀皆有,今惟以蕲蛇擅名。然蕲地亦不多得,市肆所货,官司所取者,皆自江南兴国州诸山中来。"《蕲州志》亦有记载。《药物出产辨》云:"蕲蛇产浙江省金华府。"可见蕲蛇在我国南方省区以及四川均有分布,但自宋代起湖北蕲州为其道地产区。现主产于浙江的温州、丽水,江西的新余、萍乡;湖北、福建、湖南、广东、广西等省区亦产。

2. **采制方法**　多于夏、秋二季捕捉,剖开蛇腹,除去内脏,洗净,用竹片撑开腹部,盘成圆盘状,干燥后拆除竹片即可。

【品质】以头尾齐全,条大,花纹明显,内壁洁净者为佳。

【贮藏】置干燥处,防霉,防蛀。

❖ 炮制规范 ❖

一、蕲蛇

【古代炮制法则】

1. **净制**　去之头兼皮鳞、带子了(宋·《经史证类备急本草》)。凡修事一切蛇,并去胆并上皮了(宋·《雷公炮炙论》)。去头尾(宋·《本草衍义》)。去皮骨取肉(宋·《传信适用方》)。去净头尾骨皮(明·《本草蒙筌》)。去皮骨……去肠阴干(明·景岳全书)。用宜去头尾各三寸(明·《本草正》)。

2. **切制** 剉(宋·《太平惠民和剂局方》)。切片(明·《外科正宗》)。取净末(清·《增广验方新编》)。

【现代炮制经验】

1. **切** 取原药材,截去头尾①切小方块即可。

注:①头部截到腮,去尾尖,切5分块(上海)。

2. **润切** 取原药材,截去头尾,用水微洒,闷5~6小时,切1寸方块,晒干(浙江)。

【现代炮制规范】

1. 去头、鳞,切成寸段。(药典2020,河南2005)

2. 除去头、鳞,切成小块或段。(四川2015)

3. 除去头、鳞及内脏,切成长段。(重庆2006)

4. 除去头、尾及鳞片,切成寸段。(江西2008)

5. 将原药喷潮,略润,除去头(齐肋)及鳞片,切成寸块。及时干燥,筛去灰屑。(上海2008)

6. 取原药材,除去杂质,去头,用温水洗净,闷润1~2小时,切15~30mm的段,干燥。(北京2008)

7. 取原药材,刷去灰屑。用时去头、鳞,切段。(安徽2005)

8. 取原药材,剁去头尾,清水洗净,捞出,干燥,切10~15mm长的小段。(山西1984)

9. 取原药材刷净,去头(齐腮)及鳞,喷洒70%~75%乙醇适量,稍润,切成块,干燥。(辽宁1986)

10. 蕲蛇段:取原药材,去头、鳞,切成长段,干燥。(湖南2010)

【饮片性状】为段状。表面黑褐色或浅棕色,有鳞片痕。近腹部灰白色,内面腹部黄白色,可见脊椎骨或肋骨。气腥,味微咸。

【性味与功效】甘、咸,温;有毒。归肝经。祛风,通络,止痉。蕲蛇头部有毒,除去头部入药能消除毒性。生品气腥,不利于服用。

【现代毒理学研究】蕲蛇主要毒性成分为血液循环毒素,血液循环毒素的种类很多,成分亦十分复杂,主要包括影响心脏、血管及血液系统的成分,能产生多方面的毒性作用。其临床表现相当于中医的火热毒症状,故称"火毒"。心脏毒表现为中毒早期常有短暂的兴奋过程,如心率略高、血压上升、频发期前收缩。随着血液循环中蛇毒浓度的升高,可由短暂兴奋后转入抑制,心搏障碍,心室纤颤,甚至心肌坏死,导致心力衰竭。严重中毒时血压降至休克水平,若有磷脂酶A_2(PLA_2)存在,该毒素可大量溶血,这将加速休克动物的死亡。CTX对心肌损害明显,可出现单心音、奔马律,直到心室纤颤而停止跳动。心电图检查有:S-T段下移,T波平坦或倒置,Q-T间期延长,R波低电压等。细胞毒素可作用在细胞膜上,导致膜结构改变而释放细胞内容物,也能直接溶解某些动物的红细胞。因此,被蝰蛇或眼镜蛇咬伤,可引起肢体组织溶解,血尿,严重者可致肾小管损坏。出血毒素能引起动物水肿、出血和组织坏死,这种毒素广泛存在于蝰蛇、五步蛇、蝮蛇和竹叶青蛇毒中,这种毒素的局部效应迅速,可使局部通透性增加,产生广泛的血液外渗,导致多脏器出血。但这些毒性反应主要针对活体蛇或低温保存的毒蛇。

而五步蛇蛇毒在65℃加热5分钟,其毒性已基本丧失,在70℃加热5分钟则完全失去其致死毒性。这表明此蛇毒中的主要毒性成分是耐热性较差的蛋白质或酶。这也表明作为干药材入药的蕲蛇,毒性是非常低的。有研究显示蕲蛇粗毒对小鼠灌胃给药的半数致死量（LD_{50}）为0.5g/kg,95%置信区间为0.5~0.6g/kg。

二、蕲蛇肉

【古代炮制法则】去皮骨取肉（宋·《传信适用方》）。去净头尾骨皮（明·《本草蒙筌》）。去皮骨……去肠阴干（明·《景岳全书》）。

【现代炮制经验】

1. **酒浸** 蕲蛇1斤。黄酒:3两（北京）;半斤（苏州）;1斤（天津）;适量（大连、贵州）。或白酒2斤（云南）。取蕲蛇洗净用酒浸泡至酒吸尽,去掉皮骨,取净肉,晒干或烘干即可。

2. **酒煮** 蕲蛇1斤,黄酒4两（山东）。取蕲蛇与酒加水共煮,煮透后去骨取肉,晒干。

【现代炮制规范】

1. 去头,用黄酒润透后,除去鳞、骨,干燥。（药典2020、江西2008）

2. 去头,用黄酒润透后,除去鳞、骨,切段,干燥。（河南2005）

3. 将原药除去头（齐肋用黄酒润透,除去皮骨,切成寸块。及时干燥,筛去灰屑。每100kg蕲蛇,用黄酒20kg。（上海2008）

4. 取刷净的蕲蛇,去头（齐腮）用黄酒润透,除去鳞骨,取净肉,干燥。每100kg蕲蛇用黄酒20kg。（辽宁1986）

5. 取原药,用酒润软,除去头、鳞、骨,切块,干燥。每100kg蕲蛇肉,用酒20kg。（浙江2005）

6. 取原药材:去头,用黄酒润透后,除去鳞、骨,干燥。（湖南2010）

7. ①酒浸:取蕲蛇剁去头尾,用黄酒闷透后,取出,除去皮骨,晒干。每10kg蕲蛇,用黄酒5kg。②酒蒸:取蕲蛇剁去头尾,用黄酒浸润后,置笼内蒸透,除去皮骨,晒干。每10kg蕲蛇,用黄酒3kg。（山西1984）

8. ①去头,用黄酒润透后,除去鳞、骨,干燥。②将净的蕲蛇段用黄酒拌匀,闷润至黄酒被吸尽,置笼内,加热蒸透,取出,除去皮骨,干燥。每100kg蕲蛇,用黄酒40kg。（山东2012）

9. 取原药,用酒润软,除去头、鳞,切块,干燥。每100kg蕲蛇,用酒20kg。（浙江2005）

【饮片性状】为片段状。黄白色,无皮骨。略有酒气。

【性味与功效】甘、咸、温;有毒。归肝经。祛风,通络,止痉。蕲蛇肉和蕲蛇段作用相同,唯蕲蛇肉作用较强。酒制后能增强祛风除湿,通络止痛的作用,并减少腥气。

【使用注意】血虚以及风热者不宜。

三、酒蕲蛇

【古代炮制法则】

1. **酒煮** 修事一切蛇,并去胆并上皮了,干湿须酒煮过用之（宋·《雷公炮炙论》）。

2. **酒浸炙** 酒浸去皮骨,炙微黄（宋·《太平圣惠方》）。凡使,先以酒浸三日夜,慢火上反复炙,令黄赤干燥,去皮骨,取肉入药用（宋·《小儿卫生总微论方》、宋·《太平惠民和剂局方》)。凡用去头尾,换酒浸三日,火炙,去尽皮骨,此物甚毒,不可不防(明·《本草纲目》)。

3. **酒浸** 酒浸去皮骨,炙微黄(宋·《太平圣惠方》)。酒浸三夕(宋·《疮疡经验全书》)。酒浸,取净肉,晒干为末(明·《景岳全书》)。酒浸一昼夜,非时用酒慢火上炙黄熟,去骨不用,只用肉(明·《普济方》)。酒浸,去骨,炙干,仍用酒温又干,如是者二十余次,捣用(明·《普济方》)。

4. **酒浸焙** 酒浸去皮骨焙(宋·《三因极一病证方论》)。好酒煮去皮骨,新瓦上焙干(宋·《类编朱氏集验医方》)。夏浸一宿,春秋冬三宿,取出,用柏柴火焙,如此三次后,用砂(罐)盛,埋地中三宿,出火气,勿用皮骨,取肉研碎(明·《普济方》)。二两,离项三寸后,酒浸三日,去皮骨,焙干(明·《普济方》)。去头尾各三寸,以防其毒,春秋酒浸三宿,夏一宿,冬五宿,炙去皮骨,取肉焙干,封藏久不坏(清·《本草正义》)。

5. **浸酥炙焙** 去头尾,酒浸酥炙,炭火微焙,去尽皮骨(清·《本经逢原》)。

【现代炮制经验】

1. **酒炒** 蕲蛇1斤,黄酒3两(北京);或米酒适量(江西)。蕲蛇1条,黄酒2两(贵州)。①取去头之蛇用温水润1小时,晒干与酒拌匀后微炒,晒干(北京)。②取蕲蛇块,入热锅中炒黄,用酒拌匀,再用微火炒干(江西、贵州)。③酒砂炒:取蕲蛇用米酒闷透,去鳞皮脊骨、头尾,切四方块,用砂炒酥(湖北)。

2. **酒蒸** 蕲蛇10斤。黄酒1斤(河北);2斤半(山东);适量(山西、重庆)。取蕲蛇用酒浸闷,蒸后晒干。

【现代炮制规范】

1. 取净蕲蛇段,照酒炙法炒干。每100kg蕲蛇,用黄酒20kg。(药典2020)

2. 取净蕲蛇块,用酒浸润,炒干。每100kg蕲蛇,用白酒10kg或黄酒20kg。(四川2015)

3. 取蕲蛇,照酒炙法炒干。每100kg蕲蛇,用黄酒20kg。(河南2005)

4. 取蕲蛇段,加黄酒拌匀,闷润2~4小时,至黄酒吸尽,文火炒干,取出,晾凉。每100kg蕲蛇段,用黄酒20kg。(北京2008)

5. 取净蕲蛇段,照酒炙法,炒干。每100kg蕲蛇,用黄酒20kg。(安徽2005)

6. 取净蕲蛇段,照酒炙法炒干,至表面黄色。每100kg蕲蛇,用白酒20kg。(湖南2010)

7. ①取净蕲蛇段,照酒炙法炒干。②取蕲蛇段,用酒拌匀,闷透,用文火炒至深黄色。每100kg蕲蛇,用黄酒20kg。③取原药,除去头、尾,用木炭火烘烤蛇背至鳞片翘起,趁热刮去鳞片,切段,再用酒喷洒均匀,闷润2~4小时,取出,干燥或焙干,用麦麸炒至透香气,呈黄褐色为度。每100kg蕲蛇,用黄酒20kg,麦麸20kg。(江西2008)

8. 取净蕲蛇段,照酒炙法,炒干,显黄色。每100kg蕲蛇,用白酒10kg或黄酒20kg。(重庆2006)

9. 取净蕲蛇段,加酒拌匀,闷透,置锅内用文火炒干,取出,放凉。每100kg蕲蛇,用黄酒20kg。(山东2012)。

【饮片性状】本品为段状。棕褐色或黑色,略有酒气。

【性味与功效】甘、咸,温;有毒。归肝经。祛风,通络,止痉。酒制后能增强祛风除湿,通络止痛的作用,并减少腥气。

【使用注意】血虚以及风热者不宜。

参考文献

[1] STEVENS-TRUSS R,HINMAN C L. Activities of cobravenom cytotoxins toward heart and leukemic T-cells depend on localized amino acid differences[J]. Toxicon,1997,35(5):659-669.

[2] MA D,ARMUGAM A,JEYASEELAN K. Cytotoxic potency of cardiotoxin from Naja sputatrix:development of a new cytolytic assay[J]. Biochemical journal,2002,366(1):35-43.

[3] AGUILAR I,GIRÓN M E,RODRÍGUEZ-ACOSTA A. Purification and characterisation of a haemorrhagic fraction from the venom of the Uracoan rattlesnake *Crotalus vegrandis*[J]. Biochimica et biophysica acta (BBA)-protein structure and molecular enzymology,2001,1548(1):57-65.

[4] SALVINI T F,BELLUZZO S S,SELISTRE DE ARAÚJO H S,et al. Regeneration and change of muscle fiber types after injury induced by a hemorrhagic fraction isolated from *Agkistrodon contortrix laticinctus* venom[J]. Toxicon,2001,39(5):641-649.

[5] 谢占泰,付得响,曹鸣敏,等. 五步蛇毒和蝮蛇毒透析前后的某些性质及五步蛇毒热稳定性的研究[J]. 动物学研究,1984,6(4):412-415.

[6] 谢珊. 蕲蛇粗毒的经口急性毒性实验[J]. 江西中医学院学报,2012,24(5):80-81.

81. 蟾酥
Chansu
BUFONIS VENENUM

✦ 采制沿革 ✦

【来源】 为蟾蜍科动物中华大蟾蜍 *Bufo bufo gargarizans* Cantor 或黑眶蟾蜍 *Bufo melanostictus* Schneider 的干燥分泌物。商品来源均系野生加工品。

【采制】

1. **道地产区** 《明一统志》提到:"蟾酥祁州(今河北安国)出,《元志》宋村有蟾池。"又说:"(山西)代州五台、崞、定襄等县出有池尚存。"又云:"归德府(今河南商丘)土产蟾酥。"可见在古代蟾酥素以北方出者为道地。明清时期,太医院亦在北京养蟾蜍取酥。1940年,西安市国药商业同业公会《药材行规》蟾酥条记载产地说"河北、山东、江苏、四川"。《增订伪药条辨》提到蟾酥的产地:"江南出者为杜酥,要无面块,神色起亮光者佳。无锡出者,中有竹节痕;浙江杭(州)、绍(兴)出者为片子酥,粉质少者亦佳。山东出者为东酥,色黄黑,味麻辣。"

现主产于山东、河北、浙江、江苏等地。

2. **采制方法**

一般来说,在蟾蜍繁殖季节外的任何时候均可以进行采浆,但应根据气温和蟾酥活动情况而定。蟾蜍是两栖动物,一般在寒露后蛰伏水底越冬,清明节前后浮游水面产卵,芒种期间上岸,当其从水中爬上陆地后,由于生长环境的变化,为了适应干燥条件,其耳后腺及皮肤腺就会不断分泌出浆液来润湿皮肤,防御外侮。所以在这个情况下采集蟾酥浆是最适合的,通常是每年6—7月。而且这期间的蟾蜍饱食终日,浆液最足,品质也最佳。当然采浆也可延续到秋季。

采浆用特制的金属钳(多为铜制或铝制)和瓷盘等盛装器皿。采浆时,先采耳后腺浆液,后采皮肤腺浆液。采浆方法有挤浆法和刮浆法两种①挤浆法:左手捉蟾,右手持夹钳,适度用力夹挤,挤尽耳后腺体的浆体。②刮浆法:又分为"捆捉刮浆法"和"三点加压刮浆法"两种。"捆捉刮浆法"是抓住蟾蜍的后腹部,拿到瓷盘前,用拇指压住其背部,其余四指轻轻压住腹部,使耳后腺充满白色浆液后,再持钳进行夹挤取浆,使蟾浆溅射在瓷盘里;"三点加压刮浆法"是用拇指压住蟾蜍背中柱,示指压住头部,其余三指从侧面抵住腹部,待加压使耳后腺充满浆液时则依上法夹挤取浆。

【品质】以色红棕、断面角质状、半透明、有光泽者为佳。

【贮藏】置干燥处,密闭。

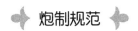 炮制规范

一、蟾酥

【古代炮制法则】

切制　研末(宋·《小儿药证直诀》、宋·《小儿卫生总微论方》)。剉细(明·《寿世保元》)。切片(清·《外科证治全生集》)。剉薄片(清·《本草纲目拾遗》)。

【现代炮制经验】

1. **取酥**　①在夏、秋二季取活蟾,用铁挟钳在蟾之两眉间挟之,酥汇集在小面盆内,用手略搽麻油,捏成薄片状或棋子形,晒干或烘干(苏州、上海)。②取活蟾蜍,口内塞大蒜一小瓣,置缸中,用特制金属钳子,夹破其眉角取乳白色浆,摊箬壳上,堆成4寸长、1寸半阔、1分厚、两端圆头的长条,晾晒或烘干(浙江)。③取活蟾蜍,用竹片由其眉上挤出白汁随挤随抹于瓷器中(勿与血浆混杂),凝结后,随时作成圆饼,摊于湿润的白布上,放置通风处晾干(大连)。

2. **研粉**　①取蟾酥研成细粉即可(西安)。②取蟾酥微洒水润潮,闷2~3天候软取出,切薄片晒干,磨成细粉过筛(苏州)。③烘研:取蟾酥烘软,随烘随切2~3厘厚的片,置石灰缸中埋2~3天至干燥后,研成细粉(浙江)。④蒸研:取蟾酥蒸软,约1小时,切成斜薄片,边切边蒸,晒干或放石灰箱内干燥(忌火烤),研细过筛(长沙)。

【现代炮制规范】

1. 将原药刷去灰屑。(上海 2008)

2. 取蟾酥,除去杂质,捣碎,研成细粉。(山东 2012)

3. 取原药材,除去杂质。(北京 2008)

4. 取原药材,刷去灰屑。(天津 2012)

5. 取原药材,用时粉碎成细粉。(安徽 2005,重庆 2006)

6. 生用或酒炙:原药如为薄片者,打碎生用;如为团块者,则用适量的酒搅拌,至蟾酥化成稠膏状,取出摊薄,阴干成薄片即可。(云南 1986)

7. 取原药材,除去杂质,研成细粉。(贵州 2005)

8. 取蟾蜍,洗净,挤取耳后腺及皮肤腺所分泌的白色浆液,加工,干燥。(广西 2007)

9. 取蟾酥片,研成粉末。(江西 2008)

10. 取原药,刷净,烘软,切薄片,置石灰缸内干燥,研成最细粉。(浙江 2005)

11. 捣碎,研成细粉。(宁夏 1997)

12. 去净杂质,干燥,捣碎,研成细粉,过 80 目筛。(湖北 2009)

13. 略烘使软,铡成薄片。(江西 2008)

【饮片性状】本品呈扁圆形团块状或片状。棕褐色或红棕色。团块状者质坚,不易折断,断面棕褐色,角质状,微有光泽;片状者质脆,易碎,断面红棕色,半透明。气微腥,味初甜而后有持久的麻辣感,粉末嗅之作嚏。

【性味与功效】辛,温;有毒。归心经。解毒,止痛,开窍醒神。生蟾酥有毒,作用峻烈,多制成丸散用或外用。生品质硬难碎,并对操作者有刺激性。

【使用注意】本品有毒,内服勿过量,外用不可入目,孕妇慎用。

【现代毒理学研究】蟾酥的化学成分有蟾蜍甾二烯类、强心甾烯蟾毒类、吲哚碱类、精氨酸、β-谷甾醇、蟾酥甲碱、醇类及多糖、氨基酸、肽类以及肾上腺素等,其中蟾毒灵、华蟾毒精、酯蟾毒配基等占较大比例(约 10%)。蟾酥有毒成分为蟾蜍他灵、蟾毒灵、华蟾毒精、酯蟾毒配基等。强心成分主要是蟾毒配基类,其结构类似强心苷元而有毒性,其华蟾毒精和酯蟾毒配基的量最高。蟾酥急性中毒症状表现为呕吐、呼吸急促、肌肉痉挛、惊厥和心律不齐等。

李兴平等经实验证实小鼠蟾酥中毒的表现与临床试验相似,小鼠灌胃 14 天,蟾酥的急性毒性 LD_{50} 为 600.6mg/kg。人服用蟾酥 LD_{50} 量为 0.359mg/kg,一般内服量为 3~5mg/d,最大不能超过 135mg/d。

赵明芳等研究发现 0.5~5mg/kg 的蟾蜍毒素混合物可以明显抑制荷瘤小鼠体内 H22 肿瘤细胞的生长,当其混合物达到 5mg/kg 时,则可以损伤肝脏。

蟾酥中所含的蟾毒配基类和蟾蜍毒素类化合物既是蟾酥的有效成分,又是其毒性成分,作用于心脏迷走神经中枢或末梢,并直接作用于心肌,引起心律不齐等缓慢心律失常症状,使房室传导阻滞,最后导致心搏停止于收缩期。蟾酥可通过激活 Rnd1 基因破坏肌动蛋白的结构,进而破坏心脏的收缩功能。高剂量蟾酥可抑制 Cp 基因表达,导致铁离子稳态失调,进而引起心脏细胞中 Fe^{2+} 蓄积,产生心脏毒性,并进一步干扰心脏的收缩,能引发铁离子蓄积,最终可能导致细胞凋亡。低剂量蟾酥可以通过干扰离子稳态和肌动蛋白构建来影响心脏的收缩,同时还会导致心脏细胞的抗凋亡和脂类代谢等应激反应;其毒性对体内代谢的干扰主要集中于脂质代谢的相关途径。

二、酒蟾酥粉

【古代炮制法则】酒浸一宿(宋·《小儿卫生总微论方》)。好酒(炖)化如蜜(宋·《妇人大全良方》、明·《寿世保元》)。切片,酒浸,研浆(清·《外科证治全生集》)。

【现代炮制经验】蟾酥 10 斤。白酒:2~2.5 斤(西安);5 斤(辽宁);10~20 斤(山东、北京、天津)。或烧酒或黄酒 10~20 斤(大连)。

将蟾酥捣碎,加酒拌匀后放置^①至呈灰白色粥状,晒干后研细。

注:^①温暖处放2~3天(北京)。盖好放20余天(山东)。

【现代炮制规范】

1. 取蟾酥,捣碎,加白酒浸渍,时常搅动至呈稠膏状,干燥,粉碎。每10kg蟾酥,用白酒20kg。(药典2020)

2. 取净蟾酥,捣碎,置适宜容器内,加入白酒浸渍,时常搅动至呈稠膏状,干燥,粉碎。每10kg净蟾酥,用白酒20kg。(北京2008)

3. 取原药材,捣碎,加白酒浸渍,时常搅动至呈稠膏状,干燥,粉碎。每10kg蟾酥,用白酒20kg。(江苏2002)

4. 取蟾酥,捣碎,加白酒浸渍,时常搅动至呈稠膏状,干燥,粉碎。每100kg蟾酥,用白酒200kg。(江西2008)

5. 取蟾酥,捣碎,加白酒浸渍,时常搅动至呈稠膏状,干燥,粉碎成细粉。每100kg蟾酥,用白酒20kg。(重庆2006)

6. 取蟾酥,捣碎,加白酒浸渍,时常搅动至呈稠膏状,干燥,粉碎。每100kg蟾酥,用白酒20kg。(四川2015)

7. 捣碎,放在瓷盆里用白酒浸拌,常搅动至全部溶化呈灰白色稠膏状,干燥,粉碎。每蟾酥100kg,用白酒200kg。(山西1984)

8. 取净蟾酥,捣碎,加约2倍量的酒,时常搅动至为稠膏状,干燥,粉碎。每100kg蟾酥,用白酒200kg。(安徽2005)

9. 取净蟾酥块捣碎,置瓷盆中加入约2倍量的白酒浸渍,时常搅拌,至呈稠膏状,取出,置盆中,放通风洁净处晾干成细粉。(宁夏1997)

10. 取原药材,捣碎,加白酒浸渍,时常搅动至呈稠膏状,干燥,研成细粉。每100kg蟾酥,用白酒200kg。(贵州2005)

11. 取原药材,捣碎,用白酒浸渍,每日搅拌数次,至发透呈灰白色稠膏状,干燥,研成细粉,即得。每10kg蟾酥,用白酒20kg。(黑龙江2012)

12. 取蟾酥饼,刷净,研碎,置容器中,加入二倍量白酒浸泡,不断搅拌,至呈稠膏状,置洁净通风处风干或晒干,研成细粉。(辽宁1986)

13. 取生蟾酥,捣碎,加白酒浸渍,时常搅动至稠膏状,干燥,粉碎。每100kg蟾酥用白酒200kg。(广西2007)

14. 取药材蟾酥,捣碎,加白酒浸渍,时常搅动至呈稠膏状,干燥,粉碎。每100kg蟾酥,用白酒20kg。(陕西2007)

15. 取原药,刷净,捣碎,加白酒浸渍,时常搅动至呈稠膏状,干燥,粉碎。每10kg蟾酥,用白酒20kg。(浙江2005)

16. 取蟾酥,捣碎,加白酒浸渍,时常搅动至呈稠膏状,干燥,粉碎。每10kg蟾酥,用白酒20kg。(河南2005)

17. 刷净灰土,打成小碎块,放入适宜容器中,加入适量白酒,搅拌均匀,保持适宜温度2~3天,每日搅拌2次,使发透,呈灰白色稠糊状时,晒干。用时研成细粉。每100kg蟾酥,用白酒200kg。(吉林1986)

18. 取蟾酥，捣碎，加白酒浸渍，时常搅动至呈稠膏状，干燥，粉碎。(湖南 2010)

19. 将净蟾酥置瓷盆内，捣碎，加入白酒浸渍，不断搅拌，至呈稠膏状时，取出，干燥，粉碎。每 100kg 蟾酥，用白酒 200kg。(湖北 2009)

【饮片性状】本品呈粉末状，有酒香气，味初甜而后有持久的麻辣感，粉末嗅之作嚏。

【性味与功效】辛，温；有毒。归心经。解毒，止痛，开窍醒神。经酒制后，便于粉碎，降低毒性，并能减少对操作者的刺激性。

【使用注意】本品有毒，内服勿过量，外用不可入目，孕妇慎用。

【现代炮制机制和炮制工艺研究】蟾酥在加工或炮制过程中，蟾毒被分解为各种蟾毒配基及辛二酸精氨酸，后者可进一步分解为辛二酸和精氨酸，从而使毒性降低。用 60% 乙醇炮制蟾酥，使它所含的脂溶性、水溶性成分都易分解，在炮制过程中，一部分挥发性的有毒成分还能随着乙醇的挥发而逸散。有研究分别采用分光光度法、薄层扫描法对蟾酥原药材与蟾酥酒制品和滑石粉制品中的蟾毒内酯类成分及脂蟾毒配基进行了测定，蟾酥酒制品和滑石粉制品中的蟾毒内酯类成分含量分别下降 16.4% 和 32.6%，脂蟾毒配基含量分别下降 14.4% 和 46.0%。

有研究采用正交法进行酒炮制工艺研究，以华蟾酥毒基和脂蟾毒配基总保留率为指标，运用高效液相色谱指纹图谱法进行含量分析。结果蟾酥酒炮制最佳工艺为：乙醇浓度为 55%，药辅比为 1：2，在 60℃下炮制 12 小时。

三、乳蟾酥粉

【古代炮制法则】剉细，乳汁少溶化于器内(明·《寿世保元》)。用乳调膏(清·《外科大成》)。人乳浸(清·《洞天奥旨》)。

【现代炮制经验】蟾酥 10 斤。牛乳 10 斤(山东)；20 斤(北京、天津)。

将蟾酥捣碎，置瓷盆中，放入鲜牛奶，渍浸数天，放温暖处，每天搅动数次，至蟾酥全部溶成稠膏状，风干或晒干，研细粉。

【现代炮制规范】

1. 取蟾酥捣碎，放在瓷盆里用鲜牛奶浸拌，时常搅动，全部溶化呈灰白色稠膏状，干燥，粉碎。每 100kg 蟾酥，用鲜牛奶 200kg。(山西 1984)

2. 取蟾酥块，捣碎，用鲜牛乳浸渍，时常搅动至成稠膏状，干燥，粉碎。每 10kg 蟾酥，用鲜牛奶 10kg。(河南 2005)

3. 取生蟾酥捣碎，置瓷盆中，放入鲜牛奶，浸渍，放温暖处，经常搅动，至蟾酥全部溶化成稠膏状时，取出，风干或晒干，研成细粉。(广西 2007)

4. 取净蟾酥，捣碎，加约 2 倍量的鲜牛奶浸渍，不断搅动至为稠膏状，干燥，粉碎。每 100kg 蟾酥，用鲜牛奶 200kg。(重庆 2006)

5. 乳制蟾酥：取净蟾酥，捣碎，加约 2 倍量的鲜牛奶浸渍，不断搅动至为稠膏状，干燥，粉碎。每 100kg 蟾酥，用鲜牛奶 200kg。(安徽 2005)

6. 取原药材，捣碎，用鲜牛奶浸渍，每日搅拌数次，至蟾酥全部溶成稠膏状，干燥，研成细粉，即得。每 10kg 蟾酥，用鲜奶 20kg。(黑龙江 2012)

7. 将净蟾酥置瓷盆内，捣碎，加入鲜牛乳浸渍，不断搅拌，至呈稠膏状时，取出，干燥，粉碎。每 100kg 蟾酥，用鲜牛乳 200kg。(湖北 2009)

【饮片性状】本品呈粉末状,有奶香气,味初甜而后有持久的麻辣感,粉末嗅之作嚏。

【性味与功效】辛,温;有毒。归心经。解毒,止痛,开窍醒神。经牛奶制后降低毒性,并能减少对操作者的刺激性。本法因易酸败,在夏季炎热时不宜采用。

【使用注意】本品有毒,内服勿过量,外用不可入目,孕妇慎用。

参 考 文 献

[1] 赵强,孟凡静,刘安西.蟾酥的研究进展[J].中草药,2004,35(10):附4-附7.

[2] 杨琳,段鹏飞,王琼,等.蟾酥脂溶性提取物的分离分析及其镇痛、抗肿瘤作用研究[J].氨基酸和生物资源,2007,29(1):64-67.

[3] 于垂亮,侯惠民.蟾酥抗肿瘤有效成分的活性追踪分离及急性毒性研究[J].中草药,2011,42(2):307-311.

[4] 徐玲玲,蔡国琴,敬应春,等.HPLC法测定蟾酥中4种蟾毒内酯[J].中成药,2012,34(11):2151-2155.

[5] 梁晓萍,张政,胡坪,等.蟾酥急性毒性的代谢组学研究[J].高等学校化学学报,2011,32(1):38-43.

[6] 李兴平,雷玲,胡竟一,等.蟾酥的急性毒性和丹羚心舒胶囊急性毒性研究[J].中药药理与临床,2012,28(6):127-129.

[7] 赵明芳,刘云鹏,金波,等.蟾蜍毒素对H22荷瘤小鼠疗效及毒副作用的实验研究[J].肿瘤防治杂志,2005,12(22):1705-1709.

[8] 杨爱文,范雪梅,李雪,等.基因芯片研究蟾酥急性毒性及配伍减毒机制[J].高等学校化学学报,2011,32(5):1058-1064.

[9] 许保军,夏华玲,赵新杰,等.炮制对蟾酥药材中蟾毒内酯的影响[J].中国中药杂志,1998,23(12):722-723.

[10] 袁旭江,袁梦泓,沈嘉茵,等.正交法优化蟾酥酒炮制工艺[J].中国实验方剂学杂志,2010,16(6):46-49.

第十二章 矿 物 类

82. 朱砂
Zhusha
CINNABARIS

采制沿革

【来源】为硫化物类矿物辰砂族辰砂,主含硫化汞(HgS)。

【采制】

1. **道地产区** 《名医别录》"生符陵山谷"。陶弘景"乃出武陵,西川诸蛮夷中,皆通属巴地,故谓之巴沙。《仙经》亦用余越砂,即出广州临漳者。此二处并好,惟须光明莹澈为佳。……虽同出一郡县,亦有好恶"。苏颂"今出辰州、宜州、阶州,而辰砂为最"。明朱权《庚辛玉册》:"商州、黔州土丹砂,宣、信州砂,皆内含毒气及金银铜铅气,不可服。"李时珍:"佳者为箭镞砂……以辰、锦为最。"朱砂主产于贵州铜仁、万山区,湖南新晃、辰溪及重庆涪陵、酉阳等地。此外,广西、云南等地亦产。

2. **采制方法** 《本草品汇精要》记述:"采无时。全年可采,唯冬季生产较少。"将天然的辰砂矿石采集运出井后,富矿视富集程度、颜色和颗粒大小,采用人工破碎挑选法加工成不同等级规格的产品。具体方法是劈开辰砂矿石,除去杂石,然后利用浮选法,以比重不同将朱砂与岩石分开,将朱砂取出。即将凿碎的矿石放在直径约尺余的淘洗器中,于水中托盘旋转,朱砂重即下沉、石浮于上,除去石质后,再用磁铁吸尽含铁杂质。反复淘洗除去脉石,待干。再将朱砂劈成片、块,片状者为"镜面砂",块状者为"豆瓣砂",碎粒者为"口米砂"。

【**品质**】以色泽鲜红,光亮如镜而透明、体重、无杂质者为佳。李时珍认为:色紫不染纸者为旧坑砂,为上品;色鲜染纸者为新坑砂,次之。

【**贮藏**】置干燥处。

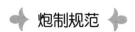 **炮制规范**

一、朱砂

【**古代炮制法则**】
净制 当择去其杂土石(唐·《新修本草》)。先以碎石引去铁屑(元·《活幼心书》)。
【**炮制经验**】取原药材,用吸铁石吸尽铁屑,研细,或用球磨机研细即可。
【**现代炮制规范**】原品入药。(天津2012)
【**饮片性状**】本品为粒状或块状集合体,呈颗粒状或块片状,鲜红色或暗红色,条痕红色至褐红色,具光泽。体重,质脆,片状者易破碎,粉末状者有闪烁的光泽。气微,味淡。
【**性味与功效**】甘,微寒;有毒。清心镇惊,安神,明目,解毒。未经水飞的朱砂不宜入药。
【**现代毒理学研究**】研究证明,朱砂在人工胃液中有可溶性汞盐溶出,在人工肠液中溶解较少。尽管朱砂和HgS几乎不溶解,但口服后仍有少量汞能被胃肠道吸收,并分布于血液和全身多数主要脏器。朱砂的毒性来源于其可溶性汞和游离汞,以及某些不溶于水,但在胃肠道条件下能溶解或能增加溶解度的汞化合物;另外,无机汞经一定的肠道细菌生物转化后,可能与带甲基的物质反应,形成甲基汞,因此朱砂大量内服时可能会因形成甲基汞而增加中毒机会。

二、朱砂粉(水飞朱砂)

【**古代炮制法则**】
切制 碾(宋·《苏沈良方》)。先以磁石引去铁屑,次用水乳钵内细杵,取浮者飞,过净器中澄清,去上余水,如此法一般精制见朱砂尽,干用(元·《活幼心书》)。研细,用水一碗浸淘三遍,去黄色,倾纸上候干,研为细粉(明·《普济方》)。时珍曰:今法惟取好砂研末,以流水飞三次用。其末砂多杂石末、铁屑,不堪入药。又法:以绢袋盛砂,用荞麦灰淋汁,煮三伏时取出,流水浸洗过,研粉飞晒用(明·《本草纲目》)。

【古代炮制经验】

1. 取朱砂粗粉放入石磨内,加清水反复研磨 3~5 天,去水取细粉,晒干或烘干即可(西安、苏州、山东、厦门、浙江、上海、湖北、南京)。

2. 取朱砂 30 斤与石球装入球磨机磁罐内,加清水 25 斤,盖严罐口,用蜡封闭,研磨 13 小时,捞出石子洗净,朱砂和水入盆内待沉淀,将水吸出,烘干(天津)。

3. 取朱砂置乳钵中(忌用铁器,以免颜色变黑),用开水冲起,研磨 1 天,将水澄清,如此反复 2 次,晒干再研成细粉即可(山西)。

【现代炮制规范】

1. 取朱砂,用磁铁吸去铁屑,照水飞法水飞,晾干或 40℃以下干燥。(药典 2020,天津 2012)

2. 取朱砂,用磁铁吸去铁屑,或照水飞法水飞,晾干或 40℃以下干燥(研细)。(江西 2008)

3. 取朱砂,用磁铁吸去铁屑研末,过 80 目筛,置容器内,加适量水共研细,再加多量水,搅拌,倾出混悬液,残渣再按上法反复操作数次,合并混悬液,静置,分取沉淀,干燥,研散。(湖北 2009)

4. 取朱砂用磁铁吸去铁屑,或照水飞法水飞,晾干,或 40℃以下干燥。(江苏 2002)

5. 研细粉,用磁铁吸去铁屑,照水飞法水飞,晾干。(四川 2015)

6. 将原药用磁铁吸去铁屑,粉碎,过 100 目筛,再用水飞法研至放在舌上尝之无渣感,晒干,研细或 40℃以下干燥,过 120 目筛。(上海 2008)

7. 将朱砂摊开,用吸铁石吸去铁屑,置磁乳钵内加少量水共研细,再加多量的水,搅拌,倾出混悬液,下沉的朱砂再按上法反复操作数次,合并混悬液,静止后,分取沉淀,干燥。(山西 1984)

8. 将朱砂摊开,用吸铁石吸去铁屑,置乳钵内,加水少许,研极细粉,加水飞漂,将浮于水面的朱砂极细粉和水倒入另一盆内,如此反复多次飞漂,至全部研细飞完,静置,待沉淀完全,倾去清水,取出,干燥,再置乳钵内研细,过 100 目筛。(宁夏 1997)

9. 取原药材,除去杂质,用磁铁吸去铁屑,照水飞法水飞;静置后分取沉淀,晾干,研散。(湖南 2010)

10. 取药材朱砂,用磁铁吸去铁屑,照水飞法水飞,晾干或 40℃以下干燥。(陕西 2007)

11. 取原药材,砸碎,用磁铁吸去铁屑。研成细粉,再水飞成极细粉,晾干或 40℃以下干燥。(浙江 2005)

12. 取原药材,用磁铁吸尽铁屑及杂质,照水飞法,水飞成极细粉末。(安徽 2005)

13. 取朱砂,用磁铁吸去铁屑,或照水飞法水飞,晾干或 40℃以下干燥。(河南 2005)

14. 研细粉,用磁铁吸去铁屑,照水飞法水飞,晾干或 40℃下干燥,过 200 目筛。(重庆 2006)

15. 用磁铁吸去铁屑,研成极细粉,或加水研磨至极细粉,晾干。(辽宁 1986)

16. 除去砂石,用磁铁吸去铁屑,研成细粉,置球磨机或乳钵内,加适量水,研磨至无声,尝之无渣感时,再加入多量的水,搅拌,倾出混悬液,下沉部分再按上法反复操作数次,弃去

残留物,合并混悬液,静置后分取沉淀,干燥,研成最细粉末。(广西 2007)

17. 将朱砂置乳钵中加水研磨,研至无声,细粉混悬时,倾出余渣加水再研,如此反复数次。直至余渣研尽时,合并混悬液,放置,倾出上清液,将沉淀物晒干,收存。(吉林 1986)

18. 取朱砂打碎,除去夹石,用磁铁吸净铁屑,用球磨机制成细粉,过 120~140 目筛。(吉林 1986)

19. 取朱砂,用磁铁吸去铁屑,照水飞法制成极细粉,晾干或 40℃ 以下干燥。(贵州 2005)

20. 取原药拣净杂质,过 100 目筛后,放乳钵内,加入清水,淹没过药面,用力回转研磨,使尘土浮起;倾去面上水,如此反复操作 2~3 次。再加清水淹没过药面,用乳棒不断研磨,研 3~4 天后,磨成糊状,加清水适量,搅拌后,呈红色混浊,待混悬液沉淀后,慢慢倾出上面清水,将乳钵斜放,再用灯芯吸去清水,用纸或纱布严盖晒干,将上层净朱砂取出,底层灰黑褐色的渣去掉,即可。(云南 1986)

【饮片性状】本品为朱红色极细粉末,体轻,以手指撮之无粒状物,以磁铁吸之,无铁末。气微,味淡。

【性味与功效】甘,微寒;有毒。清心镇惊,安神,明目,解毒。经水飞后可使药物达到纯净、极细,便于制剂及服用;并可去除主要毒性成分——可溶性汞盐及游离汞。

【使用注意】本品有毒,多入丸散服,不宜入煎剂。不宜大量服用,也不宜少量久服。孕妇及肝、肾功能不全者禁用。吉林 1986 版的炮制规范收载"球磨朱砂",可能因粉碎时产生热导致朱砂烊化生成 HgO,易发生安全性问题。

【现代炮制机制和现代炮制工艺研究】有研究采用显微镜下动态观察朱砂的形态和粒径,优选的朱砂水飞工艺为:精密称取净制后的朱砂,置于乳钵内,加 5 倍量水研磨至糊状,加 1∶50 量水搅拌,停留 6 分钟,倾出混悬液,下沉的粗粉继续研磨。如此反复 6 次以上,直至手捻细腻无亮星为止,弃去杂质,合并倾出的混悬液静置 8 小时以上,倾去上清液,取沉淀置 40~60℃ 干燥,研散即可。其机制如下:随加液研磨至糊状的加水量的增加,朱砂由不规则尖角状逐渐向圆整、大小均匀的颗粒状转变;本试验在 5 倍加水量的基础上,进一步考察增加研磨至糊状的加水量,显微镜下观察结果未产生显著变化;研磨后加水量为 1∶50 倍时,沉淀物颗粒细小且均匀,颗粒分散效果好;朱砂研成糊状后,加多量水搅拌后停置不同时间的沉降状态,随着时间的推移,上层的大块状物明显减少,直至完全下沉。沉降时间至 6 分钟时,大块状物沉降完全。一直观察到 10 分钟,上层均为细小颗粒,7~10 分钟与 6 分钟比无明显差异;对于同样量的朱砂,水飞次数增多为佳,水飞 6 次以上时,炮制品已达到细腻、粒径均匀;静置 8 小时以上即可取得良好的沉降效果。

有报道采用 $L_9(3^4)$ 正交试验设计,以朱砂 HgS 的含量和可溶性汞盐的含量为指标,筛选朱砂水飞的最佳炮制工艺参数。结果最佳炮制条件为加 10 倍量的水,研磨 30 分钟,研磨 6 次。

又有研究对正交试验得到的样品,采用酸式滴定法测定朱砂 HgS 的含量,并对各组样品进行 X 射线衍射分析。可快速有效为其优选最佳炮制工艺,即加 10 倍量水,研磨 30 分钟,每次研磨 4 次。

三、甘草制朱砂

【古代炮制法则】紫背天葵、粉甘草同煮,研末水飞(清·《得配本草》)。

【现代炮制经验】辰砂 100 斤,甘草 6 斤(厦门)。

取辰砂研碎,用甘草汤泡洗,连续洗 3 次(每次换新甘草水),晒干,放磁罐内研细末,加清水磨一星期(每日换水),去掉杂质,至辰砂滑腻,去水晒干即可。

【饮片性状】本品性状同朱砂粉,味微甘。

【性味与功效】甘,微寒;有毒。清心镇惊,安神,明目,解毒。甘草炮制可增强朱砂的清心、解毒作用。

【使用注意】本品有毒,多入丸散服,不宜入煎剂。不宜大量服用,也不宜少量久服。孕妇及肝、肾功能不全者禁用。

参 考 文 献

[1] 田南卉,杨国红. 原子吸收分光光度法测定炮制朱砂中可溶性汞含量[J]. 药物分析杂志,1995,15(1):27-30.

[2] 高雅,李更生,赵唯贤,等. 反反正正论朱砂[J]. 中国中医药信息杂志,1999,6(12):42-43.

[3] 李超英,滕利荣,魏秀德,等. 朱砂水飞炮制工艺及质量标准研究[J]. 中成药,2008,30(12):1806-1809.

[4] 刘艳菊,王萍,夏艺,等. 正交试验法优选水飞朱砂炮制工艺[J]. 湖北中医学院学报,2009,11(6):33-34.

[5] 刘艳菊,许康,潘新,等. X 射线衍射法优选水飞朱砂炮制工艺[J]. 时珍国医国药,2012,23(1):184-186.

83. 轻粉
Qingfen
CALOMELAS

 采制沿革

【来源】为水银、白矾(或胆矾)、食盐等用升华法制成的氯化亚汞(Hg_2Cl_2)结晶轻粉性粉末。

【采制】

1. **道地产区** 主产于湖北武汉、湖南湘潭、重庆、天津、河北安国、云南昆明等。

2. **采制方法** 宋人所撰《灵砂大丹秘诀》将汞、盐、皂矾混合所得升华物称为轻粉。

现不同的地区有不同的制造方法:①将胆矾及食盐置瓷盆中,加少量水混合,加入水银,搅拌成糊状,再加入红土,拌成软泥状,捏成团块。另在平底锅中铺一层干沙土,面积与团块大小相等,将团块置沙土上,上覆盖瓷缸盖,密封,加热 24 小时后,开启瓷缸盆,扫下轻粉,除去杂质。(山西 1984)②将胆矾及食盐置瓷盆中,加少量水混合,加入水银,搅拌成糊状,再加入红土,拌成软泥状,捏成团块。另在平底锅中铺一层干沙土,面积与团块大小相等,将

团块置沙土上,上覆盖瓷缸盆,密封,加热24小时后,开启瓷缸盆,扫下轻粉。(内蒙古1977)
③将胆矾及食盐置瓷盆中,加少量水混合,加入水银,搅拌成糊状,再加入红土,拌成软泥状,捏成团块。另在平底锅中铺一层干沙土,面积与团块大小相等,将团块置沙土上,上覆盖瓷缸盆,密封,加热,经10小时后,开启瓷缸盆,扫下轻粉。或将硫酸汞与汞混合,使之成为硫酸亚汞,再加食盐升华而成。或将食盐溶液与硝酸亚汞、硝酸混合,即得绿化亚汞沉淀。(江西2008)

【品质】以片大、色洁白、体轻、具银样光泽者为佳。

【贮藏】遮光,密闭,置干燥处。

✦ 炮制规范 ✦

【古代炮制法则】

飞水银霜法 水银1斤,朴硝8两,大醋半升,黄矾10两,锡20两(成炼2遍者),玄精6两,盐花3斤。先炼锡讫,又温水银令热,乃投锡中,又捣玄精黄矾令细,以绢筛之,又捣锡令碎,以盐花并玄精等合和,以醋拌之令湿,以盐化一斤籍底,乃布药令平,以朴硝盖上讫,以盆盖合,以盐灰为泥,泥缝固际干之。微火三日,武火四日,凡七日去火,一日开之。扫取极须勤心守,勿令须臾间懈慢,大失矣。

凡作粉,先要作麹,其作麹之法:以皂矾一斤,盐减半,二味入旧铁锅内,以慢火炒之,仍以铁方铲搅不住手,炒干成麹,如柳青色。以荆柴炭一斤碎之如核桃大,拢于台上,扇炽,每升粉一料,用水银一两二钱,麹二两二钱,内石臼内,石杵研,不见水银星为度,却入白矾粗末二钱,三味搅匀,平摊铁整中心,约厚三分许,鹅翎遍插小孔,将澄浆瓦盆覆之,缝以盐泥固济,勿令太实,实则难起。置整于炽火上,候微热,以手蘸水轻抹其缝及盆,复用砖立整下,周护火气,待火尽、盆温,揭之,勿令手重,重则振落,其粉凝于盆底,状若雪花而莹洁,以翎扫之,瓷器收贮。其盆整浊滓,入后料再升。

用水银一两,白矾二两,食盐一两,同研不见星,铺于铁器内,以小乌盆覆之,筛灶灰,盐水和,封固盆口,以炭打二炷香,取开则粉升于盆上矣。其自如雪,轻盈可爱。一两汞,可升粉八钱。黄连、土茯苓、陈酱、黑铅、铁浆可制其(轻粉)毒。

【现代炮制经验】

1. 水银6斤4两、食盐3斤、皂矾(硫酸亚铁)5斤5两、红土10大碗、清水3斤。(天津)

(1)轻粉炼制的设备和工具

1)炉房:一间其长3m高2m,内设砖砌炉台,高60cm。左右各设火炉4个,正面设2个,共计10个。每个炉口可置锅一个。

2)铁炉:系一般冬季取暖用的圆铁炉,高55cm,直径25cm。

3)平锅:(俗称片锅)系铁制,直径45cm,厚约0.3cm。

4)瓷缸盆:(俗称缸盏)直径38cm,高32cm。用扣在平锅上密闭,构成升华空间。

5)大缸盆:盆口直径70cm,高65cm,用以配料用。

6)铁铲:形如平直之铁锹,装以木柄,用以拌料和铲胎。

7)鬃刷:刷瓷缸盆和平锅之用。

8)竹板:启锅时用于铲除封固的砂土或赤石脂。

9）钵子：系铜片制，如人耳形，长 20cm，宽 10cm。用于制胎和收粉。

10）鸡羽毛：系鸡的大型羽翎，用于收丹扫粉和挑选杂质之用。

11）鹅翎管：系鹅翅膀羽轴管，根端剪成斜口（乌蹄口），用于挑选轻粉时取出杂质异物。

（2）制料：先将食盐和皂矾压碎，置大缸盆内加水混合均匀，再加入水银，用铁铲搅拌成糊状，使水银完全分散，以不见水银珠为度。再加入红土，搅拌，合成软泥状，将其分为若干等分，分别捏成馒头状（凸状圆堆），此项操作，称"制胎"。另在平锅中央铺一层薄薄的干沙土，将馒头状的软泥体置于沙土之上，用鬃刷刷去周围多余的沙土，然后用瓷缸盆扣上，用赤石脂或潮湿的黄沙土将盆口周沿封固以防漏气。

（3）炼制

1）生火：每炉用煤球 8 斤或上等木炭 5 斤，以木柴将火引着，待烧至红火均匀，用火钳将炉膛摆成微凹形，然后用一斤硬煤块（原煤）或木炭半斤盖上，再将炉门及炉房关闭（俗称焖火）。

2）坐锅：待炉口无火苗上燃，表面呈现微薄一层白灰时，将已封好的平锅正置于炉口上，在一侧用瓦片或石棉块将锅底离火垫起适当高度（1~2cm）以通空气助燃。复关闭炉房，继续加热。

3）倒锅与升华：当锅烧热，进炉房将平锅在炉口上移转一下位置，令受热均匀，视火候强弱调节垫锅高度，令其受热升华，加热至 8 小时即可启锅。

（4）收粉：将平锅从炉上端起，轻轻放在长木桌上，待凉后用竹板启去封固用的黄土或赤石脂并扫净，将瓷缸盆小心启开，可见锅内堆集多量的雪片状而有光泽的结晶。用鸡羽毛小心地扫下，用钵子收取，置于清洁的匾内，用纸盖好。

（5）挑选与包装：将轻粉摊于素白纸上，细心观察，把杂质屑粒（沙粒及胎渣等）用鸡羽毛轻轻分开，用鹅翎管的马蹄口拾起，再经另人复查后即可称重，装入硬纸盒内，每盒盛量 5~100g，盖口密闭蜡封，干燥避光贮藏。每料产量 2 250~3 000g。（天津）

2. 水银 30g、青矾 15g、食盐 15g。（江西）

炼法：①将青矾研细，放在此瓷器盘中，再加水银、食盐混匀后，加入少许清水，拌和均匀成干糊状泥团，以不见水银星点为度。要求以手轻捏之成形，轻击之能散为好，切勿多加水，否则将会影响炼丹。②用上述拌匀好药料，放平底铁锅中央，用竹筷轻压成饼状，上盖大兰花瓷器碗（以江西景德镇产兰边瓷碗为好）。碗与锅接口处，用纸捻条沾面粉浆糊上下各顺序贴 3 条封住口。上面用盐泥封固，再加细干河砂围栏，这样才不会漏气走丹。③将锅移于木炭炉上加热，先用文火烧 3 小时，继用武火烧 3 小时，后改用文火烧 2 小时，离火自然冷却，然后除去河砂，揭开瓷碗。扫下丹药，炼丹过程即告完成。

【现代炮制规范】

1. 原品入药。（湖南 2010，天津 2012，宁夏 1997）

2. 原品入药，不另加工。（北京 2008）

3. 取原药材，用时研细。（山西 1984）

4. 原品入药，用时研成极细粉。（吉林 1986）

5. 研成极细粉。（辽宁 1986）

6. 取原药，研成最细粉。（浙江 2005）

7. 取原药材，除去杂质，碾成细粉。（安徽 2005，广西 2007）

8. 除去杂质,研末。(江西 2008)

9. 用时研细。(河南 2005)

10. 取本品,水飞至极细,干燥,研细。(湖北 2009)

11. 除去杂质。(重庆 2006,四川 2002)

【饮片性状】本品为鳞片状结晶,形似雪花。银白色;半透明或微透明。具银样光泽。体轻,质脆,用手捻之,易碎成细粉。气无,味淡。遇光颜色缓缓变暗。

【性味与功效】辛,寒;有毒。外用杀虫,攻毒,敛疮;内服祛痰消积,逐水通便。外治用于疥疮,顽癣,臁疮,梅毒,疮疡,湿疹;内服用于痰涎积滞,水肿鼓胀,二便不利。内服每次0.1~0.2g,一日 1~2 次,多入丸剂或装胶囊服,服后漱口。外用适量,研末掺敷患处或制备成药捻。

【使用注意】内服或外用不宜多服、久服。处方书写红升丹、红粉均给付红粉。按毒性中药管理。

【现代毒理学研究】轻粉外用有杀菌作用,内服适量能制止肠内异常发酵,并能通利大便。甘汞口服后在肠中遇碱及胆汁,小部分变成易溶的二价汞离子。二价汞离子能抑制肠壁细胞的代谢与机能活动,阻碍肠中电解质与水分的吸收而导致泻下;且可抑制肠中细菌将胆绿素变为胆红素,又因肠内容物迅速排出,影响了胆绿素的转变,故服药后大便可成绿色。二价汞离子吸收后,还可与肾小管细胞中含巯基酶结合,抑制酶的活性,影响其再吸收功能而有利尿作用。轻粉的毒性主要来源于制备过程或存放过程中分解出来的氯化汞和汞,影响肾脏中含巯基(—SH)的蛋白质和酶,引起的脂质过氧化和氧化应激,致金属内稳态失调等直接或间接损害肾脏。

有研究小鼠灌胃轻粉的 LD_{50} 为 2.068g/kg。

【现代炮制机制和炮制工艺研究】有报道轻粉生成的化学机制如下:

$$2FeSO_4 \cdot 7H_2O(皂矾) \xrightarrow{250℃} Fe_2O_3 + SO_3 + SO_2 + 14H_2O \quad (Ⅰ)$$

$$2Hg + 2SO_3 + O_2 \longrightarrow 2HgSO_4 \quad (Ⅱ)$$

$$HgSO_4 + Hg \longrightarrow Hg_2SO_4 \quad (Ⅲ)$$

$$Hg_2SO_4 + 2NaCl \xrightarrow{300℃} Hg_2Cl_2 + Na_2SO_4 \quad (Ⅳ)$$

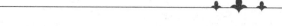

参 考 文 献

[1] 赵匡华,吴琅宇. 关于中国炼丹术和医药化学中制轻粉、粉霜诸方的实验研究[J]. 自然科学史研究,1983,2(3):204-212.

[2] 王超仁,左金明. 轻粉抑菌效果的实验研究[J]. 安徽医科大学学报,1997(4):395.

[3] 郑双来,周建华. 无机汞(氯化汞)肾脏毒性机制研究进展[J]. 国外医学(卫生学分册),2005,32(3):175-179.

[4] 岳旺,刘文虎,王兰芬,等. 中国矿物药的急性毒性(LD$_{50}$)测定[J]. 中国中药杂志,1989,14(2):42-45,63.

[5] 李向高,张福仁,张亚敏. 中药轻粉的制造及其化学原理[J]. 吉林中医药,1981(2):52-54.

84. 胆矾
Danfan
CHALCANTHITUM

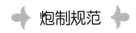

采制沿革

【来源】为硫酸盐类矿物胆矾 Chalcanthite 的晶体，或为人工制成的含水硫酸铜。

【采制】

1. **道地产区**　《经史证类备急本草》："通透清亮，蒲州者为上也。"《本草图经》："石胆今惟信州铅山县有之，生于铜坑中，采得煎炼而成，又有自然生者，尤为珍贵，并深碧色。今南方医人多使之，又着其说云：石胆最上，出蒲州，大者如拳，小者如桃栗，击之纵横解皆成叠文，色青，见风久则绿，击破其中亦青也。其次出上饶曲江铜坑间者，粒细有廉棱，如钗股米粒。"《本草纲目》："石胆出蒲州山穴中，鸭嘴色者为上，出羌里者，色少黑，次之，信州又次。"

现主产于云南、山西。江西、广东、陕西、甘肃等地亦产。

2. **采制方法**　宋代《太平御览》记述：二月庚子、辛丑采。《本草图经》：生于铜坑中，采得煎炼而成。

现全年均可开采或生产。开采铜矿时，选择蓝色透明的结晶即得。人工制造者，可用硫酸作用于铜片或氧化铜而制得。

【品质】以块大、深蓝色、透明、质脆、无杂质者为佳。

【贮藏】密闭贮藏。

炮制规范

一、胆矾

【古代炮制法则】

1. **净制**　洗（宋·《洪氏集验方》）。
2. **切制**　研（宋·《全生指迷方》）。飞过（宋·《类编朱氏集验医方》）。

【现代炮制规范】

1. 除去杂质，用时捣碎。（内蒙古 1977）
2. 取原药材，除去杂质，砸成碎块。（山西 1984）
3. 取原药材，除去杂质，捣成碎块。（全国规范 1988）
4. 除去杂质，捣成小块。（宁夏 1997）
5. 将原药材，除去杂质，打碎。（江苏 2002）
6. 取原药材，除去杂质，打成碎块。（安徽 2005）
7. 取原药，除去杂质，砸碎如米粒大小。（浙江 2005）
8. 除去杂质，砸成小块，用时捣碎或研细。（重庆 2006）

9. 除去杂质,用时捣碎。（广西 2007,河北 2003,辽宁 1986）

10. 除去杂质,砸成小块。（江西 2008,河南 2005,吉林 1986）

11. 将原药除去杂质。（上海 2008）

12. 取原药材,除去杂质,加工成碎块。（北京 2008）

13. 除去杂质,研碎。（湖北 2009）

14. 取原药材,拣去杂质,捣成碎块。（湖南 2010）

15. 取原药材,除去杂质,即可。（青海 2010）

16. 取胆矾,除去杂质,砸成碎块。（山东 2012）

17. 除去杂质,砸成小块,捣碎。（福建 2012）

18. 取原药材,除去杂质,即得。（黑龙江 2012）

19. 取原药材,除去杂质。（天津 2012）

20. 拣去杂质,砸成小块。（四川 2015）

【饮片性状】为不规则的结晶碎块,深蓝色或浅蓝色,半透明,质脆。无臭,味涩。能溶于水,加热烧之变成白色,遇水又变成蓝色。

【性味与功效】味酸、辛,性寒;有毒。能宣风热、吐风痰、消积滞、燥湿杀虫。

【使用注意】本品有毒,体弱者忌服。

【现代毒理学研究】胆矾中主要成分为五水硫酸铜,误服、超量均可引起中毒。硫酸铜能刺激传入神经的冲动经迷走及交感神经传导至延髓的呕吐中枢。由于反复剧烈的呕吐,可致脱水和休克,同时损害胃黏膜,甚至造成急性胃穿孔。硫酸铜溶液局部有很强的腐蚀作用,能使口腔、食管、胃肠道的黏膜充血、水肿、溃疡和糜烂。铜也是一种神经肌肉毒素,当铜进入人体后,可有全身中毒症状,损害肝、肾,引起脂肪变性和坏死,对中枢神经先兴奋后转为抑制。

有研究小鼠灌胃胆矾的 LD_{50} 为 0.279g/kg。

二、煅制胆矾

【古代炮制法则】煅过细研（宋·《圣济总录》）。

【现代炮制规范】

1. 取净胆矾,置耐火容器内,用武火煅至鼓起有小泡,呈乳白色粉末,用时研细。（重庆 2006）

2. 取净胆矾,置耐火容器内,武火加热,煅至鼓起有小泡,呈乳白色粉末,用时研细。（四川 2015）

3. 取原药材,置容器中,加热煅至白色粉末,即可。（青海 2010）

【饮片性状】本品乳白色粉末,有很强的刺鼻性,极容易吸水变成蓝色固体。

【性味与功效】味酸、辛,性寒;有毒。能宣风热、吐风痰、消积滞、燥湿杀虫。煅制后多作外用药。

【使用注意】本品有毒,体弱者忌服。

【现代炮制机制研究】煅以去水。胆矾煅制在热的作用下除去结晶水。

参考文献

[1] 岳旺,刘文虎,王兰芬,等.中国矿物药的急性毒性(LD$_{50}$)测定[J].中国中药杂志,1989,14(2):42-45,63.

85. 硇砂

Naosha

SAL AMMONIACUM

◆ 采制沿革 ◆

【来源】 为等轴晶系氯化物矿物硇砂 Sal ammoniacum 或紫色石盐 Halitum 的矿石。前者称白硇砂,主含氯化铵;后者称紫硇砂,主含氯化钠。

【采制】

1. **道地产区** 《新修本草》"出西戎,形如牙消,光净者良"。《本草纲目》记载:"硇砂亦消石之类,乃卤液所结,出于青海……状如盐块,以白净者良。"且引用张匡邺《行程记》:"采硇砂者,乘木屐取之,若皮底即焦矣。北庭即今西域火州也。"可见白硇砂来源于青海及新疆地区。

紫硇砂为近代才出现的药名,《本草纲目拾遗》:"硇砂有二种。一种盐脑,出西戎,……一种番硇,出西藏……"《增订伪药条辨》:"……西土产者佳。……山西出者为石硇,亦次。陕西出者为香硇,红色者亦佳。湖广出者为咸硇,又名江砂,其色要白者佳,食盐色着次之。"据《中国矿物药》记载"据药材经营部门介绍,紫硇砂来自印度,过去在西藏集散,今由青海省收购供全国"。由此可见,紫硇砂出于西藏、青海、陕西。现主产于新疆、甘肃、青海、陕西等地。

2. **采制方法** 《本草纲目》:"……人采取淋炼而成,……其性至透,用黝罐盛悬火上,则常干,或加干姜同收亦良,若近冷及得湿即化为水,或渗失也。"现全年均可采收。采得后,除去杂质沙石等,或由人工合成。

【品质】 白硇砂以块整、色白、有光泽、无杂石者为佳。有等色青、色红、色黄,俗呼气硇,次之。红硇砂以块整齐、色紫红、断面明亮、无杂石者为佳。

【贮藏】 置干燥处,密闭,防潮。

◆ 炮制规范 ◆

一、硇砂

【古代炮制法则】

1. **净制** 二两,以醋一盏化去夹石(宋·《太平圣惠方》)。飞过(宋·《博济方》)。去砂石(宋·《博济方》)。用百沸汤化破研细,纸滤过(宋·《圣济总录》)。半两,用醋浆水淹搅五七百度用纸滤过(宋·《圣济总录》)。汤化,去土,飞令极净(明·《普济方》)。净水洗去泥(明·《普济方》)。甘草水洗(明·《审视瑶函》)。

2. **切制** 细研(宋·《太平圣惠方》)。水飞、为末(明·《普济方》)。研极细末(清·《医宗金鉴》)。

【**现代炮制就经验**】取原药材,拣净杂质,捣碎。

【**现代炮制规范**】

1. 取原药材,拣去杂质,刷净泥屑,碎成小块。(山西 1984)

2. 刷去泥土,砸成小块。(吉林 1986)

3. 取原药材,除去杂质,砸成小块。(全国规范 1988)

4. 除去杂质,砸成小块。(宁夏 1997)

5. 取原药,除去杂质,砸碎如米粒大小。(浙江 2005)

6. 取原药材,除去杂质,研成细粉,过 80 目筛。(甘肃 2009)

7. 取原药材,拣去杂质,砸成小块。(湖南 2010)

8. 取原药材,除去杂质,刷净泥土(不可用水洗),砸成小块,即得。(黑龙江 2012)

9. 除去杂质及泥沙,砸成碎块。(山东 2012)

10. 除去杂质,打成小块。(福建 2012)

11. 除去杂质,打成碎块。(天津 2012,广西 2007,河南 2005)

【**饮片性状**】白硇砂为不规则碎块状或粒状。表面灰白色或淡黄白色,断面有光泽及束针状纹理,质重而脆,断面显纤维性。具土腥气,味咸苦而刺舌。紫硇砂为暗红色或紫红色的碎块结晶,臭气浓,味咸。

【**性味与功效**】咸、苦、辛,温;有毒。消积软坚,化腐生肌,祛痰利尿。用于癥瘕积聚,噎膈反胃,喉痹肿痛,痈肿瘰疬,翳障,息肉赘疣。

【**使用注意**】体虚无实邪积聚及孕妇忌服。

【**现代毒理学研究**】白硇砂为氯化铵矿石,主要含 NH_4Cl,含少量的 Fe^{3+}、Ca^{2+}、Mg^{2+}、SO_2^{4-} 等离子。紫硇砂主含 $NaCl$,偏光显微镜鉴别和 X 射线衍射分析确证其主要成分为石盐,也含少量 Fe^{2+}、Fe^{3+}、Ca^{2+}、Mg^{2+}、SO_2^{4-} 等离子。有学者认为 $NaCl$ 不是紫硇砂的有效成分,其有效成分可能是 S^{2-}、S、Sx^{2-} 及其他一些金属元素,硫及多硫化物既是毒性成分又是有效成分。小鼠口服白硇砂醋捞品和醋煮品半数致死量(LD_{50})分别为 3.74g/kg 和 3.63g/kg,口服紫硇砂醋捞品和醋煮品的 LD_{50} 分别为 5.36g/kg 和 5.29g/kg。小鼠中毒症状显示毒性靶部位可能是消化、呼吸或中枢神经系统。

研究也发现紫硇砂在大剂量给药时加重胃肠损伤的主要成分是氯化钠,硫是造成胃肠毒性的成分之一。紫硇砂的毒性可能是由于其生品有较多硫化物和多硫化物,多硫化物在胃中溶解成溶液,有强烈的腐蚀作用而产生的,另外,硫化物和多硫化物在胃酸的作用下还会产生对机体有害的硫化氢。对于白硇砂及其炮制品的毒性机制则无详细研究。

二、制硇砂

【**古代炮制法则**】

1. **煮制** 水飞过,入瓷器中,于重汤中煮其器,使自干(宋·《本草衍义》)。汤煮令枯(宋·《圣济总录》)。净水洗去泥,以水入铁铫煮干……(明·《普济方》)。制去上石,水淘重汤煮干(明·《本草原始》)。

2. **醋制** 醋熬成霜研(宋·《圣济总录》)。二两,醋二升熬成膏(明·《济阴纲目》)。醋浸半日,并日干(明·《普济方》)。水飞净,醋煮干如霜,刮下用之(明·《本草纲目》)。半两,用醋浆水淹搅五七百度,用纸滤过,瓷器内慢火逼令干(宋·《圣济总录》)。

【现代炮制经验】

1. **醋炒** 取硇砂块微炒,趁热加醋,再炒干即可(辽宁)。

2. **醋煮** 硇砂 10 斤。醋:5 斤(北京、天津);10 斤(山东、云南);适量(大连)。

先将硇砂用热水或开水溶化,取滤液加醋于锅中煮至水面有白霜浮起,捞出置纸上晒干即可(北京、天津、云南)。

3. **单煮** 取硇砂粉,置乳钵中加热水溶化,倒入竹筐过滤(竹筐上放清洁麦秸 3 斤,再覆小米大的白沙子一层),滤液倒入锅内加热提炼,至液面析出白霜,捞出置白纸上,晒干即可(北京)。

【现代炮制规范】

1. 取净硇砂块,置沸水中溶化,过滤后倒入搪瓷盆中,加入适量醋,将盆放在水锅内,隔水加热蒸发,随时捞取液面上析出的结晶,直至无结晶为止,干燥;或将上法滤过获得的清夜置锅中,加入适量醋,加热蒸发至干,取出。每 100kg 硇砂,用醋 50kg。(全国规范 1988)

2. 取净硇砂块,置沸水中溶化,过滤后倒入搪瓷盆中,加入适量醋,搅拌,蒸发至干,取出。每 100kg 硇砂,用米醋 20kg。(宁夏 1997)

3. 取硇砂,投入沸水中溶化,滤过,滤液置适宜容器内,加醋,隔水蒸煮,待析出结晶时,随时捞取,干燥;或滤液加醋后,加热蒸发,待干燥时,取出。每 100kg 硇砂,用醋 50kg。(浙江 2005)

4. 取净硇砂块,置沸水中溶化,滤过后倒入搪瓷盆中,加入适量醋,将盆放在水锅内,隔水加热蒸发,随时捞取液面上析出的结晶,直至无结晶为止,干燥;或将上法滤过获得的清夜置锅中,加入适量醋,加热蒸发至干,取出。每 100kg 硇砂,用醋 50kg。(河南 2005)

5. 取生硇砂碎块,置沸水中溶化,澄清,除去残渣,倾入瓷盆中,加入适量醋,隔水加热蒸发,随时将液面的白色浮霜捞出,置白纸上,干燥。(广西 2007)

6. 取净硇砂碎块,置沸水中溶化,滤去残渣,滤液倒入瓷盆中,加入适量醋,隔水加热蒸发,随时取出液面上析出白色结晶,直至无结晶析出为止,将结晶干燥,研细粉。每 100kg 净硇砂,用米醋 50kg。(甘肃 2009)

7. 取硇砂碎块,置沸水中溶化,过滤。滤液倒入搪瓷盆中,加醋隔水加热蒸发,随时将液面上析出的白色浮霜捞出,置于白瓷碗内,干燥。(湖南 2010)

8. 取净硇砂块,置沸水中溶解,滤过后倒入搪瓷盆中,加入适量醋,隔水加热蒸发,直至无晶体为止,将晶体干燥,研成粉末。每 100kg 硇砂,用米醋 30kg。(山东 2012)

9. 取硇砂置沸水中溶化,过滤,将滤液倒入搪瓷盆中,再加入定量醋,隔水加热蒸发,随时捞取液面上析出的结晶,至无结晶析出为止,置白纸上晾干。每 100kg 硇砂,用醋 50kg。(福建 2012)

10. 取原药材,粉碎成粉末,溶于沸水,加入食用醋精搅匀,滤过,将滤液倒入搪瓷盆内加热蒸发至水尽。取出白色颗粒结晶体,干燥。每 100kg 硇砂,用食用醋精 2.5kg。(天津 2012)

【饮片性状】为灰白色或微带黄色的粉末,味咸、苦。

【性味与功效】咸、苦、辛,温;有毒。消积软坚,化腐生肌,祛痰利尿。用于癥瘕积聚,噎膈反胃,喉痹肿痛,痈肿瘰疬,翳障,息肉赘疣。醋制可使质地纯净,增强软坚化瘀,消癥瘕痞块之功。

【使用注意】体虚无实邪积聚及孕妇忌服。

【现代炮制机制研究】有研究表明白硇砂和紫硇砂炮制品中检出的元素种类基本同于各生品,但白硇砂醋捞品中未检出 Sn,紫硇砂醋煮品中未检出 Co;醋煮品和醋捞品中同种元素的量存在差异,表明不同炮制方法对硇砂中的微量元素具有不同的影响。且硇砂炮制以后对人体有害的 As、Cd、Cr、Pb 等元素的量下降,尤其是 As 的减少量十分显著,推测可能是硇砂炮制后毒性变小的原因之一。

另外,对生品、煅品、醋制品、单煮品紫硇砂中的微量硫用环己烷提取,用紫外分光光度法测定,结果显示醋制品中含硫量较生品低,煅品和单煮品未检测到多硫化物。

【现代炮制工艺研究】有研究以小鼠耳肿胀抑制率、半数致死量（LD_{50}）和氯化钠质量分数作为指标,选择加水量、醋用量、粒度及析晶时间 4 个因素,用 $L_9(3^4)$ 正交设计表,采用方差分析,优选紫硇砂醋制的最佳炮制工艺为选择过 40 目筛的紫硇砂,加 5 倍量水,加饮片总量的 50% 的醋,析晶时间为 60 分钟。

三、煅硇砂

【古代炮制法则】凡修制硇砂,用黄丹、石灰作柜,煅赤使用,并无毒（宋·《经史证类备急本草》）。

【现代炮制经验】取硇砂块煅烧 2~3 小时,至红,放冷研细（大连）。

【现代炮制规范】取净硇砂,放入耐火容器内,置无烟炉火中,武火煅烧至红透时,取出,碾成粉末。（山东 2012）

【饮片性状】呈粉末状。白色或紫红色,无光泽。味咸、苦。

【性味与功效】咸、苦、辛,温;有毒。消积软坚,化腐生肌,祛痰利尿。用于癥瘕积聚,噎膈反胃,喉痹肿痛,痈肿瘰疬,翳障,息肉赘疣。煅制使其失去结晶水,质地疏松,便于粉碎,多作外用。

【使用注意】体虚无实邪积聚及孕妇忌服。

参 考 文 献

［1］郭鹏举.青海地道地产药材［M］.西安:陕西科学技术出版社,1996:161.

［2］索有瑞,李天才.矿物藏药紫硇砂与硇砂的一些特征比较［J］.中国民族医药杂志,2000,6（S1）:53-55.

［3］邓水蓉,吴志辉,李发英,等.紫硇砂合理炮制法探讨［J］.中药材,1997,20（2）:77-78.

［4］陆兔林,毛春芹,余玖霞,等.白硇砂和紫硇砂不同炮制品抗炎作用及急性毒性研究［J］.中国新药与临床杂志,2013,32（9）:734-737.

［5］季德,毛春芹,余玖霞,等.紫硇砂醋制前后化学成分变化［J］.中国实验方剂学杂志,2014,20（15）:44-48.

［6］季德,毛春芹,余玖霞,等.紫硇砂的醋制减毒机理［J］.中成药,2015,37（2）:355-360.

［7］李轩贞,吴玢.紫硇砂炮制除毒探讨［J］.中国中药杂志,1989,14（10）:18-19,62.

［8］余玖霞,陆兔林,毛春芹,等.白硇砂和紫硇砂及其炮制品中微量元素的测定［J］.中草药,2012,43（2）:270-274.

[9] 毛春芹,季德,陈强,等.醋制紫硇砂最佳炮制工艺研究[J].中草药,2014,45(1):55-58.

86. 密陀僧
Mituoseng
LITHARGYRUM

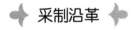
采制沿革

【来源】为铅石矿石冶炼而成的粗制氧化铅 Lithargyrum。

【采制】

1. **道地产区** 《新修本草》注云:"形似黄龙齿而坚重,亦有白色者,作理石纹,出波斯国。"《本草图经》曰:"密陀僧,《本经》不载所出州土。注云出波斯国。今岭南、闽中银铜冶处亦有之,是银铅脚。"现主产于湖南、广东、湖北、福建和江苏等地。

2. **采制方法** 《本草图经》:"其初采矿时,银、铜相杂,先以铅同煎炼,银随铅出。又采山木叶烧灰,开地作炉,填灰其中,谓之灰池。置银、铅于灰上,更加火大煅,铅渗灰下,银住灰上。罢火候冷出银。其灰池感铅、银气,置之积久成此物。"现一般是将铅熔融后,用长铁棍在熔铅中旋转几次,部分熔铅黏附于铁棍上。然后取出浸入冷水中,熔铅冷却后变成氧化铅固体,即得。

【品质】以色黄有光泽,内外一致,体坚重者为佳。

【贮藏】瓦缸装,置干燥处。

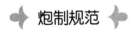
炮制规范

一、密陀僧

【古代炮制法则】

1. **净制** 水飞(明·《普济方》)。水研飞净(明·《外科启玄》)。

2. **切制** 捣令细(宋·《雷公炮炙论》)。研如粉(唐·《千金翼方》)。细研(宋·《经史证类备急本草》)。研极细,水淘(金·《儒门事亲》)。研细水飞(清·《玉楸药解》)。

【现代炮制规范】

1. 除去杂质,用时捣碎。(内蒙古 1977)

2. 取原药材,研成细粉。(山西 1984)

3. 砸碎,粉碎成细粉。(辽宁 1986)

4. 除去杂质,砸成小块,研细粉,过 100 目筛。(吉林 1986)

5. 取原药材,除去杂质,研成细粉。(全国规范 1988,江苏 2002,湖南 2010)

6. 除去杂质,研为细粉。(宁夏 1997,四川 2002,河南 2005,重庆 2006,广西 2007,福建 2012)

7. 取原药,除去杂质,砸碎。研成细粉。(浙江 2005)

8. 取原药材,除去杂质,碾成细粉。(安徽 2005)

9. 取药材密陀僧,除去杂质,研成细粉。(陕西 2007)

10. 将原药研粉,过 100 目筛。(上海 2008)

11. 除去杂质,研成细粉(过 80 目筛)。(江西 2008)

12. 取原药材,除去杂质,粉碎成细粉。(北京 2008,天津 2012)

13. 除去杂质。(湖北 2009)

14. 取原药材,除去杂质,砸成小块,研成细粉,即得。(黑龙江 2012)

【饮片性状】本品为黄色或褐黄色的粉末,体质沉重,光下可见星状闪光,无臭。

【性味与功效】咸、辛,性平。燥湿,杀虫,敛疮,收敛,坠痰镇惊。用于湿疮疥癣,金疮,溃疡久不收口;内服治痰积惊痫。

【使用注意】体虚者忌服。

【现代毒理学研究】密陀僧主要含氧化铅(PbO);尚含砂石、金属铅及二氧化铅(PbO_2)等少量夹杂物。其毒性来自含铅的化合物,一氧化铅的毒理学数据如下①急性毒性:LD_{50}为 450mg/kg(大鼠腹腔注射);②家兔经皮注射:100mg(24 小时),轻度刺激;③亚急性与慢性毒性:猴吸入氧化铅 6 个月或 12 个月,每天 22 小时,浓度 21.5μg/m³,出现肺、肝、肾及骨中铅含量升高;④致突变性:形态学转化,仓鼠胚胎 50μmol/L;⑤致癌性:国际癌症研究机构(IARC)致癌性评论,对动物致癌性证据不足,IARC 将铅的无机化合物列为 G2A,可能为人类致癌物。

二、制密陀僧

【古代炮制法则】

1. **煮制** 凡使,捣令细,于瓷埚中安置了,用重纸袋盛柳(蛀)末焙密陀僧埚中,次下东流水浸令满,著火煮一伏时,足,去柳末纸袋,取密陀僧用(宋·《经史证类备急本草》)。捣细,水煮,水飞(明·《本草品汇精要》)。倾银炉底,入药煮一伏时(清·《本草辑要》)。

2. **醋制** 醋粹为末(宋·《小儿药证直诀》)。煅醋淬淘研控干(宋·《圣济总录》)。火煅醋淬,研细,水飞过用(明·《普济方》)。

3. **烧制** 烧令黄色……烧细研(宋·《太平圣惠方》)。烧(宋·《圣济总录》)。烧赤取出(元·《卫生宝鉴》)。

4. **萝卜制** 锦裹用萝卜煮一炊时(宋·《太平圣惠方》)。

5. **煅制** 入罐子内,以盏子盖口,盐泥固济,勿令透气,用炭火煅,不闻药气为度,取出放冷(明·《普济方》)。煅赤,置地下去火性(清·《洞天奥旨》)。

6. **炒制** 研细炒……炒黄色(明·《普济方》)。

87. 雄黄
Xionghuang
REALGAR

 采制沿革 ◆

【来源】为硫化物类矿物雄黄族雄黄,主含二硫化二砷(As_2S_2)。

【采制】

1. **道地产区** 《名医别录》"生武都山谷,敦煌山之阳"。陶弘景"武都、宕昌、石门、凉州"。《新修本草》:"宕昌、武都者为佳。"《千金翼方》谓"武州、茂州贡产"。《本草图经》:"今阶州山中亦有之。"《药物出产辨》"产湖南津市"。现多集散于天津及武汉。主产于湖南慈利、石门、澧县、津市、桑植、邵阳、武陵山一带及洞口雪峰山等地,湖北鹤峰、五峰,贵州郎岱、思南、印江,甘肃武都、临夏、敦煌,云南凤仪以及四川等地。

2. **采制方法** 《名医别录》:采无时。

雄黄在矿中质软如泥,见空气即变坚硬,一般用竹刀剔取其熟透部分,除去杂质泥土。对分散夹杂于共生矿中的雄黄,可将共生矿石粉碎成小块,再剔取颜色鲜艳、半透明、有光泽的部分,这种雄黄称为"明雄黄""雄黄精"或"腰黄"。采制的雄黄按大、小、生、熟分成等级,剥除杂质、石块、泥土等物。但因大部分雄黄颗粒很细小而分散,拣选时较为困难,故又可采用加热熔融法进行精制加工。

【品质】以块大、质脆、色红、有光泽者为佳。

【贮藏】置干燥处,密闭。

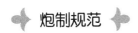 炮制规范

一、雄黄

【古代炮制法则】

净制 其内有劫铁石,又号赴矢黄,能劫子铁,并不入药用(明·《本草纲目》)。

【炮制经验】取原药材,拣去杂质及碎石,碾成细粉[①]即可。

注:[①]研至无声,忌用铁器免变黑色,勿近火(山西)。

【现代炮制规范】

1. 除去杂质。(江西 2008)

2. 取原药材,除去杂石,去净泥土,加工成碎块。(北京 2008)

3. 取原药材,除去杂质,砸成小块。(天津 2012)

4. 取原药材,拣去杂质,研细。(山西 1984)

5. 取原药去净杂质,碾成极细粉,过 100 目筛,即可。(云南 1986)

【饮片性状】本品为块状或粒状集合体,呈不规则块状。深红色或橙红色,条痕淡橘红色,晶面有金刚石样光泽。质脆,易碎,断面具树脂样光泽。微有特异的臭气,味淡。

【性味与功效】辛,温;有毒。解毒杀虫,燥湿祛痰,截疟。未经水飞处理的雄黄,不宜内服,外用适量。

【使用注意】内服宜慎;不可久用;孕妇禁用,血虚阴亏者忌用。

【现代毒理学研究】雄黄的主要成分是 As_2S_2 或 As_4S_4,此外还含有少量的 As_2O_3 及 As_2O_5。As_2S_2 或 As_4S_4 不溶于水,微溶于稀酸,难以吸收,一般认为毒性很小,As_2O_3 及 As_2O_5 溶于水,是雄黄发挥药效或产生毒性的主要成分。雄黄的主要成分砷在生物体内以无机砷和有机砷等不同形态存在,依形态不同毒性有较大差异:三价砷(As Ⅲ)可引起肝细胞的凋亡和灶状坏死,五价砷(As Ⅴ)、五价甲基砷酸(MMA Ⅴ)、五价二甲基砷酸(DMA Ⅴ)可引起

肝细胞肿胀和灶状炎症。DMA V 的毒性较 MMA V 大,若长期接触 DMA V 和 MMA V 可引起动物膀胱和皮肤组织肿瘤。MMA V 和 DMA V 对调节神经丝蛋白基因的毒性较亚砷酸盐(iAs Ⅲ)和砷酸盐(iAs V)强,能明显改变细胞骨架基因的表达水平。此外,iAs Ⅲ 和 MMA Ⅲ 对人造血干细胞也能产生明显的毒性。

三氧化二砷(As_2O_3)的毒理学数据如下。①急性毒性:LD_{50} 为 10mg/kg(大鼠经口);20mg/kg(小鼠经口)。②亚急性与慢性毒性:大鼠摄取本品150mg/(kg·d),共6.5个月,对动物生长发育有轻度影响,肝、肾重量明显增加,但肝、肾功能及血常规均正常;30mg/kg 以下,动物各主要脏器无病理改变。③致突变性:DNA 抑制,人 HeLa 细胞 500μmol/L;细胞遗传学分析,人白细胞 1 200nmol/L。④致畸:小鼠孕 9~12 天吸入最低中毒剂量 28 500μg/m³(4 小时),致肌肉骨骼系统发育畸形。小鼠孕 7~17 天经口染毒最低中毒剂量 1 650μg/kg,致中枢神经系统发育畸形。小鼠孕 7~17 天经口染毒最低中毒剂量 8 250μg/kg,致免疫和网状内皮组织系统发育畸形。⑤致癌性:根据 IARC 致癌性评论,G1 确认人类致癌物。⑥其他:小鼠吸入最低中毒浓度,28 500μg/m³(4 小时)(孕 9~12 天),引起细胞学改变和肌肉骨骼发育正常。

五氧化二砷(As_2O_5)的毒理学数据如下。①急性毒性:LD_{50} 为 8mg/kg(大鼠经口)和55mg/kg(小鼠经口)。②致突变性:DNA 修复,枯草菌 50mmol/L。细胞遗传学分析,人白细胞 1 200nmol/L。DNA 抑制,人成纤维细胞 100μmol/L。姐妹染色单体交换,仓鼠成纤维细胞 3 200μg/L。③致癌性:IARC 致癌性评论,IARC 将砷及其无机化合物列为 G1,确认人类致癌物。④其他:小鼠皮下注射最低中毒剂量,4 597μg/kg(30 天,雄性),对睾丸、附睾和输精管产生影响。

二、雄黄粉(水飞雄黄)

【古代炮制法则】

1. **干研法** 研如粉,细研(汉·《金匮要略》、宋·《太平圣惠方》)。捣为末,细筛(宋·《经史证类备急本草》)。为极细末,重罗,生用(宋·《女科百问》、明·《普济方》)。

2. **水飞法** 新汲水磨(春秋战国·《内经》、宋·《经史证类备急本草》)。凡使,先打碎研细水飞过,灰碗内铺纸渗干,始入药用(宋·《普济本事方》、宋·《太平惠民和剂局方》)。去夹石,研细水飞(明·《增补万病回春》)。研如飞尘水飞数次(明·《炮炙大法》)。

【现代炮制经验】

1. 取雄黄细粉放乳钵内加清水①,反复水飞 2~3 次,晒干再研细即可。

注:①加水超过药面半寸,不断研磨,2~3 天后加满清水(浙江)。

2. 雄黄 5 斤,大蒜头 4 两(湖北)。

取雄黄粉放乳钵内,加大蒜头泡水研,再用清水飞细,至无声为度,晒干再研细即可(勿见火以免燃烧)。

【现代炮制规范】

1. 取雄黄照水飞法水飞,晾干。(药典 2020,天津 2012)

2. 取雄黄照水飞法水飞,晾干,研散。(重庆 2006)

3. 取雄黄照水飞法水飞,晾干。(四川 2015)

4. 取原药,除去杂质,砸碎。研成细粉,再水飞成极细粉,干燥。(浙江 2005)

5. 取原药材,除去杂质,研细,照水飞法制成极细粉,低温干燥。(贵州 2005)

6. 取原药材,除去杂质,研细粉,照水飞法飞去浮釉,水飞成极细粉,晾干。(湖南 2010)

7. 取原药材,除去杂质,照水飞法水飞,晾干,研成最细粉。(江苏 2002)

8.(1)雄黄粉:取净雄黄照水飞法水飞,晾干。

(2)取净雄黄,碾成极细粉或取细粉置擂钵中加水擂磨,静置一夜,加开水泡一次,拌匀,次日倾去浮油状物,分取混悬液,如此反复 5~7 次,至浮油物除净为度,合并混悬液,静置使沉淀,取沉淀物低温干燥,擂成细粉。(江西 2008)

9. 除去夹石,置适宜容器中,加水研磨至无声时,倾出混悬液,余渣加水再研,如此反复多次操作,合并混悬液,放置,倾去上清液,将沉淀物晒干。(吉林 1986)

10. 除去杂质,研成极细粉或按水飞法水飞,晾干。(辽宁 1986)

11. 除去杂质及石块,研成极细粉,或将雄黄碎粒加入适量清水,研磨成粉状,再加多量水搅拌,粗粉下沉,即时倾出混悬液,下沉粉再行研磨,如此反复操作,直到研细为止,最后将无法研细混悬的杂质弃去,前后数次倾出的混悬液合并静置,待沉淀后,倾去上面清水,将干燥沉淀物研磨成极细粉,晾干。(广西 2007)

12. 取净雄黄,照水飞法水飞至极细粉,晾干。(湖北 2009)

13. 取净雄黄,置适宜容器内,加适量水共研细,再加多量水,搅拌,倾取混悬液,下沉粗粉粒再按上法反复操作数次,合并混悬液,静置,分取沉淀,晾干。(北京 2008)

14. 取雄黄,除去杂质,研成极细粉或照水飞法制成极细粉,干燥。(宁夏 1997)

15.(1)取雄黄,照水飞法水飞,晾干,过 150 目筛。

(2)取腰黄,照水飞法水飞,晾干,过 150 目筛。(上海 2008)

16. 取净雄黄,研细,置乳钵中加水适量,调匀,不断研磨,研至无声,加入清水,使细粉上浮,倾取上浮液,余渣再研,如此反复研尽,合并上浮液,静置沉淀倾去上层清液,将沉淀物晒干后,再研细。(山西 1984)

17. 取生雄黄粉,放入乳钵中,加适量水,取浮悬液;残粒再研再飞,合并混悬液;沉淀澄清后,倾水,再用灯心草吸去余水,加盖纱布晒干,压碎,成品应为鲜红色,明亮,细腻。(云南 1986)

18. 取净雄黄,照水飞法,水飞成极细粉末。(安徽 2005)

19. 取药材雄黄,除去杂质,照水飞法水飞,晾干。(陕西 2007)

【饮片性状】本品为粉末状或粉末集合体,质松脆,手捏即成粉,橙黄色,无光泽。

【性味与功效】辛,温;有毒。解毒杀虫,燥湿祛痰,截疟。雄黄水飞后使药物达到极细和纯净,减少毒性成分。

【使用注意】内服宜慎;不可久用;孕妇禁用,血虚阴亏者忌用。

【现代炮制机制和现代炮制工艺研究】通过对每步水飞炮制工艺优化及其过程取样并在显微镜下动态观察,对生品、炮制品、水飞后残渣、水飞上清液中的 As_2O_3 含量测定等指标测定,表明雄黄水飞炮制后可制备极细粉末,利用 As_2O_3 溶于水的特性,显著减少雄黄中 As_2O_3 含量,达到保证用药安全、有效、可控的目的。

王晓波等采用球磨法制备纳米级雄黄粉体,发现纳米雄黄与传统雄黄比较,生物利用度等方面具有明显优势。宁凝等采用溶剂接力法制备的雄黄纳米混悬液有诱导 HL-6 和 K562 细胞凋亡和坏死的双重作用。詹秀琴等应用微射流法制备超细微雄黄颗粒与水飞法、气流粉碎制备的雄黄颗粒,从粉体表征、药动学参数、体内外抑瘤作用等方面进行了比较,得出微射流法制备的超细微雄黄颗粒优于其他两种方法。李超英等考察了加水量、水飞加液研磨至糊状的工艺、停置时间、混悬液静置时间、干燥温度等因素,水飞品的回收率和 As_2O_3 含量为指标,确定最佳水飞法工艺:取雄黄生品,精密称定,置研钵中加 0.5 倍量的水,研磨 5 分钟至糊状,再加 40 倍量的水搅拌 1 分钟,停置 4 分钟,倾取混悬液,下沉的粗粉继续研磨,如此反复操作,直至手捻细腻、无亮星为止,合并各次混悬液,静置 10 小时以上,倾去上清液,过滤,将滤出物在 60℃以下恒温干燥 10 小时。

龚千锋以研磨成糊状的加水量、总的用水量、干燥温度和干燥时间为因素水平,用 L$_9$ (3/4)正交设计对炮制条件进行优选,采用紫外分光光度法测定雄黄中可溶性砷盐 As(Ⅲ)的含量,雄黄水飞的最佳炮制工艺为取 10g 雄黄样品研磨成糊状的加水量为 3ml,总的用水量为 300 倍,干燥温度 40℃,干燥时间 2 小时。

据报道,采用水飞法、酸水飞法、碱水飞法分别对 3 批雄黄进行炮制,从炮制品得率、残渣重量和含量等综合权衡,雄黄炮制以水飞法和酸水飞法为宜,建议舍弃碱水飞法。

参 考 文 献

［1］物竞数据库.三氧化二砷［EB/OL］.［2018-01-19］.http://www.basechem.org/chemical/9293.

［2］物竞数据库.五氧化二砷［EB/OL］.［2018-01-19］.http://www.basechem.org/chemical/7760.

［3］王晓波,袭荣刚,张治然,等.纳米级雄黄粉体药代动力学研究［J］.解放军药学学报,2002,18(6):324-326.

［4］宁凝,彭作富,袁兰,等.雄黄纳米微粒对于白血病细胞的诱导凋亡及坏死作用［J］.中国中药杂志,2005,30(2):136-140.

［5］詹秀琴,赵凤鸣,郭立玮.超细微粒径雄黄颗粒的药代动力学研究及抑瘤作用比较［J］.实用中医药杂志,2006,22(7):397-399.

［6］李超英,魏秀德,王凯,等.雄黄水飞炮制工艺及其机制研究［J］.中国药房,2008,19(27):2151-2153.

［7］龚千锋,任建锋,钟凌云,等.雄黄水飞法的炮制工艺优选［J］.环球中医药,2012,5(2):112-114.

［8］廖晴.雄黄炮制前后化学组成变化情况及毒/效关系初探［D］.成都:成都中医药大学,2013.

88. 硫黄
Liuhuang
SULFUR

✤ 采制沿革 ✤

【来源】为自然元素类矿物硫族自然硫,采挖后,加热溶化,除去杂质;或用含硫矿物经加工制得。

【采制】

1. **道地产区** 《吴普本草》"或生易阳,或河西,或五色。黄是潘水石液也,烧令有紫焰者"。《名医别录》："硫黄,生东海牧羊山谷中,及太山、河西山,矾石液也。"《海药本草》："蜀中雅州亦出,光腻甚好,功力不及舶上来者。"张华《博物志》云："西域硫黄出且弥山。去高昌八百里,有山高数十丈,昼则孔中状如烟,夜则如灯光。"

现主产于内蒙古赤峰、陕西南部、四川甘孜、河南洛阳、山西;江苏、湖南、江西、广东、台湾亦产。

2. **采制方法** 《吴普本草》记述"八月、九月采"。《本草品汇精要》"八月、九月取"。

现全年可采,将泥块状的硫黄及矿石,在坑内用素烧罐加热溶化,除去杂质,取其上层之硫黄溶液,倒入模型内,冷却后取出。

【**品质**】以块整齐、色黄、有光泽、质松脆、无杂质者为佳。

【**贮藏**】置干燥处,防火。

◆ 炮制规范 ◆

一、硫黄

【**古代炮制法则**】

1. **净制** 去沙石(宋·《史载之方》)。去脚(明·《外科正宗》)。

2. **切制** 研细(唐·《备急千金要方》、宋·《史载之方》)。细研,水飞过(宋·《太平圣惠方》)。①以柳木槌研三二日;②牛角研令极细(宋·《经史证类备急本草》)。研如粉(宋·《卫生家宝产科备要》)。去沙石,细研如飞尘(明·《普济方》)。打碎(明·《普济方》)。捣为末(明·《女科撮要》)。

【**现代炮制经验**】取原药材,拣净杂质,或研细即可。

【**现代炮制规范**】

1. 除去杂质,敲成碎块。(药典 2020,重庆 2006,江西 2008,湖北 2009,天津 2012)

2. 取原药材,除去杂质,打成碎块。(安徽 2005)

3. 取原药材,除去杂质,敲成碎块。(江苏 2002,贵州 2005,湖南 2010)

4. 除去杂质,敲成碎块。(四川 2015)

5. 将原药除去杂质,敲成小于 1cm 块,用 50 目筛筛去碎屑。(上海 2008)

6. 取药材硫黄,除去杂质,敲成碎块。(浙江 2005)

7. 取原药材,除去杂质,捣成小块。(宁夏 1997)

8. 取原药材,除去杂质,加工成碎块。(北京 2008)

9. 净硫黄:除去杂质,拣净石块。(吉林 1986)

10. 生硫黄:除去杂质,敲成碎块。(广西 2007)

11. 生硫黄:除去杂质,用时研细粉。(辽宁 1986)

12. 生用:取原药拣净杂质。外用研成细粉。(云南 1986)

13. 生用:取原药材,拣去杂质,捣碎,研细。(山西 1984)

【**饮片性状**】本品呈不规则块状。黄色或略呈绿黄色。表面不平坦,呈脂肪光泽,常有多数小孔。用手握紧置于耳旁,可闻轻微的爆裂声。体轻,质松,易碎,断面常呈针状结晶型。有特异的臭气,味淡。

【性味与功效】酸,温;有毒。归肾、大肠经。外用解毒杀虫疗疮;内服补火助阳通便。外治用于疥癣,秃疮,阴疽恶疮;内服用于阳痿足冷,虚喘冷哮,虚寒便秘。

【使用注意】阴虚火旺及孕妇忌服。不宜与芒硝、玄明粉同用。

【现代毒理学研究】硫黄属低毒危险化学品,但其蒸气及硫黄燃烧后产生的二氧化硫对人体有剧毒。一般经吸入、食入或经皮肤吸收。过量硫黄进入肠内,大部分会迅速氧化成无毒的硫代物(硫酸盐或硫代硫酸盐),经肾和肠道排出体外,未被氧化的游离硫化氢,则对机体产生毒害作用。硫化氢是一种强烈的神经毒物。硫黄有毒,有两方面的原因:一是生硫黄不纯,其中含有砷等有毒的杂质;另一个原因是硫黄在肠道中会形成有毒的硫化氢。硫化氢的毒性包括两方面:一是硫化氢是强烈的神经毒物,对胃肠黏膜、呼吸道有明显的刺激作用,浓度越高,全身毒性作用越明显。硫化氢和氧化型细胞色素氧化酶中的三价铁结合,从而抑制了酶的活性,使组织细胞内的氧化还原过程发生障碍,引起组织细胞内窒息,组织缺氧,表现为中枢神经系统症状和窒息症状。二是硫化氢与组织内钠离子形成具有强烈刺激性的硫化钠,对局部黏膜产生刺激作用,导致局部黏膜的坏死。

二氧化硫的毒理学数据如下。①大鼠吸入(1 小时)LC_{50}:6 600mg/m³。人体每天摄入药物残留而不引起可觉察的毒理学危害的最高量(ADI)0~70mg/kg(以 SO_2 计,包括 SO_2 和亚硫酸盐的总 ADI)。对眼及呼吸道黏膜有强烈的刺激作用。SO_2 在空气中浓度达 0.04%~0.05% 时,人就会中毒。②属中等毒类,易被湿润的黏膜表面吸收而生成亚硫酸,其中部分氧化为硫酸,故对呼吸道和眼有强烈的刺激作用。轻度中毒时发生流泪、畏光、咳嗽、鼻、咽、喉部灼烧样痛、声音嘶哑,甚至呼吸短促、胸闷、胸痛。有时还会出现恶心、呕吐、上腹痛、头痛、头晕、全身无力等症状。严重中毒时于数小时内发生肺水肿、呼吸困难、发绀、支气管痉挛而引起急性肺气肿。空气中的浓度为 7.86~13.1mg/m³ 时人可感觉到,52.4mg/m³ 时刺激眼黏膜,1 048~1 310mg/m³ 时短时间即有生命危险。最高容许浓度为 20mg/m³。③急性毒性:LC_{50} 为 6 600mg/m³;2 520mg/m³(大鼠吸入,1 小时)。④刺激性:家兔经眼,6mg/m³(4 小时),共 32 天,轻度刺激。⑤亚急性与慢性毒性:小鼠吸入本品 5.24mg/m³ 半年,出现免疫反应受抑制。⑥致突变性:DNA 损伤,人淋巴细胞 5 700μg/L。DNA 抑制,人淋巴细胞 5 700μg/L。细胞遗传学分析和姐妹染色单体交换,多种接触途径 42mg/m³。⑦致畸:兔孕后 6~18 天吸入最低中毒剂量(TCLo)70mg/m³(7 小时),致肌肉骨骼系统发育畸形。⑧其他:大鼠吸入最低中毒剂量(TCLo),4mg/m³(24 小时)(交配前 72 天),引起发情周期改变或失调,对分娩有影响,对雌性生育指数有影响。小鼠吸入最低中毒剂量(TCLo):25mg/m³(7 小时)(孕 6~15 天),引起胚胎毒性。人吸入最小致死浓度(LCLo):1 000mg/m³(10 分钟);TCLo:3mg/m³(5 天);400~500mg/m³,立即危及生命。

硫化氢的毒理学数据如下。①小鼠、大鼠吸入 LC_{50}:634×10⁻⁶/1h、712×10⁻⁶/1h;大鼠吸入 LC_{50}:444×10⁻⁶/4h。硫化氢主要经呼吸道吸收,人吸入(70~150mg/m³)/(1~2h),出现呼吸道及眼刺激症状,硫化氢可以麻痹嗅觉神经,吸 2~5 分钟后不再闻到臭气。吸入(300mg/m³)/1h,6~8 分钟出现眼急性刺激症状,稍长时间接触引起肺水肿。吸入硫化氢能引起中枢神经系统的抑制,有时由于刺激作用和呼吸的麻痹而导致最终死亡。在高浓度硫化氢中几秒内就会发生虚脱、休克,能导致呼吸道发炎、肺水肿,并伴有头痛、胸部痛及呼吸困难。硫化氢贮存区附近不应有氧化可燃材料、酸或其他腐蚀性材料。避免暴露于高温环境。②急性毒性:LC_{50},618mg/m³(444mg/m³)(大鼠吸入)。③亚急性与慢性毒性:家兔吸入 0.01mg/L,每天 2 小时,3 个月,引起中枢神经系统的机能改变,气管、支气管黏膜刺激症状,大脑皮质出现病理改变。小鼠长期接触低浓度硫化氢,有小气道损害。④其他:LCLo,600mg/m³(人吸入 30 分钟)。

二、制硫黄

【古代炮制法则】

1. **豆腐制** 入豆腐中煮三五沸(明·《医学纲目》)。入豆腐中煮二三次(清·《握灵本草》)。入豆腐中煮七次(清·《本经逢原》)。

2. **萝卜制** 以莱菔挖空入硫黄蒸熟用(清·《本经逢原》)。

3. **猪肠制** 入猪大肠烂煮三时用(清·《本草备要》《本草从新》《本草求真》《得配本草》)。猪藏中制用(清·《本经逢原》)。

【现代炮制经验】

1. **豆煮** 取硫黄加豆同煮后备用(重庆)。

2. **豆腐煮** 硫黄 1 斤。豆腐:1 斤(苏州、成都);2 斤(上海、浙江、湖北);4 小块(南京);适量(辽宁、云南)。取硫黄与豆腐,加水同煮,至豆腐呈黑色或黑绿色为度,去豆腐,晾干或阴干。

3. **萝卜煮** 硫黄 10 斤,萝卜 4 斤(成都)。取硫黄与萝卜同煮,至萝卜烂时,取出晒干即可。

4. **猪肠煮** 取硫黄灌入猪肠内,煮后晾干。或将硫黄放入生猪肠内,两端用草或绳缚紧,放热汤中煮 3 小时,反复 3 次,每次均另换猪肠,三次共煮 9 小时即可(辽宁、广东)。

【现代炮制规范】

1. 取净硫黄块,与豆腐同煮,至豆腐显黑绿色时,取出,漂净,阴干。每 100kg 硫黄,用豆腐 200kg。(药典 2020,重庆 2006,湖北 2009,天津 2012)

2. 取净硫黄块,与豆腐同煮,至豆腐显黑绿色时,取出硫黄,漂净,阴干。每 100kg 硫黄,用豆腐 200kg。(贵州 2005)

3. 取净硫黄块和豆腐放锅内,加水淹没,用武火煮至豆腐显黑绿色时,取出,置清水中。冷后取出,除去豆腐,滤取沉淀,阴干。每 100kg 硫黄,用豆腐 200kg。(江苏 2002)

4. 取净硫黄块与豆腐加水同煮,至豆腐显黑绿色时,取出,漂净,阴干,研粉。(湖南 2010)

5. 取硫黄,块大者砸碎,置容器内加豆腐及水适量共煮,至豆腐呈黑绿色,无硫黄臭味时取出,除去豆腐,晾干,研细粉。每 100kg 硫黄用豆腐 200kg。(辽宁 1986)

6. 取生硫黄块,与豆腐同煮,至豆腐显黑绿色时,取出,漂净,阴干。每 100kg 生硫黄用豆腐 200kg。(广西 2007)

7. 先将豆腐切成片,铺一层于锅内,再铺上一层净硫黄块,如此层层铺好,加清水:没过药材,用文火加热煮至豆腐显黑绿色,取出,除去豆腐,漂净,阴干。每 100kg 硫黄,用豆腐 200kg。(安徽 2005)

8. 将硫黄置铁锅内,加水与豆腐同煮,至豆腐呈黑绿色,取出,除去豆腐,用水漂净,取出,阴干。每 100kg 硫黄,用豆腐 200kg。(上海 2008)

9. 取大块豆腐放入盆内,中间挖一方槽,置硫黄于槽中,连盆放笼屉内蒸约 2 小时,俟硫

黄熔化后,取出盆,晾凉使硫黄凝固,去净豆腐,阴干,研细粉。每100kg硫黄,用豆腐300kg。（吉林1986）

10. 取净硫黄,砸成碎块。将豆腐切成片,铺一层于铁锅或铜锅底,上铺一层硫黄,如此交叠,层层铺好,最上层为豆腐,加清水没过。用文火煮至豆腐呈黑绿色时,取出,除去豆腐,用水漂净,阴干。每100kg硫黄,用豆腐200kg。（山东2012）

11. 取净硫黄块,与豆腐同煮,至豆腐显黑绿色时,取出,漂净,阴干。每100kg硫黄,用豆腐200kg。（四川2015）

12. 取硫黄块,与豆腐同煮,至豆腐显黑绿色时,取出,漂净,阴干。每100kg硫黄块,用豆腐200kg。（北京2008）

13. 取药材硫黄,除去杂质,与豆腐同煮,至豆腐显黑绿色时,取出,漂净,阴干。每100kg硫黄,用豆腐200kg。（浙江2005）

14. （1）取净硫黄块,与豆腐同煮,至豆腐显黑绿色时,取出,漂净,阴干。每100kg硫黄,用豆腐200kg。

（2）取净硫黄块,与豆腐同煮,至豆腐显黑绿色、浮起、具巢眼时,分出硫黄,漂净,晾干,碾末。每100kg硫黄,用豆腐20kg。

（3）取净鲜青松叶平铺锅底,再将小块硫黄置松叶上,加入新鲜豆腐浆和适量清水至高出药面7~10cm,加热煮沸后,用文火煮约4小时,至松叶煮烂、豆腐浆变墨绿色、硫黄烊化为度,放冷,取出,于清水内漂净,除去松叶,将硫黄晾干,碾末。每100kg硫黄,用松叶10kg、豆浆100kg。（江西2008）

15. 取净硫黄,打碎,与豆腐同煮,至豆腐显黑绿色时,取出,漂净,阴干。每100kg硫黄,用豆腐200kg。（宁夏1997）

16. 在铜锅或铝锅内,先铺板豆腐,再放入硫黄,加盖豆腐,煮至豆腐成黑色。另用盆装清水,上面放置一筛,将锅内溶化的硫黄趁热倒入筛内,流于盆中成细米粒状。每5kg硫黄用豆腐10kg。（云南1986）

17. 去净杂质,砸成小块,置锅内与豆腐、水同煮,煮至豆腐呈黑绿色时,捞出豆腐,取出硫黄,晾干,研细。每10kg硫黄,用豆腐30kg。（山西1984）

18. 鱼子黄　取净硫黄置锅内,与豆腐、水同煮,煮至豆腐呈黑绿色,去豆腐,另以盆装清水,上放一筛,将锅内熔化的硫黄汁趁热倒入筛内,流入盆中,成细小颗粒,晾干。每10kg硫黄,用豆腐20kg。（山西1984）

19. 鱼子硫　取制硫黄,加水煮熔化,趁热通过筛眼流入冷水中,冷却成细小颗粒。或将熔化的制硫黄缓缓倒入水中,并不停搅动,使成细小颗粒,取出,晾干。（安徽2005）

【饮片性状】制硫黄形如硫黄,黄褐色或黄绿色,臭气不明显。鱼子黄和鱼子硫为细小颗粒状,黄色或绿黄色。

【性味与功效】酸,温;有毒。归肾、大肠经。外用解毒杀虫疗疮;内服补火助阳通便,需要用豆腐制,以降低其毒性。外治用于疥癣,秃疮,阴疽恶疮;内服用于阳痿足冷,虚喘冷哮,虚寒便秘。

【使用注意】阴虚火旺及孕妇忌服。不宜与芒硝、玄明粉同用。

【现代炮制机制和现代炮制工艺研究】有研究通过探讨了硫黄炮制过程中豆腐显黑绿色的原因,还对炮制过程中产生的使豆腐显黑绿色的物质进行了X射线衍射物相分析和化学定性分析,认为"显黑绿色"并非是在硫黄与豆腐同煮过程中产生的,而是硫黄与铁锅(铜锅)在加热过程中产生了某种化学反应的结果,即"显黑绿色"的产生与炮制过程中加不加豆腐无关,仅与炮制的容器有关,有些容器还会产生不良的副反应。结合古代文献对盛放硫黄容器的要求,建议统一炮制的容器。

杜薇等采用DDc-Ag法对硫黄生品及不同粒径、不同辅料量炮制品中的砷含量进行测定。结果发现,硫黄经炮制后,砷含量与生品相比,降低8~15倍,而硫含量改变很小,表明硫黄经过豆腐炮制后,一可除去或降低其毒性成分。炮制品中砷含量随硫黄粒径变小而降低,且具有明显规律性。因此,建议硫黄炮制时,应尽可能粉碎程度大一些。

苏作林对硫黄炮制的辅料用量及水漂问题进行了实验比较。实验表明,硫黄以1:1.5的辅料炮制,含硫量可达98%以上,含砷量亦低于或仅等于1μg/ml,符合2020年版《中国药典》规定的砷盐含量范围,认为此比例量炮制硫黄是可行的,且可使辅料用量与2020年版《中国药典》减少1/4。

<h2>参考文献</h2>

[1] 物竞数据库.二氧化硫[EB/OL].[2018-01-19].http://www.basechem.org/chemical/41683.

[2] 物竞数据库.硫化氢[EB/OL].[2018-01-19].http://www.basechem.org/chemical/42210.

[3] 程超寰.豆腐制硫黄过程中所产生的黑色物质成因初探[J].中国中药杂志,1990,15(2):22-25,62.

[4] 杜薇,王建科,李光立.硫黄炮制方法的探讨[J].中国医院药学杂志,1998,18(1):32-33.

[5] 苏作林.炮制硫磺的辅料用量探讨[J].中药材,1989,12(6):29-30.

第十三章　树脂及其他类

89. 干漆

Ganqi

TOXICODENDRI RESINA

◆ 采制沿革 ◆

【来源】为漆树科植物漆树 *Toxicodendron vernicifluum* (Stokes) F.A.Bark L. 的树脂经加工后的干燥品。干漆商品多来源于野生漆树的加工品。

【采制】

1. **道地产区**　《名医别录》:"干漆生长在汉中山谷。"陶弘景云:"今梁州漆最胜,益州亦有,广州漆性急易燥。其诸处漆桶上盖里,自然有干者,状如蜂房,孔孔隔者为佳。"《图经》云"出金州者最善也"。

现秦岭、大巴山、武当山、巫山、武陵山、大娄山、乌蒙山等山脉一带最为集中,是中国漆树的中心产区。除黑龙江、吉林、内蒙古、新疆以外,中国各地均有分布或栽培。

2. **采制方法** 《名医别录》"夏至后采收,干后备用"。《本草图经》云"六月、七月刻取滋汁"。

漆的采收季节一般都在6—9月。割漆人用蚌壳割开漆树皮,露出木质,将刀口切成斜形,再把蚌壳或竹片插在刀口下方,令漆液流入木桶中,一两小时后便可收漆。在一棵树上一般每隔80cm左右,可交错开口割漆,口子每周可割一次,每割一次便增大一点,一个口子一年内可割20次左右。割开的口子经过三五年又会重新合拢。收集自行流出的树脂为生漆,干涸后凝成的团块即为干漆。作为药材商品,多收集漆缸壁或底部粘着的干渣,经炒或煅制后入药。我国传统生漆产区经过多年实践经验总结出了一整套采割生漆的方法,在此基础上,陕西、贵州两省先后制定了割漆技术规程并颁布实施。

【**品质**】以块整、身干、色黑、坚硬、漆臭重者、无杂质为佳。

【**贮藏**】密闭保存,防火。

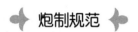

炮制规范

一、干漆

【古代炮制法则】

1. **净制** 洗去腥;次绵绞去滓(明·《普济方》)。

2. **切制** 研碎(唐·《经效产宝》)。捣碎(宋·《太平圣惠方》)。杵碎(宋·《小儿卫生总微论方》)。刴大块(宋·《类编朱氏集验医方》)。捣作碎砂(明·《本草蒙筌》)。研细用(明·《仁术便览》)。研如飞尘(明·《炮炙大法》)。

【现代炮制经验】取原药材,刷去尘土,捣碎即可。

【现代炮制规范】

1. 取原药材,除去杂质。(贵州2005,湖南2010)

2. 除去杂质,打成碎块。(四川2002,重庆2006)

3. 除去杂质,筛去灰屑。(湖北2009)

4. 除去杂质,擦净,砸成小块。(江西2010)

【饮片性状】本品呈不规则块状,黑褐色或棕褐色,表面粗糙,有蜂窝状细小孔洞或呈颗粒状。质坚硬,不易折断,断面不平坦。具特殊臭气。

【性味与功效】辛,温;有毒。归肝、脾经。破瘀通经,消积杀虫。生干漆辛温有毒,伤营血,损脾胃,故不宜生用。

【使用注意】孕妇及对漆过敏者禁用。

【现代毒理学研究】生漆主要成分为漆酚、漆酶、漆树多糖、含氮物、树胶质和水分等。干漆是生漆中的漆酚在虫漆酶的作用下在空气中氧化生成的黑色树脂物质。干漆有强烈的漆臭,有较强毒性,且易致人发生严重过敏,挥发性物质可能是其毒性成分,如二甲苯、三甲基苯、甲基苯甲醛类同分异构体和乙酸至庚酸等系列有机酸类化合物。漆酚可引起漆性皮炎。漆酚急性毒性表现为中枢神经损害。

急性毒性试验显示小鼠口服干漆浸膏的LD_{50}为(3.28 ± 1.05)g/kg。

二、干漆炭

【古代炮制法则】

1. **熬制** 熬烟绝(晋·《肘后备急方》)。熬捣筛为末(唐·《千金翼方》)。

2. **炒制** 炒令烟断(唐·《备急千金要方》)。炒至大烟出(宋·《普济本事方》)。炒青烟尽(宋·《三因极一病证方论》)。炒烟出青白色为度(宋·《妇人大全良方》)。炒令烟出略尽,存性;炒令大烟出,待至烟头青白,如此一时久(明·《普济方》)。炒以文火(明·《增补万病回春》)。炒黄(明·《寿世保元》)。入无油净锅内令化,炒黄烟净,见白烟起,退油取出研(清·《本草纲目拾遗》)。

3. **制炭** 烧灰(唐·《颅囟经》)。慢火烧烟尽(宋·《疮疡经验全书》)。火化存性(明·《奇效良方》)。烧存性,为灰(明·《万氏女科》)。慢火炒令紫黑色(宋·《类编朱氏集验医方》)。炒枯存性(清·《长沙药解》)。用新瓦上下合定,火煅黑烟尽方可用(明·《医宗粹言》)。火煅黑烟起尽,存性(明·《医宗粹言》、明·《炮炙大法》)。

【现代炮制经验】

1. **炒炭** 取干漆块炒至无烟[1],放冷即可(吉林、辽宁、保定、山西、西安、上海、浙江、成都)。

注:[1]置200℃热锅中炒透存性(上海)。

2. **煅炭**

(1)取干漆块置锅中,用炭火煅焦为度(湖北)。

(2)取干漆块置锅中,再盖一锅,用黄泥封固,用大火煅透[1],放冷即可。

注:[1]用缓火煅3~4小时(天津)。锅上贴白纸一张,煅5~6小时,至锅上白纸呈焦黄色(北京)。煅至约含二成烟存性(河南)。300~350℃烧至烟尽(西安)。

【现代炮制规范】

1. 将原药除去杂质,敲成小于2cm的块,置锅中清炒见焦枯并至黑烟尽,筛去灰屑。(上海2008)

2. 取净干漆,置火上烧枯;或敲成小块,置锅中炒至焦枯黑烟尽,取出,放凉;或照闷煅法煅至锅底纸条或大米呈焦黄色。(贵州2005)

3. 取净干漆,置火上烧枯;或照暗煅法;或敲成小块,置锅中炒至焦枯:黑烟尽,取出,放凉。(湖北2009)

4. 取净干漆块,用闷煅法煅至烟尽,或用清炒法炒至烟尽。(四川2015,重庆2006)

5. 取净药材,敲成小块,置锅中照闷煅法,煅透,取出,放凉。(湖南2010)

6.(1)取净干漆,砸成小块,置锅内,上面覆盖一锅,两锅接合处用黄泥封固,上压重物,用武火煅至贴在锅底上的白纸呈焦黄色为度,离火,待凉后取出,剁成8~12mm小块。

(2)取净干漆置锅内,用中火炒至烟尽为度,取出,放凉。(山西1984)

7.(1)取干漆剁成约10mm小块,置锅中,用武火炒至青烟冒净,黑亮枯松(但须存性)时,取出,喷水灭火星,晾干。

(2)取剁成约10mm小块的干漆,置锅中,上扣一小锅,用盐泥封固。扣锅上压以重物,并放数粒百米。用武火加热至白米多呈焦黄色(滴水于盖锅上即沸溅起也可)时停火,待锅凉透后,取出。(吉林1986)

8.（1）取净干漆,武火煅至无黑烟而呈焦枯状,取出,放凉。

（2）取净干漆,置火上烧枯;或敲成小块,置锅中炒至焦枯黑烟尽,取出,放凉。

（3）取净干漆,用武火炒至烟净为度。（江西 2008）

9. 取原药材,根据煅锅容量放入适宜数量的干漆,然后反扣一较小的铁锅,两锅对扣处用湿纸和黄泥封严,点火后使煅锅徐徐加热至锅内干漆烧煅至透,待冷却后取出。（天津 2012）

10. 除去杂质,轧成小块置锅内炒至无烟,取出,放凉。（辽宁 1986）

11. 取干漆,置火上烧枯;或砸成小块,照炒炭法炒至焦枯黑烟尽,取出,放凉（药典 2020、山东 2012）。

12. 取药材干漆,置火上烧枯;或敲成小块,置锅中炒至焦枯黑烟尽。（陕西 2007）

13. 取原药,除去杂质,砸成小块,炒至表面焦枯黑褐色,浓烟将逸尽,质地疏松时,取出,摊凉。（浙江 2005）

14. 取原药材,除去杂质,砸成小块,至锅中炒至焦枯黑烟尽,取出,放凉。亦可照暗煅法,煅透。（安徽 2005）

15. 除去杂质,敲碎,置锅中用武火炒至浓烟消失、呈焦黑色为度,取出,放凉。（广西 2007）

16. 取干漆,置火中烧枯;或敲成小块,置锅中炒至焦枯黑烟尽,取出,放凉。（江苏 2002,河南 2005）

17. 取原药材,除去杂质,加工成小块,置锅内,装量为锅的 1/3,上盖一锅,两锅接合处用湿纸铺后,再用盐泥封固,留 1~2 个小孔（排烟）,上锅底部贴一白纸条,上压重物,先用文火加热,待烟冒出,由浓变淡时,封堵小孔,继续加热,焖煅 5~6 小时,至白纸条变为焦黄色时,停火,待凉后,取出（北京 2008）。

【饮片性状】本品呈不规则的块状。表面黑色或黑褐色,有蜂窝状细小孔洞或呈颗粒状,有光泽。质松脆,断面微有空隙,微有臭气。

【性味与功效】辛,温;有毒。归肝、脾经。破瘀通经,消积杀虫。煅制或炒制后降低其毒性和刺激性。

【使用注意】孕妇及对漆过敏者禁用。

【现代炮制机制和炮制工艺研究】干漆煅制或炒制后基本上炭化,又没有灰化,并已改变了原药材的性能,产生了新的疗效,具止血作用。同时破坏了部分有毒成分的漆酚,挥发大部分的毒性气体物质,从而减轻了毒副作用,以便内服。

有研究改用焚烧法炮制干漆,操作时间大大缩短且节省燃料,适用于大批量生产。具体方法是:将大块干漆砸碎成鸡蛋大小,放在室外的水泥地板或铁板上,用火点燃,着火后及时翻动,待表面燃烧后及时将明火用水扑灭,堆在一起让其暗火焚烧,直到将干漆内的油烧尽为止,摊开,再用水扑灭暗火,凉干、粉碎备用。经灼烧后的干漆呈蜂窝状,质轻色黑且亮（如若在焚烧过程中烧成白灰,则无效）。

参 考 文 献

［1］王少敏,陆继伟,孟莉,等.顶空进样 GC/MS 法研究干漆中的挥发性毒性成分［J］.中成药,2014,36（3）:

567-571.

[2] 许芍芳,许静亚,谭宫屏.干漆治冠心病的实验研究[J].中国生漆,2002,21(1):5-6.

[3] 吕桂月.中药干漆炮制工艺改进[J].中成药,1990,12(4):45.

90. 藤黄
Tenghuang
GARCINIAE

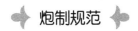 **采制沿革**

【来源】为藤黄科植物藤黄 *Garcinia hanburyi* Hook.f. 或 *Garcinia Morella*（Gaertn）Desr. 所分泌的干燥胶状树脂。药材商品来源于多栽培藤黄的加工品。

【采制】

1. **道地产区**　主产于泰国、越南、印度尼西亚、印度、柬埔寨等国。我国广东省和海南省均有栽培。

2. **采制方法**　在开花之前（11月前），于离地约3m处将茎干的皮部作螺旋状的割伤，伤口内插一竹筒，盛接流出的树脂，加热蒸干，用刀刮下或置锅中加热，煮至溶融状态，倒入竹筒内凝结成筒状，取出晒干。

【品质】以圆柱状或片块大，断面似蜡质、呈半透明状、红黄色者为佳。黑色者次之。

【贮藏】置阴凉干燥处。

炮制规范

一、生藤黄

【古代炮制法则】藤黄始载于《海药本草》，无古文献记载其净制、切制的炮制。

【现代炮制经验】取原药材，拣净杂质，捣碎即可。

【现代炮制规范】

1. 除去杂质，打成小块或研成细粉。（江西 2008）

2. 除去杂质，敲碎。（福建 2012）

3. 取原药，除去杂质。研成细粉。（浙江 2005）

4. 取原药材，除去杂质，研细，过筛。（甘肃 2009）

5. 取原药材，除去杂质。（天津 2012）

6. 取藤黄以湿布拭去灰尘，干燥。（山西 1984）

7. 除去杂质，打成小块或研成细粉。（宁夏 1997,河南 2005）

8. 除去杂质，捣成小块或研成细粉。（重庆 2006）

9. 除去杂质，砸成小块或研成细粉。（山东 2012）

10. 除去杂质、灰屑，打碎或研成细粉。（湖北 2009）

11. 除去杂质。（四川 2015）

12. 取原药材,除去杂质,打成小块。(江苏 2002,贵州 2005)

13. 取原药材,除去杂质,捣碎,研成细粉,即得。(黑龙江 2012)

14. 用时将原药除去杂质,敲碎。(上海 2008)

15. 取原药材,除去杂质,打成小块或研成细粉。(湖南 2010)

【饮片性状】本品为不规则形的团块,大小不一。红黄色或黄褐色,蜡样。质坚。气微。

【性味与功效】酸、涩,温;有毒。解毒消肿,杀虫止痒。用于痈疽肿毒,顽癣,跌扑损伤。生品多作外用。

【使用注意】体质虚弱者忌服,多量易引起头晕、呕吐、腹痛、泄泻,甚或致死。生藤黄系毒性中药,应遵照《医疗用毒性药品管理办法》的有关规定使用。

【现代毒理学研究】藤黄主要含有藤黄酸、新藤黄酸、藤黄素、双黄酮、莫里林、莫里林酸等化学成分,这些成分既是其有效成分,也是其有毒成分。中毒表现为头晕、呕吐、腹痛、泄泻,甚或致死。藤黄醇提取物的半数致死量 LD_{50} 为 1.691g/kg(95% 置信区间:1.149~5.030g/kg)。藤黄醇提取物的蓄积系数为 2.92,有明显蓄积毒性,对肝、肺、脑、脾、肾均有不同程度的影响,第 15 天累积灌胃藤黄醇提取物剂量达到 4.94g/kg 时,蓄积毒性试验中实验组昆明小鼠死亡过半。藤黄醇提取物的急性毒性级别为低毒性,其蓄积毒性表现主要是肝毒性。

二、制藤黄

【古代炮制法则】

1. **水蒸** 将水蒸烊(清·《本草纲目拾遗》)。

2. **蒸煮** 取色嫩纯明者,用水蒸化,滤去渣,盛瓷器内,隔水煮之,水少时再添,以三炷香为度,以帛扎瓷器口,埋土中七日,取出,如此七次,晒干用(清·《本草纲目拾遗》)。

【现代炮制规范】取藤黄,置适宜容器内,加 10 倍量水,加热使溶解,滤过,滤液煮沸,不断搅拌并随时添加沸水以补充蒸发水量,煮 5 小时后,浓缩至糊状,取出,干燥,粉碎,即得。每 30g 藤黄,加清水 300ml。(广东 2011)

【饮片性状】本品为黄色粉末,气特异。

【性味与功效】酸、涩,温;有毒。解毒消肿,杀虫止痒。用于痈疽肿毒,顽癣,跌扑损伤。制后可内服。

【使用注意】体质虚弱者忌服,多量易引起头晕、呕吐、腹痛、泄泻,甚或致死。

三、豆腐制藤黄

【现代炮制经验】

1. **豆腐煮** 先将豆腐铺在铜锅中,再加入一层藤黄块,盖一层豆腐,煮透,去豆腐,晒干即可(云南)。或先将豆腐挖去一块,将藤黄放在中间,再用豆腐盖上,煮至熔化时[①],倾出藤黄液,俟凝固成块,拣去豆腐即可。

注:①煮沸半小时(重庆),3~4 小时(天津),用微火煮 4 小时(吉林)。

2. **豆腐蒸**

(1) 先将豆腐挖去一块,将藤黄块放在中间,再盖上豆腐蒸至熔化后,倾出放冷研细即可(大连)。

（2）方法同上，蒸后过滤，将滤液置瓷罐中煮，煮后用布扎好罐口，埋置土中 7 天，如此反复 7 次，晒干（大连）。

【现代炮制规范】

1. 取豆腐放在瓷盘内，中间挖一不透底的方槽，将藤黄置于其中，再用豆腐块盖好，连盘置笼内蒸至藤黄熔化，取出，待藤黄冷凝后，去净豆腐，晾干。每 100kg 藤黄，用豆腐 400~500kg。（河南 2005）

2. 取豆腐块平铺于瓷盘内，将藤黄敲成小块，放置豆腐上，再覆盖一层豆腐，用蒸笼蒸 4~5 小时，至藤黄全部溶化，取出，冷却，凝固，除去豆腐，晾干，研成细粉。每 100kg 藤黄，用豆腐 400~500kg。（江西 2008）

3. 取豆腐置适宜容器内，铺层藤黄块，再铺一层豆腐块，煮至藤黄熔化，取出，放凉，除去豆腐，取出藤黄，晾干。每 100kg 藤黄，用豆腐 500kg。（贵州 2005）

4. 取豆腐放在瓷盘内，中间挖一不透底的方槽，将藤黄置于其中，再用豆腐块盖好，连盘置笼内蒸 2~3 小时，取出，待藤黄冷凝后，去净豆腐，晒干。每 1kg 藤黄，用豆腐 5kg。（山西 1984）

5. 取豆腐放入瓷盘内，每块豆腐中央挖一个不透底的方槽，将净藤黄放于其中，再用豆腐盖好，连盘同蒸笼内蒸 2~3 小时，取出，待藤黄冷后凝固，除去豆腐，晒干。每 100kg 藤黄，用豆腐 400~500kg。（湖北 2009）

6. （1）取大块豆腐，中间挖方形槽，放净藤黄粗末于槽中，再用豆腐盖严，用竹签固定。置锅内，加水煮沸 1 小时后，至藤黄被溶化时，取出，放凉，待藤黄凝固，除去豆腐，晒干，即得。

（2）将定量豆腐块中间挖槽，把净藤黄粗末放入槽内，上用豆腐覆盖，放入盘内，用蒸笼加热蒸 3~4 小时，至藤黄全部溶化，取出，放冷，除去豆腐，晒干。每 1kg 净藤黄，用豆腐 8kg。（甘肃 2009）

7. 取豆腐 1 块置盘内，中间挖一不透底的槽，放入藤黄，再用豆腐盖严，置笼内，蒸至藤黄溶化，取出放凉，待凝固后，取出藤黄，晾干。每 100kg 藤黄，用豆腐 400~500kg。（江苏 2002）

8. 取豆腐块平铺于瓷盘内，将净药材小块放置豆腐上，再覆盖一层豆腐，用蒸笼蒸 4~5 小时，至藤黄全部溶化，取出，冷却凝固，除去豆腐，阴干，研成细粉。每 100kg 藤黄，用豆腐 400kg。（湖南 2010）

9. 将挖有空槽的豆腐块平铺于盘内，中间和四周均不透底，放入净藤黄，用豆腐盖严，置蒸笼内，蒸 3~4 小时，至藤黄溶化时，取出，放凉，凝固后，除去豆腐，干燥。每 100kg 藤黄，用豆腐 500kg。（山东 2012）

10. 取大块豆腐，放于瓷盘内，中间挖一不透底的方槽，将藤黄置其中，以豆腐覆盖，连盘放入笼屉内蒸约 3 小时，至藤黄融化，取出，放凉。冷凝后除去豆腐，干燥，再研成细粉。每 100kg 藤黄，用豆腐 400kg。（宁夏 1997）

11. 取藤黄粗粉，嵌入大块豆腐蒸至溶化，取出，冷凝，除去豆腐，干燥。每 100kg 藤黄，用豆腐 400~500kg。（福建 2012）

12. 取豆腐，放入盘中，中间挖不透底的槽，将藤黄置于其中，用豆腐盖严，煮或蒸至藤黄熔化成汁，冷后藤黄凝固，取出，干燥。（四川 2015）

13. 取豆腐,放入盘中,中间挖一不透底的槽,将藤黄置于其中,用豆腐盖严,煮或蒸至藤黄熔化成汁,冷后藤黄凝固,取出,干燥。每100kg藤黄,用豆腐400~500kg。(重庆2006)

14. 取豆腐块,挖一洞穴,将净藤黄块装入洞内用豆腐复盖,置蒸笼内蒸至藤黄熔化(约3小时),取出,放冷至藤黄凝固,剥去豆腐,晾干,研成细末。(辽宁1986)

15. 取原药材,除去杂质;取豆腐一块置盘内,中间挖一不透底的槽放入藤黄,再用豆腐盖严,置笼内,蒸至藤黄熔化,取出放凉,待凝固后,取出藤黄,晾干。每100kg藤黄,用豆腐300~500kg。(天津2012)

16. 取净藤黄,用双层湿润的净荷叶包裹,用线扎紧,放入装有豆腐的瓦罐内,加热煮2小时,取出,冷后藤黄凝固,去掉荷叶。每100kg藤黄,用豆腐300~500kg。(湖北2009)

17.(1)在铜锅或铝锅内,先将板豆腐铺一层,次将藤黄敲成蚕豆大的小块,将药放在上面,再用豆腐铺一层,盖上。然后将铜锅放在大锅内,隔水煮透,煮至豆腐成黑色,取出,待豆腐冷后,藤黄凝固晒干,除去豆腐,取出藤黄,即可。

(2)用大块板豆腐,放于大盘内,中间挖一不透底的方槽。将藤黄置于其中,连盘一起放入蒸笼内蒸3~4小时,藤黄已熔化成稀汁,取出,冷后藤黄凝固,晒干,再去净豆腐即可。(云南1986)

18. 取大块豆腐,放入盆内,中间挖一方槽,将藤黄粗末置入槽中,再用豆腐盖严,连盆放笼屉内蒸约3小时,至藤黄溶化后,把盆取出,晾凉,使藤黄汁凝固,除去豆腐,阴干,研成细粉。每100kg藤黄,用豆腐约400kg。(吉林1986)

19. 于大块豆腐中间挖一不透底的槽洞,藤黄放槽洞中,置适宜的容器内蒸3~4小时,直到藤黄熔成汁,取出,放凉,弃去豆腐,干燥。每100kg藤黄用豆腐300~800kg。(广西2007)

20. 取豆腐一块,中间挖一不透底的槽,放入藤黄饮片,再用豆腐盖严,置笼屉内,蒸至藤黄溶化,取出,放凉,待凝固后,取出藤黄,干燥,即得。(黑龙江2012)

【饮片性状】本品为黄色粉末,气特异。

【性味与功效】酸、涩,寒;有大毒。消肿排脓,散瘀解毒,止血,杀虫。制后毒性降低,方可内服,用于痈疽肿毒,顽癣,跌扑损伤。

【使用注意】体质虚弱者忌服,多量易引起头晕、呕吐、腹痛、泄泻,甚或致死。

四、山羊血制藤黄

【古代炮制法则】以秋荷叶露泡之,隔汤煮十余次,去浮沉取中,将山羊血拌入,晒干……如无山羊血以子羊血代之(藤黄二两,山羊血五钱)(清·《医宗金鉴》)。

【现代炮制经验】藤黄1斤,鲜山羊血半斤(上海)。

先将鲜山羊血加水煮1~2小时,撩出山羊血块,加入藤黄至熔化后,再煮4~5小时,倒出藤黄液晾干即可。

【现代炮制规范】

1. 将藤黄小块加入鲜山羊血,置铜锅内加水同煮5~6小时,除去山羊血,取出,晾干,研成细粉。每100kg藤黄,用山羊血50kg。(江西2008)

2. 先将鲜山羊血置锅内,加水煮1~2小时,捞出羊血块,加入净藤黄块,再煮5~6小时,倒出藤黄液,晾干。每100kg藤黄,用鲜山羊血50kg。(河南2005)

3. 先将鲜山羊血置锅内加水煮 1~2 小时,捞出羊血块,加入净藤黄,再煮 5~6 小时,倒出藤黄液,晾干。每 100kg 藤黄,用鲜山羊血 45kg。(山西 1984)

4. 取山羊血置锅中煮沸,分割成小块,再将净药材小块加入山羊血中,置铜锅内加水共煮 5~6 小时,除去山羊血,取出,晾干,研成细粉。每 100kg 藤黄,用山羊血 50kg。(湖南 2010)

5. 将藤黄与鲜山羊血同煮 5~6 小时,除去山羊血,晾干,研粉,过 100 目筛。每 100kg 藤黄,用鲜山羊血 50kg。(上海 2008)

6. 杀取黑山羊鲜血,放凉,置布袋中,扎紧袋口,与藤黄(除去杂质,刷净,砸成碎块)共置铜锅内,加水煮约 8 小时,捞出布袋,撇去浮沫,浓缩至稠膏状时,趁热倾入涂有麻油的搪瓷盘内,冷却后取出,敲碎,干燥。每 100kg 生藤黄,用黑山羊鲜血 50kg。(浙江 2005)

【饮片性状】本品为黄色粉末,气特异。

【性味与功效】酸、涩、寒;有大毒。消肿排脓,散瘀解毒,止血,杀虫。制后毒性降低,方可内服,用于痈疽肿毒,顽癣,跌扑损伤。

【使用注意】体质虚弱者忌服,多量易引起头晕、呕吐、腹痛、泄泻,甚或致死。

五、荷叶制藤黄

【古代炮制法则】同山羊血制藤黄。

【现代炮制经验】

1. 取藤黄块用鲜荷叶包好,置铜锅加水煮沸 4 小时,去上浮沫,冷透去荷叶,如此反复 2 次,晒干(苏州)。

2. 取荷叶煎汁[①],去渣后,加入藤黄煮 20~30 分钟至熔化后,去浮沫,过滤,取滤液干燥,或再浓缩至糊状后干燥即可(保定、南京)。

注:①加 10 倍量荷叶煎水(南京)。

【现代炮制规范】取荷叶加 10 倍量水煎煮 1 小时,捞去荷叶,加入净藤黄煮至烊化,并继续浓缩至稠膏状取出,凉透,使其凝固,打碎。每 100kg 藤黄,用荷叶 50kg。(江苏 2002)

【饮片性状】本品为黄色粉末,气特异。

【性味与功效】酸、涩、寒;有大毒。消肿排脓,散瘀解毒,止血,杀虫。制后毒性降低,方可内服,用于痈疽肿毒,顽癣,跌扑损伤。

【使用注意】体质虚弱者忌服,多量易引起头晕、呕吐、腹痛、泄泻,甚或致死。

【现代炮制机制和炮制工艺研究】沈海葆等对藤黄不同炮制品小鼠半数致死量(LD_{50})进行了测定和比较,结果表明,藤黄经炮制后,其毒性均有不同程度的下降,毒性(LD_{50},mg/kg)大小顺序为:山羊血制品(3 090.08)< 豆腐制品(1 230.00)< 清水制品(1 150.60)< 荷叶制品(738.60)< 生品(688.49)。孔令东等也比较了藤黄各炮制品的急性毒性,结果各炮制品的毒性(LD_{50},mg/kg)大小顺序为:高压蒸制品(1 101.52)< 豆制品(991.52)< 荷叶制品(954.17)< 水制品(905.25)< 山羊血制品(755.09)< 生品(652.32)。藤黄经加热、加辅料或加压蒸煮等方法炮制后,其毒性在一定程度上均有所下降,其中水制品、豆腐制品、荷叶制品和高压蒸制品的毒性下降较明显,且无显著性差异,说明传统炮制的理论和方法是正确的,其解毒机制可能与所加入的辅料(豆腐、山羊血、荷叶)所具有的解毒作用有关。清水煮制的方法同样也取得较好的解毒效果,说明通过较长时间的湿热处理、溶解、滤过等操作过程,使藤黄

部分有毒成分有可能被分解破坏,或随水蒸气逸出,或转化为毒性小的其他成分。

有研究选择了常用几种炮制方法(生品、荷叶汁制、豆腐制和山羊血制)以及濒于失传的清水制法,分别对其炮制品与生品做了毒性的比较试验。初步证明了藤黄炮制解毒是确切的,但各种炮制方法其解毒能力有强弱,以清水制为最好。

有报道以藤黄抗炎、杀菌、抗肿瘤作用和藤黄酸含量为指标,采用正交试验法,综合优选了藤黄高压蒸制工艺,以126℃,蒸制5分钟为佳。

[1] 李悠然,陈邑岐,王浩,等.藤黄醇提取物的小鼠毒性实验研究[J].中华中医药学刊,2017,35(10):2546-2550,后插13.

[2] 沈海葆,叶定江,蔡宝昌,等.藤黄不同炮制品小鼠半数致死量的测定和比较[J].江苏中医,1995,16(12):41-42.

[3] 孔令东,叶定江,王苏玲,等.藤黄炮制品急性毒性及抗炎作用的研究[J].中国中药杂志,1996,21(4):214-216,255.

[4] 欧水平,王森,杨启悦,等.有毒中药藤黄炮制"减毒增效"作用的研究进展[J].中草药,2011,42(12):2560-2563.

[5] 王爱芳,华卫国,吴隰敏.藤黄炮制工艺的初步研究[J].中成药,1988(9):20-21.

[6] 叶定江,孔令东.正交试验法综合优选高压蒸制藤黄炮制工艺[J].中国中药杂志,1996,21(8):472-473.

第十四章 发 酵 类

91. 半夏曲 附:霞天曲、红半夏
Banxiaqu
RHIZOMA PINELLIAE FERMENTATA

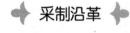 采制沿革

【来源】为清半夏、生姜汁、白矾、六神曲、白面等制成的加工品。

注:

(1)本品为面粉与姜半夏或姜水半夏、苦杏仁等六种药材混合发酵后的干燥曲块(天津2012)。

(2)本品为法半夏、苦杏仁等药与面粉混合,经发酵制成的干燥曲块(北京2008)。

(3)本品为法半夏、鲜辣蓼、鲜青蒿等六味中药饮片与面粉发酵制成的块状物(陕西2007)。

(4)本品为法半夏、赤小豆、苦杏仁、鲜青蒿、鲜辣蓼、鲜苍耳草与面粉经发酵制成的加工品(安徽2005)。

【品质】以色淡黄、微有香气、完整者为佳。

【贮藏】置通风干燥处。

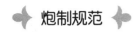

炮制规范

一、半夏曲

【古代炮制法则】半夏汤浸七次,研成末,姜汁和。候干再为末,姜汁再和,共七八次,取吃之,不辣为度(宋·《女科百问》)。用半夏细末一斤,白矾半斤,生姜汁合成块,楮叶包,伏日制阴干(明·《仁术便览》)。半夏研末,以姜汁、白矾汤和作饼,楮叶包置篮中,带生黄衣,晒干用,谓之半夏曲(《明·《本草纲目》)。

【现代炮制经验】

1. 取半夏加水浸泡 10 天(每天换水 1~2 次),晒干碾细,再置缸中加水冲漂,倒去上层水,取出沉淀晒干(山西)。

2. 半夏粉 10 斤,面粉 2 斤半(上海);或法半夏末 10 斤,面粉 3 斤(江西);或姜半夏末 10 斤,面粉适量(浙江)。

(1) 取半夏粉加面粉与水拌匀,揉成软块,用棍压成 3 分厚,切成 4 分方块,阴干至八成干后,再晒干(上海)。

(2) 取法半夏末加面粉拌匀,置模型内作成圆形,晒干或烘干(江西、浙江)。

3. 姜半夏粉 100 斤,生姜 6 斤 4 两,面粉适量(浙江)。取姜半夏粉加姜汁拌匀,做成 3 寸长,5 分厚的圆饼,上盖麻袋置 30℃室温中,7~15 天至发酵生黄衣为度,晒干研细,加面粉(每 7 斤加面粉 3 斤)与水拌匀,揉成软块,用模型做成长方块,阴干至半干后再晒干(以免碎裂)。

4. 半夏 10 斤,去皮杏仁 3 斤,红小豆 5 斤,鲜蓼子 2 斤(或干蓼子 11 两),面粉 100 斤(天津)。取半夏、杏仁与部分面粉同研,过筛后与全部面粉拌匀后,加入小豆粥与蓼子段和匀,再加水(每 70 斤加水 30 斤)揉成软块,用模型做成方块,上盖麻叶闷 40 小时,晒干。

5. 法半夏 10 斤,杏仁、红江豆、蓼子、菵麻叶各 2 斤,面粉 50 斤(北京)。先将法半夏研细,江豆煮烂,杏仁串成泥,蓼子切成碎末,然后加面粉拌匀,再加水至七成湿,用布包好,放入模型中压成饼状,盖上菵麻叶与麻袋闷 1~2 天,至发酵后切 3 分方块,晒干。

6. 半夏粉 100 斤,面粉 400 斤,生姜 2 斤,马蓼草、黄荆叶、苍耳草、青蒿草适量(江西景德镇)。取半夏粉加面粉、姜汁与诸药汁拌匀,做成方块,再盖上诸草闷一周,晒干。

7. 法半夏末 10 斤,沉香末 8 钱,龙涎香 2 钱,青果膏半斤,竹沥水 5 斤,橘红半斤(北京)。先将橘红加水煎汤,再加入法半夏末与诸药拌匀,用模子做成小方块,阴干。

8. 半夏 100 斤,石灰 30 斤,藕粉 20 斤,甘草、橘红、冰糖各 2 斤(云南)。取半夏加水泡 5 天(每天换水),再用石灰水泡 20 天(每天搅拌),再换清水泡 5 天(每天换水),漂尽石灰,晒干研细。与藕粉拌匀,再加甘草橘红汤,冰糖水与少许沸水,揉成团,制成小方块,阴干至半干,再晒干。

9. 法半夏酱 10 斤,甘草粉 1 斤(成都)。先将法半夏加水泡 5~7 天,磨成酱,再加甘草水拌匀,压平制成小颗粒,置草堆中发酵,至内部疏松成蜂窝状为度,晒干。

【现代炮制规范】

1. 原品入药(附采收与加工:取法半夏、赤小豆、苦杏仁共碾细粉,与面粉混合均匀,加入鲜青蒿、鲜辣蓼、鲜苍耳草之煎出液,搅拌均匀,堆置发酵,压成片状,切成小块,晒干。每100kg法半夏,用赤小豆 30kg,苦杏仁 30kg,面粉 400kg,鲜青蒿 30kg,鲜辣蓼 30kg,鲜苍耳草 30kg)。(安徽 2005)

2. 配方时捣碎(附制法:取法半夏、六神曲研成细粉;白矾加水适量溶化,加入生姜汁混匀,与上述细粉以及面粉、麸皮混匀,制成湿颗粒;发酵;取出,制成条状;切块,干燥。每100kg净法半夏,用生姜汁 12.5kg、白矾 6.25kg、六神曲 3.125kg、面粉 10kg、麸皮 10kg)。(甘肃 2009)

3. 除去杂质,劈成小块。(河南 2005)

4. 取原药,拣净杂质,用时捣碎。(宁夏 1997)

5. 取原药材,除去杂质。[附处方与制法。①处方:小麦粉 25kg、姜半夏或姜水半夏 25kg、苦杏仁 0.75kg、赤小豆 1.25kg、鲜辣蓼、鲜青蒿、鲜苍耳秧各 0.25kg(每鲜品 3kg 折合干品 1kg)。②制法:姜半夏或姜水半夏粉碎过 4 号筛(65 目);青蒿、辣蓼、苍耳秧粉碎成粗粉;苦杏仁碾压成粗粉;小麦粉为标准粉;赤小豆串破。将赤小豆煮成粥状和适量沸水倒入已混合均匀的上述 6 种原料中充分混合均匀,制成软材,使其发酵 48 小时,待有酵香气制成扁状类方形 1cm 块,干燥后即得。③注意:辣蓼、青蒿、苍耳秧有鲜品时应尽量采用鲜品。鲜品除去根梗,切薄片]。(天津 2012)

6. 去净杂质,捣碎使用。(山西 1984)

7. 刷净外毛,砸成小块,置锅中,用文火炒至微黄色,取出,晾凉(附制法:取清半夏、生苦杏仁、红小豆串为粗末,与白面拌匀。另取鲜青蒿、鲜荭草、鲜苍耳草,洗净,切成 20mm 段,置锅中,加适量水,加热熬至鲜荭草等烂后,晾凉,过滤。取滤汁合面,成散疙瘩状,倒入铺有鲜苘麻叶的模型中,压成块,取出,放入用鲜青蒿铺底的容器内,盖严发酵,10~15 天,至曲块外呈棕褐色,内色与外色一致时,取出晒干。每 100kg 白面,用生苦杏仁、红小豆各 10kg,鲜青蒿、鲜荭草、鲜苍耳草各 4kg,清半夏 20kg)。(吉林 1986)

8. 取赤小豆加工成粗粉,加水煎煮 2 小时成粥状(约 24kg),发酵 2 天,备用。另取法半夏、苦杏仁、青蒿、辣蓼、苍耳秧分别粉碎成粗粉,与面粉和赤小豆粥混匀,制成握之成团、掷之即散的软材。置适宜容器内,上盖苘麻叶,保持温度 30~35℃,湿度 70%~80%,发酵 2~3 天(约 60 小时),待表面生出白霉衣时,取出,除去苘麻叶。搓条,切成圆形或 6~9mm 立方块,烘干(70~75℃)(配方:法半夏 20kg,面粉 100kg,苦杏仁 4kg,赤小豆 4kg,鲜青蒿 7kg,鲜辣蓼 7kg,鲜苍耳秧 7kg)。(北京 2008)

9. 取清半夏、六神曲研成细粉;白矾加水适量溶化,加入生姜汁混匀,与上述细粉以及面粉、生麸皮混匀,制成湿颗粒;发酵;取出,制成条状,切块,干燥。每 100kg 清半夏,用生姜汁 12.5kg、白矾 6.25kg、六神曲 3.125kg、面粉 10kg、生麸皮 10kg。(贵州 2005)

10. 取清半夏、六神曲研成细粉;白矾加水适量溶化,加入生姜汁混匀,与上述细粉以及面粉、生麸皮混匀,制成湿颗粒;发酵;取出,制成条状,切块,干燥。每 100kg 清半夏,用生姜汁 12.5kg、白矾 6.25kg、六神曲 3.125kg、面粉 10kg、生麸皮 10kg。(福建 2012)

11. 取清半夏、神曲研细粉;白矾加水适量溶化后加入生姜汁,与上述细粉及面粉、生麸皮混合拌匀,制成颗粒状软材,经发酵后,取出,压成条状,切成小块,干燥。每 16kg 面粉、

16kg 麸皮用清半夏 160kg、生姜汁 20kg、白矾 10kg、六神曲 5kg。（江苏 2002）

12. 取清半夏 10kg,苦杏仁 2kg,红小豆 2kg,共碾成粗粉,与面粉 50kg 混合拌匀。另取青蒿、鲜荭草、鲜苍耳草各 2kg,洗净,切成长段,置锅中加水适量,煎煮至荭草等烂后,放凉,滤过,取滤液与上述粉末混合,倒入铺有鲜荷麻叶的木模中,压成块,去掉木模,将料块置 30℃,相对湿度 70%~80% 的室温中,上盖麻袋,使其发酵,至表面全部生黄衣为度,取出,切块,干燥,即得。（黑龙江 2012）

13. 取清半夏 160kg,六神曲 5kg 研细粉,白矾 10kg 加水溶化后加生姜汁 20kg,与上述细粉及面粉 16kg 混合拌匀(可加入麸皮 16kg),制成颗粒状,经发酵后取出,压成条状,切成小块,干燥。（湖南 2010）

14. 取生半夏(或法半夏),筛去灰砂,粉碎成细粉,过 80 目筛,置钵内,取鲜生姜汁倒入半夏粉,搅匀(酌情加水),密盖,发酵,至表面呈黄白色,发毛,具酒味时加入面粉,揉匀,切成小丁块,晾干。用麦麸炒至表面黄色,取出,放凉。每 100kg 生半夏,用生姜 50kg、面粉 100kg。（湖北 2009）

15. 取珠夏碾细粉,每 50kg 用藕粉 50kg,川贝母粉 1.5kg,沉香粉 0.5kg,肉桂粉、山奈粉各 0.9kg,将 5 种辅料混合倒入半夏粉拌匀。另用甘草、化橘红各 0.9kg 打碎,加水 15kg 煮 4 小时,滤渣取汁,再加冰糖 15kg,加水熬化取汁,将两种汁液合并,加适量沸水,倒入与辅料合拌的半夏粉中搅拌均匀,揉透后,摊在木板上(厚约 2mm)稍晾,用刀切成小方块(每小块见方 7mm)、晒干即可。（云南 1986）

16. ①处方:法半夏 100g,鲜辣蓼 30g,鲜青蒿 30g,鲜苍耳草 30g,赤小豆 30g,苦杏仁 30g,面粉 400g。②制法:以上七味,法半夏、赤小豆、苦杏仁粉碎成细粉,与面粉混匀。另取鲜青蒿、鲜辣蓼、鲜苍耳草洗净,加水适量,煎煮 2 小时,滤过,滤液浓缩成清膏(约为原料量的 25%~30%),温热分次加入上述混合面粉中,搅匀,堆置,保持适当温度和湿度,自然发酵至表面遍生黄白色或灰白色霉衣,制成小方块,低温干燥。（陕西 2007）

17. 取净法半夏、甘草分别粉碎成细粉,混匀,用冷开水搅拌均匀,制成大小适宜的团块,使其自然发酵至内部疏松起蜂窝眼时,切成小立方块,干燥。每 100kg 法半夏粉,用甘草 10kg(处方:法半夏 1 000g,甘草 100g)。（四川 2002）

18. 取法半夏、赤小豆、苦杏仁共研细粉,与面粉混合均匀,加入鲜青蒿、鲜辣蓼、鲜苍耳草之煎出汁,搅拌揉匀,堆置发酵,压成片状,切成小块,晒干。每 100kg 法半夏,用赤小豆 30kg,苦杏仁 30kg,面粉 400kg,鲜青蒿 30kg,鲜辣蓼 30kg,鲜苍耳草 30kg。（河南 2005）

【饮片性状】为小立方块,表面淡黄色,质疏松,有细蜂窝眼。

【性味与功效】半夏曲长于化痰止咳,消食积。

【现代炮制机制研究】有研究对半夏曲不同发酵时间点的微生物种类、数量变化以及优势菌种进行分离鉴定,以探讨半夏曲炮制机制。结果表明,半夏曲发酵过程中细菌数量少、变化平缓,而酵母菌和霉菌数量发酵至 54 小时时迅速增加,至发酵结束时达 1×10^7 CFU/ml 以上,通过 NCBI 同源性比对及构建系统发育树,鉴定出半夏曲炮制过程中的优势细菌为 *Streptomyces* sp、*Bacillus pumilus*、*B.subtilis*、*B.aryabhattai*、*Bacillu*,优势酵母菌为 *Meyerozyma guilliermondii*,优势霉菌为 *Paecilomyces variotii*、*Byssochlamysspectabilis*、*Aspergillus niger*。提示半夏曲的发酵过程涉及多种微生物共同参与,其中以酵母菌和霉菌为主。这也可能是半夏曲产生消积的作用机制。

【现代炮制工艺研究】半夏曲详细制法收载于明代的《医学入门》一书中,是中药曲剂的一种,应用比较方便。可以随证配方,如治诸疾,用生姜自然汁;风痰用牙皂煎膏,或者加少量麝香;寒痰青、湿痰白,用老姜煎浓汁,加白矾 1/3;火痰黑、老痰胶,用荆沥少入姜汁;皮里膜外痰核用竹沥;虚劳热痰用麻油浸五日,炒面糊为曲,治癫痫一切健忘舌强等;似风痿证,用腊月黄牛胆法,略入热密,小儿惊风,加南星等分,用甘草煎膏;脾虚慢惊及郁痰,有香附苍术芎煎膏;中风卒厥伤寒,并诸疮疡内结不便,一切宜下之病,用皮硝十分之三,共用河水煮透为末,以大黄煎膏;痰积沉痼,取二两入海参一两,雄黄五钱为末蜜丸;一切沉痼痰疾,用黄牛肉煮成膏,造曲日干为霞天曲。所以半夏曲主要用于治疗各种痰证,较为方便。有人认为制半夏曲未必须要加入面粉、麸皮或六神曲之类催化发酵,而以 8% 明矾水漂半夏(清半夏)研末,和入半夏量 25% 的生姜汁成型作曲即可。另据报道,以半夏曲的淀粉酶活力、蛋白酶活力和小肠推动率为评价指标,用单因素方差和秩和检验进行分析,研究半夏曲的处方,结果表明 80g 清半夏、80g 法半夏、5g 六神曲原料、10g 白矾、20g 生姜汁、32g 面粉为半夏曲最佳的发酵处方。

二、炒半夏曲

【古代炮制法则】炒黄(宋·《太平圣惠方》)。

【现代炮制规范】

1. 取净半夏曲,照清炒法炒至微黄色。(四川 2015)

2. 取净半夏曲置热锅内,炒至显火色,取出,放凉。(天津 2012)

3. 取半夏曲置锅内,用文火炒至表面黄棕色,取出,放凉,筛去灰屑。(江苏 2002)

4. 取净半夏曲,置热锅内不断翻动,文火炒至外表呈黄色,取出,晾凉。(宁夏 1997)

5. 取半夏曲块,照清炒法炒至表面黄棕色。(贵州 2005)

6. 刮净外毛,砸成小块,置锅中,用文火炒至微黄色,取出,晾凉(附制法:取清半夏、生苦杏仁、红小豆串为粗末,与白面拌匀。另取鲜青蒿、鲜荭草、鲜苍耳草,洗净,切成 20mm 段,置锅中,加适量水,加热熬至鲜荭草等烂后,晾凉,过滤。取滤汁合面,成散疙瘩状,倒入铺有鲜荷麻叶的模型中,压成块,取出,放入用鲜青蒿铺底的容器内,压严发酵,10~15 天,至曲块外呈棕褐色,内色与外色一致时,取出晒干。每 100kg 白面,用生苦杏仁、红小豆各10kg,鲜青蒿、鲜荭草、鲜苍耳草各 4kg,清半夏 20kg)。(吉林 1986)

三、麸炒半夏曲

【古代炮制法则】汤洗后麸炒(宋·《太平圣惠方》)。面炒(明·《普济方》)

【现代炮制经验】先将麦麸炒热,至冒烟时加入半夏曲炒至米黄色,筛去麦麸即可(北京)。

【现代炮制规范】

1. 取净半夏曲,照麸炒法炒至黄色,微带焦斑。(四川 2015)

2. 先将锅烧热,将麸皮撒入锅内,待冒烟时,加入半夏曲,文火加热,炒至表面微黄色,出锅,筛去麸皮,放凉。每 100kg 净半夏曲,用麸皮 10kg。(甘肃 2009)

3. 先将麸皮入锅内,加热至冒烟,即倒入半夏曲,炒至米黄色,筛去麸皮,放凉即得。半夏曲 100kg,用麸皮 10kg。(山西 1984)

4. 先将锅烧热,将麦麸撒入锅内,等起烟时,随即投入半夏曲,迅速翻动拌炒,至半夏曲表面呈黄色,筛去麦麸,放冷。每 100kg 半夏曲,用麦麸 10kg。(湖南 2010)

5. 取麸皮,撒入热锅内,待冒烟时,加入半夏曲块,迅速翻动,用文火炒至表面深黄色,取出,筛去麸皮,晾凉。每 100kg 半夏曲,用麸皮 10kg。(北京 2008)

6. 取麸皮撒在热锅内,俟冒烟时,加入净曲块,不断翻动,拌炒至呈黄色时,取出,摊凉,即得。每 100kg 半夏曲,用麸皮 10kg。(黑龙江 2012)

7. 取饮片半夏曲,照麸炒法用武火炒至表面深黄色。每 100kg 半夏曲,用麸皮 10kg。(陕西 2011)

8. 取麸皮,撒入热锅中,待冒烟时,加入半夏曲,迅速拌炒至表面深黄色,取出,筛去麸皮,放凉。每 100kg 半夏曲,用麸皮 10kg。(河南 2005)

【饮片性状】形如半夏曲,表面米黄色,具焦香气。

【性味与功效】麸炒半夏曲长于健脾消食积,化痰止咳。

【使用注意】内热烦渴者慎服。

附:霞天曲、红半夏

霞天曲
Xiatianqu

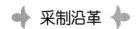 采制沿革

【来源】为半夏等药和霞天膏制成的曲剂。

【现代炮制经验】制半夏,焦冬术、白茯苓各 9 斤,党参 12 斤,炙甘草 4.5 斤,广陈皮 4.5 斤,霞天膏 12 斤。先将霞天膏置适当容器中用热水并加热使之溶解。其他各药料粉碎后,将溶解的霞天膏倾入,混合均匀,通过涂有麻油的模印进行印曲,然后晒干。

【贮藏】密闭,防潮。

炮制规范

【古代炮制法则】以黄牛肉汁炼膏即霞天膏和半夏末为曲,名霞天曲。治沉疴痼疾,照超曲法草盒七日,待生黄衣,悬挂风处,愈久愈佳(清·《本草备要》)

【饮片性状】本品为黄褐色长方形小块;气微香,味甘,微苦。

【性味与功效】健脾,和胃,祛痰除湿。用于脾胃虚弱、痰饮积停引起的食少便溏、胸脘痞闷、恶心欲吐。霞天曲长于健脾益胃,化痰蠲饮。

【使用注意】内热烦渴者慎服。

红半夏
Hongbanxia

【古代炮制法则】大半夏,汤洗七次、焙干再洗,如此七转,以浓米泔浸一日夜,每再用白

矾一两半,温水化浸五日,焙干。每两入龙食五分。砂为衣染之,先排灯一重,约一指厚,排半夏于上,再以灯草盖一指厚,以炒豆焙之,候干取药(明·《本草纲目》)。

【性味与功效】 治风热,止咳嗽,清头目,利咽膈,消痰降气。红半夏长于消风热,清痰涎。

【使用注意】 内热烦渴者慎服。

参考文献

[1] 郭佳佳,苏明声,王立元,等.半夏曲炮制过程中优势微生物的鉴定[J].中国中药杂志,2016,41(16):3027-3031.

[2] 邵家德.半夏曲疑考[J].中药材,1999,22(9):479-480.

[3] 王世宇,任振丽,傅超美,等.半夏曲发酵处方的筛选[J].华西药学杂志,2009,24(4):367-369.

92. 胆南星
Dannanxing
ARISAEMA CUM BILE

采制沿革

【来源】 为制天南星的细粉与牛、羊或猪胆汁经加工而成,或为生天南星细粉与牛、羊或猪胆汁经发酵加工而成。

【采制】

1. **道地产区** 天南星以"虎掌"之名始载于《神农本草经》,列为下品,意药材形似虎足。《本草经集注》载:"虎掌,生汉中山谷及宛朐。"汉中为陕西;宛朐即山东菏泽,说明山东自古就是天南星的道地产地。以山东菏泽南星、河南禹南星、河北祁南星为著名的道地药材。河南禹州、河北安国、安徽亳州、山东鄄城等国家级中药材药市的天南星商品均为虎掌南星。《本草图经》曰"虎掌……今冀州人菜圃中种之,呼为天南星",其"冀州虎掌"附图可鉴定为虎掌南星,说明虎掌南星是历代药用天南星的主流。

2. **采制方法** 《本草明辨》:腊月,以漂天南星、川贝母各半,研极细末,以黄牛胆一具上开孔,不令汁出,将二味和入子胆中,悬挂檐前风日之中,候干,去胆皮另换一胆,如是者九次,苟能一年一次,九岸成功者最佳。《中华本草》:将生天南星放在清水内反复漂至无麻辣感后,磨成细粉。另以滤去杂汁、并入铜锅熬过的等量牛胆汁,与天南星粉末拌匀。待胆汁完全吸收,晒至半干后,入臼内打和,切成小块,日晒夜露至无腥味为度。一法取天南星粉1斤,加入牛胆汁1斤,拌匀,日晒夜露,使干,经蒸制后,切成小块。次年再加牛胆汁1斤,拌匀,露、晒使干。第三年再加牛胆汁半斤拌匀,露、晒使干。这样色渐转黑,腥味亦渐消失。

【品质】 以色黑、油润、嗅之不腥、味不麻辣者为佳。

【贮藏】 装瓷缸内或用纸包放烘箱内保存,防潮,防虫。

◆ **炮制规范** ◆

一、胆南星

【古代炮制法则】

1. **牛胆汁制** 南星剉开,里白者生为末,腊月内取黄牛胆汁和为剂,却入胆内阴干,再为末(宋·《小儿药证直诀》)。以牛胆制者(宋·《圣济总录》)。末以牛胆汁和作饼阴干(宋·《小儿药证直诀》)。剉碎,用腊月黄牛胆酿经一夏用(元·《活幼心书》)。须用黄牯牛胆,腊月粉南星,亲手修合,风干,隔一年用。牛胆须入三四次者佳(元·《丹溪心法》)。牛胆内煮(明·《普济方》)。用腊月黄牛胆,以南星末收入胆,俟干,取出再干,重收,如此九次,约二三年,挂风檐,阴干者良(清·《药品辨义》)。

2. **羊胆汁制** 羊胆汁制(宋·《普济本事方》)。

【现代炮制经验】

1. 天南星粉 100 斤。鲜牛胆汁:200~250 斤(山东_甲、苏州、江西、保定、上海、南京);400 斤(辽宁_乙、湖北);400~500 斤(山东_乙);500 斤(北京_乙);500~700 斤(重庆);694 斤(北京_丙);700 斤(北京_甲);1141 斤(天津);1200 斤(辽宁_甲);适量(贵州)。

(1) 取天南星粉加鲜胆汁 150 斤拌匀,置缸中晒,经常搅拌,至八月底封口,次年三月打开,加胆汁 100 斤拌匀,再晒、搅,至八月底封,次年三月打开,如此反复 4 次(第五年三月只加胆汁 50 斤),至八月底装入猪膀胱内,挂于房檐处通风阴干(北京_乙)。

(2) 取天南星粉加鲜胆汁 150 斤拌匀,装入缸内盖好,埋于地下,缸口高出地面少许,一年后取出,加胆汁 18 斤 12 两搅匀,装入牛胆内,挂置通风处,次年取下研细,再加胆汁 112 斤半搅匀,如此反复 9 次[1](北京_丙)。

注:[1]第三年加胆汁 112 斤半,第四年加 100 斤,第五年加 87 斤半,第六年加 75 斤,第七年加 61 斤半,第八年加 50 斤,第九年加 37 斤半。

(3) 取天南星粉加胆汁搅匀,放置数日至发黄后,再加胆汁搅匀,封上缸口浸渍,夏季开盖搅拌,用日光曝晒,日久变黑,每年春末(立夏前后)继续加胆汁[1],使其经常保持稠膏状,如此经九年后得九转胆南星,取出装入猪膀胱内,置通风处阴干[2],或摊在石板上晒干(天津)。

注:[1]第一年加胆汁 300 斤,第二年加 200 斤,第三年加 150 斤,第四年加 125 斤,第五年加 100 斤,第六年加 87 斤半,第七年加 75 斤,第八年加 62 斤半,第九年加 50 斤。

[2]此法较卫生,但须经秋、冬或一年才能阴干。

(4) 取天南星粉加胆汁 400 斤拌匀,晒数天至发酵后,封好缸口,第二年再加胆汁 400 斤,如此逐年加胆汁[1],至第五年春季开缸,得半干的松块,再加适量胆汁拌匀,装牛胆囊中,挂屋檐通风处阴干(辽宁_甲)。

注:[1]亦有一年加二次胆汁者,可缩短年限。

(5) 取天南星粉加胆汁 100~200 斤,晒干,再加适量胆汁,晒干,如此反复 3 次,装入牛胆中,置通风处半年至 1 年,阴干(山东_乙)。

(6) 取天南星粉加胆汁拌匀[从立冬至清明都可陆续加胆汁,日晒一夏天(晚间盖好)],

至胆汁吸尽晒干①，用时再蒸过即可（南京）。

注：①此为加快方法，质量较差，最好按同样方法重复3次，使色黑润，不麻舌，无腥气为佳。

（7）取天南星粉加胆汁拌匀后，曝晒，随时搅拌随时添加胆汁，至黄褐色，如此晒3~5年（每年夏天晒），再蒸透至黑黄色，搓条，切成小块，晒干（山西）。

（8）取淹漂过的天南星粉加浓缩过的胆汁拌匀，日晒夜露20天（雨天收回）至无腥气即可（上海）。

（9）取天南星加水漂7~14天（每天换水1~2次）至无麻味，晒干研细加入经浓缩至一半体积的胆汁拌匀，胀透后晒半干，在臼内和匀，切5分方块，晒干，再日晒夜露至无腥气为度（苏州）。

（10）取天南星粉加胆汁浸泡①，日晒夜露数年（至少五年），露晒至近干时，切成小块，置石灰箱内干燥（湖北）。

注：①第一年加胆汁300斤，第二年以后加100斤，在炮炙过程中，不应沾生水。

（11）取天南星粉加胆汁拌匀，日晒夜露2年，每天搅1次，遇雨则加盖，至半干再加胆汁，如此反复至色黑无麻味为度（重庆）。

（12）取天南星粉加胆汁搅匀，日晒夜露，干时再加胆汁，反复3~4次至成褐色，装入牛胆囊中，晒干（大连）。

（13）取天南星粉加胆汁浸没，日晒夜露，随时搅动与添加胆汁，至次年春天停止加胆汁任其蒸干，至冬天再加胆汁浸润，如此反复3年，用荷叶包成小圆块，晒干（贵州甲）。

（14）取天南星粉加胆汁（每80斤加胆汁120斤）拌匀，浸6个月经夏为佳，至色变后，用火烤紫，晒干再加胆汁烤，如此反复3次，烤晒至质粘色黑，团成球状，晒干（保定）。

（15）取天南星粉加胆汁拌匀，日晒数日，俟发酵后，烘干，蒸16小时再晒干（辽宁乙）。

（16）取天南星粉加胆汁浸没，每天搅动并添加胆汁，日晒夜露至成黑色时，蒸3小时，再晒露1周，如此蒸、晒、露至无腥臭为度，然后加经水润湿的胆囊壳装好，挂在通风处或炉灶附近，经2~3周后即干，放置1年后用（贵州乙）。

（17）取天南星粉加胆汁200斤拌匀，经常搅拌，日晒15天发酵后，置铜罐中加胆汁100斤，放沸水锅中用大火熬72小时，再晒15天，如此重复2次，第3次时加胆汁250斤，取出烘干或晒干，再加胆汁50斤，装入罐中熬30小时，至蒸透后制成圆形，晒干（北京甲）。

（18）取天南星加水浸泡1周（可加适量明矾防止霉烂，每天换水1~3次），再加水煮2~3小时，晒干研细，加胆汁拌匀，曝晒10余天，至发酵呈黄红色，取出装入牛胆或猪膀胱内，置通风处1~3年，阴干（山东甲）。

（19）取天南星粉加胆汁拌匀晒干后，蒸至熟透，呈黄黑色为度，晒干研细再烘干（江西-赣州）。

（20）取天南星粉加胆汁，曝晒半个月（每天翻2次），再加胆汁拌匀，蒸至上大汽后，日晒夜露，反复3次，每次半个月，再烘干或晒干，蒸软加少许胆汁装入胆囊内，放3个月（愈长愈好）至无腥臭，变为清香不麻，色黑光润为佳（江西-南昌）。

2. 天南星粉100斤，牛胆汁150斤，米酒2斤，老姜10斤（广东）。

取天南星粉加胆汁、姜汁与酒拌匀，发酵3天后，蒸3小时后撕成粒状，九蒸九晒，至晒干为度。

3. 天南星粉100斤，猪胆汁650斤，蜜20斤（河南）。先将猪胆汁用小火熬去大部分水分,再用大火熬(100 斤熬至 30 斤左右)后,加入蜜与天南星粉,再蒸 4~5 小时,晒 5~6 小时,如此九蒸九晒,至色黑味香为度。

4. 天南星粉 100 斤,牛胆汁 100 斤,大黄 6 斤 4 两(福州)。

取天南星粉,大黄粉加胆汁拌匀,日晒(雨天加盖),每天搅动 1 次,至凝成膏状无腥味时,制成小块即可。

5. 天南星 100 斤。牛胆汁适量,川贝母 30 斤(镇江);或牛胆 1000 个,川贝母 30 斤(浙江)。

(1)取天南星粉与川贝母粉加胆汁拌匀,日晒夜露至发酵变黑,干燥成块,次年清明前后蒸一伏时,搓成小团子即可(镇江)。

(2)取天南星加水浸 3 天(每天换水),再加明矾水浸 30 天(每 100 斤加明矾 25 斤),水漂 3 天,晒干后加川贝母粉与胆汁拌匀,日晒夜露 3~4 天,晒干(浙江)。

【现代炮制规范】

1. 取制南星,研成细粉,分次加入胆汁,压制成厚 2~3cm 的软块,再切成小方块,置适宜容器内,蒸 30 分钟;或放置发酵,日晒夜露 3~4 天,干燥。每 100kg 制南星,用胆汁 250kg。(浙江 2005)

2. 取天南星,研成细粉,加入半两净胆汁(或胆膏粉加适量水)拌匀,发酵约两周后取出,蒸或隔水炖 24 小时,取出晾至八成干,加另一半胆汁拌匀,再发酵两周,取出再蒸或隔水炖 24 小时,取出晾至半干,切块,干燥。每 100kg 天南星,用胆汁 700kg(胆汁过滤后浓缩至350kg)或胆膏粉 70kg。(贵州 2005)

3. 取制南星细粉,加入净胆汁(或胆膏粉及适量清水)拌匀,蒸 60 分钟至透,取出放凉,制成小块,干燥。或取生南星粉,加入净胆汁(或胆膏粉及适量清水)拌匀,放温暖处,发酵7~15 天后,再连续蒸或隔水炖 9 昼夜,每隔 2 小时搅拌 1 次,除去腥臭气,至呈黑色浸膏状,口尝无麻味为度,取出,晾干。再蒸软,趁热制成小块,干燥。每 100kg 制南星细粉,用牛(或猪、羊)胆汁 400kg(或胆膏粉 12.5kg)。(河南 2005)

4. 取原药材,拣去杂质。[附制法:①将天南星粉(制)放入缸内,加二倍量的胆汁,拌匀,夏天日晒,冬天放温室使其发酵。半个月后再加二倍量的胆汁连蒸两昼夜,凉后放入缸中,再使发酵。每天搅拌数次,1 个月后加入 1 倍半胆汁,蒸三昼夜,再加 1 倍半胆汁,再蒸三昼夜。然后放入烘干室内时时翻动,夏季经 24 小时,冬季经 48 小时即可干燥。再蒸 20小时使其柔软,搓成长条,斜切成小块,干燥后即为成品。每 100kg 天南星粉,用胆汁 700kg。②取制天南星粉,加入净胆汁(或胆膏粉及适量水),搅拌均匀,放温暖处,发酵 7~15 天后,再连续蒸或隔水炖 9 昼夜,每隔 2 小时搅拌 1 次,除去腥臭气,至呈黑色浸膏状,口尝无麻味为度,取出,晾干。再蒸软,趁热制成小块,干燥。每 100kg 制南星细粉,用牛(或猪、羊)胆汁400kg(或胆膏粉 40kg)]。(山西 1984)

5. 将制南星研粉,过 60 目筛。另取鲜牛胆汁(或鲜猪、羊胆汁),拌入制南星粉内搅匀,揉和,待其自然发酵,日晒夜露至无腥臭,干燥。每 100kg 制南星粉用鲜胆汁 350kg,或用上列胆汁的干膏 50kg(加适量水溶化)。(上海 2008)

6. ①将生南星拣净杂质,洗净,干燥,研成极细粉置放有釉的瓦缸内,胆汁分 3 次加入,第一次将胆汁和南星充分拌匀后,盖好,使其发酵,夏秋季放在太阳处暴晒,发酵后日晒夜露,每日搅拌数次(如太干搅拌不便,可加入胆汁),经月余时间后,用搪瓷盆盛装,放木甑中用武火蒸约 12 小时,取出,再将胆汁加入,使其再次发酵,继续日晒夜露,每次搅拌多次,约

1个月时间,进行第二次蒸制(方法同前),蒸后,倒入原缸内,加入胆汁,使其第三次发酵,经日晒夜露经常搅拌,约10个月时间,再入甑内使之柔软,用麻油揩手,搓成小圆球形(每个约12.5g),放入筛内,微火烘干。每100kg生南星,用胆汁64kg。②取制天南星碾成细粉,加入胆汁(或胆膏粉及适量清水),拌匀,蒸60分钟至透,取出,放凉,制成小块,干燥。或取制天南星粉,加入净胆汁(或胆膏粉及适量水),搅拌均匀,放温暖处,发酵7~15天后,再连续蒸或隔水炖9昼夜,每隔2小时搅拌1次,除去腥臭气,至呈黑色浸膏状,口尝无麻味为度,取出,晾干。再蒸软,趁热制成小块。每100kg制南星细粉,用牛(或猪、羊)胆汁400kg(或胆膏粉40kg)。(湖南2010)

7. 取制南星细粉,加猪胆汁搅拌均匀,熬至黑色浸膏状,无麻味时取出,切成小颗粒。或取南星细粉,加猪胆汁搅拌均匀,放温暖处发酵,将发酵物连续蒸制黑色浸膏状,无麻味时取出,切成小方块,干燥。每100kg南星细粉,用猪胆汁600kg。(四川2015,重庆2006)

8. 取制天南星细粉,加入胆汁(或胆膏粉及适量清水),拌匀,蒸60分钟至透,取出,放凉,制成小块,干燥。或取制天南星粉,加入净胆汁(或胆膏粉及适量水),搅拌均匀,放温暖处,发酵7~15天后,再连续蒸或隔水炖9昼夜,每隔2小时搅拌1次,除去腥臭气,至呈黑色浸膏状,口尝无麻味为度,取出,晾干。再蒸软,趁热制成小块,干燥。每100kg制南星细粉,用牛(或猪、羊)胆汁400kg(或胆膏粉40kg)。(陕西2007)

9. 取制天南星碾成细粉,加入牛胆汁(或猪、羊胆汁)拌匀成糊状,闷润7天左右,取出,置锅中隔水蒸6小时,反复蒸两次,至黑色黏胶状,取出捣匀,再取出晒至七八成干,搓成2cm的大圆条,切成厚片或制成小块,干燥。每100kg制南星细粉,用牛(或猪、羊)胆汁250~400kg(胆膏粉40kg)。(广西2007)

10. 取生天南星粉100kg,放入洁净容器内,先加胆汁250kg拌匀,发酵20天后至瓷盘内烘干(时间40天)或晒(防尘)至全干,取出,放入容器内加胆汁250kg,搅拌均匀全溶,发酵20~30天,置密封容器内隔水加热至沸20小时(每10小时翻动一次),取出,晾晒至五六成干,再置密封容器内,加黄酒50kg,隔水加热至沸20小时(每10小时翻动一次)取出,晾晒或烘至五六成干,搓条,切中段,每100kg生天南星粉,用胆汁500kg、黄酒50kg、芝麻油3kg(赋形用)(备注:发酵、烘干温度均为30~50℃)。(北京2008)

11. ①取制天南星细粉与牛、羊或猪胆汁加工而成;或为生天南星细粉与牛、羊或猪胆汁发酵而成。②取净天南星,研成细粉,放入缸中,加入牛胆汁至拌匀为度,日晒夜露,至乌黑色、无腥臭味,以手搓成团不散,干燥,蒸熟,再干燥,研粉,加入川贝末,以烧酒拌润,搓成圆团或压成块状,干燥。每100kg天南星粉,用牛胆汁20kg、川贝末15kg。(江西2008)

12. 取制南星细粉,加入净胆汁(或胆膏粉及适量清水)拌匀,蒸60分钟至透,取出放凉,制成小块,干燥。或取生南星粉,加入净胆汁(或胆膏粉及适量清水)拌匀,放温暖处,发酵7~15天后,再连续蒸或隔水炖9昼夜,每隔2小时搅拌1次,除去腥臭气,至呈黑色浸膏状,口尝无麻味为度,取出,晾干。再蒸软,趁热制成小块,干燥。每100kg制南星细粉,用牛(或猪、羊)胆汁400kg(或胆膏粉40kg)。(江苏2002)

13. 原品入药[附采收与加工:取制南星细粉,加入净胆汁(或胆膏粉及适量清水)拌匀,蒸60分钟至透,取出放凉,制成小块,干燥。或取生南星粉,加入净胆汁(或胆膏粉及适量清水)拌匀,放温暖处,发酵5~7天后,再连续蒸或隔水炖9昼夜,每隔2小时搅拌1次,除去腥臭气,至呈黑色浸膏状,口尝无麻味为度,取出,晾干。再蒸软,趁热制成小块,干燥。每

100kg制南星细粉,用牛(或猪、羊)胆汁400kg(或胆膏粉40kg)〕。(安徽2005)

14. 原品入药。用时捣碎。〔附制法:取生天南星细粉10kg,放入缸内,第一次兑净胆汁250kg,搅拌均匀,放温暖处。经常搅拌,使其发酵,约经15天,掏入瓷盘内,至锅内蒸48小时,取出,搅拌,加热至八成干,使成不规则的小块。将蒸过的南星再次倒入缸内,兑入净胆汁200kg,搅拌均匀,放温暖处,经常搅拌,使其发酵。约经15天,掏入瓷盘内,再置锅中蒸24小时以上待其柔润,味清香变油黑色,发亮,口尝不麻舌时,取出,搅拌,加热干燥成不规则的小块。每100kg生天南星粉,用净胆汁(牛、猪、羊)450kg〕。(吉林1986)

15. 取原药材,除去杂质,破碎成小块即得。(天津2012)

16. 有不发酵法和发酵法两种,均可采用。

(1)不发酵法。①处方:制天南星粉4kg、胆汁(牛、羊或猪)16kg或胆膏1.6kg。②制法:取胆汁,用四层纱布过滤,除去沉淀及杂质。取滤净的胆汁16kg置锅内加热至沸,浓缩至5kg(在70℃时,测得比重为6波美度);如以胆膏为原料则取净胆膏16kg加常水3.4L加热溶化后,煮沸,用四层纱布过滤,补足原水量(稀释的胆膏在70℃时,测得比重为4~5波美度)。将制天南星粉与浓缩的胆汁(或稀释的胆膏)趁热混合搅匀,搓成坨,闷坨2~4小时,切成0.5cm见方小块,置于100℃以下干燥即得。

(2)发酵法:将洁净生天南星制成细粉,取天南星粉20kg,胆汁80kg,置容器中搅拌均匀,在一定温度下放置,使其发酵,15天后,取出置笼屉内蒸72小时。取出置容器中,再加胆汁60kg,拌匀,放置发酵15天后再蒸72小时。取出,加热浓缩至稠膏状,干燥成块状(胆汁系指牛、羊、猪胆汁或其混合胆汁)。(辽宁1986)

17. ①将天南星按大小分开,分别水浸至无白心,捞起,再加鲜姜和明矾,腌至无麻味,捞出洗去明矾,晒干,粉碎,过80目筛。备用,取上述姜、矾漂制的天南星粉,加胆汁拌匀,置笼屉内蒸透(至沸腾约30分钟),取出,切成小块,干燥。每100kg净天南星,用鲜姜、明矾各15kg,用胆汁250kg。②取胆汁,用四层纱布过滤,除去沉淀及杂质。取滤净的胆汁16kg置锅内加热至沸,浓缩至5kg(在70℃时,测得比重为6波美度);如以胆膏为原料则取净胆膏1.6kg加常水3 400ml加热溶化后,煮沸,用四层纱布过滤,补足原水量(稀释的胆膏在70℃时,测得比重为4~5波美度)。将制天南星粉与浓缩的胆汁(或稀释的胆膏)趁热混合搅匀,搓成坨,闷坨2~4小时,切成5mm见方小块,置于100℃以下干燥即得(不发酵法)。③将净天南星制成细粉(过60目筛),按1∶4的比例将天南星粉和胆汁混合,置容器中搅拌均匀,在一定温度下放置,使其发酵,15天后,取出置笼屉内连续蒸72小时,每隔2小时搅拌一次,取出置容器中,再加胆汁60kg,拌匀,放置发酵15天后,连续蒸72小时。取出,放置发酵15天再连续蒸72小时。取出,加热浓缩至黑色稠膏状、无腥臭气、口尝无麻舌感,晾干,再蒸软趁热制成小块(发酵法)。(甘肃2009)

18. 在冬初用生干天南星拣净杂质,碾为细粉,每5kg南星粉用生姜5kg捣取汁,共置瓦盆内拌匀,晒干,再研末,加入鲜牛胆汁5kg,搅匀,纱布盖好,日晒夜露,每天搅拌1~2次,胆汁干后再加鲜牛胆汁5kg,如此反复3~5年,使每50kg天南星的胆汁含量不少于2.5kg,末次加胆汁时再加入白酒2.5kg,拌匀,晒至八成干,用猪小肚吹胀揉薄,将天南星装入,用针刺数个小孔,挂通风处,晾干即可。(云南1986)

19. 取制南星,碾细粉,分次加入净胆汁或胆膏粉及适量水,搅匀,蒸20~30分钟,晾至适度,切成小块,干燥。或取生天南星粉10kg,置缸内,加入净胆汁15~20kg,拌匀,日晒使其发酵,再日晒夜露,每早晚各搅拌一次,约经1个月,再加胆汁10kg,如上法晒露约1个月,第3次加胆汁10kg,继续晒露呈黑色稠膏状,拉丝呈黄色,口尝稍有麻辣感,取出,蒸3~4小时,冷后有香气并有光泽,搓成团块(每重100g),用纸逐个包扎,挂阴凉通风处阴干,用时蒸软切块。(宁夏1997)

20. 取胆南星,除去杂质,即得。(黑龙江2012)

【饮片性状】本品呈方块状或圆柱状。棕黄色、灰棕色或棕黑色。质硬。气微腥,味苦。

【性味与功效】苦、微辛,凉。清热化痰,息风定惊。炮制后解毒,改变其药性,由辛温转变为苦凉,可增强其息风定惊的作用。

【使用注意】孕妇慎用。

【现代炮制机制研究】天南星炮制成胆南星的目的是,经苦寒的胆汁制后,一方面降低生天南星的毒副作用,另一方面使其药性由温转凉,此所谓的以寒制热,保存其化痰息风惊的功效,改变其药性,适用于热证。有学者以小鼠生理生化指标为寒热评价标准探讨天南星与胆南星的寒热药性,结果显示,生天南星组、胆南星组对小鼠的体重、进食量、体温均无明显差别;生天南星可使小鼠的饮水量、耗氧量、Na^+,K^+-ATP酶活力、肝脏组织总蛋白含量增加;胆南星可使小鼠的耗氧量、肝脏组织总蛋白含量、Na^+,K^+-ATP酶活力降低,可与传统的"牛胆汁转天南星之温热之性而为寒凉"的理论相一致。

【现代炮制工艺研究】现行的胆南星炮制方法全国很不统一,概括起来可分为发酵制法和混合制法两大类。北方多以发酵制法为主,南方多以混合制法为主。胆南星传统制备工艺耗时较长,现代许多文献对胆南星的传统制备工艺进行了改进。其中曲虹提出定温干燥法,经36~45天即可完成胆南星的制备,此方法不仅保持了药效,而且缩短了时间。江林采用先将鲜牛胆汁浓缩再与制南星粉混合的方法,将耗时1~9年的旧法胆南星生产工艺革新为耗时约6天的新法。高万山对胆南星的混合制备工艺进行了改进,改进后的工艺炮制时间较传统发酵工艺缩短了23~45倍,平均胆酸含量增加了3倍,产品质量稳定。马凤友分别比较了胆南星的混合制法和历时3年的发酵制法,认为发酵法使胆南星色渐转黑,胆味亦渐消,药效尤为显著。

有实验表明,采用不同原料进行胆南星发酵炮制,其发酵结果不同;同样原料在不同条件下所得发酵产品的质量也存在差异,在37℃干燥条件下,对以牛胆粉为原料的胆南星进行发酵,可以得到含有较高含量胆酸类物质的胆南星发酵产物,研究结果可为胆南星发酵工艺条件的优选,以牛胆粉为原料,在37℃下干燥发酵可以得到胆酸和去氧胆酸的最高含量。

不同胆汁炮制方法对天南星解毒存效作用的实验研究表明,与对照组比较,天南星组小鼠的体重、食量有显著性降低,猪胆南星(猪胆汁炮制)组和牛胆南星(牛胆汁炮制)组小鼠的体重、食量没有显著性影响(除牛胆南星组雌性小鼠1~8天体重较对照组增长略缓外,牛胆南星组和猪胆南星组动物的体重与天南星组相比有显著性差异;天南星、猪胆南星、牛胆南星均能明显减少小鼠自主活动次数、延长小鼠睡眠时间、降低戊四氮引起的惊厥率,炮制前后无显著性差异。以猪胆汁、牛胆汁作为辅料炮制天南星,能够起到减毒存效的作用。

二、制胆南星

【古代炮制法则】胆南星酒蒸蒸七日夜(清·《外科大成》)。

【现代炮制经验】

1. **单蒸** 取胆南星蒸后[①],放冷即可。

注:[①]蒸3~4小时(南京)。蒸16小时(辽宁乙),蒸透(山西)。

2. **拌酒蒸** 胆南星100斤。黄酒50斤(北京)[①],50~100斤(山东甲)[②],100斤(山东乙)[③],适量(天津)。

注:[①]取胆南星加黄酒拌匀,泡3天后,蒸透,搓条切5分长段,晒干(北京)

[②]取胆南星加黄酒拌匀,至酒被吸尽,蒸5~6小时,至软色黑,有黏性时,搓条,再晾至七八成干,切成方块,晒干(山东甲)。

[③]取胆南星加黄酒拌匀,至酒被吸尽,蒸24小时,晒1天再蒸,如此反复蒸晒九次,趁热搓条,切成5分长段或作成片子,晒干(山东乙)。

【性味与功效】 苦、微辛,凉。清热化痰,息风定惊。蒸制后胆南星颜色变深,色泽光亮;酒制后减弱胆南星的寒凉之性,同时能引药上行。

【使用注意】 孕妇慎用。

参考文献

[1] 王薇,王珊,刘超,等. 基于小鼠生理生化指标的天南星与胆南星的寒热药性探讨[J]. 时珍国医国药,2012,23(12):3037-3038.

[2] 曲虹. 胆南星的制法探讨[J]. 中药通报,1958,4(10):3481.

[3] 江林. 胆南星生产工艺改革初探[J]. 中成药研究,1981(10):21-23.

[4] 高万山. 胆南星的制备方法改进[J]. 中药通报,1986,11(8):24-25.

[5] 马凤友. 胆南星的如法炮制[J]. 天津中医,1992(2):3.

[6] 唐思园. 胆南星发酵炮制工艺研究[D]. 北京:北京中医药大学,2012.

[7] 杨伟鹏,王怡薇,王彦礼,等. 不同胆汁炮制方法对天南星解毒存效作用的实验研究[J]. 中国实验方剂学杂志,2009,15(12):33-35.

中文笔画索引

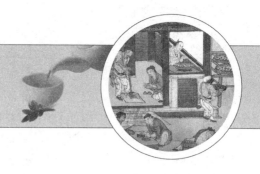